제2판

비거 리너 스트롱거

Bigger Leaner Stronger

제2판

비거 리너 스트롱거

Bigger Leaner Stronger

미셸 매튜 지음

김 강 민 옮김

대성의학사

비거 리너 스트롱거 성공 스토리

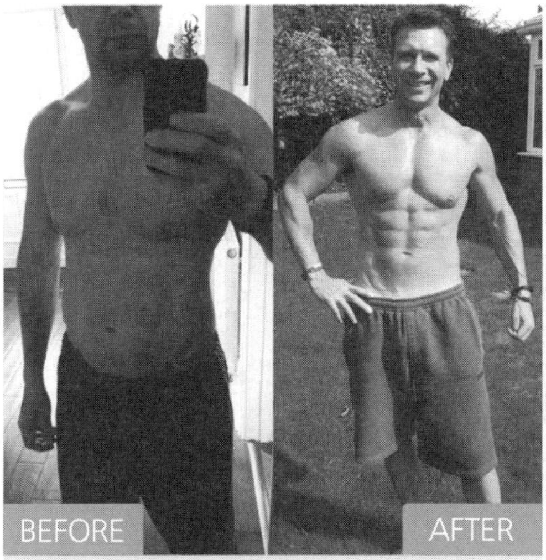

"배가 나오지 않은 것이 여전히 낯설다.
더 이상 배를 집어넣고 다니지 않아서 좋다."

DARREN B.

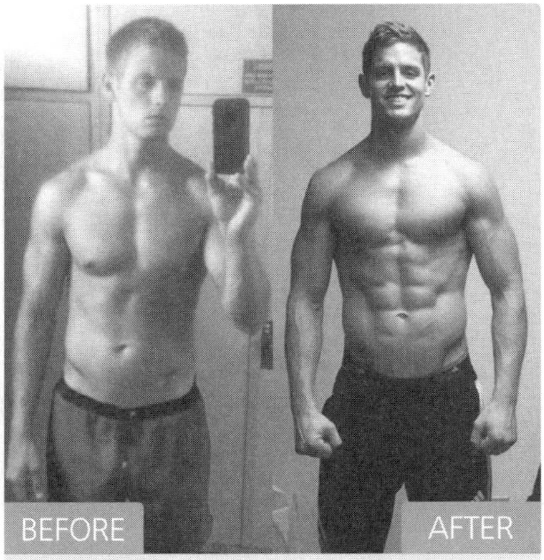

"어떤 것도 내가 '비거 리너 스트롱거'를 통해
성취한 것 같은 결과물을 보여준 것은 없다!"

COREY N.

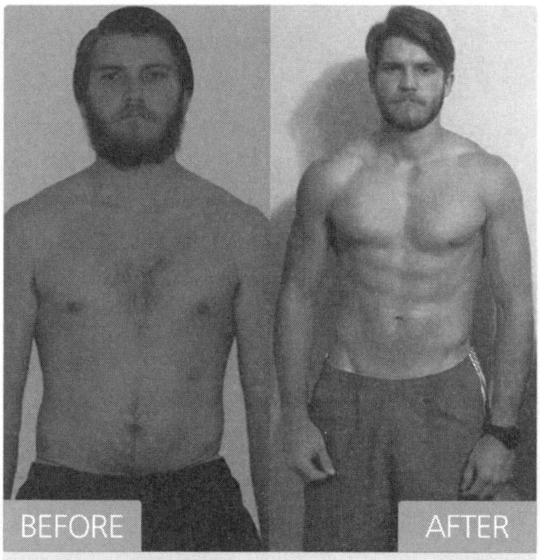

"체지방이 16%에 달했던 내 몸이 10%까지
내려가는 것을 직접 경험했다!"

MARK V.

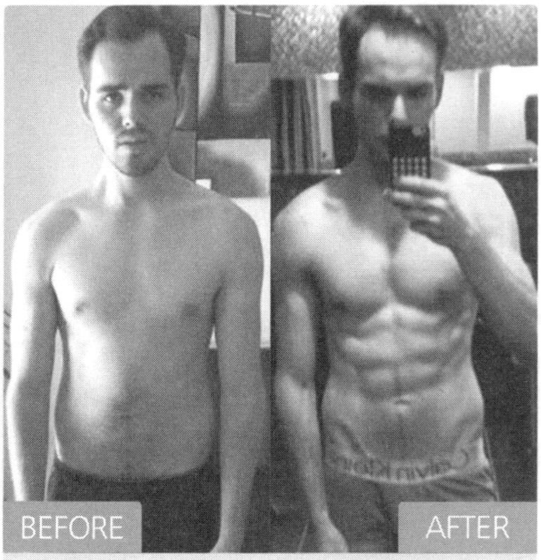

"나는 저자의 조언과 연구가 사실임을 입증하는
살아있는 증거다!"

RICARDO G.

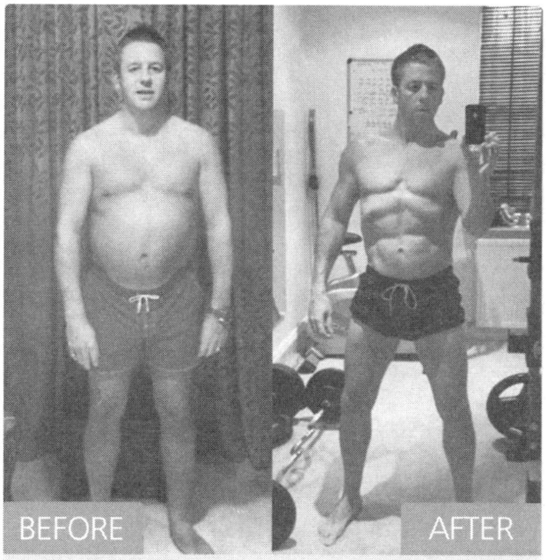

"사람들이 날 볼 때마다
보기 좋아졌다고 말한다!"

JASON S.

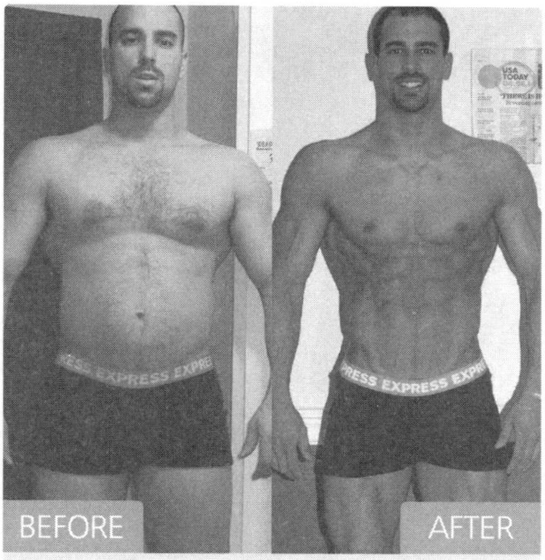

"어느 때보다 자신감이 넘친다!"

SCOTT. L.

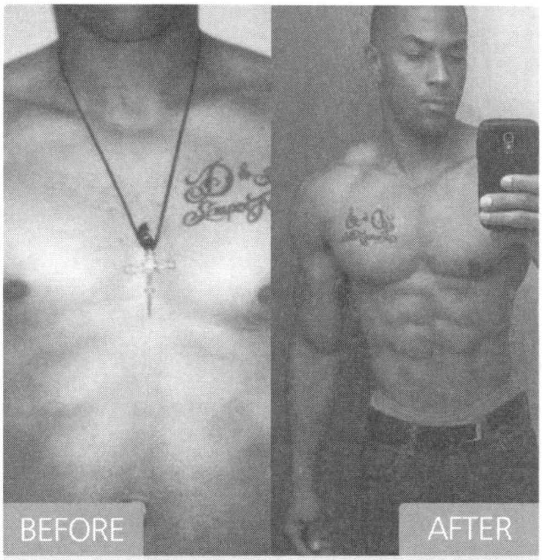

"다른 어떤 프로그램에서도
이러한 변화를 경험해본 적이 없다!"

DELANDO B.

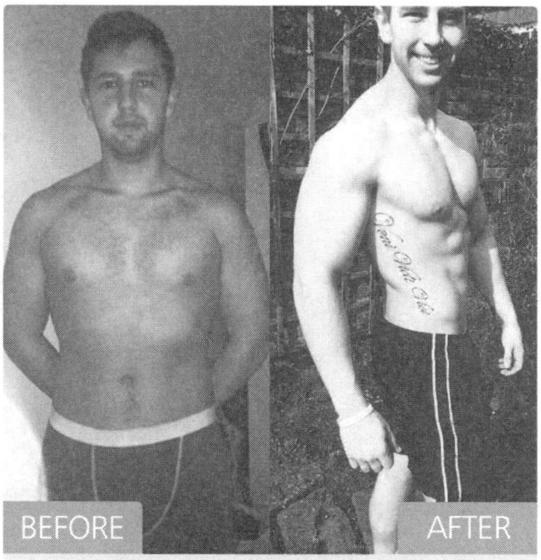

"집중력, 에너지, 스트렝스, 자신감
모두 상승했다!"

LUKE M.

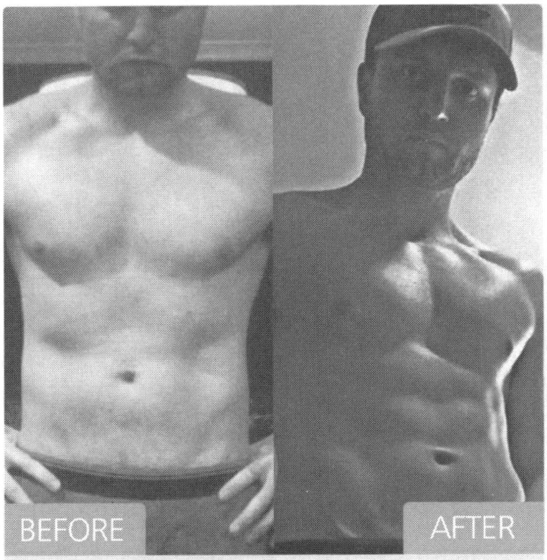

"시작하자마자
스트렝스가 빠르게 성장했다!"

JUSTIN E.

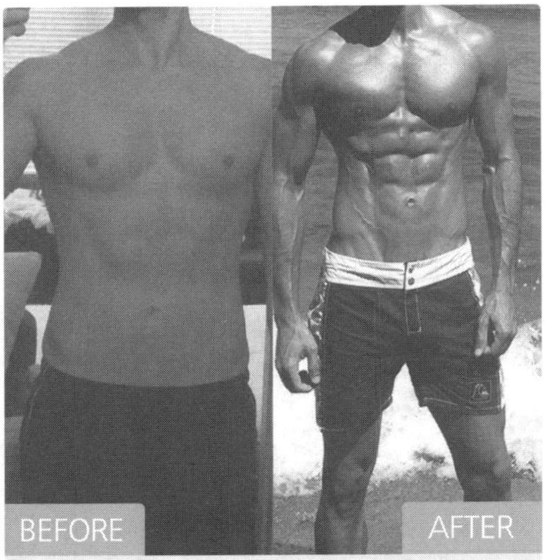

"평생 꿈꿔오던 것을 성취했다.
유치하게 들릴진 모르나, 사실이다!"

ROMAN T.

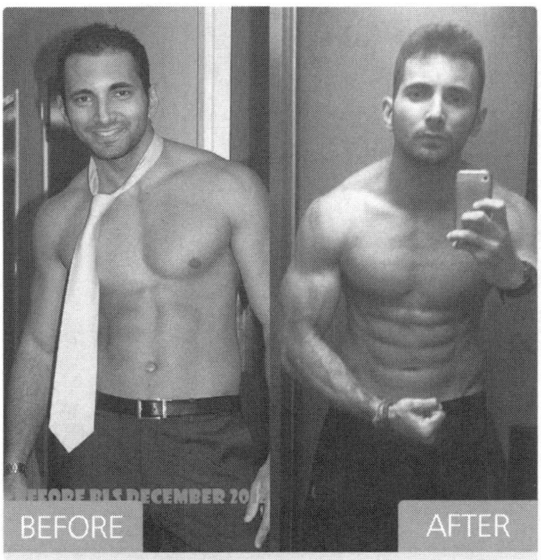

"스트렝스가 급격히 증가하였고, 그로 인해
체육관에서 나보다 중량을 못 치는 사내들을
볼 때마다 자신감이 생겼다."

HECTOR C.

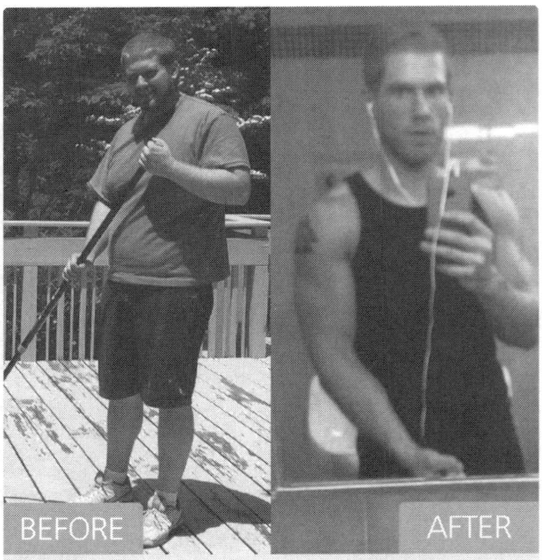

"이 프로그램은 당신을 태우지도,
지루하게 만들지도 않는다!"

CALEB H.

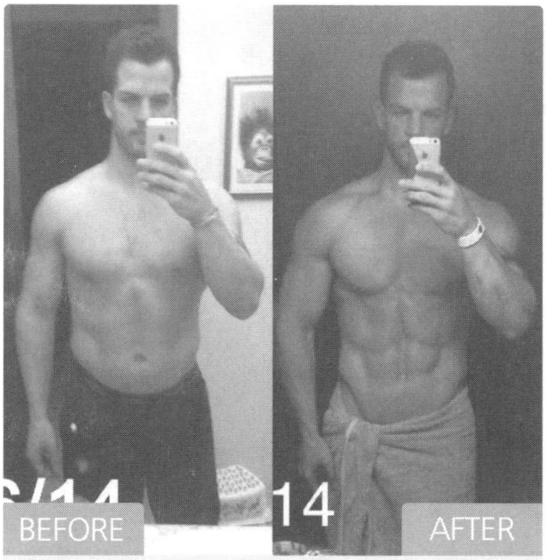

"내 생애 가장 좋은 몸매를 만들었다!"

RYAN P.

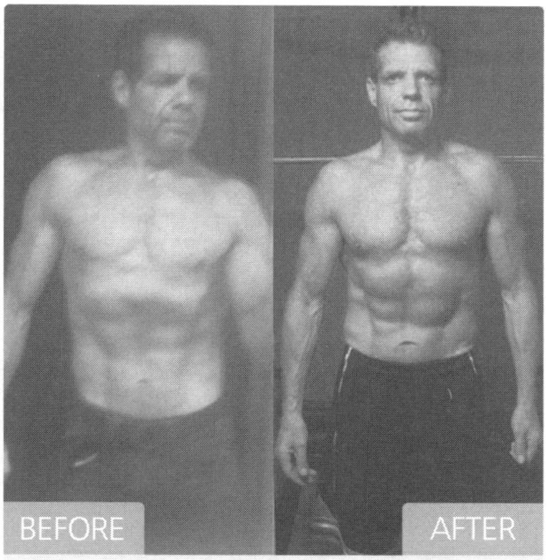

"운동을 시작한 지 5주쯤될 무렵
처음으로 식스팩을 볼 수 있었다."

THOMAS T.

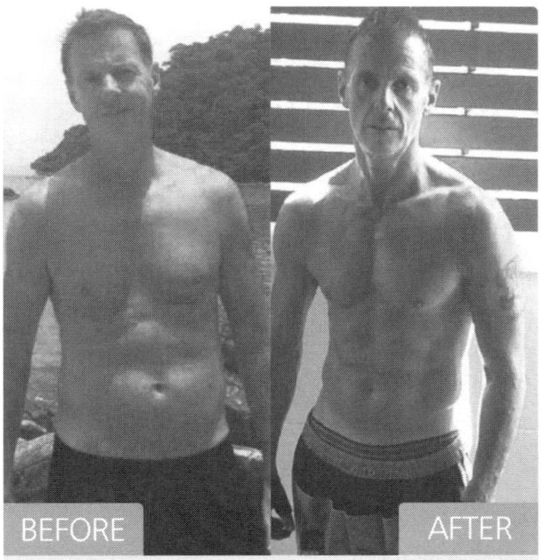

"체지방이 25%에서
10%로 줄었다!"

TONY H.

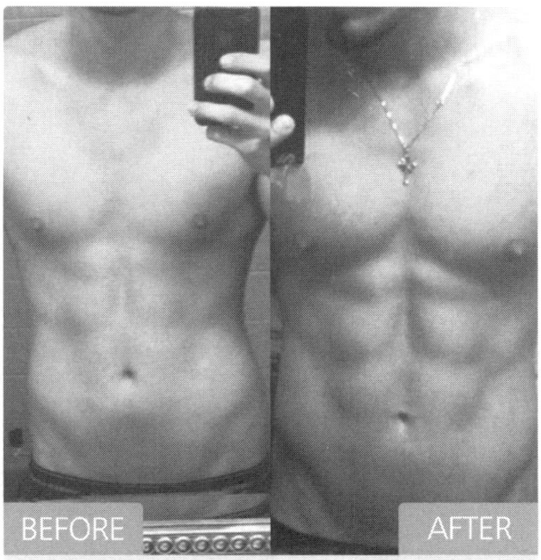

"9개월 동안 체중이
45파운드나 늘었다."

JEREMY B.

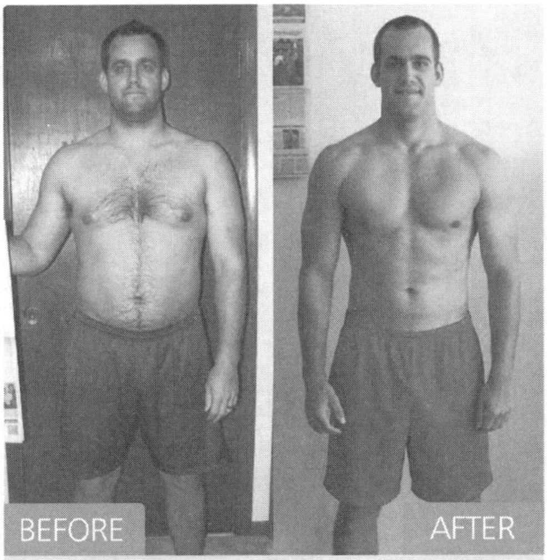

"'비거 리너 스트롱거' 프로그램을 한 지
3개월 만에 26파운드나 체중이 줄었으며,
체지방도 11%가 되었다!"

SAM R.

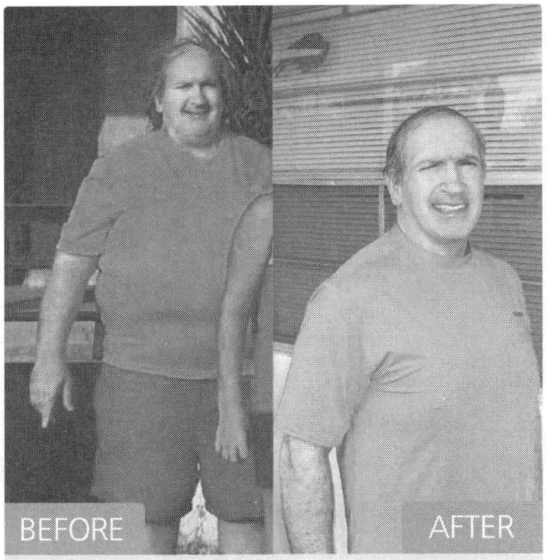

"'비거 리너 스트롱거'를 통해
75파운드나 살을 뺐고
2형 당뇨병도 물리쳤다!"

JOHN S.

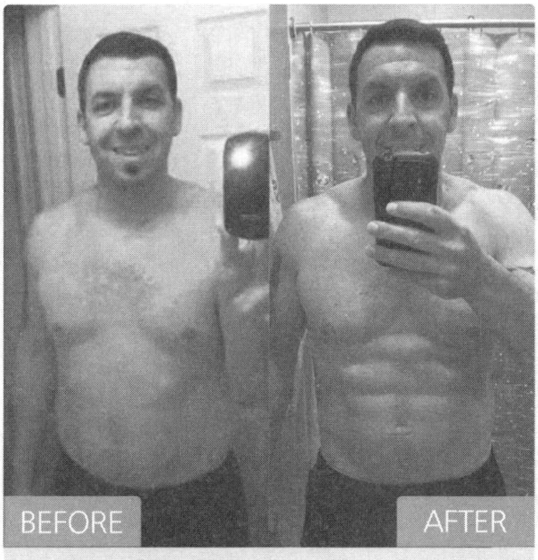

"이 프로그램은 상당히 쉽고 재미있다.
다들 이 여정을 즐겨라!"

ANREW M.

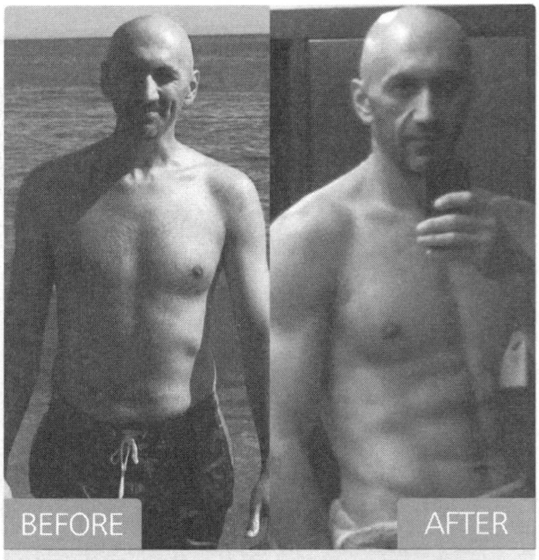

"지금껏 시도해본 모든 것과 비교해보았을 때
가장 빠른 결과를 얻었다."

ANDRIY Y.

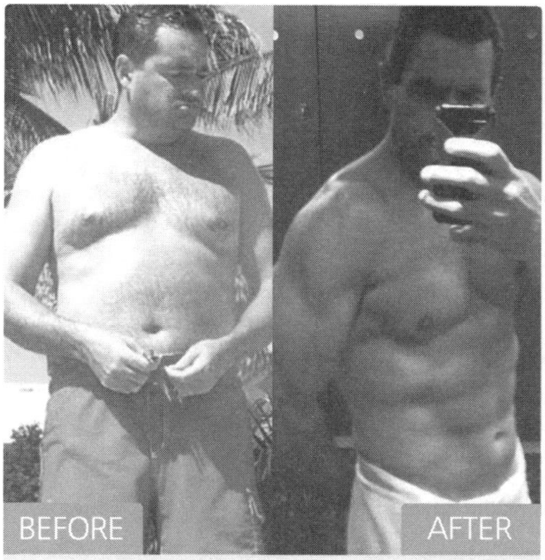

"순수 근육만 25파운드나 얻었으며,
전반적으로 스트렝스 또한
상당히 증가하였다."

STUART M.

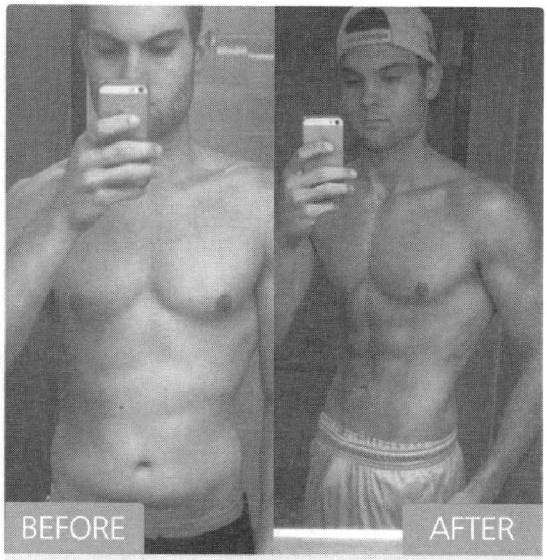

"이전엔 한 번도 겪어보지 못한
스트렝스의 발달을 경험하였다!"

CARTER G.

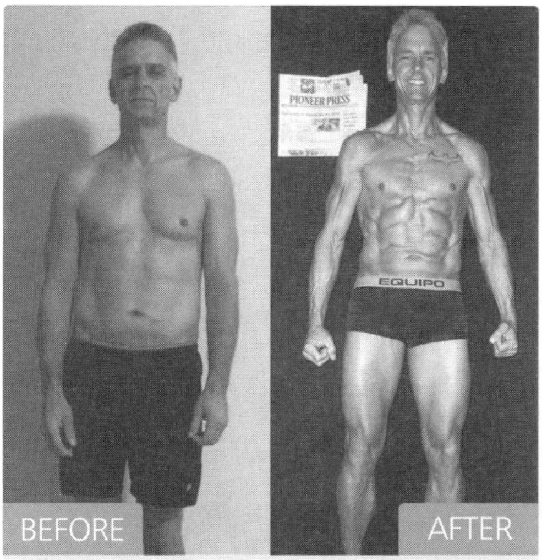

"내 나이 54살에 25파운드나 살을 빼고
체지방도 9%가 되었다."

JAP P.

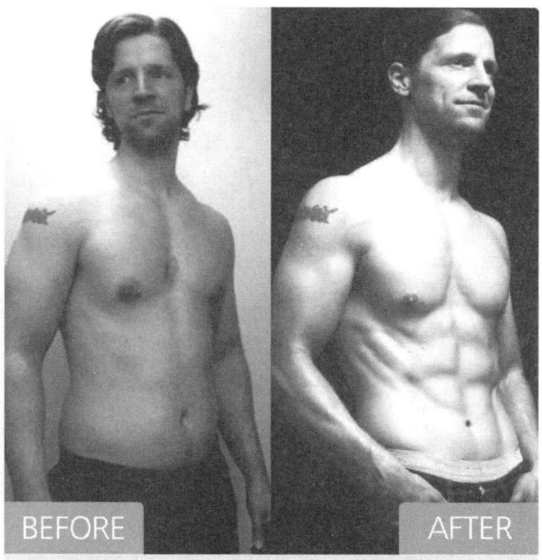

"커팅 중에 29파운드나 살을 뺐다!"

DYLAN M.

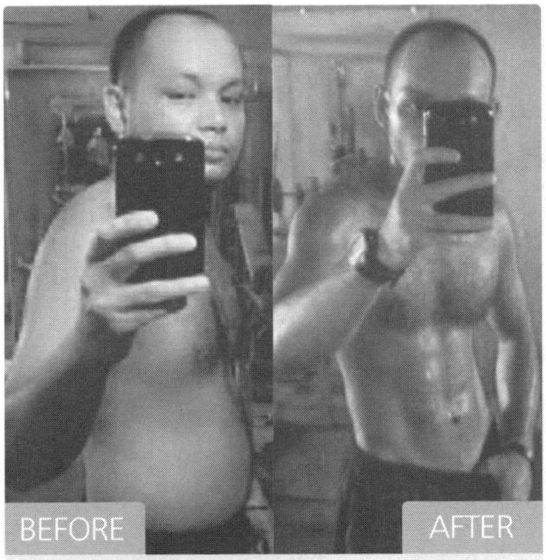

"강도와 볼륨의 비율은 완벽했으며,
타들어가는 느낌도 든 적이 없는
훌륭한 워크아웃이었다!"

EL G.

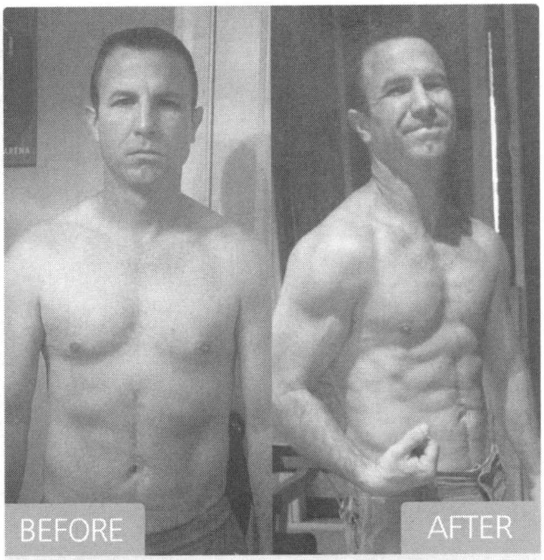

"내 삶의 어느 때보다
강하고 건강해졌으며,
더 보기 좋아졌다!"

GARY L.

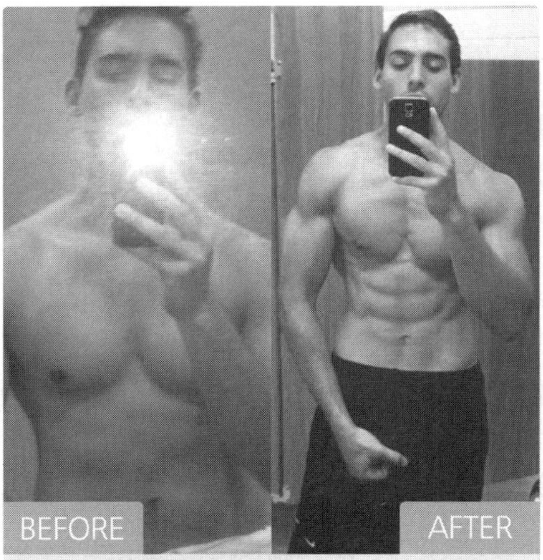

"이 프로그램을 시작한 이후로
19파운드나 빠졌다!"

JP L.

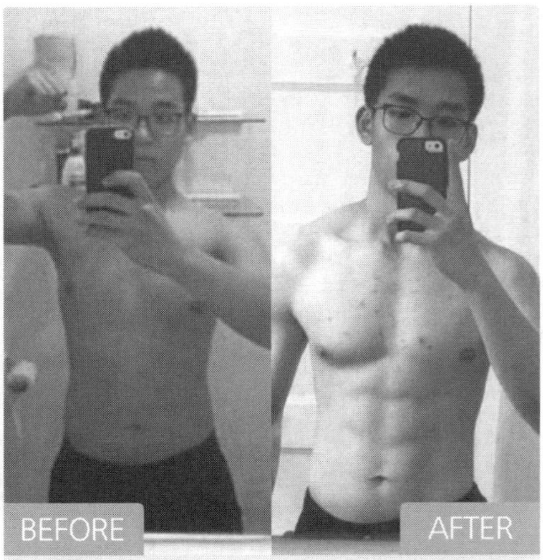

"6개월 동안 25파운드나 뺐다!"

NGUYEN H.

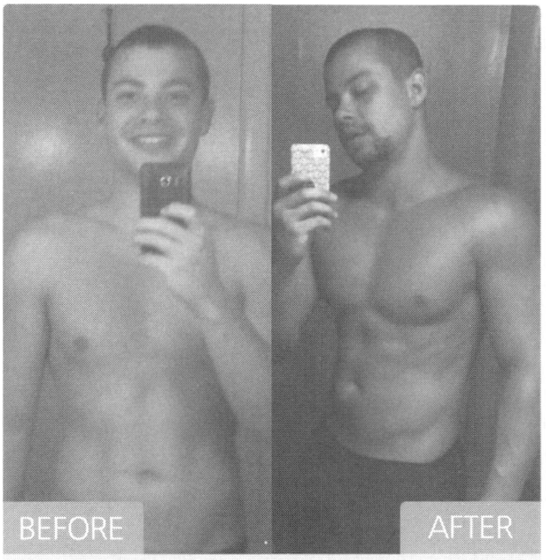

"이 프로그램은 약속을 지켰다.
프로그램을 따르니 빠르게 사이즈가 커지고
스트렝스와 선명도도 발달했다."

NICO R.

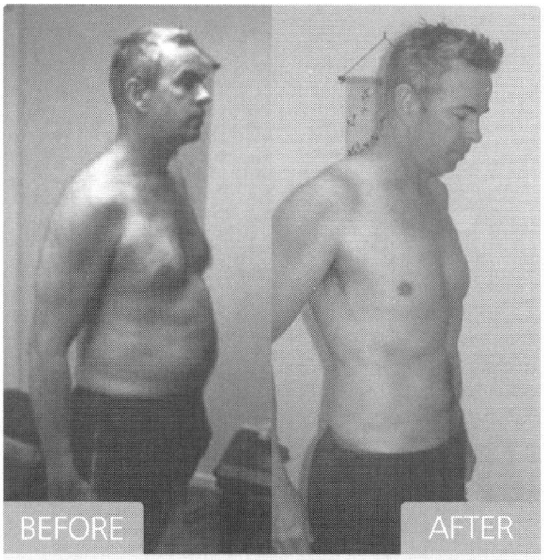

"'비거 리너 스트롱거'를 발견할 때까지
지난 수년간 운동하는 시늉만 한 셈이었다."

PETER V.

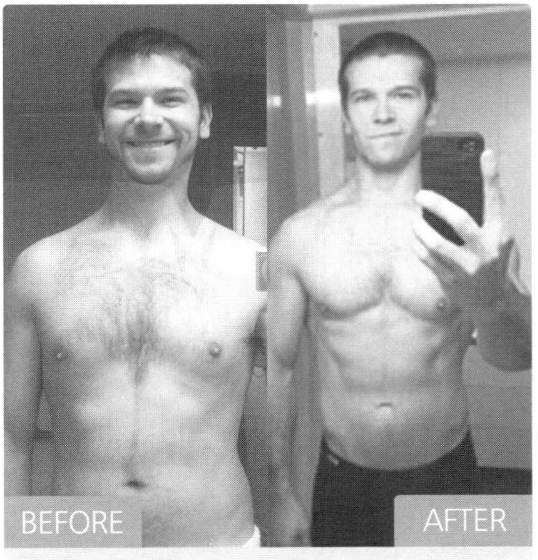

"성장을 위한 도전은
매일 보상이 기다리는
게임이 되었다!"

ROB N.

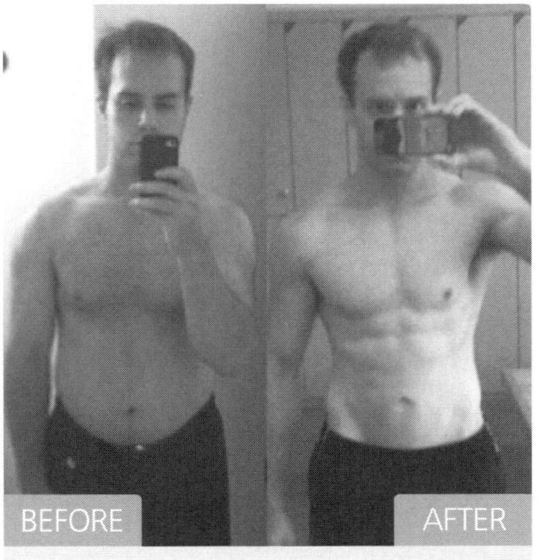

"이 프로그램의 다이어트 방식은
따르기 쉬웠고 그 결과 또한 빨랐다!"

SCOTT S.

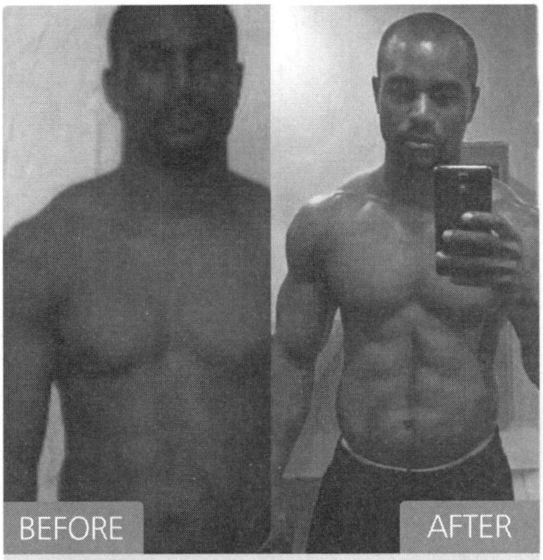

"비효과적인 운동을 하느라
시간을 낭비했다는 느낌이
전혀 들지 않았다."

SHAWN L.

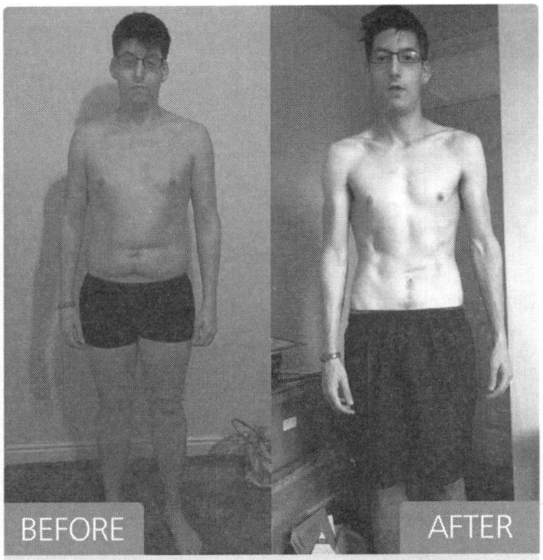

"정신적으로나 육체적으로
극적인 발전을 목격하였다."

STEPEHN B.

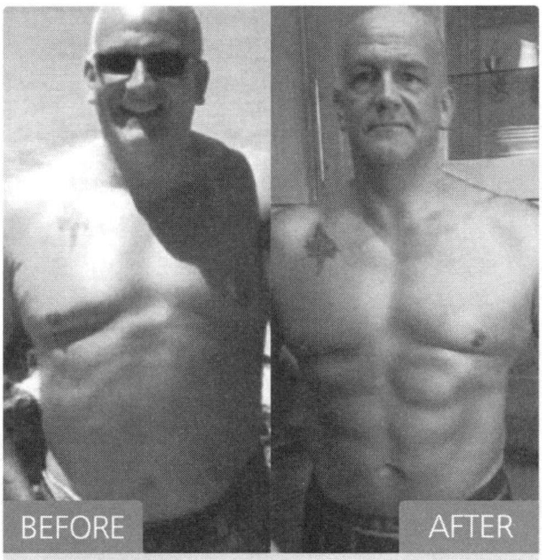

"매주 약 1.5파운드씩 살이 빠졌으며,
지금까지 19파운드나 뺐고
지금도 계속 빼는 중이다!"

STEVE B.

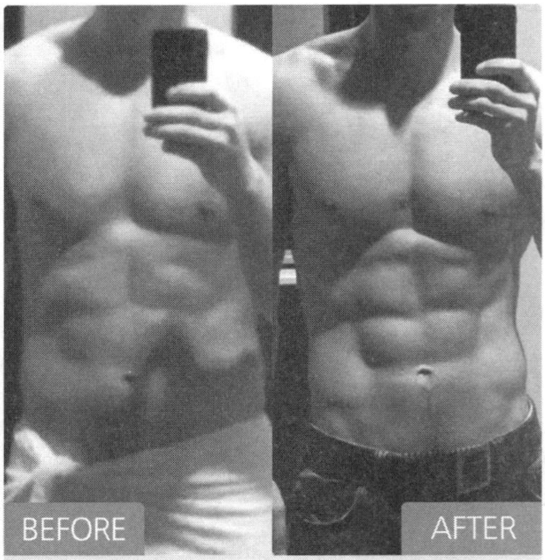

"3달 만에 12kg이나 뺐다!"

THOMAS P.

저자 소개

"상식을 따르면 대업을 이룰 수 없다. 이것은 광기와 절망을 낳을 뿐이다."

— 당주 나오시게LORD NAOSHIGE

난 마이크라고 한다. 나는 누구든 자기가 꿈꿔왔던 몸을 만들 수 있다고 믿으며, 사람들이 꿈을 이룰 수 있도록 누구나 쉽게 따라할 수 있는 과학적인 조언을 해주었다.

수년간 운동을 했고, 그 기간 동안 온갖 종류의 운동 프로그램과 다이어트 식단을 섭렵했었다. 모든 걸 알진 못하지만, 적어도 어떤 것이 효과적인지 아닌지는 알고 있다.

누구나 그렇듯, 운동을 처음 시작할 때 무엇을 해야 할지 몰라 매일 체육관에 틀어박혀 몇 시간씩 운동잡지를 탐독했고, 효과도 없는 보충제를 사느라 매달 많은 돈을 허비했다. 하지만 노력한 것에 비해 결과는 썩 좋지 못했다.

이러한 상황은 수년간 지속되었다. 그동안 각종 분할운동법을 시도해보고, 훈련루틴도 바꿔보고 반복횟수도 바꿔보는 등 모든 시도를 해봤지만 성과는 미미하였다. 발전은 더뎠고, 결국 수렁에 빠지게 되었다.

나의 체중은 수년간 고착됐고, 이렇다 할 만큼 강해지지도 못했다. 영양에 관해선 자연식 식사와 충분한 단백질 섭취, 그 이상은 아는 게 없었다. 많은 트레이너의 지침을 따랐지만, 그 지침도 내가 늘 해오던 것을 조금 더 많이 하는 정도였다. 하다가 지쳐 쓰러질 만큼 운동을 좋아했지만, 발전 없는 내 몸을 볼 때면 행복하지 않았다. 대체 무엇이 문제였을까.

다음 장에는 6년 간 규칙적으로 운동했던 나의 몸을 담은 사진이 있다.

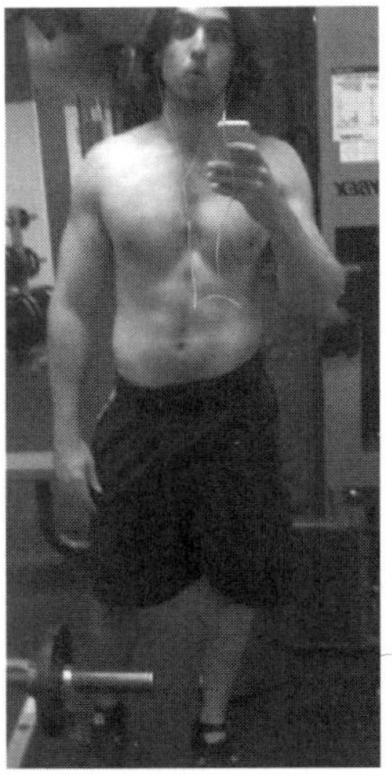

보다시피 다부진 몸매는 아니었고, 뭔가 변화가 필요했다.

현명해질 시간

근성장과 지방감소의 원리와 크고 날씬하며 강한 몸을 만들기 위해 무엇이 필요한지 알고자 잡지나 인터넷 게시판이 아닌 제대로 된 공부를 하기로 결심했다.

일류 스트렝스와 보디빌딩 코치들의 책을 읽고, 약물을 복용하지 않는 다수의 보디빌더와 대화를 나누며, 수많은 논문들을 읽고 나서야 명확한 그림이 떠올랐다.

몸짱이 되는 과학적 원리는 정말 단순했다. 건강과 피트니스, 보충제업계에서 말하는 것보다 훨씬 단순했고 TV에서 듣고 잡지에서 읽고, 체육관에서 본 쓰레기 같은 정보는 과학적 원리와 정반대였다.

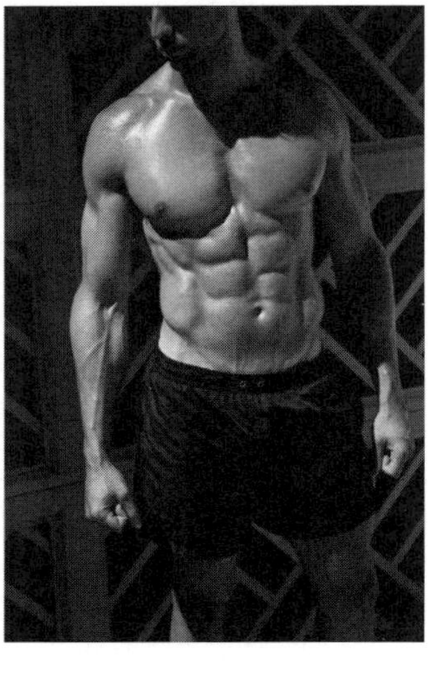

제대로 배운 것을 토대로 운동방식과 식습관을 완전히 바꿨고. 내 몸은 믿을 수 없을 정도로 반응하기 시작했다. 믿을 수 없이 강해졌다. 수년간의 운동경력 중에 처음으로 근육이 발달했고 힘도 불끈 솟아올랐다.

왼쪽 사진은 5년 전 사진이다. 5년 동안 이만큼 몸이 변했다.

보다시피 이전과는 상당히 다르다.

커리어의 시작

그러던 중, 친구들이 나의 좋아진 몸을 보고 조언을 구하기 시작했고, 난 어느덧 친구들의 비공식적 트레이너가 되었다.

나와 운동한 '멸치'들은 1년에 13kg씩 증량했고, 물만 마셔도 살이 찐다는 사람들은 13kg씩 감량했다. 덤으로 근육질 몸매도 갖게 되었다. 또한 호르몬 수치가 낮아 운동성과가 없다는 50대도 20대의 체지방률과 근선명도를 갖게 되었다.

수년간 운동 조언을 하면서, 나의 '고객'(돈을 요구한 적은 없고, 그냥 나와 함께 운동했다)들은 책을 써보라고 권했다. 그 제안에 처음은 시큰둥했지만 점차 마음에 들었다.

'운동을 처음 시작할 때 이러한 책을 가지고 있다면 어떨까?' 하고 생각해보았다. 그러면 많은 시간과 돈을 아꼈을 테고, 내가 바라던 몸매를 수년 전에 달성했을 것이다. 내가 알고 있는 지식으로 타인을 도와주는 것이 늘 즐거웠고, '만약 내가 책을 쓰고 나의 도움을 받은 사람들이 유명해진다면? 내가 수백, 수천 명의 사람들을 도와줄 수 있다면?' 이런 생각을 하자 흥분되기 시작했다.

충동적으로 일에 착수하였고, 2012년 1월에 『비거 리너 스트롱거Bigger Leaner Stronger』 첫판을 출간하였다. 판매량이 처음에는 부진했지만, 한두 달도 지나지 않아 많은 독자들이 이메일로 찬사를 보내기 시작했다. 독자들의 반응에 어안이 벙벙할 따름이었다. 그래서 즉시 다음 책을 쓰기 시작했고 몇몇 책들의 개요를 작성했다.

2판인 이 책을 포함하여 현재까지 7권의 책을 출판하였고, 20만권 이상 팔려나갔다. 더 중요한 건, 독자들이 자신이 목격한 놀라운 결과를 메일이나 SNS를 통해 전달한다는 점이다.

수년 전, 굶거나 비참한 느낌 없이 체지방을 줄이고 근육을 만드는 간단한 방법을 알았을 때 느꼈던 충격을 독자들도 똑같이 느꼈다.

독자들의 삶에 끼친 영향을 볼 때면 더욱 격려를 받았고, 독자와 나를 따르는 사람들의 헌신에 무척 감명을 받았다. 당신들은 최고다!

지금은 어디에?

나는 연구와 글쓰기를 사랑하기에, 책이나 나의 웹 사이트(www.muscleforlife.com) 또는 어떠한 형태로든 간에 저술활동을 항상 할 것이다.

나의 거대하며 사악한 기본계획은 크게 3가지를 목표로 하고 있다.

1. **100만 명의 사람들이 건강하고 좋은 몸매를 갖게 돕는다.** 나는 '백만 명 돕기'계획이 매력적이라고 생각한다. 어려운 목표지만 실현가능하다고 보며, 사람들을 보기 좋게 만드는

것을 뛰어넘어, 신체와 정신건강에 관한 부정적인 풍조에 일침을 가하고 싶다.

2. **사이비과학에 대응하여 맞설 것이다.** 딱하게도 업계에는 사람들의 공포와 불안감을 이용하여 먹고사는 바보와 거짓말쟁이 그리고 장사치가 판을 치고 있다. 이런 상황에서 현실적이고, 진짜 과학과 성과를 기반으로 이해하기 쉬운 조언을 해주는 해결사로 알려지길 바란다.

3. **운동보조식품업계의 개혁을 돕는다.** 나는 부정한 알약이나 가루 밀매자를 가장 혐오한다. 사기의 종류도 다양한데, 듣기엔 번지르르하지만 쓸모없는 성분이거나, 말토덱스트린, 심지어 밀가루나 톱밥(실제 일어났다)과 같은 쓰레기로 채워놓은 다이어트 제품도 있으며, 팔아먹기 위해 비과학적이거나 터무니없는 마케팅도 한다. 또한 주요 성분을 적게 함유하거나, '특허추출물proprietary blend' 라벨을 붙이거나(미국의 경우 '특허추출물'로 표기할 경우 함유성분 전체를 밝히지 않아도 된다), 스테로이드를 복용한 선수가 본인의 숨은 비결이 자사의 보충제인 척 광고하기도 한다.

당신이 이 책을 즐기길 바라며, 여기서 배운 것을 적용한다면 당신의 식습관을 증오하거나, 매일 체육관에서 지쳐 쓰러지도록 운동하지 않고도 극적인 신체변화를 맛볼 수 있을 것이다.

준비됐는가? 좋다. 그럼 시작해보자.

역자 서문

요즘 세상에 '귀신'이나 '점'을 믿는 사람은 드물 것이다. 믿고 안 믿고는 개인의 자유지만, 대부분이 안 믿는 이유는 그것을 입증할 수 없기 때문일 것이다.

하지만 인터넷에는 입증이 안 되었거나, 혹은 거짓으로 입증된 정보들이 넘쳐나며, 사람들은 이것을 사실인양 믿는다.

아래에 있는 문장들을 얼마나 많이 들어보았는가?

근육을 만들려면 가벼운 무게로 고반복해야 한다.
근육통이 많을수록 운동을 잘한 것이다.
한 번에 흡수 가능한 단백질량은 30g밖에 안 된다.
칼로리 섭취량은 중요치 않다.
윗몸 일으키기(혹은 다른 복근운동)를 하면 뱃살이 빠진다.
적은 양으로 자주 먹을수록 좋다.
풀 스쿼트는 무릎에 안 좋다.
프리웨이트는 위험하며 머신을 이용하는 것이 좋다.
탄수화물은 다이어트의 적이다.

이것들이 모두 틀렸다면?

이 책에선 운동에 관한 많은 것들을 얘기하며, 이에 대한 근거로 제시된 논문수가 500편이 넘는다.

운동은 과학이다. 문학적 허구나 예술적 상상력이 아니다. 부디 비과학적인 조언을 따르지 마라. 이 책을 통해 과학적인 운동법을 터득하길 바란다.

김강민

차례

SECTION III
영양과 다이어트

SECTION IV
트레이닝

약속

당신의 유전자가 얼마나 나쁘다고 생각하는지, 많은 종류의 운동방식을 시도하고 포기할 때마다 얼마나 상실감을 느꼈는지 간에, 당신이 꿈꿔온 근육질의 군살 없는 몸매를 가질 수 있다.

당신이 상상한 것보다 빠르고 극적으로 몸매를 바꾸는 방법을 알려준다면 어떻겠는가?

5~10(약 2.2~4.5kg)파운드의 순수근육을 만드는 운동법과 식단을 알려준다면 어떻겠는가? 게다가 겨우 8~12주 밖에 안 걸린다면?

하루의 5% 정도의 시간을 투자하여, 당신이 좋아하는(여자들이 침을 흘리는) 군살 없는 몸매를 만드는 법을 알려준다면?

체육관에서 시간을 많이 소비할 필요도, 굶을 필요도, 속이 메스껍도록 카디오운동을 할 필요 없이, '할리우드식 거대한 몸매'를 만드는 법을 알려준다면? 심지어 파스타나 피자, 아이스크림처럼 당신이 좋아하는 음식으로 '치팅'하면서도 좋은 몸매를 만드는 법을 알려준다면?

만약 내가 당신 편에 서서 가는 길 내내 사기 당하지 않고, 함정을 피하며 대부분이 겪는 문제를 해결하도록 도와준다면? 당신의 유전적 잠재력을 발휘하도록 체계적으로 돕고, 최고의 몸매를 만들 수 있도록 내가 할 수 있는 모든 것을 다 하겠다고 약속한다면?

상상해보라. 매일 아침 일어나 거울을 보면 자신의 모습에 웃음 지을 수밖에 없을 것이다. 상상해보라. 더 이상 복부지방이 가득하지도, 혹은 더 이상 '멸치'도 아닌, 복부에 식스팩을 장착한 '근육질'의 몸매가 된다면 얼마나 자신감이 상승할지를.

상상해보라. 지금으로부터 12주 뒤에 끊임없이 외모로 칭찬받고, 무엇을 했길래 그렇게 눈에 띄게 발달했는지 질문받는 모습을. 상상해보라. 운동으로 인해 에너지가 넘치고, 정신건강도 나아지며, 두통도, 통증도 적어지고 매일 건강해지는 느낌을 받는다면 얼마나 즐거울지를.

당신은 위에서 나열한 모든 것을 이룰 수 있으며, 이것을 이루는 것은 피트니스업계에서 당신이 믿었으면 하는 것만큼 그리 복잡하지도 않다. 당신이 21살이든 61살이든, 몸매가 좋은지

안 좋은지도 중요하지 않다. 당신이 누구든 간에, 바라는 대로 몸을 바꿀 수 있다고 약속한다.

자, 이제 나의 도움이 필요한가?

"그렇다!"라고 대답한다면 날씬하고 보다 근육질 몸매를 달성하기 위한, 한걸음이 아닌 도약을 한 셈이다.

짐승남의 몸매를 만드는 여행은 다음 페이지를 넘기자마자 시작된다.

서문
왜 '비거 리너 스트롱거'는 다른가

"모든 진리는 세 단계를 거친다. 첫째, 조롱당한다.
둘째, 강한 반대에 부딪친다. 셋째, 자명한 것으로 인정받는다."

— 아르투르 쇼펜하우어Arthur Schopenhauer

수백만 달러를 벌어들이는 피트니스업계가 밝히기 싫어하는 것을 알려주겠다.

지금까지 겪어보지 못한 근육질의 몸매, 보다 나은 모습을 만드는 데 그들의 헛소리와 다름없는 조언은 하나도 들을 필요가 없다.

- 스테로이드 광들이 약을 파는 광고에서 나온 쓸모없는 보충제에 매달 수백 달러씩 돈을 소비할 필요가 없다.
- 근육을 '혼란'시키기 위해 지속적으로 운동루틴을 바꿀 필요가 없다. 근육은 인지능력이 낮기 때문이 이러한 훈련법은 근육이 아니라, 당신을 혼란스럽게 하기 딱 좋다.
- 매달 단백질파우더 통을 바닥까지 파먹을 필요는 없다. 제3세계 국가의 가정에도 나눠줄 수 있도록 일일 단백질 섭취량을 줄여라.
- 끊임없이 반복 세트, 슈퍼 세트, 드롭 세트, 자이언트 세트 등을 하느라 체육관에서 몇 시간씩 시간을 낭비할 필요는 없다.
- 추한 복부지방을 없애고 식스팩을 만들기 위해, 매주 지루한 카디오운동을 몇 시간씩 할 필요는 없다(수년째 살이 축 늘어진 트레드밀 죽돌이들을 얼마나 많이 마주치게 되는가?).
- 한 자리 수의 체지방을 만들기 위해 '치팅'을 완전히 삼가할 필요는 없다. 정반대로 올바른 치팅데이를 갖는다면, 체지방제거를 더 빠르게 할 수 있다.

이것은 많은 사람들이 믿고 있는 틀린 생각 중 몇 개만 샘플로 뽑은 것이며, 잘못된 조언을 따르면 성과는 보지 못하고 좌절의 구덩이에 빠지게 된다. 그렇게 되면 그만두는 것은 시간문제다.

이것이 '비거 리너 스트롱거'를 만든 동기이다. 지금까지 수년간 나의 많은 친구, 가족, 지인, 동료들이 나에게 조언을 구하였고, 그때마다 그들이 다이어트와 운동에 관한 이상하고 불필요하거나, 실행 불가능한 조언들을 믿고 있다는 것을 알게 되었다.

당신에게 가르쳐주려는 것과 똑같은 방식으로 그들을 가르쳐서 수많은 사람들이 지방을 없애고, 날씬해지며, 매력적인 근육을 만들도록 도와주었다. 이들은 외모만 좋아진 것이 아니라, 기분 또한 좋아졌다.

게다가 친구와, 친구의 친구들, 가족들을 도우면서 성취감을 얻었고 수천 명(심지어 1만 명, 아니 10만 명)의 사람들을 도와줄 수 있기를 바라게 되었다. 이러한 이유로 '비거 리너 스트롱거'가 탄생하였다.

현재 운동과 영양에 관련된 수많은 미신들은 어디서 생겨나는가? 길고 세세한 내용으로 당신의 시간을 낭비하고 싶진 않다. 긴 이야기를 짧게 요약하자면 다음과 같다.

사람들이 문제를 해결할 동기가 부여되어 있고, 그것을 위해 많은 돈을 소비할 의지가 있다면, 그들이 살 물건들이 부족한 일은 생기지 않을 것이며, 사람들이 계속 돈을 쓰게끔 새로운 유행을 만들어내는 똑똑한 판매자도 있을 것이다.

구매를 유도하는 방법은 꽤 단순하다. 먼저 사람들이 운동과 영양에 관한 정보를 얻는 곳을 장악하는 것이다. 거의 대부분은 잡지, 퍼스널 트레이너, 또는 친구 중에 하나 혹은 그 이상으로부터 정보를 얻으며, 이들이 배우는 대부분의 것들은 기본적으로 쓸모없다.

어떻게 내가 이렇게 대담한 주장을 하는지 궁금한가? 잠시 보디빌딩 잡지에 대해 이야기해 보자.

지난 날 반스앤노블Barnes & Noble의 선반에 놓인 수많은 운동 잡지의 보디빌더들이 파리지옥풀처럼 피해자를 유혹할 준비를 하고 있는 것을 보았다.

한마디로 당신이 큰 보디빌딩 잡지를 하나 구매할 때마다, 속기 위해 돈을 지불하는 셈이다.

여기엔 아마도 당신이 모를 재미난 사실이 있다. 대다수의 주류 보디빌딩 잡지는 보충제 회사의 대변인 그 이상인데, 보충제 회사들이 이러한 잡지사를 완전히 소유하거나 광고를 이용하여 금전적으로 좌지우지하는 경우가 많다.

거의 대부분의 경우 이러한 잡지사의 주요 목표는 보충제를 파는 것이며, 이 일을 아주 잘한다. 잡지들은 다양한 방식으로 상품을 판매한다. 여기저기에 광고를 하거나, 정기적으로 '기사형태의 광고(유익한 정보를 제공하는 기사인 척 위장한 광고)'를 내거나, 운동과 영양 관련 조언을 해주는 실제 기사(많은 경우 하나 이상의 특정 제품을 추천하는 것으로 끝남)를 통해 다양한 판매광고를 한다.

이것이 운동 잡지가 당신에게 주는 첫 번째 충격이다. 그들에 당신에게 주는 많은 '조언'들은 목표달성을 돕는 것이 목적이 아니라, 상품판매를 최우선 목표로 하고 있다.

"잠깐, 기다려" 하고 생각할지도 모른다. "보충제가 내 목표달성에 도움이 안 된다고?"

나중에 보충제에 대해 많이 이야기하겠지만, 일단 당신이 지금 알아야 할 사실이 있다. 대부분의 보충제는 한마디로 돈 낭비이며, 근육 또는 스트렝스를 키우거나 날씬해지는 데 전혀 도움이 안 된다.

근육질의 보디빌더와 피트니스 모델들이 장사하는 알약이나 약물이 특별한 효능을 가지고 있을 것이라고 단 한순간도 믿어선 안 된다. 만약 이들이 얼마만큼 약물을 복용하는지 알게 된다면, 머리가 어질어질해질 것이다. 이들의 몸은 완전히 화학실험이나 마찬가지다.

보충제 회사는 자신의 보충제를 광고해주는 운동 잡지를 사람들 손에 쥐어주기만 하면 계속 상품을 팔 수 있다는 사실을 알고 있다.

그렇다면 보충제 회사는 사람들이 계속 구매할 것을 어떻게 확신하는가? 그건 사람들에게 끊임없이 새로운 트레이닝 방법이나 다이어트 '요령', 보충제 연구, 이와 비슷한 것을 제공하기 때문이다.

두 번째는 잡지들이 하는 행동인데, 아마도 이것이 더욱 해가 될지도 모른다. 운동 잡지들은 우리에게 몸을 만드는 것과 관련된 온갖 거짓 정보를 감당할 수 없을 만큼 제공한다. 이들이 어떠한 정보를 매달 이야기할 때, 20개가 넘는 기사를 쓰거나 혹은 몇 번이나 반복하여 재판한다. 이렇게 반복적으로 제공되는 정보에는 강해지고 몸이 좋아지며, 건강해지는 것과 관련된 것은 하나도 없다.

대신에 온갖 종류의 운동루틴, 다이어트 식단, 그리고 '꼼수'를 창의적으로 팔아먹으며, 여기에 물론 보충제 추천도 빠지지 않는다. 물론 운동 잡지에서 운동이나 다이어트 관련 조언을 따르는 것이 의자에 앉아 돼지껍데기 요리를 먹는 것보단 낫겠지만, 궁극적인 목표를 달성하게 해주지는 않을 것이다.

여기까지가 잡지와 관련된 내용이다. 자, 이제 퍼스널 트레이너에 대한 불편한 진실을 알아보자.

대부분의 퍼스널 트레이너의 경우 한마디로 돈 낭비나 다름없다. 이야기 끝.

이들의 심장은 제 위치에 있긴 하지만, 대부분은 의지가 없거나 고객의 몸매를 좋게 만드는 노하우를 가지고 있지 않다.

이렇게 형편없는 사람들이 시간당 50~70달러씩 받으며 잡지에서 본 어리석고 비효과적인 운동루틴을 고객에게 시킨다. 또한 운동 자세에 관한 지식도 나쁘니, 고객들은 노력한 만큼 운동 성과가 나오지도 않는다.

그리고 아마도 당신은 많은 트레이너들의 몸매가 좋지 않다는 것을 알아차렸을지도 모른다. 본인은 허약한 멸치에 불과하면서 어떻게 자신을 피트니스 전문가라고 정직하게 소개할 수 있는가? 당신 같으면 믿겠는가?

이것 이외에 몇 가지 이유가 더 있긴 하지만, 어쨌든 이러한 트레이너들은 항상 참혹한 꼴을 당하며, 이들의 고객 역시 트레이너와 마찬가지로 항상 살이 축 늘어지고 뚱뚱한 상태를 유지하게 된다.

더 심각한 문제는 대부분의 트레이너들이 고객에게 올바른 식단계획을 제공하지 않는데, 이것은 한마디로 죽음의 키스(겉으로는 좋아 보이지만 분명히 안 좋은 일을 가져올 사건) 또는 성과가 없을 것을 보장하는 것이나 마찬가지다. 사실 당신의 외모는 어떻게 운동하느냐 뿐만 아니라, 어떻게 먹는지도 크게 반영된다. 뚱뚱하든 마르든, 몸짱이든 무엇이든 간에 운동만큼이나 식단도 당신의 몸매를 결정한다.

잘못 먹으면 아무리 카디오운동을 하더라도 계속 뚱뚱할 것이다. 잘못 먹으면 얼마나 열심히 웨이트를 들든지 간에 계속 빼빼 마르고 허약할 것이다.

그러나 올바르게 먹으면 운동해서 얻을 수 있는 성과를 최대로 할 수 있다. 올바로 먹으면 빠르고 지속적으로 지방을 없애고 근육을 만들게 되어 당신의 친구들이 고개를 돌려보게 되고 가족들도 당신 몸매에 대해 이야기하게 될 것이다.

식단의 중요성은 새롭게 느껴지지도 않을 것이다. 올바른 식단의 중요성에 대해 이미 많이 들어보았을 것이다. 만약 '다이어트 식단'을 주제로 이야기하는 것이 겁이 난다면 안심해도 좋다. 당신에게 좋은 소식을 하나 알려 주겠다. 올바르게 먹는다는 것은 식사 섭취량을 극도로 줄이거나, 맛이 좋은 음식을 모두 끊어야 한다는 것을 의미하지 않는다.

곧 배우게 되겠지만, 말 그대로 '다이어트'를 즐길 수 있다. 그렇다. 당신이 제대로 읽은 것이 맞다. 매일 많은 양의 탄수화물을 섭취해도 좋다. 반드시 허기져야 하는 것도 아니다. 에너지 수치도 높게 유지될 것이다.

올바른 영양섭취란 단순하고 유연하게 영양을 섭취하는 것이며, 근육을 만들고 지방을 빼는 동안에도 당신이 좋아하는 음식을 먹을 수 있어야 한다.

영양섭취에 관한 건 나중에 다룰 것이며, 원래 주제였던 퍼스널 트레이너로 돌아가보자.

당신은 퍼스널 트레이너들이 왜 자질이 없는지 알게 된다면 놀랄 것이다. PT자격증시험을 통과하는 데 피트니스 전문가 수준의 지식이 필요한 것은 아니다. 그저 영양과 해부학, 운동에 관한 기본적인 정보를 달달 외우기만 하면 된다. 심지어 온라인으로도 시험을 칠 수 있으며, 시험을 치는 동안 구글에서 정답을 검색해보면 된다.

트레이너들의 또 다른 문제는 그들이 매일매일 직면하게 되는 단순한 딜레마인데, 그건 바로 고객들로 하여금 돈을 계속 지불할 만하다는 믿음을 주는 것이다.

몇몇은 매일 반강제적으로 체육관에 나오게 하는 것만으로 기쁘게 돈을 지불하기도 하지만, 대부분의 경우 자신이 지불하는 것보단 많이 얻어야 한다고 느낀다. 고객이 이러한 경험을 할 수 있게 하는 가장 쉬운 방법은, 규칙적으로 운동루틴을 바꾸며 '복잡한' 다이어트와 운동 원리를 설명하는 것이다.

한마디로 PT를 이용하는 대부분의 고객들은 쥐꼬리만큼 발전하고 실망감으로 그만두기 위해 수천 달러를 낭비하는 셈이다.

그렇지만 다들 그렇게 침울하고 비관적이기만 한 것은 아니다. 자신 또한 몸이 좋고, 빠르고 효과적으로 몸을 만드는 법을 알며, 자신의 고객들을 잘 관리하는 훌륭한 트레이너들도 분명 존재한다.

만약 당신이 그러한 트레이너 중의 한 명이거나, 이 책을 읽는 사람이라면 당신에게 박수갈채를 보내고 싶다. 왜냐하면 당신의 어깨에 전문성을 키워놓는 것이기 때문이다.

이 챕터의 제목은 '왜 '비거 리너 스트롱거'는 다른가?'이다. 왜 이렇게 지었을까?

당신은 어떠한 이유로 운동하는지는 모르겠으나, 나는 재밌어서 혹은 사내들과 어울리기 좋아해서 운동하진 않는다. 좀 더 멋지고 나은 기분을 위해 운동하며, 노력한 효과를 극대화 하고 싶다.

당신이 다른 사내들의 반만큼만 하면서도 더 나은 결과를 얻을 수 있다면, 그게 내가 바라는 것이다. 만약 본인이 웨이트에 처음 입문하는데, 똑같은 운동을 매주 하여(올바른 자세로 강도와 중량이 점차 늘어나는) 2달 만에 10파운드나 성장하는 것과, 최신 유행하는 방식이며 과대 선전된 근육 혼동 루틴으로 절반만큼의 발전을 이루는 것이 있다면 어떤 것을 선택하겠는가? 나라면 전자를 선택하겠다.

『비거 리너 스트롱거』는 운동을 통해 성과를 얻을 수 있는 방법 그 자체이다. 이 책에선 최소한의 시간으로 최대 효과를 가져다주는 올바른 운동법과 식단을 알려줄 것이다.

올바른 다이어트와 운동 원리는 새로운 것도 없고 복잡하지도 않다. 하지만 내가 당신에게 가르쳐주는 것처럼 이 모든 것을 하나로 합치진 못할지도 모른다.

비거 리너 스트롱거와 함께라면 운동을 처음 시작한 3개월 동안 10~15파운드(약 4.5~9kg)나 근육이 늘어날지도 모른다. 이것은 상당한 변화이다. 사람들이 당신에게 운동 조언을 구하기 시작할 것이다. 웨이트를 처음 시작하는 것이 아닌 경우라면 이렇게 많이 성장하진 못하겠지만, 당신이 성장한 모습에 만족할 때까지 계속 성장할 수 있을 것이다.

만약 당신의 목표가 단순히 지방을 제거하는 것이라면, 굶지도 않고, 완전히 음식을 제한하지도 않으며, 요요현상도 없이 시계가 째깍째깍 돌듯 한 주마다 1~2파운드(약 0.45~0.9kg)씩 지방을 빼는 방법을 알려주겠다.

준비가 되었는가?

첫 번째 단계는 다음과 같다. 당신이 몸매관리에 관해 알고 있는 것을 모두 잊어라.

이 요구사항이 가혹하게 들릴 거라는 것을 잘 알고 있다. 하지만 나를 믿어달라. 이것은 당신을 위한 것이다. 열린 마음으로 비거 리너 스트롱거의 방식을 수용해주길 바란다. 이것을 따라가다 보면, 당신이 이미 믿거나 보아온 것이나, 다른 사람들이 틀리게 하고 있다는 것을 알게 될지도 모른다.

이미 언급했듯이, 나는 할 수 있는 모든 실수를 겪어본 적이 있는지라 당신의 좋은 동료가 될 수 있을 것이다.

그저 내가 설명한 방식대로 프로그램을 그대로 따르길 바란다. 그러면 당신이 옳았다는 것을 결과가 입증할 것이다.

자, 이제 시작해보자.

SECTION I

기초

1

건강과 피트니스 목표달성을 가로막는 보이지 않는 장벽

"용어를 정의하는 것에서부터 지혜가 시작된다."

— 소크라테스Socrates

왜 많은 사람들이 건강과 피트니스라는 주제에 대해 혼란스러워 하는가? 하루 동안 이리저리 알아보라. 그러면 서로 대립되고 비논리적인 조언이나 의견들을 듣게 될 것이다.

칼로리를 계산하는 건 효과가 없다. 브로콜리는 치킨보다 많은 단백질을 함유한다. 저녁에 섭취하는 어떤 탄수화물이든 자동적으로 지방이 된다. 식이지방을 섭취하면 살이 찔 것이다. 하지만 '좋은' 식이지방의 경우는 괜찮다. 살을 빼려면 소량의 식사를 많이 해야 한다.

이것은 지금까지 내가 들었던 잘못된 정보의 극히 일부분이다.

어째서 이런 일이 발생하는가? 왜 사람들은 거짓정보와 거짓말, 이상한 주장에 속기 쉬운가?

이 질문은 심도 깊고 철학적인 것처럼 들릴지 모르나 대답은 꽤 단순하다.

다음번에 누군가가 "칼로리를 계산하는 건 불필요해", 또는 "효과가 없어"라는 말을 한다면 다음과 같이 단순한 질문을 해보라.

칼로리란 무엇인가?

그러면 혼란스러운 표정을 짓고 서 있을 것이다. 또는 말을 더듬으며 이상한 정의를 내릴 것이다. 사람들은 그 단어가 의미하는 바가 무엇인지 알지 못한다. 물론 이건 시작에 불과하다.

탄수화물이란 무엇인가?

단백질이란 무엇인가?

지방이란 무엇인가?

근육이란 무엇인가?

호르몬이란 무엇인가?

비타민이란 무엇인가?

아미노산은 무엇인가?

이 질문에 짧고 명쾌하게 대답할 수 있는 사람은 많지 않다. 사람들은 무엇을 듣던지 그대로 믿는다. 주제를 설명하는 기본적인 용어도 이해하지 못하면서 어떻게 그 주제를 잘 이해한단 말인가? "용어를 정의하는 것에서부터 지혜가 시작된다"라고 한 소크라테스의 명언이 떠오른다.

모두가 간과하고 있는 보이지 않는 장벽은 무엇인가? 그건 바로 용어이다.

간단히 말해 특정 개념에서 사용하는 용어를 잘못 이해하고 있다면 그 개념을 제대로 받아들이긴 어려울 것이며, 잘못된 해석으로 인해 왜곡된 결과에 도달하게 될 것이다.

만약 당신에게 "아이들은 땅거미crepuscule가 질 무렵 떠나야 한다"라는 말을 한다면 대체 무슨 말을 하고 있는지 어리둥절할지도 모른다.

'땅거미'는 해가 진 뒤 어스름한 상태를 의미한다. 이젠 내가 말한 문장이 이해가 되는가?

대부분은 학교에서 앞뒤 문맥을 보거나 이미 알고 있는 다른 단어들과 비교해서 단어가 가진 의미를 추측하도록 배운다.

이러한 공부 방법은 비현실적이다. 왜냐하면 글을 쓰는 사람들은 그 주제에 대해 구체적으로 이해하고 있고, 모르는 단어가 나오면 사람들이 사전을 찾아볼 것이라 간주하고 특정 단어를 사용한다.

정보를 저술가와 같은 견지에서 받아들이고 싶다면 반드시 그 단어가 전달하고자 하는 의미를 똑같이 알아야 하며, 당신이 추측한 의미를 토대로 주관적으로 이해해선 안 된다.

땅거미를 예로 든 것처럼, 문맥으로 보면 이 단어가 시간을 의미하는 것은 추측할 수 있지만 그 의미를 추측하는 건 충분하지 않다. 그래서 당신은 이 단어를 보고 이렇게 생각할지도 모른다. "음… crepuscule'는 'crepes(크레페)'처럼 생겼군. 크레페는 종종 아침 이후에 먹으니까 '아침식사 이후'라는 의미를 하고 있겠군.'

이런 이유로 『비거 리너 스트롱거』의 첫 부분 내용을 독특하게 구성하였다. 키워드의 올바른 정의를 알려줄 것이며, 이 책에서 반복해서 나오기 때문에 반드시 정확하게 이해해야 한다.

물론 단어의 정의를 읽는 것은 무미건조한 줄 알지만, 많은 도움이 될 것이다. 부디 날 믿어라.

당신의 이해를 돕기 위해 단순한 것에서부터 복잡한 것까지 '키워드 목록'을 준비해놓았고, 이것이 쉽다고 느낄 것이다. 식은 죽 먹듯 수월하게 이 과정을 해낼 것이며, 머릿속이 환해지는 경험을 맛볼 것이다.

다음 몇 개의 챕터를 끝낼 즈음이면 건강과 영양, 피트니스를 대부분 보다 더 많이 알게 될 것이다.

이뿐만 아니라, 범람하는 거짓 정보의 홍수로부터 자신을 보호할 수 있을 것이다. 많은 단어의 의미를 정확하게 파악하여, 현존하는 다양한 의견과 아이디어가 타당한지 아닌지 즉각 파악할 수 있을 것이다. 자, 이제 첫 번째 키워드 목록을 살펴보자.

2

건강과 영양, 피트니스에 대해 대부분이 알지 못하는 것

파트 1: 생리학 입문

"부끄러운 건 모르는 게 아니라, 배우려 하지 않는 것이다."

— 벤자민 프랭클린Benjamin Franklin

에너지: 1. 일을 하거나 움직이기 위해 전기나 석유, 음식, 그리고 다른 자원으로부터 얻은 힘을 말한다.

2. 활동에 대한 개인의 물리적이거나 정신적 힘을 의미한다.

물질: 물질은 질량과 크기를 가지고 있으며 자연계 구성요소의 하나이다.

화학: 자연과학의 한 분야로, 물질의 조성과 구조, 성질 및 상호작용, 결합, 변화를 연구한다.

화학물질: 화학처리나 변화를 겪은 물질

사람들이 화학물질에 대해 언급할 때 일반적으로 사람이 만든 것을 의미하나, 화학물질의 정의는 사람이 만든 것만 의미하진 않는다.

유기체: 사람, 동물, 식물처럼 하나의 살아 있는 개체

세포: 생물체를 이루는 기본 단위

몇몇 유기체는 오직 하나의 세포로만 존재한다. 사람은 보통 60조~100조개의 세포로 이루어져 있다.

세포는 스스로 생명을 유지하는 성질을 가지고 있으며, 에너지를 생성하고 이웃 세포와 정보를 교환하고 증식하며 결국엔 사멸한다.

조직: 동일한 구조와 기능을 가진 세포들의 집단

골격근: 뼈에 붙어 있는 근육으로 사지나 신체 일부분의 움직임을 조절한다.

지방: 1. 기름진 물질로 동물체 특히 피부 밑이나 장기 주위에 저장되어 있다.

2. 지방은 동물이나 식물로 만들어진 상품으로 주로 요리에 쓰인다.

포화지방: 코코넛오일, 면실유, 팜핵유, 초콜릿과 같은 식물성 유지뿐만 아니라 크림, 치즈, 버터, 라드, 지방이 많은 육류와 같은 동물성 식품에서 흔히 볼 수 있다.

포화지방은 상온에서 고체인 기름으로, 포화지방 섭취는 심혈관 질병에 걸릴 위험을 높이는 걸로 알려져 있으나 최근 연구에 따르면 사실이 아닌 것으로 밝혀졌다.[1)]

불포화지방: 아보카도, 견과류, 카놀라유나 올리브유 같은 식물성 기름에 많이 함유되어 있으며, 육류는 포화지방과 불포화지방 둘 다 함유하고 있다.

또한 상온에서 액체이다.

트랜스지방: 불포화지방의 일종으로 주로 자연 상태가 아닌 인공적으로 만들어지며 시리얼, 구운 음식, 패스트푸드, 아이스크림, 냉동식품에서 볼 수 있다. '반경화유'라고 적힌 제품은 트랜스지방을 함유하고 있다.

미국식품의약국, 유럽식품안전국, 영국과학자문위원회와 같은 식품당국은 트랜스지방이 인체에 해롭기 때문에 섭취량을 줄일 것을 권장한다.

장기: 특정한 기능을 같이 수행하는 2개 이상의 조직으로 이루어진 그룹을 말한다.

심장과 폐는 장기지만, 근골격은 하나의 조직이기 때문에 장기가 아니다.

그램: 미터법에 의한 무게 단위로, 1lb는 약 454g이다.

킬로그램: 1kg은 1,000g 또는 2.2lb와 같다.

밀리그램: 1그램의 1,000분의 1이다.

섭씨: 온도 단위의 하나로 물의 어는점을 0℃, 끓는점을 100℃로 한다.

미국에서 화씨를 사용하는데, 화씨의 경우 물의 어는점이 32°F, 끓는점은 212°F이다.

칼로리: 에너지의 단위로 사용되며, 일상에서 사용하는 칼로리는 1kg의 물을 1℃ 올리는 데 필요한 에너지양을 의미한다. 또한 킬로칼로리, 큰 칼로리라고도 한다.

영양소: 생물이 살아가고 성장하는 데 필요한 에너지를 공급하는 물질

식품: 신체에 영양소를 공급하기 위한 물질로 생존과 건강에 필수적이다.

원자: 화학반응을 통해 더 이상 작게 나눌 수 없는 물질을 말한다.

화합물: 2개 이상의 다른 성분으로 구성된 물질

분자: 물질에서 화학적 형태와 성질을 잃지 않고 분리될 수 있는 최소의 입자로, 만약 여기서 더 분해한다면 그 분자를 구성하고 있는 원자로 분해되어 본래의 성질을 잃게 된다.

산성: 부식을 일으키며 종종 신맛이 나는 물질

---

1) Patty W. Siri-Tarino, Qi Sun, Frank B. Hu, and Ronald M. Karauss, "Meta-analysis of Prospective Cohort Studies Evaluating the Association of Saturated Fat with Cardiovascular Disease," American Journal of Clinical Nutrition, 91 no.2 (2010): 535-46; Rajiv Chowdhury, Smantha Warnakula, Setor Kunutsor, Francesca Crowe, Heather A. Ward, Laura Johnson, Oscar H, Franco, Adam S. Butterworth, Nita G. Foroushi, Simon G. Thompson, Kay-Tee Khaw, Dariush Mozaffarian, John Danesh, and Emanuele Di Angelantonio, "Association of Dietary, Circulating, and Suplement Fatty Acids with Coronary Risk: A Systematic Review and Mata-Analysis," Annals of Internal Medicine, 160, no. 6 (2014):398-406. doi:10.7326/M13-1799.

단백질: 자연적으로 발생하는 화합물로 성장과 회복 그리고 세포와 조직의 증식을 돕는다.

아미노산: 단백질을 구성하고 있는 작은 물질

가스: 액체나 고체가 아닌 기체 물질을 통틀어 이르는 말

탄소: 비금속 화학원소로 지구에 많은 물질과 생명체에 폭넓게 분포되어 있다.

산소: 무색 무취의 가스로 대부분의 생명체에 없어선 안 될 기체

수소: 무색 무취의 가스로 불에 타기 쉽다. 또한 우주에서 가장 단순하며 많이 존재하는 물질

탄수화물: 탄소, 산소, 수소로 구성된 화합물로 동물의 에너지원으로 사용된다.

소화: 영양분을 흡수하고 사용하기 위해 음식을 흡수하기 쉬운 형태로 분해하는 과정

효소: 각종 화학반응을 촉매하는 물질

신진대사: 섭취한 영양분을 분해하여 에너지를 생성하거나 새로운 세포를 생성하기 위해 보다 복잡한 화학물을 만드는 과정

생명유지를 위한 자연스러운 과정으로 이를 통해 신체를 구성하는 세포를 생성하고 유지한다.

동화작용: 단순한 물질을 보다 복잡한 물질로 처리되는 대사과정

이화작용: 복잡한 물질을 보다 단순한 물질로 분해하여 에너지를 생성하는 과정. 분해대사라고도 한다.

여기까지가 첫 번째 키워드 목록이다. 쉽지 않은가?

다음 목록은 지금까지 배운 것을 기반으로 하므로, 잘 이해가 안 된 부분을 몇 분 간 다시 보도록 하자.

3

건강과 영양, 피트니스에 대해 대부분이 알지 못하는 것

파트 2: 영양

"역사에는 우리가 놓치는 아주 주목할 만한 하나의 사건이 있는데, 이것은 바로 어휘의 잘못된 용법이 주는 짓궂은 결과이다."

— 노아 웹스터Noah Webster

건강: 충분한 힘을 보유하고 기력이 왕성하며 질병이나 손상으로부터 자유로운 상태

영양분 섭취: 성장과 생존, 건강에 필요한 물질을 우리 몸에 받아들이는 것

영양소: 생존과 성장에 필수적인 영양분을 제공해주는 물질

영양: 음식물을 섭취하는 과정으로, 특히 음식과 영양분을 섭취하고 이를 건강유지와 성장 그리고 조직을 생성하고 대체하는 데 이용하는 것을 의미한다.

다량영양소: 생물체가 다량으로 필요로 하는 영양소로 단백질, 탄수화물, 지방, 그리고 칼슘, 아연, 철분, 마그네슘, 인과 같은 미네랄이 대표적이다.

다이어트: 1. 사람들이 일상적으로 섭취하는 식사와 음료

2. 체중조절이나 운동보조, 혹은 건강보존을 위해 음식이나 음료 섭취를 관리하는 것

설탕: 단맛이 나는 물질의 총칭으로 식물, 과일, 곡물, 또는 다른 물질로부터 추출한다.

포도당: 생물체의 가장 중요한 에너지원으로, 탄수화물이 신체 내에서 포도당으로 분해되어 세포들의 주 에너지원으로 사용된다.

사탕을 먹든 상추를 먹든 상관없이 결국 체내에 포도당으로 분해된다. 유일한 차이점은 상추는 포도당으로 분해되는 시간이 사탕에 비해 길게 걸린다는 점이다.

과당: 꿀과 과일, 꽃과 뿌리식물에서 존재하는 당

자당: 식탁에서 가장 흔히 보는 설탕으로, 포도당과 과당이 합쳐진 것이며 열매와 같은 자연

물에서 추출하지만 만드는 과정은 인공적이다.

글리코겐: 탄수화물이 신체에 저장된 형태로 간이나 근육에 저장된다. 에너지가 필요할 경우 글리코겐을 포도당으로 분해하여 사용한다.

혈당: 혈액 속에 존재하는 포도당의 농도를 말하며, 포도당은 혈액을 타고 이동하여 각 세포의 에너지원이 되거나 저장된다.

단순탄수화물: 보통 단맛이 나며 체내에서 빠르게 포도당으로 분해되는 탄수화물로, 과일에 있는 과당, 유제품의 유당, 단맛을 위해 식품에 첨가되는 자당이 대표적이다.

복합탄수화물: 단순탄수화물이 사슬처럼 결합된 형태로, 사슬 형태의 구조로 인해 포도당으로 느리게 분해된다. 정제되지 않은 곡물, 콩 그리고 채소가 대표적이다.

녹말: 많은 과일이나 채소에서 흔히 볼 수 있는 복합단수화물로, 때때로 음식을 걸쭉하게 만들기 위해 넣기도 한다. 복합탄수화물이지만 녹말이 많이 함유된 특정 음식의 경우 단순탄수화물처럼 빠르게 포도당으로 분해된다.

호르몬: 체내에서 생성되어 혈액이나 체액에 의해 해당 세포나 기관으로 이동한 다음 특정 효과를 일으킨다.

인슐린: 음식을 먹을 때 췌장에서 혈액으로 분비되는 호르몬. 인슐린으로 인해 근육과 기관, 지방조직이 음식을 섭취하여 얻은 양분을 받아들이게 된다. 양분은 혈액으로 이동하여 흡수되거나 지방의 형태로 저장된다.

지수: 다른 정보와 알기 쉽게 비교할 수 있도록 정보를 열거하는 체계

글리세믹 지수: GI Glycemic index 라고도 불리며 탄수화물이 몸에 들어왔을 때 혈당이 변하는 수치를 나타낸 표를 말한다. 포도당이 혈액으로 느리게 흡수되는 탄수화물(복합탄수화물)은 글리세믹 지수가 낮은 반면 포도당이 혈액에 빠르게 흡수되는 탄수화물(단순탄수화물)은 글리세믹 지수가 높다.

글리세믹 지수 55 이하를 낮다고 보며, 70 이상은 높은 걸로 간주한다. 순수 포도당의 글리세믹 지수는 100이다.

곡물: 곡식의 낟알로 많은 음식 재료로 사용된다.

밀: 벼과에 속하는 식물로 분쇄하여 밀가루로 만든다.

흰 빵: 밀가루로 만든 빵. 통밀을 정제하고 표백하는 과정으로 인해 빵을 좀 더 쉽게 구울 수 있고 유통기한도 길어진다.

빵을 만들 때 밀의 영양분을 대부분 제거하여 단순탄수화물로 변하게 된다.

통밀: 가공하지 않고 통째 그대로의 밀

섬유질: 과일과 채소, 콩이나 곡물에서 흔히 볼 수 있는 탄수화물 형태

지방산: 지방세포를 구성하고 있는 분자로 약간의 지방산은 신체 내 세포와 조직을 생성하는데 필수적이다.

지방산은 1그램당 탄수화물과 단백질의 2배나 되는 칼로리를 가지고 있으며, 주로 지방세포에 에너지원으로 저장된다.

필수지방산: 신체기능을 잘 수행하기 위해 반드시 필요한 지방산으로, 체내에서 합성할 수 없기 때문에 음식을 통해 반드시 섭취해야 한다. 인간은 알파-리놀렌산, 리놀렌산이라는 2개의 필수지방산을 가지고 있다.

여기까지가 두 번째 목록이다. 나에게는 이것들이 많은 도움을 주었다. 여러분에게도 이것이 큰 도움이 되기를 기대한다.

마지막 단어 목록을 어서 마무리 짓도록 하자.

4

건강과 영양, 피트니스에 대해 대부분이 알지 못하는 것

파트 3: 일반 건강

"교육은 미래로 나아가는 통행증이다. 왜냐하면 내일은 오늘을 준비하는 사람들의 것이기에."

— 말콤 엑스Malcolm X

보충제: 결핍된 부분을 보충하거나, 더 기능적이거나 완전하기 위해 첨가되는 물질

식이보충제: 일반적인 식사에서 충분히 섭취할 수 없는 영양분을 제공해주는 제품

비타민: 세포가 활동하고 올바르게 성장하는 데 필요한 물질. 필수비타민은 신체 내에서 합성할 수 없으므로 음식을 통해 충분히 섭취해야 한다.

미네랄: 탄소를 제외하고 자연에서 산출되는 물질로, 뼈 생성, 호르몬 분비, 심장박동 조절과 같은 생리기능에 도움이 된다.

탈수: 사람 몸의 75%는 수분으로 구성되어 있다. 땀, 소변, 호흡을 통해 수분이 손실되므로 그만큼 공급해줘야 한다.

탈수는 체내 수분 부족으로 인해 제 기능을 잘 수행하지 못하는 것으로, 두통, 피로, 쇠약과 같은 부작용을 초래하며, 심한 경우 사망에 이르게 된다.

신경: 뇌와 척수, 그리고 장기나 근육에 전기적 정보를 전달하는 조직으로 신경이 전달하는 정보로 인해 근육과 기관이 작동한다. 일종의 '체내 통신선'으로 볼 수 있다.

가공식품: 식품의 변형이나 보존을 위해 화학약품이나 기계를 거친 것을 의미한다. 대부분의 식품가공방식은 식품에 있는 약간의 혹은 대다수의 비타민과 미네랄, 다른 영양소를 파괴한다. 종종 인체에 유해한 화학약품을 첨가하기도 한다.

과도하게 가공된 식품은 덜 가공된 식품에 비해 영양소는 적지만 칼로리는 더 높은 경우도 있다.

유기농 식품: 인공첨가물이 들어가지 않은 식품과 덜 인공적인 방법으로 길러진 식품을 의미한다. 유기농 식품을 기를 때는 화학적 생육법과 인공적인 빛의 조사, 유전자변형 작물, 그리고 화학적으로 합성된 농약 등을 사용하지 않는다.

올내추럴 식품: 최소한으로 가공하거나 호르몬제, 항생제, 감미료, 식용색소, 조미료 등을 첨가하지 않은 식품을 말한다.

'올내추럴' 라벨은 최소한으로 가공되고 첨가물이 없다는 것을 의미하긴 하지만, 올내추럴을 정하는 기준과 규제가 미흡하여 실효성이 적다.

콜레스테롤: 부드럽고 밀랍 같은 성분으로 혈액과 신경을 포함한 신체 대부분 조직에서 볼 수 있는 물질이다. 콜레스테롤은 생존과 다른 여러 중요 기능에 필수적이며, 세포와 중요한 호르몬을 생성하는 데 이용된다. 그러나 혈액 속 과도한 콜레스테롤은 심근경색, 뇌졸중, 다른 질병의 위험을 높인다.[2)]

콜레스테롤은 체내에서 필요한 만큼 생성하며, 그 외 고기, 생선, 달걀, 버터, 치즈, 우유와 같이 콜레스테롤이 많이 함유된 식품을 통해 흡수한다. 식물에서 섭취할 수 있는 콜레스테롤은 거의 없다.

체질량지수(BMI): 키와 몸무게를 이용하여 지방을 추정하는 방법. 체질량지수는 많은 사람이나 전체 인구의 건강 수준을 간략하게 볼 수 있는 수단이며, 개인을 평가할 때는 종종 맞지 않다. 왜냐하면 체질량지수는 뼈가 얇다든가, 근육이 많다든가, 키가 크다든가 하는 각기 다른 체형을 반영하지 못하기 때문이다.

체지방률: 체중에 대한 체지방 비율을 말하며 체지방률이 10%인 경우 당신 체중에서 지방이 차지하는 비율이 10%라는 것을 의미한다. 체지방률은 체형이나 근육량과 상관없이 직접적으로 지방을 측정하기 때문에 BMI보다 지방을 더 정확하게 측정한다.

신체가 제 기능을 하려면 남성의 경우 최소 3~5%, 여성의 경우 8~12%의 체지방이 필요하다.

체성분: 신체를 구성하는 지방, 뼈, 수분, 근육이 차지하는 비율을 나타낸다. 추후 배우겠지만, 체중이나 체질량지수는 우리의 발전을 측정하는 중요한 수단이 아니다. 우리의 목표는 특정 체중이나 체질량지수를 달성하는 것이 아니라, 낮은 체지방과 높은 근육량을 가지는 것이다.

키워드는 여기까지! 이제 기본적인 용어는 알게 되었을 것이고, 앞으로 배울 내용에 적용할 수 있으리라.

---

2) Deepak Bhatnagar, Handrean Soran, and Paul N. Durrington, "Hypercholesterolaemia and Its Management", *BMJ* 337 (August 21, 2008): a993. doi: 10.1136/bmj.a993.

5

근성장에 관한 가장 큰 7가지 미신 & 실수

"기억하라, 중국 어딘가의 어린 소녀가 당신의 최대 중량으로 몸을 푼다는 것을."

— 짐 콘로이Jim Conroy

당신이 체육관에서 보는 10명 중 9명은 정확하게 운동하지 않는다. 가혹하게 들릴지 모르나 사실이다. 왜 그런지 알려주겠다.

많은 경우 아침 일찍 일어나 '운동 전문잡지'에 나오는, 상대적으로 가벼운 중량을 가지고 엄청나게 많은 고립운동을 하는 훈련루틴을 고수한다. 아무리 더 많은 횟수를 해내더라도 결국 그 결과물에 실망하게 될 것이다. 나도 한때는 이들과 같은 방식으로 했기에 누구보다 잘 알고 있다.

또한 대부분은 올바르지 못한 식습관으로 실수를 범한다. 대개 너무 많이 먹거나 적게 먹으며, 저품질의 음식을 많이 먹는다. 그 결과 다량영양소의 균형을 맞추지 못하게 된다. 올바른 식습관은 대부분 생각하는 것보다 단순하다. 올바른 식습관은 그저 숫자놀이이다. 이는 단순히 칼로리 섭취 vs 칼로리 소모를 의미하는 게 아니라, 근육을 최대로 키우며 지방을 줄이는 것이 중요하다.

이러한 실수로 인해 대다수는 아무리 열심히 해도 눈에 띄는 성과를 이루지 못한다. 좋은 예를 들자면 우리 체육관의 다수는 거의 변하지 못했다. 내가 체육관에서 지낸 2년 동안 그들은 여전히 똑같은 무게로 더 많이 혹은 더 적게 들며, 겉모습 또한 거의 똑같았다.

이번 챕터에서는 성장하지 않는 이유를 낱낱이 파헤칠 것이며, 특히 다이어트와 트레이닝에 관한 7가지 미신과 실수를 살펴볼 것이다. 이를 통해 좀 더 효과적으로 근성장과 지방감소를 이룰 수 있을 것이다.

당신이 운동을 처음 시작하는 사람이 아니라면, 이러한 잘못된 통념과 실수에 사로잡힌 희생자라고 장담한다. 왜냐하면 나도 그랬기 때문이다.

자, 이제 시작해보자.

미신 & 실수 #1
더 많은 세트 = 더 많은 성장

한때 하루에 2시간 이상 웨이트 트레이닝을 했고, 그때마다 육체적으로나 정신적으로도 완전히 지쳤다. 그 후에 오직 먹고 시체처럼 쓰러지는 것만 원했다.

특별히 힘든 운동루틴을 좋아하진 않았지만, 힘든 루틴을 하면 더 몸이 좋아질 것이라 믿고 수년간 힘들게 운동하였다. 하지만 당신이 기대하는 만큼 성장하진 못했다.

이후 알게 된 건, 이런 종류의 운동루틴은 약물을 복용하지 않는 사람에겐 너무 지나치게 많다는 점이다(위의 루틴으로 성공했다는 사람도 결국 약물복용을 했던 것으로 드러났다).

어떤 근육이든 세트와 횟수가 많은 경우 오버트레이닝을 이끌며, 이는 근성장 저해, 막대한 피로, 낮은 수준의 동화호르몬, 높은 수준의 이화호르몬, 심지어 근손실이 일어나는 부작용을 초래한다.

그렇다. 웨이트 트레이닝을 매일 하면 근섬유가 충분히 회복할 수 있는 것보다 더 많은 손상을 가하여 결국 더 작아지고 약해진다.

당신을 놀라게 할 비거 리너 스트롱거 프로그램의 특징 중 하나는 당신이 기대하는 것보다 더 적은 세트와 횟수를 요구한다는 것이다. 나의 프로그램엔 다른 운동루틴에서 요구하는 슈퍼세트, 드롭 세트, 자이언트 세트같이 화려한 방식은 없다.

대신에 주류운동 프로그램이 처방하지 않는 것을 해야 한다. 무겁고 다중관절운동을 해야 하며, 오버트레이닝을 겪지 않는 선에서 근육의 자극을 최대로 하기 위해 충분한 세트와 횟수로 운동하게 될 것이다. 매회 운동은 45~60분에 지나지 않을 것이다(그렇다. 이 워크아웃을 따르면 체육관에 들어간 지 1시간이면 밖으로 나올 수 있다!).

넘겨짚지 마라. 프로그램은 생각처럼 녹록치 않다. 지금껏 해본 것보다 더 무거운 무게로 미는 운동과, 당기는 운동, 그리고 스쿼트를 해야 하며, 이를 위해 엄청난 에너지와 노력을 쏟아야 한다.

어딘가에서 본 고반복 트레이닝 프로그램을 현재 하고 있다면, 나의 운동 프로그램이 마치 덜 운동하는 듯한 느낌이 들지도 모른다. 세트 사이의 긴 휴식시간과 짧은 워크아웃에 익숙해지지 않을 것이며, 심지어 운동을 1시간도 안 하고 체육관을 나온다는 죄책감마저 느낄지 모른다.

하지만 걱정 마라. 어떤 느낌인지 잘 이해한다. 예전의 오버트레이닝 운동 프로그램을 이 책에서 설명하는 프로그램으로 바꿨을 때, 점차 약해지고 근육도 줄어들 것이라 확신했다.

그러나 프로그램을 바꾼 이후로 20lb(약 9kg)에 가까운 근육을 얻었으며, 전반적으로 2배 이상의 무게를 들 수 있었다.

나의 프로그램을 따르라. 그러면 당신도 같은 결과를 얻으리라.

미신 & 실수 #2
성장하기 위해선 근육이 '타들어가는 느낌'이 들어야 한다

'근육이 타들어가도록'이나 ' 한번만 더 쥐어짜봐' 같은 말을 운동 파트너로부터 몇 번이나 들어보았는가?

근육이 타들어가는 느낌이 있을 때까지 펌핑을 해야 근육이 무럭무럭 자란다는 것은 모두가 알고 있을 것이다. "고통 없이 얻는 것도 없다(No pain, No gain)." 그렇지 않은가?

틀렸다.

위와 같은 생각은 근성장에 관한 잘못된 생각 중 하나다. 근육이 타들어가고, 펌핑되는 느낌은 근성장의 척도가 아니다.

근육이 타들어가는 느낌의 실체는 젖산이 쌓이는 것이며, 젖산은 근육을 반복해서 수축할 때 축적되기 시작한다.

젖산이 성장촉진 호르몬으로 알려진 '동화성 캐스케이드anabolic cascade'를 촉진시키긴 하지만, 반복적으로 젖산을 더 높은 수준으로 만드는 것이 더 많은 근성장을 의미하진 않는다.

이런 이유로 어느 사람이 체육관에서 드롭 세트, 번아웃 세트, 슈퍼 세트, 그 이외 다른 여러 가지를 하느라 많은 시간을 허비하는 것은 아주 사소한 성과를 위해 많은 노력을 하는 것이다.

펌핑이나 타들어가는 느낌이 근성장을 유발하는 게 아니라면 대체 무엇이 성장을 유발하는가? 한마디로 표현하자면 점진적 과부하다. 곧 상세하게 다룰 것이다.

미신 & 실수 #3
잘못된 운동으로 시간낭비하기

저명한 스트렝스 코치이자 저자인 마크 리피토Mark Rippetoe는 "강해지고 싶다면 머신을 버리고 바벨을 들라"고 하였다. 『비거 리너 스트롱거』 또한 바벨과 덤벨을 밀고, 당기고, 들어올리고, 스쿼트하는 것이 전부라는 것을 앞으로 확인하게 될 것이다.

머신과 프리웨이트를 비교한 연구들을 살펴보면, 종종 위에서 한 의견과 다른 결과를 보이기도 한다. 이 연구를 곧이곧대로 믿는다면, 근육과 스트렝스 성장의 측면에서 머신이 프리웨이트에 비해 비슷하거나 심지어 더 낫다고 생각할지도 모른다.

하지만 머신과 프리웨이트를 비교한 연구자들이 빠뜨린 중요한 정보가 있다.

> 이 연구의 피실험자는 운동경험이 없으며, 여기서 얻은 결과가 운동경험이 있는 피실험자의 경우와 같을 것이라 추정할 수 없다.

'초심자 이득'은 실재하는 것이며 단순하게 요약하자면, 어떤 종류의 운동을 하든 처음 3~6개월은 근육이 유난히 잘 반응한다. 즉 이 시기에 어떤 종류의 헛발질을 하더라도 평균 이상의 발전을 이룰 수 있다는 뜻이다.

하지만 이 효과는 길게 지속되지 않는다. 일단 '마술'이 끝나게 되면, 이 시기에 효과가 있던 운동들이 이후에도 반드시 효과가 있는 건 아니다.

특히 저항운동이 그렇다. 초보자는 처음 몇 달간 머신을 통해 그저 그런 스트렝스와 근육을 얻을 수야 있겠지만, 죽었다 깨어나도 머신만으로 인상적인 몸매를 만들 수 없다.

> 정반대의 연구도 존재한다. 연구에 따르면 프리웨이트가 머신보다 근육과 스트렝스 성장에 훨씬 효과적이라고 한다.

서스캐처원대학교에서 한 연구에 따르면, 프리웨이트로 한 스쿼트가 스미스 머신에서 한 것보다 43%나 많이 다리근육을 촉진했다.[3)]

또 다른 예로 캘리포니아대학교의 연구에 따르면, 프리웨이트로 한 벤치 프레스가 스미스 머신에서 한 것보다 더 많은 상체근육을 촉진했다.[4)]

이는 전혀 놀랄 만한 결과가 아니다. 수십 년간 훌륭한 보디빌더들 대부분은 프리웨이트 트레이닝을 늘 강조해왔으며, 가장 크고 강한 사람들 또한 프리웨이트를 할 것이라고 확신한다.

여기서 핵심은 중력에 저항하여 머신의 도움 없이 중량을 다루는 것에는 뭔가 특별함이 있다는 것이다. 어느 누구도 펙덱 플라이나 머신 프레스로는 훌륭한 가슴을 만들 수 없다. 훌륭한 가슴은 수년간 바벨과 덤벨을 밀어내야 만들 수 있다.

하지만 프리웨이트도 다 똑같은 것은 아니다. 가장 효과적인 운동은 복합관절운동으로, 여러 부위를 사용한다. 복합관절운동의 예를 들자면, 스쿼트와 데드리프트, 벤치 프레스가 있으며, 이는 단순히 팔과 등, 가슴을 개별적으로 운동한 것 그 이상이다.

반면에 고립운동은 복합관절운동과 반대되는 것으로, 주로 하나의 부위를 포함하고 자극한다. 고립운동의 예로 가슴 고립운동인 케이블 플라이, 이두근 고립운동인 덤벨 컬, 대퇴사두근 고립운동인 레그 익스텐션이 있다.

이미 많은 연구들이 복합관절운동이 고립운동보다 근육과 스트렝스 발달에 더 효과적임을 증명했다.

---

3) Shane Schwanbeck, Philip D. Chilibeck, and Gordon Binsted, "A Comparison of Free weight Squat to Smith Machine Squat Using Electromyography," *Journal of Strength and Conditioning Research* 23, No. 9 (2009):2588-91. doi: 10.1519/JSC.0b013e3181b1b181.

4) Schick, Evan E., Jared W. Coburn, Lee E, Brown, Daniel A. Judelson, Andy V. Khamoui, Tai T. Tran, and Brandon P. Uribe. "A comparison of muscle activation between a Smith machine and free weight bench press." *The journal of Strength Conditioning Research* 24, No. 3 (2010):779-784.

2000년에 볼주립대학교에서 한 연구에 따르면, 두 모집단에게 10주간 웨이트 트레이닝을 시켰다. 한 집단은 상체 복합관절운동을 한 반면, 다른 집단은 상체 복합관절운동에 고립운동인 바이셉스 컬과 트라이셉스 익스텐션을 추가로 하였다.[5] 10주가 지난 뒤, 두 집단 모두 크고 강해졌다. 당신 생각엔 어느 집단이 더 두꺼운 팔을 가졌을 것이라 생각하는가? 정답은 어느 쪽도 아니다. 고립운동을 추가적으로 한 집단이 추가적으로 팔 힘의 강해지거나 팔 둘레가 커지지 않았다. 기억해야 할 점은 팔을 중점적으로 운동해선 안 된다는 것이 아니라, 신체 전 부위가 성장하게끔 신체 전반을 운동해야 한다는 것이다.

올림픽이나 프로스포츠선수와 같은 세계 정상급 운동선수를 지도하는 찰스 폴리퀸Charles Poliquin은 다음의 말을 즐겨하였다. "팔 두께를 1인치 늘리고 싶으면, 10lb(약 4.5kg)의 근육을 얻어야 한다." 그의 관점은 효과적으로 크고 강해지고 싶다면, 국부적인 운동을 할 것이 아니라, 전신운동을 해야 한다는 것이다. 당신의 운동 프로그램이 고중량운동과 복합관절운동으로 구성되어 있지 않다면, 절대로 근육과 스트렝스 발달을 이룰 수 없다.

여태까지 모든 고립운동이 쓸모없다고 말한 적은 없다. 훈련루틴에 적절하게 접목된 고립운동은 전반적인 발전을 돕는다. 사실 어깨나 이두근, 삼두근과 같은 작은 근육을 충분히 발달시키려면 고립운동이 필요하다.

이런 이유로 나의 프로그램에서 몇 가지 고립운동을 볼 수 있겠지만, 고립운동에 주안점을 두는 것은 아니다.

미신 & 실수 #4
쉴 새 없이 훈련루틴 바꾸기

비효율적인 운동을 하는 실수를 범하는 사람들은 종종 '근육혼돈muscle confusion' 신화를 믿는다. 근육혼돈이란 '신체가 일어날 일을 예측하도록' 만들고 발달시키기 위해, 지속적으로 훈련루틴을 바꾸는 것을 의미한다.

하지만 근육혼돈은 터무니없는 소리다. 크고 강해지기 위해 체육관에 왔으면 4개의 단순한 조언을 기억하라. 정확하게 운동하고, 점진적으로 중량을 늘리며, 올바르게 먹고, 충분히 쉬어라.

자주 운동을 바꾸는 것은 불필요하다. 왜냐하면 당신의 목표가 해야 할 운동을 제한하기 때문이다.

근육과 스트렝스를 위한 견고한 토대를 쌓고 싶다면 매주 같은 종류의 운동을 해야 하며, 스쿼트, 데드리프트, 벤치 프레스, 덤벨 프레스, 밀리터리 프레스와 같은 운동들을 반드시 포함해

---

5) Ryan A. Rogers, Robert U. Newton, K. P. McEvoy, Eva M, Popper, Brandon K. Doan, Jae Kun Shim, Lori R. Bolt, Jeff S. Volek, and William J, Kramer, "The Effect of supplemental Isolated Weight-Training Exercises on Upper-Arm Size and Upper-Body Strength," Abstract. *NSCA Conference* (2000): 369.

야 한다.

위의 운동을 매주 정확하게 한다면 당신의 스트렝스는 치솟을 것이며, 상상한 것보다 빠르게 근육을 얻을 수 있을 것이다. 이 과정엔 중량의 변화가 필요하며, 그 이외의 다른 변화는 필요 없다.

더욱이 지속적으로 훈련루틴을 바꾸면 본인이 발달하고 있는지 정확하게 평가할 수 없다. 매주 다른 운동과 다른 횟수로 운동하는데 어떻게 강해지고 있는지 알 수 있단 말인가?

이는 불가능하며 또한 위험하다. 쉴 새 없이 훈련루틴을 바꾸면 전혀 발전을 하고 있지 않다는 것을 알아차리지도 못한 채, 몇 주가 지나도록 힘만 빼게 될 것이다.

미신 & 실수 #5
바보처럼 리프팅하기

체육관에서 볼 수 있는 가장 고통스러운 장면은 자존심이 무척 강한 사람이 무거운 중량을 부주의하게 집어던지는 것이다. 그걸 볼 때면 불쌍하기도 하지만 머지않아 부상을 입게 될 것이라는 예상과 함께 몸이 움찔한다.

충격적으로 들릴지 모르나 사실이다. 대부분은 운동에 관한 정확한 자세를 전혀 모르며, 이러한 무지가 성장을 저해하고, 인대와 건, 관절에 불필요한 손상을 초래하며, 무거운 중량이 어깨와 팔꿈치, 무릎과 허리에 실리면 실릴수록 부상으로 향하는 직행열차를 타게 되는 것이다.

이들 중 일부는 더 나은 것을 알지 못하며, 그 중 몇몇은 실질적인 발달보다는 멋있어 보이는 데 더 관심이 많다. 나머지는 당신이 추측하는 것처럼 잡지나, 친구, 트레이너로부터 잘못 배운 것이다.

부디 당신은 이런 함정에 빠지지 마라. 완벽한 자세로 운동을 하라. 그러면 당신이 '헐레벌떡이들Mr Huff and Puff'보다는 가벼운 중량으로 하더라도 그들 중량만큼 빠르게 성장할 수 있을 것이다. 헐레벌떡이들은 자신이 수개월간 정체기간을 겪는 동안 당신이 빠르게 성장한 것을 보고 어떻게 발전했는지를 속으로 궁금해 할 것이다.

미신 & 실수 #6
겁쟁이처럼 리프팅하기

좋은 몸을 만들기란 실로 골칫덩어리다. 좋은 몸만들기란 상당한 시간과 노력과 절제와 헌신을 요구한다. 좋은 몸은 쉽게 만들어지지 않으며, 쉽게 만들 수 있다고 말하는 사람은 무지하든지 거짓말을 하든지 둘 중 하나다.

솔직히 말하자면 대부분은 겁쟁이처럼 운동한다. 고중량, 고강도운동을 하길 꺼린다. 단순히 체육관에 나와서 운동 좀 하면 충분하다고 생각한다.

하지만 현실은 그렇지 않다. 시간이 지나도 거의 변하지 않는 몸이 바로 증거다.

사실 겁쟁이처럼 운동하는 사람은 우리의 원시적 본능에 굴복한 것이다. 인간은 본디 고통과 불편함을 피하고, 즐거움과 편함을 추구하도록 설계되었다. 이와 같은 본능은 특정 상황에서 꽤 효과적이다. 하지만 이런 본능이 우리의 워크아웃을 지배한다면 결국 망할 것이다.

인상적인 몸매를 만들고 싶다면 반드시 고강도운동을 해야 하며, 겁이 날 만큼의 무게로 운동해야 한다. 또한 마지막 세트를 끝내기 위해 전력을 다해야 한다. 그러면 삭신이 쑤시는 걸 경험하게 될 것이다.

하지만 당신은 고중량, 고강도운동을 사랑하게 될 것이다. 이러한 역경이 당신의 목표를 이루기 위해 직면해야 할 게임의 일부임을 배우게 될 것이다. 워크아웃이 끝날 때마다 육체적으로나 정신적으로도 강해지는 것을 알기 때문에, 힘들고 불편해도 온몸을 지치게 하는 운동 시간을 매일 기다리게 될 것이다. 그리고 점차 종반전에 가까워 질 것이다.

미신 & 실수 #7
적거나 많이 먹는 식습관

근육성장을 위해선 충분한 휴식과 영양이 공급되어야 하므로 "근육은 체육관 밖에서 자란다"라는 말을 들어봤을 것이다.

하지만 많은 사람들이 잘못 이해하고 있다. 대부분은 지나치게 운동하고 충분한 칼로리나 단백질을 섭취하지 않고(또는 먹어야 할 양보다 더 많이 먹는다) 영양가가 없는 음식을 먹으면서 왜 자기가 바라는 대로 몸이 변하지 않는지 의아해한다.

매일 충분하게 칼로리와 단백질을 섭취하지 않는다면 성장할 수 없다. 얼마나 무겁게 드는지와 상관없이 충분히 먹지 않는다면 이렇다 할 근육을 얻을 수 없다.

반면에 단백질은 충분하지만 너무 많은 칼로리를 매일 섭취한다면, 근육은 얻겠지만 덤으로 생긴 불필요한 지방이 근육을 가릴 것이다.

또한 영양가가 풍부한 음식을 섭취하지 못하면 체성분은 바꿀 수 있겠지만, 결국 비타민과 미네랄이 부족하게 되어 건강과 퍼포먼스를 해치고 머지않아 성장이 제한될 것이다.

하지만 올바른 영양섭취 방법을 터득한다면, 날씬한 몸을 유지하면서도 깜작 놀랄 만한 근육량을 얻게 될 것이며, 근육을 유지하거나 심지어 늘리면서도 지방을 걷어낼 수 있을 것이다.

결론

당신은 근육을 만드는 데 있어 비탄에 이르는 길을 이제 막 알게 되었다. 체육관에서 장시간 운동하기, '번아웃' 세트를 수없이 많이 하기, 잘못된 자세로 잘못 운동하기, 혹독하게 자신을 밀어붙이지 않기, 부적절하게 영양섭취하기.

이러한 실수는 말로 다할 수 없는 좌절과 낙담 그리고 혼란을 초래한다. 결국 근육을 거의 얻지 못하고 그만두게 된다.

자, 지금까지 잘못된 방법을 알았다면 올바르게 근육을 만들고 살을 빼는 방법이 궁금해지는가? 이후 차근차근 설명하겠다.

챕터 요약

- 다다익선이 웨이트 트레이닝에도 적용되진 않는다. 유명한 보디빌더의 훈련루틴은 약물을 복용하지 않는 이들에겐 오버트레이닝을 초래한다.
- 약물 미복용자가 최대의 결과물을 원한다면 고중량, 다중관절운동에 집중해야 한다. 고립운동을 강조하는 고반복 루틴은 장기적인 관점에서 매우 비효율적이다.
- 펌핑은 당신이 생각하는 만큼 근성장을 자극하진 않는다.
- 쉴 새 없이 운동루틴을 변화할 필요는 없다. 대신 핵심운동을 통해 점진적으로 스트렝스를 늘려야 한다.
- 인상적인 몸매를 만들고 싶다면, 고강도로 운동해야 한다. 쉬운 운동으로는 충분치 않다.
- 만성적으로 충분히 영양을 섭취하지 않는다면 이렇다 할 성장을 이룰 수 없다. 또한 과식한다면 근육은 만들 수 있겠지만 덤으로 지방도 얻게 될 것이다.

6

근육을 만드는 3가지 과학적 법칙

"다행히도 해결책은 존재한다. 그것은 바로 사람들이 정답처럼 여기는 각종 케겔운동을 많은 세트로 하지 않는 것. 그리고 고강도로 기본이 되는 운동을 현명하게 하는 것."

— 짐 웬들러Jim Wendler

근비대의 법칙은 물리학 법칙처럼 명확하고 관찰 가능하며, 반박의 여지가 없다.

허공에 공을 던지면, 공은 땅으로 떨어진다. 당신이 체육관의 안팎에서 올바른 행동을 한다면 근육은 당연히 자라게 되어 있다. 당신의 유전자가 '좋고 나쁨'에 상관없이, 근비대 법칙은 실로 단순하다. 세상엔 영원한 '멸치' 같은 건 없으며, 세상엔 오직 지난 챕터에서 설명한, 그리고 이번 챕터에서 설명할 법칙들을 모르거나 법칙에 따라서 행동하지 않는 사람만 있을 뿐이다.

과거 경이로운 몸매를 가진 스티브 리브스Steve Reeves, 로이 레그 파크Roy Reg Park, 더 이전으로 거슬러 올라가면 현대 보디빌딩의 아버지라 불리는 유진 샌도우Eugen Sandow에 이르기까지 사람들은 오래전부터 근비대의 법칙을 알고 실천하였다.

근비대의 법칙은 당신이 여태껏 보거나 들은 것과 상반될지 모르나, 다행히도 신앙심이나 약물을 요구하지 않는다. 근비대의 법칙은 현실적이다. 따르라, 그러면 구하리라.

일단 이 법칙대로 운동을 해보면 근비대의 법칙이 아주 효과적이라는 것을 알게 될 것이며, 다른 법칙에 눈을 돌리지 않을 것이다.

근비대의 첫 번째 법칙
점진적 과부하

알다시피 근육이 '타는' 느낌은 단순히 근육 속에 젖산이 주입되는 것이며, 젖산은 근육이 저장된 에너지를 소비하고 남은 부산물이다. 젖산은 근비대를 유발하지 않는다.

'펌핑' 또한 근비대의 좋은 지표로 볼 수 없다. 운동시 펌핑되는 느낌은 혈액이 근육 속에 '갇힌' 결과이다. 펌핑이 심리적인 만족감을 주며, 연구에 따르면 단백질 합성(세포가 단백질을 합성하는 과정)도 돕는다고 하나, 펌핑이 성장의 주 원동력은 아니다.[6]

그렇다면 무엇이 근육을 성장하게 하는가?

정답은 점진적 긴장 과부하이며 이는 근섬유에 긴장을 점진적으로 늘리는 것을 의미한다.

즉, 중량을 점점 더 무겁게 드는 것을 말한다.

근육이 성장하려면 근육이 성장할 만한 강력한 이유를 만들어줘야 하며, 이에 대해 근육에 점점 더 많은 역학적 스트레스와 긴장을 주는 것만한 것이 없다.[7]

점점 무거운 무게를 다루는 것에 적응하면 근육이 성장한다는 것은 직관적으로도 타당해보일 뿐만 아니라, 과학적 사실도 이를 입증해준다.

140개의 관련 연구를 메타 분석한 애리조나주립대학의 연구에 따르면, 점진적 과부하를 할 때 스트렝스와 근육이 최대로 증가하였다.[8] 또한 규칙적으로 운동한 사람의 경우, 최대 중량(1RM)의 80%의 무게로 4~6회의 범위에서 하는 것이 가장 효과적이었다.

이 연구의 결론은 단순하다. 근육과 스트렝스를 키우는 가장 좋은 방법은 고중량에 집중하며, 점차적으로 중량을 늘리는 것이다.

이것은 그저 또 하나의 이론이 아니라 과학적 사실이다. 이러한 이유로 비거 리너 스트롱거 프로그램에 관한 모든 것은 다음과 같다. 무거운 무게를 비교적 적은 반복횟수로 짧고 강하게 하는 것.

운동 잡지에서 설파하는 드롭 세트, 자이언트 세트, 슈퍼 세트 등은 집어치우길 바란다. 이런 운동방법은 노력하는 만큼 근비대가 이루어지지 않는다. 즉 많은 노력으로 적은 이득을 얻는 셈이다.

그러니 이제부터 다르게 훈련하길 바란다. 이전보다 더 많은 휴식시간을 가지며, 이전에 하지 않던 운동을 하고, 당신이 생각한 것보다 더 많은 무게를 들도록 하라.

변화가 가져오는 성과는 크다. 성과를 이루면 이러한 운동방식뿐만 아니라, 이것이 가져오는 몸매의 변화 또한 사랑하게 될 것이다.

---

6) Brad J. Schoenfeld, "The Mechanisms of Muscle Hypertrophy and Their Application to Resistance Training," *Journal of Strength and Conditioning Research*, 24, no. 10 (2010): 2857-72 doi: doi: 10.1519/JSC.0b13e3181e840f3.

7) Alfred L, Goldberg, Joseph D. Etinger, David F. Goldspink, and Charles Jablecki, "Mechanism of Work-Induced Hypertrophy of Skeletal Muscle," *Medicine and Science in Sports* 7, no. 3(1975): 185-98.

8) Matthew R. Rhea, Brent A. Alvar, Lee N. Burkett, and Stephen D. Ball, "A Meta-Analysis to Determine the Dose Response for Strength Development," *Medicine and Schience in Sports and Exercise* 35, no. 3 (2003): 456-62.

근비대의 두 번째 법칙
제대로 된 휴식은 제대로 된 운동만큼 중요하다

각종 운동 프로그램에서 흔히 볼 수 있는 문제점은 하루치 운동량이건 일주일치 운동량이건 너무 많이 해야 한다는 점이다.

근육을 만드는 것을 단순히 과도한 운동량으로 몸이 지쳐 쓰러질 때까지 하면 되는 것이라는 잘못된 생각이 만연하다.

볼륨의 함정에 빠진 사람들은 제대로 된 운동을 적게 하면 더 많은 결과를 얻을 수 있다는 것을 알아야 한다.

중량을 들 때면 근섬유에 미세한 상처microtears가 발생하고, 이후 상처가 회복한다. 이러한 과정을 통해 근육이 자라게 된다hypertrophy.[9)]

워크아웃은 근육에 최적의 미세손상을 만드는 것을 목표로 삼아야 한다. 신체가 회복할 수 있는 범위를 초과한다면 근성장을 저해할 뿐만 아니라, 잠재적 이득도 놓치게 된다.

많은 사람들이 적게 운동하여 근육에 적은 미세손상을 만드는 반면, 한편으로는 너무 많이 운동하여 근육에 과도한 손상을 입히기도 한다. 즉, 개별의 워크아웃을 통해 너무 많은 미세손상을 만들거나, 이전 운동에서 손상된 근육이 충분히 회복할 만큼 기다리지 않고 그 부위를 또다시 운동을 한다.

연구에 따르면, 훈련강도나 개인의 건강 수준에 따라 중량운동을 통해 손상된 근육이 완전히 회복되는데 2~7일 정도 걸린다고 한다.[10)] 비거 리너 스트롱거 프로그램의 볼륨과 강도를 고려한다면 근육이 최대로 회복되는 데 넉넉잡아 4~6일이면 될 것이다.

근비대의 세 번째 법칙
잘 먹어야 근육이 잘 자란다

당신이 완벽한 워크아웃을 했고 근육이 완전히 회복할 만큼 충분히 쉬었다고 치자. 하지만 올바르게 먹지 않는다면 근육이 자라지 않을 것이다. 이것은 의심할 여지가 없다.

올바른 식이요법은 생각처럼 복잡하진 않지만, 어떻게 배합할지를 알려면 알아야 할 몇 가지 것들이 있다.

물론 단백질을 섭취해야 한다는 건 누구나 알고 있다. 하지만 얼마만큼 먹어야 하는가? 하루

---

9) Schoenfeld, "The Mechanisms of Muscle Hypertrophy and Their Application to Resistance Training," 2857-72

10) Débora F. Flores, Paulo Gentil, Lee E. Brown, Ronei S. Pinto, Rodrigo L, Carregaro, and Martim Bottaro, "Dissociated Time Course of Recovery Between Genders after Resistance Exercise," *Journal of Strength and Conditioning Research* 25, No. 11 (2011): 3039-44. doi:10.1519/JSC.ob013e318212dea4.

에 몇 번씩 먹어야 하는가? 어떤 종류를 섭취해야 하는가?

탄수화물은 어떤가? 탄수화물은 근비대에 유용한가? 어떤 종류가 최선인가? 얼마나 섭취해야 하는가? 최고로 효과를 얻으려면 언제 먹어야 하는가?

식이지방은? 식이지방은 어떤 역할을 하는가? 얼마만큼 필요하고, 식이지방을 섭취하는 최선의 방법은 무엇인가?

마지막에 말하긴 하지만 가장 중요한 것으로, 매일 얼마만큼의 칼로리를 섭취해야 하고 그 이유는 무엇인가? 언제 칼로리를 조절하고 얼마만큼 해야 하는가?

지금까지 한 질문들은 모두 좋은 질문이며, 식이요법에 관한 실수를 두 번 다시 하지 않도록 이 책에서 명확하게 설명할 것이다.

결론

바위처럼 단단하고, 지방이 쏙 빠진 근육을 만들려면, 본질적으로 아래의 3가지 법칙을 종교처럼 따르라. 고강도로 무겁게 들며, 충분히 쉬고, 올바르게 먹어라. 이것이 당신이 강하고, 건강하며, 근육질의 몸을 만드는 방법이다. 이 방법을 따르면, 스스로와 타인에게 이 방법이 옳다는 것을 곧 증명하게 될 것이다.

자, 이제 피트니스라는 동전의 또 다른 면인 '체지방감소'로 넘어가서 어떤 미신과 실수가 있고, 어떤 법칙을 따라야 하는지 알아보자.

챕터 요약

- 근비대의 핵심은 점진적 과부하다. 피로감이나 펌핑이 아니다.
- 1RM의 80~85% 정도 무게를 중점적으로 운동한다면 스트렝스와 근육발달을 최대로 이룰 수 있다.
- 트레이닝 시간만큼이나 회복시간도 중요하다. 연구에 따르면, 웨이트 트레이닝 이후 해당 근육이 완전히 회복하는 데 2~7일 정도의 시간이 걸린다.

7

지방감량에 관한 가장 큰 5가지 미신 & 실수

"실패로 가는 길은 변명으로 점철되어 있다."

— 마크 벨Mark Bell

군살이 없는 근육질의 몸매는 수천 년간 남성 신체의 훌륭한 척도였다.

고대 영웅이나 신들에서도 근육질 몸매는 전형적인 특징이었고, 지금까지도 존경받는 자질이며, 대중문화에서도 숭배하다시피 한다. 좋은 몸매를 만든 사람은 많지 않지만, 이를 탐내는 사람은 많다.

미국의 비만율이 35%를 넘었고 지금도 증가 중인 가운데, '신체적 엘리트'가 되려면 대부분이 할 수 있는 영역을 초월하여 초인적인 유전자나 지식, 절제력, 희생정신을 갖춰야 하는 것처럼 보인다.

하지만 그렇진 않다. 좋은 몸을 만드는 데 필요한 지식은 이해할 수 있을 만큼 충분히 쉽다(사실 당신이 알아야 할 모든 지식을 이미 이 책에서 배우는 중이다).

물론 절제와 약간의 희생은 필요하다. 왜냐하면 매일 라지 사이즈의 피자를 먹으면서 식스팩을 가질 만한 신진대사를 가지고 있지 않기 때문이다. 하지만 뜻밖에도 잘 먹고 잘 운동하면서도 당신의 삶을 즐길 수 있을 것이다. 그러면 매일 체육관에 운동가고 싶어질 것이며, 굶주리지도 않을 것이고, 당신이 좋아하는 음식을 먹을 수 있기 때문에 극도의 욕구로부터 고통받지 않게 될 것이다.

당신이 스위트 스폿sweet spot(배트로 공을 치기 가장 효율적인 곳)을 찾는다면 이전보다 더 좋아 보일 것이며, 나태하고, 살찌고 아이스크림이나 감자칩에 중독되는 것보다 훨씬 더 기쁘고 가치 있는 것이라 생각할 것이다. 이 구역에 들어오게 된다면, 당신의 몸으로 원하는 무엇이든 할 수 있다. 그 결과는 필연적이며, 단순히 시간문제일 뿐이다.

대부분은 이곳에 도달하지 못한다. 도달하고자 하는 의지나 욕망이 부족하거나, 도달할 때 필요한 지식이 부족하거나, 혹은 둘 다일지도 모른다.

이 챕터에서 사람들이 일반적으로 잘못 생각하고 있는 통념과 실수 5가지에 대해 알아볼 것이다. 근비대의 오류와 마찬가지로, 살빼기에 관한 오류가 건강과 피트니스 영역에 스며들어 수많은 사람들을 망치고 있다.

당신이 바라는 군살 없고 근육질의 몸매를 만드는 데 방해받지 않도록, 이런 통념들을 한방에 몰아내보자.

통념 & 실수 #1
칼로리 섭취량을 신경 쓰는 것은 불필요하다

살을 빼고 싶다고 말만 하고 칼로리 계산은 하기 싫다는 사람들을 만날 때마다 10원씩만 받았어도…, 나머지는 말 안 해도 잘 알 것이다.

이것은 마치 연료탱크를 신경 쓰지 않고 차로 도시를 가로질러 가길 바라는 것과 같은 논리이다. 이것이 가능한가? 그럴지도. 하지만 훨씬 더 까다롭고 스트레스가 많을 것이다.

칼로리를 계산하지 않아도 된다는 사람을 나무라고 싶진 않다. 왜냐하면 이들은 심지어 칼로리가 무엇인지도 모른다. 사람들은 칼로리를 계산하는 데 신경을 쓰거나 이런저런 음식을 먹을 '여유'가 되는지 걱정하는 것을 원치 않는데, 이런 점을 충분히 이해한다.

그럼에도 불구하고 진실을 말하자면, 이것을 칼로리 계산이라고 부르건, 식사계획이라 부르건, 뭐라고 부르건 간에, 효과적으로 살을 빼려면 음식섭취량을 조절해야 한다.

알다시피 신진대사는 에너지체계이며, 에너지 법칙에 따라 돌아간다. 지방을 빼려면 음식섭취량보다 더 많은 에너지를 태워버려야 한다.

처음 듣는 얘기는 아니겠지만, 지방감소의 본질은 에너지섭취량에서 에너지소비량을 뺀 것이다. 혹시 믿지 못할까 봐 지방감소의 생리작용을 빠르게 살펴보도록 하겠다.

살을 빼는 과학적 법칙은 한마디로 에너지 균형이다. 에너지균형이란 당신이 매일매일 소모하는 에너지양과 당신이 섭취하는 음식량의 균형을 의미한다.

에너지 균형의 토대가 되는 물리학 법칙에 따르면, 매일 소모하는 에너지보다 더 많은 에너지를 섭취한다면 약간의 잉여 에너지가 지방으로 저장되며 이로 인해 천천히 체중이 늘게 된다. 만약 매일 섭취하는 에너지양보다 소비하는 에너지양이 더 크다면, 저장된 지방을 이용하여 추가적으로 필요한 에너지를 얻게 되고 이로 인해 점점 체중이 줄게 된다.

그리고 우리의 몸은 생존을 위해 어느 정도의 혈당을 항상 필요로 한다. 포도당은 신체 내 모든 세포가 생존하는 데 필요한 중요한 연료이며 두뇌와 같은 몇몇 기관은 지독한 포도당 욕심쟁이이다.

음식을 섭취할 때 짧은 시간에 상대적으로 많은 에너지(칼로리)를 신체가 받아들이게 된다. 포도당이 삶을 영위하는 데 필요 이상의 수준으로 올라가게 되면, 잉여 에너지를 '버리거나' 소모하는 대신에, 이후에 사용할 것을 대비하여 일정량이 지방으로 저장된다.

과학적으로 말하자면, 신체가 영양분을 흡수하고 지방으로 저장한다면 '식후postprandial' 상태가 되는 것이며, 이것은 지방저장모드이기도 하다.

일단 몸이 음식(아미노산과 지방산)으로부터 포도당이나 다른 영양소의 흡수를 끝내면 후기흡수postabsorptive 상태에 들어가게 되며, 에너지를 위해 지방을 사용하게 된다. 이런 '공복' 때는 지방소비모드로 볼 수 있다.

우리 몸은 '배부른' 상태와 '공복' 상태를 매일 반복하며, 섭취한 음식물을 지방으로 저장하거나, 남아 있는 에너지가 없다면 지방을 태우게 된다. 아래에 이를 설명한 그래프가 있다.

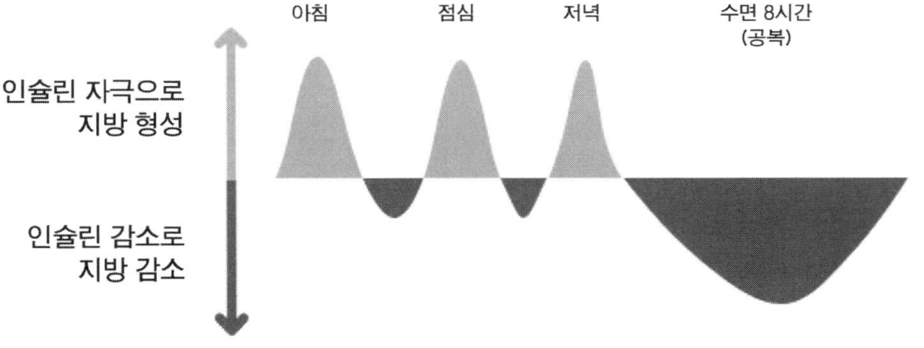

밝은 부분은 식사로 인해 신체에 잉여 에너지가 있는 상태이며, 어두운 부분은 음식에서 섭취한 에너지가 더 이상 남아 있지 않아 생존을 위해 지방을 사용해야 하는 구간이다. 보다시피 수면중에 많은 에너지를 소모한다.

만약 밝은 부분과 어두운 부분이 매일 균형을 유지한다면 지방을 저장하는 만큼 그대로 소모하는 것이기 때문에 체중은 일정하게 유지된다. 만약 과식으로 인해 소비하는 것보다 많은 지방을 저장하게 된다면 체중이 늘게 될 것이다. 또한 저장하는 것보다 많은 지방을 소비한다면 체중이 줄게 될 것이다.

이것이 지방 증가와 감소에 관한 기본적인 역학이며, 인슐린이나 다른 호르몬 또는 생리학적 기능과 연관된 어느 것보다 우위에 있다.

단순하게 말하자면, 소모하는 에너지양보다 더 많이 먹지 않는다면 살이 찌지 않으며, 소모하는 에너지양보다 더 많이 먹는다면 살을 뺄 수 없다.

널리 퍼진 믿음과는 달리, 얼마나 많은 탄수화물을 섭취하고, 인슐린 수치가 어느 정도인지는 중요하지 않다. 에너지균형이야말로 열역학의 제1법칙이다. 과도하게 에너지를 섭취하지 않으면 지방은 증가하지 않으며, 뿐만 아니라 에너지의 섭취를 줄이지 않으면 지방은 감소하지도 않는다.

연구결과 또한 이 주장을 뒷받침해주는데, 소비하는 에너지양보다 적게 먹으면 고탄수화물이든 저탄수화물이든 동일하게 지방이 감소한다는 것이다.[11]

요약하자면 체중이 늘어나고 주는 데는 어떤 음식을 먹는지는 관련이 없다. 이점과 관련하여 칼로리는 그저 숫자에 불과하다. 칼로리가 당신에게 살을 빼려면 정크푸드를 먹어선 안 된다고 말하지 않는다. 하지만 최적의 체성분을 유지하는 것을 이야기한다면 무엇을 먹는지가 중요하다. 근육이 아닌 살만 빼고 싶다면, 칼로리만으로는 안 된다. 이것에 대해 차후 설명하도록 하겠다.

이것은 일단 뒤로 하고, 칼로리 계산으로 다시 돌아오자. 사람들이 싫어하는 것은 칼로리를 계산하는 것이 아니라, 매일 분주한 가운데 무엇을 먹어야 할지 또는 식료품 가게에서 무엇을 사야할 지 고민하는 것이다.

점심시간이 겨우 30분만 있을 경우, 가장 가까운 식당으로 달려간 다음 어플을 실행하여 칼로리가 얼마인지 계산하길 원하진 않을 것이다. 단순히 건강해 보이는 메뉴를 주문하고 내 몸에 좋길 바랄 뿐이다.

하지만 이런 빠르고 '건강한' 식사는 당신이 생각하는 것보다 훨씬 많은 칼로리를 가지고 있다. 저녁식사 순간을 곱씹어보면, 상당량의 간식과 함께 저녁을 너무 많이 먹어 체지방을 줄일 수 없다. 만약 식사량이 많지 않았다면, 체중을 그대로 유지하거나 또는 먹은 만큼 증가할 것이다.

현실적인 문제는 칼로리를 계산하는 것이 아니다. 좋아하는 음식을 먹으면서도 살이 찌지 않을 것이라는 확신을 가지는 것과, 식단계획을 짜고 실천하는 데 실패하는 것이다.

물론 큰 접시에 남은 음식을 데우거나 점심식사로 패스트푸드를 먹는 것이 더 쉬울지 모르나, 편리함에 대해서 약간 혹은 살이 전혀 빠지지 않는다는 대가를 지불해야 한다.

통념 & 실수 #2
카디오운동을 하라. 그러면 살이 빠질 것이다.

나는 매일 과체중인 사람들이 카디오 머신에서 부지런히 운동하는 사람들을 본다. 하지만 몇 주가 지나도 그들의 외양엔 변화가 없다.

이들은 엘립티컬머신이나 고정자전거를 열심히 타면 체내에 지방을 태우는 마법의 스위치가 켜질 것이라는 잘못된 생각에 사로잡혀 있다. 하지만 알다시피 그런 일은 일어나지 않는다.

11) Frank M. Sacks, George A. Bray, Vincent J. Carey, Steven R. Smith, Donna H Ryan, Stephen D. Anton, Katherine McManus, Catherine M, Champagne, Louise M. Bishop, Nancy Laranjo, Merly S. Leboff, Jennifer C. Rood, Lilian de Jonge, Frank L, Greenway, Catherine M. Loria, Eva Obarzanek, and Donald A. Williamson, "Comparison of Weight Loss Diets with Different Composition of Fat, Proten, and Carbohydrates," *New England Journal of Medicine* 360 (Feb. 26, 2009): 859-73. doi: 10.1056/NEJMoa084748.

카디오운동은 2가지 방식으로 지방감소에 도움이 된다. 칼로리를 태우고, 신진대사율을 빠르게 해준다. 하지만 이게 전부다.

신진대사율 이야기가 나온 김에 간략하게 설명해보겠다. 우리의 몸은 어떤 신체활동과 무관하게 일정량의 칼로리를 소모하며, 이것을 기초대사율(BMR)basal metabolic rate이라고 한다. 1일 에너지 총 소비량(TDEE)total daily energy expenditure은 기초대사율과 신체활동으로 소비된 에너지를 합한 값이다.

신진대사율이 '빠르다' 혹은 '늦다'라는 말은 기초대사량이 높거나 낮다는 것을 의미하며, 즉 휴식시간에 신체가 더 많거나 혹은 더 적은 칼로리를 소모한다는 뜻이다.

카디오운동, 특히 내가 추천하는 고강도 인터벌운동(HIIT)high-intensity interval cardio은 '운동 후 연소효과'를 통해 기초대사량을 증가시킨다. 운동 후 효과라는 말은 복잡해 보이기도 하고, 대충 만든 상품을 홍보하는 데 사용되는 말 같기도 하지만, 의미는 단순하다. 운동이 끝난 이후에도 에너지가 추가적으로 소비되는 것을 의미한다.[12)]

하지만 명심해야 할 것이 있다. 적절하게 먹지 않는다면, 밤마다 달리거나 자전거를 타도 살이 빠지지 않을 것이다.

당신이 다이어트 중이고 자신도 모르게 600칼로리 이상을 먹었으며 이는 오늘 소비한 에너지의 양보다 크다고 가정하자. 그리고 밤에 30분 조깅을 하여 300칼로리를 소모하였고, 운동 후 효과로 인해 100칼로리 정도를 더 소모할 것이다.

그럼에도 200칼로리가 남는다. 이는 오늘 하루 동안 저장된 지방이 줄어들지 않을 것이며 심지어는 지방이 늘어날 수도 있다는 것을 의미한다.

당신은 위와 같은 상황을 수년간 지속하게 되어, 결코 살이 빠지지 않고 천천히 살이 찌게 된다. 그래서 대부분이 무슨 운동을 하는지와 상관없이 살을 '뺄 수 없게' 된다.

통념 & 실수 #3
유행하는 다이어트하기

황제 다이어트, 사우스 비치 다이어트, 팔레오 다이어트, HCG 다이어트(날 소름끼치게 만든다), 할리우드 다이어트, 체형별 다이어트.

새로운 다이어트 법이 매달, 혹은 두 달마다 튀어나오는 것 같다. 유행을 따라 갈 수 없을 지경이다.

'최신, 위대한' 다이어트가 모두 나쁜 것은 아니지만(예를 들어 팔레오 다이어트는 불필요하게 구

12) Amy M. Kanb, R. Andrew Shanely, Karen D. Corbin, Fuxia Jin, Wei Sha, and David C. Nieman, "A 45-Minute Vigorous Exercise Bout Increases Metabolic Rate for 14 Hours," *Medicine and Science in Sports and Exercise* 43, no 9(2011): 1643-48. doi: 10.1249/MSS.0b013e3182118891.

속적이지만 꽤 건강에 좋다), 근육질의 모델이나 배우들이 광고하는 최신 다이어트의 상당수는 대중들로 하여금 살을 빼는 올바른 방법이 무엇인지 혼란스럽게 한다.

그 결과 대중들은 온갖 다이어트를 시도해보지만, 결국 그들이 바라는 바를 이루지 못한다. 그리고 신진대사나 지방감소의 생리작용을 이해하지 못하기 때문에, 바보 같은 물건을 사느라 돈을 허비한다. 그리고 돈을 낭비를 했다는 사실을 인정하지 않는다.

법칙은 말 그대로 법칙이기 때문에 아무리 복잡한 다이어트를 하든, 뱀기름이 들어간 보충제를 먹든 간에, 목표를 달성하는 데 도움이 되지 않을 것이다.

옛 말대로 최고의 다이어트는 따를 수 있는 다이어트이며, 곧 보겠지만 유연하고 균형 잡힌 식단이 가장 즐겁고 효과적이다. 일단 스스로 경험한다면 폭풍처럼 휘몰아치는 최신 유행 다이어트들이 얼마나 터무니없는 것인지도 깨닫게 될 것이다.

통념 & 실수 #4
고반복운동을 하면 살이 빠진다

수많은 '전문가'들이 '살을 빼려면' 저중량 · 고반복 루틴을 따르라고 하지만, 사실은 이것과 정반대다.

우리의 몸은 칼로리가 부족할 때, 근손실이 일어날 '준비가 돼 있고', 과도하게 근지구력(고반복) 운동에 집중하면 상당한 잠재적 근손실뿐만 아니라, 스트렝스가 빠르게 감소할 수 있는 상태가 된다.[13)]

체중을 줄이면서 스트렝스와 근육을 보존하는 핵심은 중량을 무겁게 드는 것이다. 근육에 점진적으로 과부하를 주는 것을 목표로 하라. 그러면 근손실을 방지할 수 있을 만큼 충분히 단백질 합성률이 증가한다.[14)]

고중량운동을 통해 얻을 수 있는 지방감소의 혜택은 이것이 다가 아니다.

그리스 스포츠과학자의 연구에 따르면, 고중량(1RM의 80~95%)으로 운동한 사람들은 운동 후에도 3일간 신진대사율이 증가하여, 가벼운 무게(1RM의 45~65%)로 운동한 사람에 비해 수백 칼로리나 더 소모하였다.[15)]

---

13) Stefan M. Pasiakos, Lisa M. Vislocky, John W. Carbone, Nicholas Altieri Karen Konopelski, Hedley C. Freake, Jeffrey M. Anderson, Army A. Ferrando, Robert R. Wolfe, and nancy R. Rodriguez, "Acute Energy Deprivation Affects Skeletal Muscle protein Synthesis and Associated Intracellular Signaling Proteins in Physically Active Adults," *Journal of Nutrition* 140, np 4.(2010): 745-51. doi:10.3945/jn.109.118372

14) William J. Kraemer, Kent Adams, Enzo Cafarelli, Gary A. Dudley, Cathryn Dooly, Matthew S. Feigenbaum, Steven J. Fleck, Barry Franklin, Andrew C. Fry, Jay R. Hoffman, Robert U. Newton, Jeffrey Potteiger, Michael H Stone, Nicholas A. Ratamess, and Travis Triplett-McBride, "American College of Sports Medicine Position Stand: Progression Models in Resistance Training for Healthy Adults," *Medicine and Science in Sports and Exercise*, 41, no. 3 (2009): 687-708. doi: 10.1249/MSS.0b013e3181915670.

15) Ioannis G. Fatouros, Athanasios Chatzinikolaou, Symeon Tournis, Michalis G. Nikolaidis, Athanasios Z. Jamurtas, Ioannis

다시 말하지만 수백 칼로리다. 이것은 아주 상당한 양이다.

추가적인 칼로리 소모를 원한다면 스쿼트나 데드리프트 같은 복합관절운동을 집중적으로 하라. 왜냐하면 복합관절운동을 하면 운동 이후에도 추가적으로 칼로리를 태워주기 때문이다.[16)]

요약하자면 군더더기 없고 근육질의 몸매를 가지려면 상당한 근육과 낮은 체지방을 유지해야 한다. 그 이외의 것은 없다. '몸이 달라지는' 특별한 운동법 같은 건 존재하지 않으며, 고반복으로 근육을 자극해선 당신의 외형을 발달시킬 수 없다.

통념 & 실수 #5
특정 부위만 살 빼기

아무 운동 잡지나 집어보아라. 그러면 식스팩 만드는 운동법, 허벅지 살 빼는 운동법, 옆구리 살 빼는 운동법 같은 걸 볼 수 있을 것이다.

살 빼는 게 그렇게 단순하면 좋으련만.

연구에 따르면 특정 근육을 운동하면 그 부위에 혈류량과 지방분해(지방이 사용가능한 에너지로 분해)의 수준이 증가하지만, 유의미한 수준의 양은 아니다.[17)]

특정 근육을 운동하면 칼로리를 소모할 뿐만 아니라 근성장도 일어나고, 이것이 지방감소를 도와줄 순 있지만, 해당 부위를 덮고 있는 지방을 직접적으로 태우는 것은 아니다.[18)]

지방감소는 신체 전반에서 일어난다. 신체 내부에서 체중감소(칼로리 부족)에 더 좋은 환경을 만들 수도 있다. 그리고 우리의 몸은 신체 곳곳에 저장된 지방을 줄이며, 특정 부위가 다른 곳보다 빨리 빠지기도 한다.

온갖 종류의 크런치를 해도 좋으나 적정 체지방률이 될 때까지 식스팩을 절대 얻지 못할 것이며, 식스팩을 얻으려면 올바른 식단만큼 좋은 것은 없다.[19)]

I. Douroudos, Ioannis Papassotiriou, Petros M. Thomakos, Kyriakos Taxildaris, George Mastrorakos, and Asimina Mitrakou, "Intensity of Resistance Exercise Determines Adipokine and Resting Energy Expenditure Responses in Overweight Elderly Individuals," *Diabetes Care* 32, no. 12 (2009): 2161-67. doi: 10.2337/dc08- 1994.

16) Paulo T. V. Farinatti and Antonio G. C. Neto, "The Effect of Between-Set Rest Intervals on the Oxygen Uptake during and after Resistance Exercise Sessions Performed with Large- and Small-Muscle Mass," *Journal of Strength and Conditioning Research* 25, no. 11 (2011): 3181-90. dori: 10.1591/JSC.0b013e318212e415.

17) Bente Stallknecht, Flemming Dela, and Jørn W. Helge, "Are Blood Flow and Lipolysis in Subcutaneous Adipose Tissue Influenced by Contractions in Adjacent Muscles in Human?" *American Journal of Physiology- Endocrinology and Metabolism* 292, no.2 (2007): 394-99. doi: 10.1152/ajpendo.00215.2006.

18) Matthew A. Kostek, Linda S. Pescatello, Richard L. Seip, Theodore J. Angelopoulos, Priscilla M, Clarkson, Paul M. Gordon, Niall M. Moyana, Paul S. Visich, Robert F. Zoeller, Paul D. Thompson, Eric P. Hoffman, and THomas B. Price, "Subscautaneous Fat Alterations Resulting from an Upper-Body Resistance Training Program," *Medicine and Science of Sports and Exercise* 39, no. 7 (2007): 1177-85.10.1249/mss.0b0138058a5cb.

19) Sachin Vispute, John Smith, James Lecheminant, and Kimberly S. Hurley, "The Effect of Abodominal Exercise on Abdominal Fat," *Journal of Strength and Conditioning Research* 25, no. 9 (2011): 2559-64. doi: 10.1519/JSC.0b013e3181fb4a46.

역설적으로 체지방률을 줄인다는 생각 없이 특정 부위의 살만 빠지길 바라며 운동을 하면 더 큰 문제에 직면하게 될 것이다. 근육은 자라도 지방층은 그대로 남아 있을 것이며, 이로 인해 그 부위가 더욱 크고 선명해 보일 것이다.

나는 종종 체지방을 관리하지 않고 웨이트 트레이닝만 하는 여성들을 보게 된다. 체지방을 관리하지 않기 때문인데도 불구하고, 많은 여성들이 웨이트 트레이닝이 자신의 몸을 '건장하게' 만든다고 믿는다. 이 여성들은 날씬해 보이고, 탄력 있고, 탄탄한 몸매를 만들기 위해 웨이트 트레이닝을 시작했지만 결국 옷이 맞지 않는 어려움을 겪게 된다.

이런 이유로 경험에서 우러나온 법칙을 반복해서 말하자면, 더 많은 근육을 만들수록 크고 건장하게 보이고, 이것을 피하려면 체지방 관리를 해야 한다. 1년 혹은 다년간의 웨이트 트레이닝으로 인해 상당한 근육을 가진 여성이 탄력 있는 팔, 날씬한 복부, 잘 빠진 다리, 애플 힙의 '탄탄한' 몸매를 원한다면 체지방률을 20% 정도로 유지해야 한다. 남성의 경우 선명한 복근, 날렵한 허리, 툭 튀어나온 혈관, 꽉 차 보이는 근육을 원한다면 10%나 그보다 적은 체지방률을 유지해야 한다.

우리 모두는 우릴 괴롭히는 '지방덩어리'가 한 곳쯤은 있으며, 이것은 유전적인 요소다. 어떤 사람들은 지방이 엉덩이로만 가는 사람이 있는 반면, 어떤 사람은 운이 좋게도 허리보다는 가슴이나, 어깨, 팔에 축적되는 사람도 있다.

그러나 안심해도 좋다. 온몸에 있는 많은 지방들을 당신이 원하는 것보다 더 많이 뺄 수 있으며, 원하는 것만큼 좋은 몸매를 얻을 수도 있다. 인내심을 갖고 프로그램을 따르면 지방이 절로 빠져나갈 것이다.

결론

근육을 만드는 것과 마찬가지로, 많은 사람들이 살을 빼는 데 잘못된 방식으로 접근하여 결국 자신이 바라는 체중을 만들지 못한다.

그러나 근비대와 마찬가지로 살 빼는 법칙들은 매우 단순하고 믿을 수 없을 정도로 효과적이다. 살 빼는 법칙과 이를 어떻게 적용할지를 계속해서 배워라.

챕터 요약

- 체중이 늘거나 줄어드는 것은 전적으로 에너지 균형 법칙에 달려 있다. 어떤 음식을 먹는지는 체중과 큰 연관이 없다.
- 하지만 무엇을 먹는지에 따라 체성분이 달라진다. 근육이 아닌 지방을 빼고 싶다면, 칼로리만으

로는 안 된다.

- 우리 몸은 매일 '배부른' 상태와 '공복' 상태를 오가며 먹은 음식물로부터 지방을 저장하고, 섭취한 음식으로부터 더 이상 태울 연료가 없을 때, 지방을 태우기 시작한다.
- 매일 지방을 태운 만큼 먹는다면 체중은 변하지 않는다. 소비하는 열량보다 많은 지방을 저장한다면(과식) 살이 찐다. 그리고 먹는 것보다 많이 소모하면 살이 빠진다.
- 살을 빼기 위해 카디오를 많이 하는 것으로는 충분치 않다. 식단을 제대로 관리하지 않으면 아무리 운동해도 소용이 없다.
- 당신이 준수할 수 있는 다이어트야말로 가장 좋은 다이어트다. 다이어트를 장기적으로 하려면 유연한 접근법이 필요하다.
- 체중을 감량하면서도 스트렝스와 근육을 보존하는 비결은 바로 고중량운동이다.
- 특정 부위를 타깃으로 운동을 하면 칼로리도 소모되고 근육도 커지고, 지방감소를 돕는 것은 사실이나, 특정 부위를 운동한다고 해서 직접적으로 그 부위의 지방이 빠지진 않는다.

8

건강하게 지방을 줄이는 4가지 과학적 법칙

"나에게 삶이란 끝없이 굶주리는 것이다. 삶의 의미는 단순히 존재하고, 생존하는 것이 아니라, 앞으로 나아가고, 올라서서 성취하고, 끝내 정복하는 것이다."

— 아놀드 슈왈제네거Arnold Schwarzenegger

우리 몸은 진화의 과정을 통해서, 지방은 식량이 없을 때 생존할 수 있게 하는 도구라는 것을 터득했다. 수천 년 전, 선조들이 황야를 배회할 때, 종종 식량 없이 여행하는 날들도 있었고, 그때는 저장된 지방으로 인해 생존할 수 있었다.

조상들은 허기에 시달리면서도 결국 동물을 사냥하여 만찬을 즐겼고, 남아도는 에너지를 지방으로 저장하여 미래에 있을 굶주림에 대비하였다. 이것은 말 그대로 생과 사의 문제였다.

여전히 우리 몸에는 이러한 유전자 프로그램이 남아 있다. 지방을 줄이기 위해 칼로리를 제한하면, 우리 몸은 생존을 위해 저장된 지방을 소비한다. 하지만 이와 더불어 에너지를 보존하기 위해 기초대사율도 천천히 떨어지게 된다.[20)]

지나치게 혹은 장기간 동안 칼로리를 제한하면 대사율도 하향조절된다. 이른바 대사적응metabolic adaptation이라 불리는 것으로 심각한 문제가 될 수 있으며, 기초대사량이 대단히 낮은 수준까지 곤두박질칠 수 있다.[21)]

대사적응의 메커니즘으로 인해 몇몇 사람들에게 '칼로리 계산'이 효과가 없는 것 같다. 그 이

20) Corby K. Martin, Leonie K. Heilbronn, Lilian De Jonge, James P. DeLany, Julia Volaufova, Stephen D. Anton, Leanne M. Redman, Steven R. Smith, and Eric Ravussin, "Effect of Calorie Restriction on Resting Metabolic Rate and Spontaneous Physical Activiy," *Obesity* 15, no. 12(2007): 2964-73. doi: 10.1038/oby.2007.354

21) Leanne M. Redman, Leonie K. Heilbronn, Corby K. Martin, Lilian de Jonge, Donald A. Williamson, James P. Delany, and Eric Ravussin, "Metabolic and Behavioral Compensations in Response to Caloric Restriction: Implications for the Maintenance of Weight Loss," *PLOS One*, 4, no. 2(2009): e4377. doi:10.1371/journal.pone. 0004377.

유로 호르몬 문제나 과도한 탄수화물 섭취 또는 다른 문제라기보단, 에너지 방정식의 한부분이 제기능을 못하기 때문이다. 즉 이들의 신체가 본래 소비해야 할 만큼의 에너지를 소모하지 못하고 있다는 의미이다.

위와 같은 경우는 장기간 동안 심각하게 칼로리를 제한하는 다이어트를 해서 발생하는 문제의 서막일 뿐이다.

- 많은 근육을 잃게 되며 겉으로는 말라 보이지만 숨어 있는 살이 많이 보이게 될 뿐만 아니라, 뼈 건강이 악화되고 전제적인 질병 위험이 증가한다.[22]
- 데스토스테론 수치는 곤두박칠치며 코티졸 수치는 급등하여 끔찍한 기분이 들 뿐만 아니라, 근손실도 빨라지게 된다.[23]
- 에너지 수준도 급락하며, 매일 강렬한 식욕을 느끼게 되고, 정신적으로 어두워질 뿐만 아니라 심지어 우울한 느낌이 들기도 한다.[24]

다행히도 점차적으로 음식섭취량을 늘리고 기초대사량을 건강한 수준까지 회복하면 대사적응과 저칼로리 다이어트로 인한 모든 부작용을 바로잡을 수 있다.

우리의 실질적 목표는 대사적응을 완전히 예방하는 것이며, 이번 챕터에서 중점적으로 다룰 부분이기도 하다. 즉 건강하게 체지방을 줄이는 방법, 대사 속도가 느려지거나 근손실 없이 지속적으로 체중을 줄이는 방법을 의미한다.

건강하게 체중을 줄이는 제1법칙
지방을 줄이기 위해 소비하는 열량보다 적게 먹어라

알다시피 지방감소는 숫자의 과학이다. 사람들이 뭐라 말하던 간에, 날씬해지는 방법은 결국 단순한 수학공식으로 요약할 수 있다. 그것은 바로 에너지섭취량 대 에너지소비량이다.

요즘 주류를 이루는 조언과는 달리, 당신의 신진대사가 건강하고 섭취해야 할 칼로리 양을

22) Merril L. Durrant, J. S. Garrow, P. Royston, Susan F. Stalley, Shirley Sunkin, and Penelope M. Warwick, "Factors Influencing the Composition of the Weight Lost by Obese Pations on a Reducing Diet," *British Journal of Nutrition* 44, no 3(1980): 275-85. doi: 10.1079/BJN19800042; Robert R. Wolfe, "The Underappreciated Role of Muscle in Health and Disease," *American Journal of Clinical Nutrition 84,* no 3(2006): 475-82.

23) Roberto Cangemi, Albert J. Friedmann, John O. Holloszy, and Luigi Forntana, "Long-Term Effects of Calorie Restriction on Serum Sex-Hormone Concentrations in Men," *Aging Cell* 9, no. 2(2010): 236-42. doi:10.1111/ j.1474-9726.2010.00553. x; A. janet Tomiyama, Traci Mann, Danielle Vinas, Jeffery M. Hunger, Jill DeJager, and Shelley E. Taylor, Tomiyama, Traci Mann, Danielle Vinas, Jeffery M. Hunger, Jill DeJager, and Shelley E. Taylor, "Low Calorie Dieting Increases Cortisol," *Psychosomatic Medicine* 72, no 4(2010): 357-62. doi: 10.1097/PSY. ob013e318d9523c.

24) Eating Disorders Network, *Effects of Semi-Starvation on Behaviour and Physical Health*, accessed October 17, 2014, http://www.ednses.com/downloads/effects_of_semi-starvation.pdf.

정확하게 섭취한다면 뭘 먹는지는 중요치 않다. 매일 소비하는 열량보다 적게 섭취하여 적당하게 칼로리 부족 상태를 유지한다면 체중이 줄어들 것이다.

날 못 믿겠는가?

캔자스주립대학의 마크 홉 교수가 체중감소에 관한 연구를 자신을 대상으로 실험하였다.[25] 연구를 시작할 당시의 체중은 211파운드(약 95kg)이며 체지방량은 33.4%였다(과체중). 마크 홉은 굶지 않고 살을 빼려면 하루에 대략 1,800칼로리가 필요하다고 산출하였다.

마크 홉은 2주간 식단조절을 하였고, 27파운드(약 12kg)를 뺐지만 여기엔 숨은 함정이 있다. 칼로리의 1/3을 단백질 쉐이크와 2인분의 채소를 섭취한 반면 2/3에 해당하는 칼로리를 트윙클, 리틀 데비스, 도리토스, 달달한 시리얼 그리고 오레오를 통해 섭취하였고 그는 이 식단을 '편의점 다이어트'라고 불렀다. 그리고 마크 홉은 체중을 줄였을 뿐만 아니라, '나쁜' 콜레스테롤인 저밀도콜레스테롤을 20%나 줄였으며, 또한 '좋은' 콜레스테롤인 고밀도콜레스테롤을 20%나 증가시켰다.

물론 마크 홉은 편의점 다이어트를 추천하지 않으며, 단지 증명하기 위해 실시하였다. 체지방감소에 관해선 칼로리가 왕이다.

마크 홉의 연구는 체중감소와 에너지 균형에 관한 연구영역에서 전혀 새로운 것이 아니다. 인간의 칼로리 소비에 관한 대사연구는 1세기 전부터 시행되었고 이제 이 생리과정을 충분히 이해하고 있다.

로잔대학교에서 발표한 논문에서도 이 주제에 관한 기막힌 리뷰를 찾아볼 수 있으며, 상당히 자세하게 설명하였으니 원한다면 찾아보길 바란다.[26]

알다시피 건강하게 지방을 줄이는 법은 극적으로 칼로리 섭취를 줄이거나 밥을 굶는 것처럼 단순하지 않다. 칼로리 섭취를 줄이고 쫄쫄 굶는다면 결국 근손실, 대사저하 그리고 달갑지 않은 부작용을 맞이하게 될 것이다. 그리고 끝끝내 극심한 고통을 참지 못하고 며칠이나 몇 주 동안 눈에 보이는 모든 걸 폭식하는 정반대의 방향으로 가게 된 후, 다시 처음 시작지점으로 돌아오게 될 것이다.

실은 상황이 더 안 좋아질 수도 있다. 이런 악순환에서 급격히 지방이 늘어나면 종종 식이요법을 시작하기 전보다 체지방이 많아질 수도 있다.[27] 한마디로 결국 처음 다이어트를 했을 때보다 더 살이 찌게 된다.

요약하자면 다음과 같다. 살을 효과적으로 빼려면 칼로리에 관심을 기울여야 한다. 또한 식

---

25) http://www,cnn.com/2010/HEALTH/11/08/twinkie.diet.professor/

26) France Bellisle, Regina Mcdevitt, Andrew M. Prentice, "Meal Frequency and Energy Balance," *British Journal of Nutrition* 77, no S1(1997): S57-S70.

27) Abudul G. Dulloo, Jean Jacquet, and Jean-Pierre Montani, "How Dieting Makes Some Fatter: From a Perspective of Human Body Composition Autoregulation Proceedings of the Nutrition Society," *Proceedings of the Nutrition Society* 71, no. 3 (2012): 379-89. doi: 10.1017/S002966511200022.

단에 포함되지 않은 간식이나 맛있는 것을 늘 절제하며, 때때로 약간의 허기를 상대해야 할 것이다.

하지만 올바르게만 한다면 근손실 없이도 무조건 살을 뺄 수 있다. 심지어 근육 또한 얻을 수 있다(물론 가능하며 이것에 대해 차차 다룰 것이다).

건강하게 체중을 줄이는 제2법칙
최적의 체성분을 위해 다량영양소를 적절히 섭취하라

전에 언급했듯이, 체중감소가 목적이라면 칼로리의 총량만 생각하면 된다. 하지만 체성분을 최적으로 유지하고 싶다면 어떻게 칼로리를 섭취하는지가 중요하다. 체중계 위에 올라섰을 때 단순히 숫자만 내려가길 바란다면 무엇을 먹는지는 중요하지 않다. 하지만 근육이 아닌 체지방을 줄이고 싶다면, 무엇을 먹느냐가 중요하다.

체중감소를 위해 칼로리를 제한하고 단백질을 거의 섭취하지 않는다면 적정 양의 단백질을 섭취했을 때보다 많은 근육을 잃게 될 것이다.[28)]

탄수화물 섭취를 너무 적게 하면서 칼로리를 제한한다면 훈련에 차질이 생길 것이며, 근육 회복력이 악화되고 이화호르몬의 분비가 증가하게 될 것이다.[29)]

식이지방을 적게 섭취한다면, 데스토스테론 수치가 상당히 떨어지게 되고 다른 부작용도 초래할 것이다.[30)]

즉 극도로 효과적인 체중감량 식이요법을 원한다면, 칼로리는 제한하되 근육과 운동수행에 차질이 없을 만큼 충분한 단백질과 탄수화물을 섭취해야 하며, 전반적인 건강 상태뿐만 아니라 건강한 상태의 호르몬 수치를 유지하기 위해 충분한 식이지방을 섭취해야 한다. 적정한 식이지방은 건강한 피부와 머릿결, 충격으로부터 내장보호, 체온 조절, 건강한 세포의 기능을 촉진한다.

복잡하게 보일지 모르나, 실은 단순하다. 다이어트를 가장 쉽게 하는 방법을 이 책의 뒷부분에서 배우게 될 것이다.

---

28) Stefan M. Pasiakos, Jay. Cao, Lee M. Margolis, Edward R. Sauter, Lead D. Whigham, James P, McClung, Jennifer C. Rood, John W. Carbone, Gerald F. Combs Jr., and Andrew J. Young, "Effects of high-protein Diets on Fat-Free Mass And Muscle Protein Synthesis Following Weight Loss: A Randomized Controlled Trial," *FASEB Journal*, Vol. 27 no 9 (2013): 3837-47. doi: 10.1096/fj.13-230227.

29) Amy R. Lane, Joseph W. Duke, and Anthony C. Hackney, "Influence of dietary carbohydrate Intake on the Free Testosterone: Cortisol Ratio Responses to Short-Term Intensive Exercise Training." *European Journal of Applied Physiology* 108, no. 6(2009): 1125-31. doi: 10.1007/s00421-009-1220-5.

30) Joanne F. Dorgan, Joseph T. Judd, Christopher Longcope, Charles Brown, Arthur Schatzkin, Beverly A. Clevidence, William S. Campbell, Padmanabhan P. Nair, Charlene Franz, Lisa Kahle, and Philip R. Taylor, "Effects of Dietary fat and Fiber on Plasma and Urine Androgens and Estrogens in Men: A Controlled Feeding," *American Journal of Clinical Nutrition* 62, no. 6(1994): 850-55.

건강하게 체중을 줄이는 제3법칙

가장 효과가 좋은 시간마다 식사하라

식사 시기에 관한 대부분의 조언은 하루에 소량의 식사를 여러 번 하라는 것이다. 그 이유는 소량의 식사를 여러 번 하는 것이 신진대사를 빠르게 하여 좀 더 빨리 살을 빼는 데 도움이 되기 때문이다.

얼핏 보면 그럴 듯해 보인다. 몇 시간마다 체내에 음식을 넣어주면, 음식을 분해하기 위해 계속 일을 할 것이고, 결국 신진대사를 빠르게 해줄 것이다. 맞는가?

글쎄, 약간은 그럴지도 모르나 체중감소엔 별 도움이 안 된다.

다량영양소(단백질, 탄수화물, 지방) 각각은 분해와 처리과정에 각기 다른 양의 에너지가 소모된다. 이것은 식이성 발열 효과thermic effect of food라고 알려져 있으며, 음식섭취 후 대사가 '상승'되는 것을 의미한다.

얼마나 먹느냐에 따라 발열 정도나 시간은 다르다. 소량의 식사에는 대사가 짧게 증가하는 반면, 푸짐한 식사에선 대사가 크게 상승하고 오래 지속된다.

여기서 문제. 소식을 자주하는 것과 대식을 적은 횟수로 하는 것 중에 어떤 것이 하루 동안 소모 에너지가 더 많을까?

문헌을 폭넓게 살펴보면 프랑스국립건강의학연구소의 과학자들이 하루 한 끼에서 열일곱 끼까지 다양한 식사 패턴에 대한 식이성 발열효과를 비교하는 연구들을 조사하였다.[31)]

하루 동안의 에너지 소비의 관점에서 보면, 조금씩 먹으나 많이 먹으나 큰 차이를 발견할 수 없다. 소식은 적고, 짧은 대사상승을 가져온 반면, 대식은 크고 긴 상승을 가져왔다. 하루가 끝날 무렵이면 전체 소모한 칼로리 양은 균형을 이루었다.

온타리오대학교에서 피실험자를 두 집단으로 나눠 체중감소에 관한 연구를 하였다. 한 집단은 하루에 세 끼만, 다른 집단은 하루 세 끼에 간식도 세 번 섭취하였고 두 집단 모두 체중감소를 위해 칼로리를 제한하였다.[32)] 16명이 참가한 연구를 8주간 하고 난 뒤, 연구자들은 두 집단 간의 평균체중 감량, 지방감소 또는 근육손실에서 유의미한 차이를 찾지 못했다.

즉 소식이건 대식이건, 지방을 빼는 데 직접적인 도움을 주지 못한다. 그렇다면 식욕은 어떠한가? 식욕도 다이어트에 영향을 주는가?

미주리대학교에서 27명의 과체중을 대상으로 한 연구에 따르면, 체중감량을 위해 12주간 식단조절을 하였고 한 집단은 하루에 세 끼, 다른 집단은 여섯 끼를 먹었으며, 식욕을 증진하기

---

31) Bellisle, McDevitt, And Prentice, "Meal Frequency and Energy Balance," S57-S70.

32) Jmeason D. Cameron, Marie-Josée Cyr, and Éric Doucet, "Increased Meal Frequency Does Not Promote Greater Weight Loss in subjects Who Were Prescribed an 8-Week Equi-Energetic Energy-Restricted Diet," *British Journal of Nutrition* 103, no. 8(2010): 1098-101. doi: 10.1017/S0007114509992984.

위해 단백질 섭취를 늘렸지만 큰 차이가 없었다.[33)]

캔자스대학교에서는 과체중인 사람을 대상으로 식사 빈도와 단백질 섭취가 식욕인지와 포만감, 호르몬 분비에 미치는 영향을 조사하였다.[34)] 연구에 따르면 풍부한 단백질 섭취는 더 큰 포만감을 느끼게 하며, 하루에 세 끼 먹는 것보다 여섯 끼 먹는 경우 포만감이 더 적었다.

반면에 하루 세 끼 먹을 경우 더 포만감이 적으며, 식사 빈도를 늘릴 경우 포만감이 늘고 더 쉽게 다이어트를 지속하였다는 연구도 찾아볼 수 있다.[35)]

즉 식욕에 관해선 심리적 요인을 포함하여 많은 변수가 있으며, 규칙적인 식사 패턴이 배가 고픈 시기를 만든다. 그러니 식욕과 맞서기보다는 순응하는 것이 가장 쉬운 방법이다.[36)]

적은 횟수로 식사를 하는 것과 많은 횟수로 식사하는 것, 둘 다 효과적이라는 의학적 증가들이 있으며, 어떤 것을 하든 신진대사나 식욕억제의 측면에서 손해 보는 것도, 이득 보는 것도 없다.

다이어트 중인 사람들을 벌벌 떨게 만드는 주제인 늦은 저녁식사에 대해 이야기해보자.

왜 그런지는 알 수 없으나, 밤늦게 많은 음식을 먹으면 더 빨리 살이 찐다고 믿는 사람이 많으며, 무슨 수를 써서라도 늦은 식사를 피하려고 하고, 배고픈 시기에 맞게 식사시간을 옮기기보단 몇 시간 동안 계속 배고픈 것을 선호한다.

알다시피 지방이 빠지고 느는 것은 전적으로 에너지 균형에 달려 있으며, 식사 시기와는 관계가 없다. 원한다면 늦게 먹어도 된다는 의미이다. 에너지 균형은 이론이 아니라, 다양한 과학적 연구들이 입증한 것이다.

이탈리아의 키에티대학교에서 실시한 연구에 따르면, 아침 또는 저녁에 칼로리를 섭취하는 것이 체중감량이나 체성분에 영향을 미치지 못하였다.[37)]

밴더빌트대학교의 한 연구는 흥미로운 결과를 보여주었다. 규칙적으로 아침식사를 하는 것이 아침을 거르고 대부분의 칼로리를 저녁에 섭취하는 것보다 더 많이 체중이 줄었으며, 아침을 거르던 피시험자가 규칙적으로 매일 아침식사를 했을 때 더 많은 체중이 줄었다.[38)] 이에 대해

---

33) Heather J. Leidy, Minghua Tang, Cheryl L, H. Armstrong, Carmen B. Martin, and Wayne W. Campbell. "The Effects of Consuming Frequent, Higher Protein Meals on Appetite and Satiety during Weight Loss in Overweight/Obese Men," *Obesity* 19, no4(2011): 818-24. doi: 10.1038/oby.2010.203.

34) Heather J. Leidy, Cheryl L, H. Armstrong, Minghua Tang, Richard D. Matter, and Wayne W. Campbell, "The Influence of Higher Protein Intake and Greater Eating Frequency on Appetite Control in Overweight and Obese Men," *Obesity* 18, no 9(2010): 1725-32. dori: 10.1038/oby.2010.45.

35) Heather J. Leidy and Wayne W. Campbell, "The Effect of Eating Frequency on Appetite Control and Food Intake: Breift Synopsis of Controlled Feeding Studies," *Journal of Nutrition* 141, no. 1(2010): 154-57. doi: 10.3945/jn. 109.114389.

36) Joseph LeSauter, Nawshin Hoque, Michael Weintraub, Donald W. Pfaff, and Rae Silvera, "Stomach Ghrelin-Secreting Cells As Food-Entrainable Circadian Clocks," *Proceedings of the National Academy of Science* 106, no. 32 (2009):13582-87. doi: 10.1073/pnas.0906426106.

37) S. Sensi and F. Capani, "Chronobiological Aspects of Weight Loss in Obesity: Effects of Different Meal Timing Regimens," *Chronobiology* International 4, no. 2(1987):251-61

38) David G. Schlundt, James O. Hill, Tracy, Sbrocco, Jamie Pope-Cordle, and Teresa Sharp, "The Role of Breakfast in the

연구자들은 아침을 먹을 경우 포만감이 더 크기 때문으로 보았으며, 고로 매일 아침식사를 하는 게 더 좋은 다이어트 방법이다.

브라질의 상파울로대학교에서도 동일 주제에 대해 실험하였다. 연구에 따르면, 아침 9시에서 저녁8시까지 같은 칼로리로 다섯 번 식사한 집단과, 아침에 모든 칼로리를 섭취한 집단, 그리고 저녁에 모든 칼로리를 섭취한 집단을 비교해보니 체중감소나 체성분에 아무런 차이가 없었다.[39)]

나 또한 직접 나의 식단을 바꿔보기도 하고, 나를 도와주거나 함께 운동하는 사람들을 대상으로 이 연구를 여러 번 실험해보았다. 필요에 의해서 한 것이든, 본인이 선택해서 한 것이든 간에 대다수의 칼로리를 늦은 저녁에 섭취하였다.

예상한 대로, 결과에는 큰 차이가 없었다. 평소의 식사 횟수를 계속 유지한다면 몸이 자연스럽게 반응할 것이다.

지금 늦은 저녁식사를 주제로 이야기하고 있지만, 계란이나 카제인(파우더 형태건 저지방 코티지치즈처럼 통으로 된 음식이건)처럼 소화가 늦게 되는 단백질 식품을 잠자기 30분 전에 섭취하길 권장한다. 연구에 따르면 소화가 늦게 되는 단백질을 섭취하는 경우, 수면을 취하는 동안 회복에 필요한 아미노산의 효용을 증가시켜 근육의 회복을 돕는다고 한다.

지금껏 길게 한 이야기를 짧게 요약하자면, 식사 스케줄의 노예가 될 필요는 없다. 자주 먹고 싶다면 자주 먹고, 그렇지 않다면 드물게 먹어라. 왜냐하면 식사시기가 체중감량에 영향을 주지 않기 때문이다. 가능한 즐겁고 편안한 시기에 식사를 하라. 그러면 포기하지 않고 다이어트를 지속할 수 있다. 결국 이것이 가장 중요한 게 아니겠는가.

하루에 몇 번 식사할지 감이 안 온다면 하루에 여러 번의 소식을 하길 권장한다(하루에 4~6끼가 효과적이었다).

수많은 사람을 지도한 경험에 비추어볼 때, 나와 같이 대부분은 몇 번의 대식보다는 소식을 여러 번 하는 것을 선호하였다. 개인적으로 한 번에 800~1000 사이의 칼로리를 섭취하고 몇 시간 동안 배부른 느낌을 가지는 것을 별로 좋아하지 않는다. 400칼로리 정도의 식사는 짧은 시간 동안 만족감을 주며, 곧이어 종류가 다른 식사를 맛볼 수 있게 해준다.

자주 식사하기를 원치 않거나 그럴 수 없는 상황이라면, 애쓰지 마라. 당신에게 가장 효과가 있는 방식으로 하길 바란다.

Treatment of Obesity: A Randomized Clinical Trial," *American Journal of Clinical Nutrition* 55, no. 3 (1992): 645-51.

39) Carla Barbosa Nomino-Borges, Richardo Martins Borges, Marinella Bavaresco, Vivian M. M. Suen, Ayrton Custódio Moreira, And Júlio Sérgio Marchini, "Influence of Meal Time on Salivary Circadian Cortisol Rhythms and Weight Loss in Obese Women," *Nutrition* 23, no. 5(2007): 385-91. dori: 10.1016/j.nut2007.02.007.

건강하게 체중을 줄이는 제4법칙

근육을 보조하고 체지방을 빨리 빼기 위해 운동을 하라

운동을 하지 않고 칼로리 제한만으로도 살을 뺄 수 있지만, 저항운동과 카디오운동도 같이 하면 여러 이점이 있다.

칼로리를 제한하는 동안 저항운동도 한다면 근육과 기초대사량을 유지할 수 있으며, 또한 상당한 운동 후 효과도 가져다준다.[40] 카디오운동을 하면 더 많은 에너지를 사용하게 되고 결국 더 많은 지방을 뺄 수 있게 된다.[41]

내 생각에 근육을 보존하기 위한 저항운동 없이, 칼로리 섭취양만 제한하는 것은 실수다. 약간의 근손실과 더불어 외모에도 좋지 않을 뿐만 아니라 건강에도 역시 좋지 않다.

카디오운동은 선택의 여지가 있다. 다이어트에 카디오를 포함하지 않아서 건강상의 문제나 나쁜 점은 없으나, 이것 하나만 말하고 싶다. 저항운동과 다이어트만으로는 한계가 있다.

10% 이하로 체지방을 유지하고 싶다면, 운동루틴에 카디오운동도 포함할 필요가 있다고 확신한다. 그러나 불행 중 다행인 것은, 남들이 생각하는 것만큼은 하지 않아도 된다.

결론

건강하게 지방을 줄이려면 위의 4가지 법칙을 준수해야 한다. 약물이나 외과수술은 제쳐두고, 실행 가능한 모든 다이어트 방법은 이미 배운 4가지 법칙에 달려 있다.

당신이 많이 먹을 수 없는 음식을 골라서 먹거나, 새로운 저칼로리 요리법을 사용하거나, 포만감을 유지하고 허기를 억누르는 비법을 사용하거나, 혹은 다른 어떤 방법을 사용하더라도 결국 위에서 서술한 법칙들이 당신의 체중감소의 성패를 결정할 것이다.

40) Randy W. Bryner, Irma H. Ullrich, Janine Saueres, David Donley, Guyton Hornsby, Maria Kolar, And Rachel Yeater, "Effects of Resistance vs. Aerobic Training Combined with an 800 Calorie Liquid Diet on Lean Body Mass and Resting Metabolic Rate," *Journal of the American College of nutrition* 18, no2 (1999):115-21.

41) Ioannis G. Fatouros, Athanasios Chatzinikolaus, Symeon Tournis, Michalis G. Nikolaidis, Athanasios Z. Jamutas, Ioannis I. Douroudos, Ioannis Papassotiriou, Petros M. Thomakos, Kyriakos Taxildaris, George Mastorakos, andAsimina Mitrakou, "Intensity of Resistance Exercise Determines Adipokine and Resting Energy Expenditure Responses in Overweight Elderly Individuals," *Diabetes Care* 32, no. 12(2009): 2161-67. doi:10.2337/dc08-1994.

챕터 요약

- 지방제거의 목적으로 칼로리 섭취를 제한한다면, 우리 몸은 생존을 위해 저장된 체지방을 사용할 것이다. 하지만 칼로리 제한은 에너지를 보전하기 위해 기초대사량을 줄인다.
- 체성분을 최적으로 유지하고 싶다면 칼로리 제한만으로는 불충분하다. 다이어트 효과를 극대화하려면, 근육과 운동수행능력을 보존하기 위해 충분한 단백질과 탄수화물을 섭취해야 하며, 전반적인 건강을 위해 식이지방도 섭취해야 한다.
- 식사 빈도를 늘리거나 줄이는 것이 체중감량이나 근육성장에는 도움도, 방해도 되지 않는다. 본인에게 가장 알맞는 시기에 식사하라.
- 늦은 저녁식사는 체중감량이나 근성장에 도움도, 방해도 되지 않는다.
- 잠자기 30분 전에 계란이나 카제인(파우더 형태건 코티지치즈처럼 통으로 된 형태건)과 같은 소화가 느린 단백질을 섭취하는 경우 근육회복을 돕는다.
- 칼로리 제한과 더불어 저항운동도 하는 경우 근손실을 막고 기초대사량을 보존하며 상당한 양의 '운동 후 효과'도 누릴 수 있다.
- 카디오운동을 병행할 경우, 보다 많은 에너지를 소모하여 더 많은 지방을 태운다.

SECTION II

이너게임
(INNER GAME)

9

몸매유지의 이너게임

"훈련은 하기 싫어하는 것을 하는 것이다.
그렇긴 하지만 그것을 사랑하는 것처럼 하라."
— 마이크 타이슨MIKE TYSON

몸매관리를 시작한 지 3개월쯤 되면 이상한 현상이 일어난다. 이때쯤 되면 많은 사람들이 몸매관리를 그만두게 되는 것을 목격한다.

이런 경우를 수도 없이 많이 보았다. 3, 4개월쯤 되면 변명거리도 하나둘씩 늘어 결국 나타나질 않는다. 어떤 사람은 아프고 난 뒤 다시 돌아오지 않으며, 또 어떤 사람은 한 주 쉬기로 마음먹어놓고 영원한 휴식을 갖는다. 또 어떤 사람은 너무나도 게을러 자신이 더 이상 몸매에 신경을 쓰지 않는다고 변명하기 시작한다.

여기에 대부분이 가지는 공통점이 있다. 그건 자신들이 노력한 것에 비해 가시적인 성과가 없어 결과에 만족하지 못하는 점이며, 이로 인해 동기가 점차 약해지는 것도 어쩌면 당연하다.

다행히도 당신은 이러한 문제를 겪지 않을 것이다. 이 책에서 배우는 것을 잘 따른다면 상당한 발전을 이룰 수 있으며, 또한 3개월이 지나면 더욱 동기가 부여될 것이다.

그러나 올바른 트레이닝과 다이어트의 기본에 들어가기 전에, 자신이 바라는 몸매를 만드는 데 중요한 요인 2가지를 알려주고 싶다. 나는 이것들을 몸매관리의 '아우터(외부)', '이너(내부)' 게임이라고 부른다.

아우터게임은 신체적인 요인으로 운동방법, 식단관리, 휴식에 관한 것이며, 대부분의 트레이너와 책, 운동 잡지에서 중요하게 다룬다. 하지만 이너게임은 아우터 게임과 똑같이 중요하지만 사람들이 잘 다루지 않는다. 하지만 이너게임을 소홀히 다룰 경우, 당신 또한 애를 먹게 될 것이다.

이너게임은 몸매관리의 정신적인 부분을 말하며, 이너게임이 몸매가 좋은 사람과 그저 그런 사람을 구분짓게 만든다. 입이 떡 벌어지는 몸매는 최신 유행하는 운동을 몇 달해서 만들 수 있는 종류의 것이 아니며, 그것보다는 몸매관리방법을 오랜 시간 동안 인내하며 적응하는 것이며, 또한 삶의 방식을 바꾸는 것이다.

이너게임의 가장 큰 장애물은 동기부족과 인내부족이며, 대부분의 경우 어느 정도 두 요인과 씨름하게 되며, 보통 그 시기가 빨리 온다.

일반적으로 사람들이 강한 의지를 가지고 자신의 운동계획을 시작하지만, 겨우 몇 주 이내에 의지가 사라지고 만다. 운동시간에 새로운 TV쇼가 시작해… 몇 시간 더 잤더니 운동 시간을 놓쳤어… 며칠 쉴 수도 있지… 몇 번 과식해도 큰 문제는 없지….

이런 유혹은 당신을 내리막길로 인도하며, 성과가 적어지고 심지어 왜 이런 걸로 걱정해야 하는지 의구심이 들게 된다. 결국엔 몸매관리를 그만두게 된다. 나는 이러한 과정을 수도 없이 목격했다.

물론 다른 사람들에 비해 선천적으로 인내심이 뛰어난 사람들이 있는 것은 사실이나, 이 책에서 설명할 간단한 속임수를 사용하면 누구나 승리할 수 있도록 멘탈을 잡아주고, 심지어 잘못된 길로 빠지게 되는 유혹이 생기더라도 방향을 유지할 수 있게 해줄 것이다.

10

자신을 지배하는 방법 의지와 자제심에 관한 간단한 과학

"위대한 제국이 갖고 싶은가? 그렇다면 자신을 지배하라."

— 푸브릴리우스 시러스Publilius Syrus

2010년에 미국심리학회에서 실시한 조사에 따르면, 사람들이 목표를 달성하는 데 가장 큰 장애물은 의지부족이라고 한다.[42] 사람들은 자기 자신 또는 타인의 기대를 저버리는 것과 같이, 자신의 자제력이 부족한 것에 대해 죄책감을 느끼며, 그리고 그들 삶의 상당 부분은 통제되지 않는다. 사람들은 자신의 행동이 감정과 충동, 열망에 지배받는다고 느끼며, 절제를 하려고 노력할수록 지친다고 말한다.

그렇다면 의지력이 높은 사람들은 어떠한가? 이들은 학교 성적도 좋고, 돈도 잘 벌며, 더 뛰어난 리더이기도 하고, 더 행복하고 건강하며, 스트레스도 덜 받는다.[43] 또한 사회적 관계, 로맨틱한 관계 또한 나으며(의지력이 입을 다물게 해준다), 심지어 더욱 오래 산다.[44] 요약하자면 상황이 어떠하든 의지가 높을수록 성공할 가능성도 더 높다.

일반적으로 어떠한 영역에 있든 상관없이, 우리는 의지력을 시험하는 상황에 직면하게 된다.

42) *American Psychological Association*, "APA: American Report Willpower and Stress as Key Obstacle to Meeting Health Related Resolutions," news release, March 29, 2010, http://www.apa.org/news/press/releases/2010/03/lifestyle-changes.aspx.

43) Angela L. Duckworth and martin E.P. Seligman, "Self-Discipline Outdoes IQ in Predicting Academic Performance of Adolescents," *Psychological Science* 16, no. 12 (2005): 939-44. doi: 10.1111/j.1467-9280.2005. 01641.x; June P. Tangney, Roy F. Baumeister, and Angie Luzio Boone, "High Self-Control Predicts Good Adjustment, Less Pathology, Better Grades, and Interpersonal Success," *Journal of Personality* 72, no. 2 (2004): 271-324. doi: 10.1111/j.0022-3506.2004.00263.x; Shelley A. Kirkpatrick and Edwin A. Locke, "Leadership: Do Traits Matter?" *The Executive* 5, no. 2 (1991): 48-60.

44) Joan S. Tucker, Nancy R. Kressin, Avron Spiro III, and John Ruscio, "Intrapersonal Charcteristics and the Timing of Divorce: A Prospective Investigation," *Journal of Social and Personal Relationships* 15, no. 2 (1998): 211-25. doi: 10.1177/0265407598152005; Margaret L. Kern and Howard S. Friedman, "Do Conscientious Individuals Live Longer? A Quantitative Review," *Health Psychology* 27, no, 5 (2008): 505-12. doi:10.1037/0278-6133.27.5.505.

몇몇은 본디 생물학적인 것이며 – 두뇌가 생존에 필수적이라고 여기는 기름지고, 단맛이 나는 음식에 대한 열망 – 다른 것들은 우리의 것이다. 우리가 열망하는 것들에 대해 타인은 그렇게 생각하지 않을 수 있다. 이들의 중독은 기내음식만큼 매력적일지도 모른다.

세부적인 것들이 어떻든 간에, 책략은 똑같다. 당신이 체육관을 또 다시 빼먹는 것에 대한 변명은 3일을 연달아 한 폭식을 정당화하는 것과 상당히 유사하다. 마찬가지로 중요한 일을 하루만 미루자고 스스로에게 말하는 것은 누군가의 담배 한 대에 대한 욕망과도 같다.

과학은 명쾌하다. 자기절제에 대한 내적인 갈등은 인간의 한부분이다. 그렇지만 누군가에겐 왜 이렇게 큰 짐처럼 느껴지는가? 왜 누군가는 그렇게 쉽게 포기하고, 더없이 행복하게 자기 파괴적인 행동을 하는가? 이것에 대해 무엇을 할 수 있는가? 어떻게 자기 자신과 자신의 삶을 통제할 수 있을까?

이러한 것들은 훌륭한 질문이며, 나 또한 명백히 다 답변해줄 수 있는 것은 아니지만, 짐승 같은 본성과 그것을 다루는 법을 이해하는 데 도움을 준 연구와 통찰들을 알려주려고 한다.

깊은 성찰로 얻을 수 있는 자각은 믿을 수 없을 만큼 자율권을 준다. 우리가 무엇으로 인해 자제력을 잃는지를 이해함으로써, 능수능란하게 우리의 '의지력 비축량'을 관리하고, 의지력을 소모시키는 함정들을 피할 수 있다.

자, 이제 의지란 무엇인지 명확하게 알아보는 여행을 떠나보자.

할 거야, 하지 않을 거야, 원한다

누군가가 의지력이 부족하다고 이야기할 때 이것은 무엇을 뜻하는가?

우린 보통 노라고 말할 수 있는 능력, 혹은 말할 수 없는 능력으로 사용한다. 우린 시험을 앞두고 공부를 해야 하지만, 영화 보러 가자는 친구의 제안을 받아들이곤 한다. 또한 체중 10파운드를 빼려고 하지만 애플파이를 거절하지는 못한다. 우리는 모두 "하지 않을 거야"라고 말하는 어려움을 겪고 있다.

그렇지만 의지에는 다른 두 가지 성격이 있다. '난 할 거야'와 '나는 원한다.'

'할 거야'는 '하지 않을 거야'의 동전의 반대 면이며, 당신이 원하지 않을 때 할 수 있는 능력을 말한다. 예를 들면 당신이 피곤할 때도 운동하러 가는 것, 연체료를 내는 것, 회사 프로젝트를 위해 새벽까지 의지를 불태우는 것 등이 있다.

'원한다'는 유혹이 있을 때 장기적 목표인 이유를 떠올리는 것을 말하며, 예를 들면 패스트푸드나 신용카드로 구매하는 것보다 더 원하는 것을 의미한다.

할 거야, 하지 않을 거야, 원한다의 주인이 되려면, 우선 운명의 주인이 되어야 한다. 그러면 무언가를 뒤로 미루는 버릇은 쉽게 해치울 수 있다. 또한 가장 안 좋은 버릇도 없어지고 다른 것으로 바꿀 수 있다. 욕망의 손길도 당신 앞에선 힘을 발휘하지 못할 것이다.

하지만 이런 능력이 하루아침에 오리라 기대하진 마라. 더 어려운 선택을 하도록 너 자신을 '재설계'하는 것은 편치 않은 과정일 것이다. 처음에는 감당하기 어렵다고 생각할지도 모른다. 또한 이전에 친숙했던 곳으로 다시 돌아갈지도 모른다. 하지만 방향을 유지하라. 그러면 조각들이 하나둘 맞아떨어지기 시작할 것이다. 자신을 방해하는 것에 "아니요"라고 말하는 것과, 피곤함을 느끼지 않으며 해야 할 일에 대해 "예스"라고 말하는 것이 점차 쉬워질 것이다.

지금까지 의지가 무엇으로 구성되었는지 알아보았으며, 이젠 욕망의 생리학으로 넘어가 '나쁜' 것에 저항하는 것이 때때로 왜 그렇게 힘이 드는지 알아보도록 하자.

두뇌와 도파민: 왜 그토록 항복은 달콤하게 느껴지는가

의지에 대한 시험은 순간적으로 끝나지 않는다. "그냥 포기하면 좋지 않을까"라는 유혹이 머릿속을 빠르게 스쳐지나가곤 한다. 이것은 마치 몸 안의 선과 악, 미덕과 악덕, 음과 양 사이의 전투와 같으며, 이것을 육체적으로 느낄 수 있다.

대체 우리 몸엔 무슨 일이 진행중인가?

생리학적으로 설명해보자면, 두뇌가 보상에 집착하는 것을 경험하는 것이다. 일단 치즈버거를 보게 되면, 뇌에서 도파민이라고 불리는 화학물질이 분비된다. 그러면 갑자기 기름이 흐르는 맛있는 고기, 치즈, 빵 등이 중요해진다. 도파민은 두뇌에게 어떠한 비용이 들거나 먹고 나서 무시무시한 결과가 오더라도, 저 샌드위치를 지금 당장 먹어야 한다고 명령한다.[45)]

설상가상으로 두뇌는 인슐린과 에너지 섭취가 급등할 것으로 지레짐작하여 혈당 수준을 낮추기 시작한다. 이로 인해 햄버거를 더욱 갈망하게 된다.[46)] 그 다음 단계는 당신도 이미 알다시피, 햄버거를 주문하기 위해 줄을 서서 기다리는 것이다.

일단 보상거리를 인식하게 되면, 두뇌는 도파민을 분비하여 그것이 우리가 정말로 찾고 있던 것이라고 말한다. 도파민은 즉각적인 만족감을 노래하는 동시에, 장기적인 결과에 대한 속삭임을 억누른다.[47)]

도파민은 우리가 행복이나 만족감을 느끼도록 설계된 것이 아니라, 행동을 하게끔 자극하려고 설계된 것이다. 도파민에 의해 자극을 받아 더욱 집중할 수 있고, 상을 거머쥘 수 있도록 더욱 강렬히 원하도록 한다.[48)] 한마디로 머리에 매달려 있는 당근이나 마찬가지인 셈이다. 하지만

---

45) Kent C. Berridege, "The Debate over Dopamine's Role in Reward: The Case for Incentive Salience," *Psychopharmacology* 191, no. 3 (2007): 391-431.

46) Xiao Tian Wang and Robert D. Dvorak, "Sweet Future: Fluctuating Blood Glucose Levels Affect Future Discounting," *Psychological Science* 21, no. 2 (2010): 183-88. doi: 10.1177/0956797609358096.

47) Kent C. Berridge, "Wanting and Liking: Observations from the Neuroscience and Psychology Laboratory," *Psychological Science* 21, no. 2 (2010): 183-88. doi: 10.1177/0956797609358096.

48) berridge, "The Debate over Dopamine's Role in Reward," 391-431.

이것이 전부가 아니다. 도파민이 분비되면 불안감을 느끼게 하는 스트레스성 호르몬도 분비된다.[49] 그래서 우리가 바라는 보상에 대해 더 많이 생각할수록, 그것이 더욱 중요하게 된다. 더 많이 생각하게 될수록, 지금 당장 얻길 바라게 된다.

그러나 우리가 느끼는 스트레스는 애플파이를 먹지 못해서나, 원하는 신발을 갖지 못해서나, 캔디 크러쉬 트로피를 얻지 못해서 생기는 것이 아니라, 욕망 그 자체로 인해 생긴다는 것이다. 이러한 스트레스는 우리가 도파민의 명령에 복종하도록 만드는 도파민의 정서적 무기인 셈이다.

우리의 두뇌는 젠장 맞게도 큰 그림을 제공하질 못한다. 두뇌는 체중이 30파운드나 더 늘어 행복해 하든, 30달러가 더 적어지든 간에, 전혀 신경 쓰지 않는다. 우리가 어떠한 즐거움을 추구하면 위험하고 혼란스러운 상황을 겪게 되거나, 그것의 가치보다 더 심각한 문제가 발생하더라도, 그저 두뇌는 어떠한 즐거움을 식별하고 빨간 깃발을 드는 역할만 한다.

아이러니하게도 우리가 추구하는 궁극적인 보상은 항상 이룰 수 없지만, 보상에 대한 약간의 가능성과 포기에 대한 유혹은 우리를 항상 집착에 이르는 상태까지 옭아맨다. 항상 죄책감을 불러일으키는 의지의 대참사가 발생하고 얼마 지나지 않아, 게걸스럽게 먹어치우고, 신용카드의 빚이 늘어나고, 온라인 게임에 빠져 있는 우리의 모습을 발견하게 된다.

우리가 생각하기에 즐거움을 가져다주는 어떤 것이든, 이러한 보상-추구 시스템을 작동시킨다. 치즈버거 냄새, 블랙 프라이데이 세일, 소녀의 눈웃음, 테스토스테론 부스터 광고 등. 일단 머리 안에서 도파민이 분비되면, 원하는 물체를 얻는 것 또는 그 행위를 하는 것이 "하느냐 죽느냐(do or die)"의 명제가 되어버린다.

맛보고 냄새 맡고 심지어 칼로리나 설탕이 많은 음식을 보는 것만으로도, 시야에 있는 모든 것을 원하게 만든다. 하지만 이렇게 채울 수 없는 식욕이 생존에 중요한 시기가 있었다. 며칠 동안 굶주린 후 마침내 야생동물을 잡게 되면, 다음 사냥 때까지 생존에 필요한 막대한 칼로리를 빨리 섭취하여 지방으로 저장하는 것이 유리할 것이다. 그러나 현대에 이러한 본능은 생명보험이라기보다는 골칫거리가 되었지만, 여전히 우리 몸에 남아 계속 살이 찌도록 구슬리고 있다.

도파민의 문제점은 여기서 끝나지 않는다. 연구에 따르면 어떤 보상에 대한 욕구로 인해 분비된 도파민은 우리가 또 다른 보상을 추구하도록 만든다는 것이다. 벌거벗은 여성의 그림을 보게 되면 리스크가 높은 금전적 결정을 더욱 내리기 쉬워진다.[50] 벼락부자가 되는 꿈을 꾸면, 음식이 더욱 구미가 당기게 된다.[51]

---

49) Thomas L. Kash, William P. Nobis, Robert T. Matthews, and Danny G. Winder, "Dopamine Enhances Fast Excitatory Synaptic Transmission in the Extended Amygdala by a CRF-R1-Dependent Process," *Journal of Neuroscience* 28, no. 51 (2008): 13856-65. doi: 10. 1523/JNEUROSCI.4715-08.2008.

50) Brian Knutson, G. Elliott Wimmer, Camelia M. Kuhnen, and Piotr Winkielman, "Nucleus Accumbens Activation Mediates the Influence of Reward Cues on Financial Risk Taking," *Neuroport* 19, no. 5 (2008): 509-13. doi: 10.1097/WNR.0b013e3282f85c01.

51) Barbara Briers, Mario Pandelaere, Siegfried Dewitte, and Luk Walop, "Hungry for Money: The Desire for Caloric Resources Increases the Desire for Financial Resources and Vice Versa," *Psychological Science* 17, no. 11 (2006): 939-43. doi:

도파민의 이런 점은 현대사회에서 더욱 큰 문제가 된다. 왜냐하면 문자 그대로 도파민은 우리가 항상 더 원하도록 만들어졌기 때문이다. 음식회사는 얼마만큼의 소금과 설탕 그리고 지방을 음식에 넣어야 고객들이 좋아하는지 알고 있으며, 끝도 없이 새로운 맛과 선택권을 제공하여 우리가 특정 브랜드에 대한 욕구가 '둔감해지지 않도록' 만든다. 비디오 게임 제작자는 도파민을 엠페타민 수치만큼 높이도록 공을 들여 게임을 만들며, 이 같은 결과로 게임에서 많은 강박장애행동을 볼 수 있다.[52]

온라인 쇼핑, 미디어에서 쉴 새 없이 볼 수 있는 각종 선정적인 자극들, 페이스북, 심지어 상점, 호텔, 레스토랑, 패스트푸드 가게의 냄새들, 그리고 아이스크림 가게까지 "여기 보상이 있다!" 하고 두뇌에 소리친다. 마치 우물에 빠진 돼지처럼 뇌는 도파민에 젖게 되는 것이며, 늦든 빠르든 이렇게 가벼운 부위를 긁어줘야 할 것 같은 느낌이 든다.

우리가 도파민 뉴런이 얼마나 집중 타깃이 되고 과도하게 자극을 받는지 떠올려보면, 평범한 사람도 아이스크림, 비디오 게임, TV 쇼, 소셜 미디어에 질질 끌려다니며, 이러한 함정에서 탈출하려면 극적인 변화가 필요하다는 것은 이젠 당연하게 여겨진다.

이런 신세계에서 성공하길 바란다면, 매일매일 언제 어디서나 유혹받는, 마음을 흔들어놓고 중독성이 있는 가짜 '보상'과, 우리의 삶에 성취감과 의미를 불어넣는 진짜 보상을 구분할 수 있어야 한다.

의지의 최대의 적: 스트레스

다시 햄버거 가게로 돌아가보자. 기억나는가? 당신은 여전히 줄을 서서 곧 먹게 될 수천 칼로리의 패티와 치즈를 상상하며 군침을 흘리고 있을 것이다.

그러나 그순간 당신은 다이어트중이라는 사실도 기억할 것이다. 살을 빼는 것도 중요하다. 몸매도 좋아지고 싶고, 건강하고 싶고, 행복하고 싶다. 이제부터 당신이 신성시하는 모든 것에 대고 끝까지 해낼 것이라고 맹세할 것이다.

이 맥락에서 보면 지금 막 먹으려던 음식은 당신을 위협하는 것이며, 두뇌 또한 위협을 처리하는 절차를 갖는다. 그건 바로 투쟁도피fight or flight 반응이다. 하지만 스트레스 수치가 올라가면 싸울 수도, 도망갈 수도 없다. 왜냐하면 스트레스가 실제 위협이 아니라는 문제점이 있기 때문이다. 치즈버거 스스로가 목구멍을 타고 내려가 친구인 뱃살로 강제로 들어가는 것은 아니다. 치즈버거는 당신의 협력이 필요하다. 이런 의미에서 당신도 일종의 위협이다.

10.1111/j.1467-9280.2006.01808.x.

52) Matthias J. Koepp, Roger N. Gunn, Andrew D. Lawrence, Vincent J. Cunnngham, Alain Dagher, Terry Jones, David J. Brooks, Christopher, J. Bench, and Paul M. Grasby, "Evidence For Striatal Dopamine Release during a Video Game," *Nature* 393, no. 6682 (1998): 266-68. doi: 10.1038/30498.

요약하자면 우리는 사악한 소고기 패티가 아닌 스스로로부터 보호할 필요가 있으며, 그래서 자제력이 필요하다. 자제력은 근육을 이완하고 심박수를 낮추며, 호흡을 길게 하고 다음엔 진실로 무엇을 원하는지 생각할 시간을 위한 것이며. 투쟁은 가능한 빨리 반응해야 할 때 필요한 것이다.

이미 들어봤을지 모르나, 연구에 따르면 스트레스처럼 의지를 약하게 만드는 것은 없으며, 두뇌가 도파민으로 목욕을 할 땐 스트레스를 느끼지 않지만 우리 삶은 항상 스트레스로 가득 차 있다.[53] 스트레스를 더 많이 받을수록, 더 과식하고 더 많이 소비하며, 하고 나서 즉시 후회하게 될 많은 것들을 한다.

체내 스트레스를 측정하는 좋은 방법으로 심박수 변이도heart rate variability라고 불리는 검사가 있으며, 이것은 호흡을 할 때 심박수가 얼마나 빨라지거나 느려지는지를 검사하는 것이다.

스트레스가 많을수록 심박 변이도는 떨어지며, 심박수는 빠른 상태에 처해진다.

연구에 따르면 덜 스트레스 받는 사람(심박수가 바람직한 범위인 경우)은 변이도가 낮은 사람보다 상당히 뛰어난 자제력을 보인다고 한다.[54] 이들은 유혹을 더욱 잘 견디며, 어려운 일을 할 때 우울증도 덜 겪고 포기도 덜하며, 스트레스가 많은 상황을 더욱 잘 처리한다.[55]

정신적인 것이든 육체적인 것이든, 스트레스를 주는 무엇이든 의지력 '비축량'을 소모하며, 자제력을 떨어뜨린다. 고로 단기적이든 장기적이든 우리 삶 속의 스트레스를 줄이고 기분을 좋게 하는 어느 것이든 자제력을 높여준다는 결과에 이르게 된다.

최근 사람들이 스트레스를 받을 때 위안을 얻기 위해 무엇에 의존하는가? 연구에 따르면 사람들은 음식, 알콜, 비디오 게임, TV, 쇼핑, 기타 여러 가지를 통해 '기분 좋은 화학물질'을 쫓아다닌다.[56] 아이러니하게도 스스로도 이러한 전략을 쓰는 것이 스트레스를 줄이는 데 비효과적이라고 생각하며, 연구에 따르면 TV를 보거나 술을 마시면 스트레스가 줄어드는 것이 아니라, 오히려 늘어난다고 한다.[57] 자기 하고 싶은 대로 할 경우 종종 죄책감을 동반하며, 그 후 더욱

53) David T. Neal, Wendy, and Aimee Drolet, "How Do People Adgere to Goals When Willpower Is Low? The Profits (and Pitfalls) of Strong Habits," *Journal of Personality and Social Psychology* 104, no. 6 (2013): 959-75. doi: 10.1037/a0032626.

54) Julian F. Thayer, Anita L. Hansen, Evelyn Saus-Rose, and Bjorn Helge Johnsen, "Heart Rate variability, prefrontal Neural Function, and Cognitive Performance: The Neurovisceral Integration Perspective on Self-regulation, Adaptation, and Health," *Annals of Behavioral Medicine* 37, no. 2 (2009): 141-53. doi: 10.1007/s12160-009- 9101-z.

55) Suzanne C. Segerstrom and Lise Solberg Nes, "Heart Rate Variability Reflects Self-Regulatory Strength, Effort, and Fatigue," *Psychological Science* 18, no. 3 (2007): 275-81. doi: 10.1111/j.1467-9280.2007.01888.x; C. Barr Taylor, "Depression, Heart Rate Related Variables and Cardiovascular Disease," *International Journal of Psychophysiology* 78 no. 1 (2010): 80-88. doi: 10.1016/j.ijpsycho.2010.04.006.

56) American Psychological Association, *Stress in America: Are Teens Adopting Adults' Stress Habits?* February 11, 2014, http://www.apa.org/news/press/releases/stress/2013/stress-report.pdf.

57) Emma Childs, Sean O'Connor, and Harriet de Wit, "Bidirectional Interactions between Acute Psychological Stress and Acute Intravenous Alcohol in Healthy Men," Alcoholism: *Clinical and Experimental Research* 35, no. 10 (2011): 1794-1803. doi: 10.1111/j.1530-0277.2011.01522.x; Leonard Reinecke, Tilo Hartmann, and Allison Eden "The Guilty Couch Potato: The Role of Ego Depletion in Reducing Recovery through Media Use," *Journal of Communication* 64, no. 4 (2014): 569-89 doi: 10.1111/jcom.12107.

마음대로 하고 또 죄의식을 느끼는 과정이 반복된다.

종종 스트레스를 해소하는 방식으로 친숙한 음식을 먹으며, 스트레스를 많이 받을 때 혈당수치를 급격히 상승시키는 단 음식을 섭취하는 것은 일반적이다. 친숙하거나 단 음식을 먹으면 일시적으로 스트레스를 줄일지는 모르나, 칼로리 그 이상의 대가를 지불해야 하는 상황이 온다. 스트레스가 증가하는 것과 마찬가지로, 포도당과 에너지의 급격한 상승은 의지력 실패를 나타내는 전조현상이나 다름없다.[58] 연구에 따르면 혈당수치가 낮을 땐 어려운 업무를 더욱 포기하기 쉽고, 화도 잘 내며, 고정관념을 잘 형성하고, 심지어 기부도 더 많이 거부한다고 한다.[59]

매일 에너지 수준을 큰 변화 없이 유지시켜주는 복합 탄수화물과 소화가 느린 음식으로 상당량의 탄수화물 섭취해야 할 여러 이유 중 하나도 이것과 관련이 있다. 이 주제에 대해 나중에 다루도록 하겠다.

그렇다면 스트레스를 해소하는 방법으로 친숙한 음식, 술, 비디오 게임, 쇼핑, TV 시청 대신에 무엇을 해야 한단 말인가? 매일 우리를 '가루처럼 만드는' 스트레스로부터 회복하는 데 효과적인 방법은 단순히 이완하는 것이다. 이완의 효과를 확인하고 싶다면 의지력을 시험하는 순간에 의도적으로 호흡을 천천히 하여 한 번 호흡할 때 10~15초 동안 하거나, 1분에 4~5번 정도로 호흡수를 줄여보아라. 이것을 가장 쉽게 하는 방법은 마치 빨대를 가볍게 부는 것처럼 입으로 천천히 숨을 뱉는 것이다. 연구에 따르면 호흡을 천천히 할 경우, 심박 변이도를 높여주며, 스트레스의 영향을 덜 받도록 도와주고 의지가 더 생기도록 한다.[60]

느린 호흡은 순간적인 유혹이나 시험에 넘어가지 않기 위한 훌륭한 속임수긴 하지만, 우린 매일 이완을 위한 시간을 가져야 한다는 것을 기억하길 바란다. 연구에 따르면 이완은 스트레스 호르몬을 감소시키고 의지력을 높여줄 뿐만 아니라, 당신의 건강 또한 지켜준다.[61] 하지만 부디

---

58) Wang and Dvorak, "Sweet Future: Fluctuating Blood Glucose Levels Affect Future Discounting," 183-88.

59) Matthew T. Gailliot, Roy F. Baumeister, C Nathan DeWall, Jon K. Maner, E. Ashby Plant, Dianne M. Tice, Lauren E. Brewer, and Brandon J. Schmeichel, "Self-Control Relies on Glucose as a Limited Energy Source: Willpower Is More Than a Metaphor," *Journal of Personality and Social Psychology* 92, no. 2 (2007): 325-36. doi: 10.1037/0022-3514.92.2.325; C. Nathan DeWall, Timothy Deckman, Matthew T. Gailliot, and Brad J. Bushman, "Sweetened Blood Cools Hot Tempers: Physiological Self-Control and Aggression," *Aggressive Behavior* 37, no. 1 (2011): 73-80. doi: 10.1002/ab.20366; Matthew T. Gailliot, B. Michelle Peruche, E. Ashby Plant, and Roy F. Baumeister, "Stereotypes and Prejudice in the Blood: Sucrose Drinks Reduce Prejudice and Stereotyping," *Journal of Experimental Social Psychology* 45, no. 1 (2009): 288-90. doi: 10.1016/j.jesp.2008. 09.003; C. Nathan DeWall, Roy F. Baumeister Matthew T. Gailliot, and Jon K. Maner, "Depletion Makes the Heart Grow Less Helpful: Helping as a Function of Self-Regulatory Energy and Genetic Relatedness," *Personality and Social Psychology Bulletin* 34, no. 12: 1653-62. doi: 10.1177/0146167208323981.

60) Hye-Sue Song and Paul M. Lehrer, "The Effects of Specific Respiratory Rates on Heart Rate and Heart Rate Variability," *Applied Psychophysiology and Biofeedback* 28, no. 1 (2003): 13-23. doi: 10.1023/A:1022312815649; Terri L. zucker, Kristin W. Samuelson, Frederick Muench, Melanie A. Greenberg, and Richard N. Gevirtz, "The Effects of Repiratory Sinus Arrhythmia Biofeedback on Heart Rate Variability and Posttraumatic Stress Disorder Symptoms: A Pilot Study," *Applied Psychophysiology and Biofeedback* 34, no. 2 (2009): 135-43. doi: 10.1007/ s10484-009-9085-2; Daniele Martarelli, Mario Cocchioni, Stefania Scuri, and Pierluigi Pompei, "Diaphragmatic breathing Reduces Exercise-Induced Oxidative Stress," *Evidence-Based Complementary and Alternative Medicine* 2011 (2011). doi: 10.1093/ecam/nep169.

61) Janice K. Kiecolt-Glaser, Lisa Christian, Heather Perston, Carrie R. Houts, William B. Malakey, Charles F. Emery, and Ronald Glaser, "Stress, Inflammation, and Yoga Practice," *Psychosomatic Medicine* 72, no. 2 (2010): 113-21. doi:

'이완'과 '마음대로 하는 것, 비활동적인 것'과 혼동하지는 마라. 와인 한 병이나 24시간 마라톤이 당신을 도와주진 않는다.

대신에 특별한 생리적 반응을 끌어내는 활동을 해야 한다. 그것은 심박수와 혈압을 낮추고, 근육을 이완시키며, 무언가를 분석하거나 계획하는 것을 멈추게 하는 것을 말한다. 한마디로 모든 것이 느려진다. 연구에 따르면 이러한 상태가 되는 여러 가지 방법이 있다. 산책, 독서, 차 마시기, 마음을 달래는 음악감상, 요가, 누워서 호흡에 집중하기, 근육을 이완시키기, 심지어 정원손질도 이에 해당한다.62)

또한 충분한 수면도 스트레스 수치를 낮게 유지하는 데 도움이 된다. 만약 잠을 충분히 자질 못하거나, 불규칙적일 경우 스트레스와 유혹에 더욱 민감하며, 좋은 습관을 유지하고 나쁜 습관을 억제하는 '에너지 비축량'이 부족하게 된다. 연구에 따르면 수면부족은 주의산만, 건망증, 충동성, 계획부족, 과잉행동처럼 주의력결핍 과잉행동장애(ADHD)와 유사한 행동을 초래한다고 한다. 이와 같은 행동은 자제력을 유지하는 데 어려움을 준다.63)

비관적이고 공포를 파는 일에 열중하는 매체의 소비를 줄이는 것 또한 스트레스 수치를 낮춰준다. 연구에 따르면 지속적으로 나쁜 소식을 담거나 겁을 주는 뉴스나 죽음을 연상시키는 뉴스를 접할 경우, 과식과 과소비 그리고 의지력 실패의 가능성이 더욱 증가한다.64)

만약 스트레스를 잘 이겨내고 의지력 비축량을 늘리고 싶다면 운동을 시작할 필요가 있다. 연구에 따르면 규칙적인 운동은 음식과 약물에 대한 욕망을 줄여주며, 심장변이율을 높여주며 보다 스트레스와 우울증을 잘 견디도록 해주고 심지어 두뇌기능 또한 향상시킨다고 한다.65)

10.1097/PSY.0b013e3181cb9377; Herbert Benson, *The Relaxation Response* (New York: Morrow, 1975).

62) Jo Barton and Jules Prety, "What Is the Best Dose of Nature and Green Exercises for Improving Metal Health? A Multi-Study Analysis," *Environmental Science and Technology* 44, no. 10 (2010): 3947-55. doi: 10.1021/ es903184r; "Reading Can Help Reduce Stress," *The Telegraph,* March 30, 2009, http://www.telegraph.co.uk/healthnews/5070874/Reading-can-help-reduce-stress.html; kathi J. Kemper and Suzanne C. Danhauer, "Music as Therapy," *Southern Medical Journal* 98, no. 3 (2005): 282-88. doi: 10.1097/01.SMJ.0000154773.11986.39; Amber W. Li and Carroll-Ann W. Goldsmith, "The Effects of Yoga on Anxiety and Stress," *Alternative Medicine Review* 17, no. 1 (2012): 21-35; Anges E. Van Den Berg and Mariette H. Custers, "Gardening Promotes Neuroendocrine and Affective Restoration from Stress," *Journal of Health Psychology* 16, no. 1 (2011): 3-11. doi: 10.1177/ 135910531036557.

63) Avis R. Brennan and Amy F. T. Arnsten, "Neuronal Mechanisms Underlying Attention Deficit Hyperactivity Disorder," *Annals of the New York Academy of Sciences* 1129:236-45. doi: 10.1196/annals.1417.007.

64) Naomi Mandel and Dirk Smeesters, "The Sweet Escape: Effects of Mortality Salience on Consumption Quantities for High- and Low-Self-Esteem Consumers," *Journal of Consumer Research* 35, no. 2 (2008): 309-23; Naomi Mandel and Steven J. Heine, "Terror Management and Marketing: He who Dies With the Most Toys Wins," in NA—*Association for Consumer Research Volume* 26, eds. Eric J. Arnould and Linda M. Scott (1999): 527-32; Brian L. Burke, Andy Martens, and Erik H. Faucher, "Two Decades of Terror Management Theory: A Meta-Analysis of Mortality Salience Research," *Personality and Social Psychology Review* 14, no. 2 (2010): 155-95. doi: 10.1177/108868309352321.

65) Kate Janse Van Rensburg, Adrian Taylor, and Tim Hodson, "The Effects of Acute Exercis on Attentional Bias towards Smoking," *Addiction* 104, no. 11 (2009): 1910-17. doi: 10.1111/j.1360-0443.2009.02692.x; Anita Lill Hansen, Bjørn Helge Johnsen, John J. Sollers III, Kjetil Stenvik, and Fulian F. Thayer, "Heart Rate Variability and Its Relation to Prefomtal Cognitive Function: Effects of Training and Detraining," *European Journal of Applied Physiology* 93, no. 3 (2004): 263-72. doi: 10.1007/s00421-004-1208-0; Channudda Nabkasorn, Nobuyuki Miyai, Anek Smootmongkol, Suwanna Junprasert, Hiroichi Yamamoto, Mikio Arita, and Kazuhisa Miyashita, "Effects of Physical Exercise on Depression, Neuroendocrine

요약하자면, 삶의 전 영역에서 운동만큼 자제력을 길러주는 것은 없다.[66] 그 효과는 즉각적이며 심지어 효과를 보기 위해 많이 해야 하는 것도 아니다. 연구에 따르면 심지어 야외에서 5분간 저강도로 운동하는 것도 정신건강을 개선시키는 데 충분하다고 한다.[67] 그러니 의지력의 '즉효약'이 필요하다면, 운동을 하라.

만약 너무 피곤하거나 운동할 시간이 없을 때마다, 큰 그림을 떠올려보길 바란다. 즉 매번 운동할 때마다 의지력과 에너지를 재충전하는 셈이다. 운동을 의지력을 최상으로 유지하게 해주는 '비밀 병기'로 여기길 바란다.

어쨌든 난 지금 그걸 원해

I want the works
I want the whole works
Present and prizes and sweets and surprises
of all shapes and sizes
And now
Don't care how
I want it now
Don't care how
I want it now

가사는 영화 <초콜릿 공장Willy Wornka and the Chocolate Factory>에서 베루카가 부른 것으로 그 사실을 아는지 모르는지, 많은 사람들이 따라 불렀다.

우리가 보상을 원할 때 보상을 기다리는 시간이 길어질수록 그 가치가 점점 줄어드는 문제점이 있다. 심리학자는 이러한 현상을 '지연 디스카운팅delayed discounting'이라고 부르며, 이것은 사람들이 즉각적인 보상과 미래의 보상에 관해 의사결정을 내리는 것, 즉 손 안에 든 새(또는 빅맥) 한 마리가 숲 속에 있는 여러 마리보다 가치 있다고 여기는 것을 이해하도록 도와준다.

우리는 지금 당장 얻을 수 있는 것이 무엇이든, 나중에 얻을 수 있는 어떤 것보다 더 가치

Stress Hormones and Physiological Fitness in Adolescent Females with Depressive Symptoms," *European Journal of Public Health* 16 no. 2 (2006): 179-94. doi: 10.1093/eurpub/cki159; Charles H. Hillman, Kirk I. Erickson, and Arthur F. Kramer, "Be Smart, Exercise Your Heart: Exercise Effects on Brain and Cognition," *Nature Review Neuroscience* 9, no. 1 (2008): 58-65. doi: 10.1038/nrn2298.

66) Megan Oaten and Ken Cheng, "Longitudinal Gains in Self-Regulation from Regular Physical Exercise," *British Journal of Health Psychology* 11 (2006): 717-33.

67) Jo Barton and Jules Pretty, "What Is the Best Dose of Nature and Green Exercise for Improving Mental Health? A Multi-Study Analysis," *Environmental Science and Technology* 44, no. 10. (2010): 3947-55. doi: 10.1021/ es903183r.

있다고 여기는 경향이 있다. 그래서 신용카드 회사가 그렇게 많은 돈을 벌고, 패스트푸드 가게가 체육관보다 많은 수익을 내며, 사람들이 항상 나쁜 선택을 하게 된다.

우리 모두가 이런 종류의 행동을 저지르기 쉽지만, 남들보다 미래의 보상을 더욱 평가절하하는 사람도 있다. 그리고 누군가가 이러한 행동을 하면 할수록 그의 자제력은 더욱 떨어지고, 더욱 충동적으로 행동하게 되며, 심지어 중독문제에 빠지기도 한다.[68)]

한마디로 당신은 장기적인 목표를 달성하기 위해 현재의 불편함을 얼마나 잘 견딜 수 있는가? 즉각적인 보상 대신에 지평선 너머의 큰 상에 얼마나 집중할 수 있는가?

다행히도 우리가 현재 즉각적인 만족감에 얼마나 빠져 있는지와 상관없이, 오늘과 내일의 보상을 바라보는 관점을 바꿈으로써 미래에 대한 할인율을 순조롭게 변화시킬 수 있다.

예를 들어 만일 내가 당신에게 몇 달 후에 200달러를 받을 수 있는 수표를 주고 그것을 오늘 100달러를 주고 사려고 하면 아마 당신은 이 거래를 받아들이지 않을 것이다. 하지만 지금 당신에게 100달러를 주고 나중에 200달러를 받을 수 있는 수표를 100달러로 교환하자고 한다면 아마도 이 거래 또한 거부할 것이다. 그렇다면 왜 거래에 응하지 않는가? 그 이유는 간단하다. 우리는 미래에 더 큰 가치를 지닌 것을 얻게 되더라도 현재 가지고 있는 것을 잃고 싶어 하지 않는다. 이것은 인간의 본성이기 때문에 크고 뒤에 올 보상보단 작아도 즉각적인 보상에 끌리는 경향이 있다. 예를 들어 나중에 약간의 체중을 줄이는 것보다 지금 도너츠를 먹는 게 더 낫다고 생각하게 되는 것이다.

하지만 심리적인 기행을 이용하면 장기적인 목표를 추구할 수 있다.

한 연구에 따르면, 의지를 시험받는 상황에서 지금의 선택이 미래에 미칠 악영향에 대해 생각하는 사람은 충동적인 선택을 할 확률이 낮아진다.[69)] 예를 들어 피자를 마음껏 먹게 되는 가능성에 직면할 때, 먼저 피자를 먹지 않으면 장기적인 목표인 이상적인 체중이나 체성분을 달성하는데 얼마나 다가갈 수 있는지를 생각한다. 그러면 갑자기 피자가 덜 매력적으로 느껴질 것이다.

당신이 항상 그려왔던 몸매로 한 발짝 더 다가가기 위해 한 번 폭식하는 것을 기꺼이 포기할 수 있겠는가?

---

68) Shinsuke Ikeda, Myong-Il Kang, and Fumio Ohtake, "Hyperbolic Discounting, the Sign Effect, and the Body Mass Index," *Journal of Health Economics* 29, no. 2 (2010): 268. doi: 10.1016/j.healeco.2010.01.002; Kris N. Kirby, Nancy M. Petrie, and Warren K. Bickel, "Keroin Addicts Have Higher Discount Rates for Delayed Rewards Than Non-Drug-Using Controls," *Journal of Experimental Psychology* 128, no. 1 (1999): 78-87. doi: 10.1037/0096-3445.128.1.78l Shelia M. Alessi and Nancy M. Perry, "Pathological Gambling Severity Is Associated with Impulsivity in a Delay Discounting Procedure," *Behavioural Processes* 64, no. 3 (2003): 345-54. doi: 10.1016/S0376-6357(03)00150-5.

69) Elke U. Weber, Eric J. Johnson, Kerry F. Milch, Hanna Chang, Jeffrey C. Brodscholl, and Dan Goldstein, "Asymmetric Discounting in Intertemporal Choice: A Query-Theory Account," *Psychological Science* 18, no. 6: 516-23. doi: 101111/j.1467-9280.2007.01932.x.

우리 모두 돼지가 되자

TV를 시청하고 설탕과 지방이 잔뜩 든 음식을 먹는 대신에 운동하고 충분한 과일과 야채를 섭취하는 사람이 소수라는 이야기를 얼마나 많이 들어보았는가?

이런 종류의 통계는 '우리가 똑바로 가는데 겁을 주도록' 되어 있으나, TV 재방송과 정크 푸드에 중독된 사람들에게 이런 데이터는 오히려 듣던 중 반가운 소식일 것이다. 마치 우리만 그런 건 아니며 모두가 우리와 같다는 안락한 현실을 알려주는 셈이다. 게다가 모두가 이렇게 행동하는데 나쁘다 한들 얼마나 나쁘겠는가?

당신은 이들과 같은 종류의 사람이 아닐 수도 있으나, 겉으로 드러나지 않는 심리적 기제에 면역력이 있다고 생각하지는 마라. 우리는 타인의 생각과 행동에 영향을 받지 않고 스스로의 삶을 만들어간다고 생각하는 것이 편하지만, 이것은 사실이 아니다.

대규모의 심리학과 마케팅 연구들은 타인이 행동하는 것과, 심지어 그들의 행동을 생각하는 것도 우리의 선택과 행동에 영향을 미치며, 특히 관찰하는 대상이 우리와 가까울 경우 더욱 그렇다.[70)]

마케팅 세계에선 이 효과를 '사회적 증거social proof'라고 부르며, 사람들의 구매를 유도하기 위한 수많은 방식들이 이것을 사용한다. 우리는 자신이 하는 생각이나 행동을 확신하지 못할 때, 무의식적으로 타인의 생각과 행동을 보고 따라하는 경향이 있다. 남들도 다들 그렇게 하거나 너무나 '정상적'이기 때문에 자신도 해도 된다고 정당화하는 것은 한마디로 사회적 증거에 호소하는 셈이다. 일시적인 해결책부터 장기적인 습관까지 이런 방식의 의사결정을 어디서나 찾아볼 수 있으며, 우리가 아는 사람들, 심지어 영화에서 본 사람조차도 우리에게 영향을 미치게 된다.[71)]

예를 들어 친구나 가족 중에 비만이 있는 경우, 본인 또한 비만이 될 확률이 급격히 증가한다.[72)] 시험을 칠 때 다른 학생들이 컨닝을 한다고 믿을수록, 본인 또한 컨닝할 가능성이 높아지며(비록 그의 가정이 틀릴지라도),[73)] 타인들이 세금을 적게 내기 위해 소득을 적게 신고한다고 믿

---

70) Damon Centola, "The Spread of Behavior in an Online Social Network Experiment," *Science* 329, no. 5996 (2010): 1194-97. doi:10.1126/science.1185231.

71) Dylan D. Wagner, Sonya Dal Cin, James D. Sargent, William M. Kelley, and Todd F. Heatherton, "Spontaneous Action Representation in Smokers When Watching Movie Characters Smoke," *Journal of Neuroscience* 31, no. 3 (2011): 894-98. doi: 10.1523/JNEUROSCI.5174-10.2011.

72) James H. Fowler and Nicholas A. Christakis, "Estimating Peer Effects on Health in Sociel Networks: A Response to Cohen-Cole and Fletcher; and Trogdon, Nonnemaker, and Paris," *Journal of Health Economics* 27, no. 5 (2008): 1400-05. doi:10.1016/j.jhealco.2008.07.001; James H. Fowler and Nicolas A. Christakis, "The Spread of Obesity in a Large Social Network Over 32 Years," *New England Journal of Medicine* 357, no. 4 (2007): 370-79. doi: 10.1056/NEJMsa066082.

73) Donald L. McCabe, Linda Klebe Treviño, and Kenneth D. Butterfield, "Honor Codes and Other Contextual Influences on Academic Integrity: A Replication and Extension to Modified Honor Code Settings," *Research in Higher Education* 43, no. 3 (2002): 357-78. doi: 10.1016/j.joep.2005.02.002.

을수록, 거짓으로 신고할 가능성이 높아진다.[74)]

연구에 따르면 흡연, 음주, 약물복용, 불충분한 수면, 심지어 외로움이나 우울한 기분을 느끼는 것을 포함한 많은 행동들의 사고방식이 전염성을 가지고 있다고 본다.[75)] 이와 같은 행동들은 사람들에게 전염되는 성격이 있어 이러한 사람들이 주위에 있을 경우 삶에 큰 영향을 미치게 된다.

비록 음주나 흡연 심지어 폭식을 하지 않더라도, 타인들이 이러한 행동을 마음껏 하는 것을 볼 때 당신 또한 영향을 받으며, 또한 충동적으로 행동하게 부추김 당한다.[76)] 타인이 과소비하는 것을 보게 되면 무의식적으로 본인의 과식을 정당화하게 될지도 모른다. 누군가가 수업을 빼먹었다는 이야기를 들으면, 당신 또한 운동을 빼먹어도 괜찮을 것 같은 느낌이 들지도 모른다.

그러나 아직 한가닥의 희망은 남아 있다. 좋은 행동과 분위기 또한 전염된다는 것이다. 만약 목표지향적이고 높은 자제력으로 인해 행복을 느끼는 사람과 함께한다면, 당신 또한 이러한 특성들을 '잡을 수 있다.'[77)] 또한 단순히 자제력이 높은 사람들을 생각하는 것만으로도 의지력을 높여준다고 한다.[78)]

그러니 다이어트나 운동루틴을 꾸준히 하는 데 어려움을 겪고 있는 경우, 똑같은 길을 가거나 성공적으로 해결한 사람들을 떠올리는 것만으로도 좀 더 이 과정을 쉽게 느낄 수 있다. 반드시 물리적으로 함께 과정을 보낼 필요는 없으며, 그저 이메일을 주고받는 것으로도 서로가 성공하는 데 도움을 준다.

또한 당신의 의지력을 시험(과식, 운동 부족)하는 사람들과의 만남을 줄이는 것이 현명하다. 왜냐하면 단순히 타인들이 하는 것을 보는 것만으로도 식욕을 불러일으키며 운동을 빼먹을 궁리를 하게 만들기 때문이다.

---

74) Michael Wenzel, "Misperceptions of Social Norms About Tax Compliance: From Theory to Intervention," *Journal of Economic Psychology* 26, no. 6 (2005): 862-83. doi: 10.1016/j.joep.2005.02.002.

75) J. Niels Rosenquist, Joanne Murabito, James H. Fowler, and Nicholas A. Christakis, "The Spread of Alcohol Consumption Behavior in a Large Social Network," *Annals of Internal Medicine* no. 152, no. 7 (2010): 426-W141; Nicholas A. Christakis and James H. Fowler, "The Collective Dynamics of Smoking in a Large Social Network," *New England Journal of Medicine* 358 (May 22, 2008): 2249-2258. doi: 10.1056/NEJMsa0706154; Sara C. Mednick, Nicholas A. Christakis, and James H. Fowler, "The Spread of Sleep Loss Influences Drug Use in Adolescent Social Networks," *PlOS One* 5, no. 3 (2010): e9775. doi: 10.1371/journal.pone.0009775; John T. Cacioppo, James H. Fowler, and Nicholas A. Christakis, "Alone in the Crowd: The Structure and Spread of Loneliness in a Large Social Network," *Journal of Personality and Social Psychology* 97, no. 6 (2009): 977-91. doi: 10.1037/a0016076; J. Niels Rosenquist, James H. Fowler, and Nicholas A. Christakis, "Social Network Determinants of Depression," *Molecular Psychiatry* 16 (2011): 273-81. doi: 10.1038/mp.2010.13.

76) Kneers Keizer, Siegwart Lindenberg, and Linda Steg, "The Spreading of Disorder," *Science* 322, no. 5908: 1681-85. doi: 10.1126/science.1161405.

77) James H. Fowler and Nicholas A. Christakis, "Dynamic Spread of Happiness in a Large Social Network: Longitudinal Analysis Over 20 Years in the Framingham Heart Study," *BMJ* 337 (2008): a2338. doi: 10.1136/ bmj.a2338; Henk Aarts, Peter M. Gollwitzer, and Ran R. Hassin, "Goal Contagion: Perceiving Is for Pursing," *Journal of Personality and Social Psychology* 87, no. 1 (2004): 23-37. doi: 10.1037/0022-3514.87.1.23.

78) Michelle R. van Dellen and Rick H. Hoyle, "Regulatory Accessibility and Social Influences on State Self-Control," *Personality and Social Psychology Bulletin* 36, no. 2 (2010): 251-63. doi: 10.1177/0146167209356302.

그렇긴 하지만 타인들이 절제하지 못하는 것을 본다고 해서 반드시 의지력이 약해지는 것은 아니다. 사실 장기적 목표에 위협이 되는 무절제한 행동을 보는 것에 대한 심리적 준비가 되어 있는 경우, 유혹에 넘어가기보단 오히려 의지를 굳건하게 만들어준다.[79]

매일 몇 분씩 자신의 목표가 흔들리거나 유혹을 받았을 때, 어떠한 잘못된 결과가 나오는지 생각하는 것만으로 무절제한 위협으로부터 '백신'을 투여할 수 있다. 어떻게 상황이 진행될지 상상해보라. 어떻게 유혹에 넘어갈 것인가? 함정에 빠지지 않기 위해 어떤 구체적인 행동이나 전략을 사용할 것인가? 실패하지 않고 굳은 의지를 유지하는 것은 어떤 느낌이 들까? 연구에 따르면 이런 것들을 떠올리는 것이 의지를 강하게 만들어줄 뿐만 아니라, 즉각적인 만족감을 거부하는 것을 돕는다고 한다.[80]

'나쁜' 것을 정당화하기 위해 '좋은 것'을 이용하기

당신이 필요한 어떤 것을 했을 때 본인 스스로에게 "잘했어"라고 하거나, 자신이 할 일을 질질 끌거나 혹은 충동적인 행동을 저질렀을 때 "나빴다"고 말한 적이 있는가?

혹시 '좋은 행동을' '나쁜 것'을 허용하기 위한 용도로 사용한 적이 있는가?

아마 그렇다고 대답했을 것이다. 하지만 괜찮다. 함정에 빠졌을 때 경험한 것은 심리학자들이 도덕면허증moral licensing이라 부르는 것으로, 의지를 서서히 파괴시키는 것이다.

자신의 행동에 도덕적 가치를 부여하면, 장기적인 목표나 그 가치에 해가 되는 행위를 할 때도 스스로가 잘했다고 느끼게 된다. 즉 우리가 생각하는 '좋은 것'이 되어 약간(혹은 많이) '나쁜 것'에 대한 '권리'를 '얻게 된다.' 예를 들어 운동하거나 다이어트를 하여 스스로가 얼마나 '좋은지'를 칭찬하게 되면, 과식한 다음날에도 자신이 고결하고 무죄이며 잘 관리하고 있다고 생각할지 모른다.

흥미로운 사실은 사람들이 '나쁜' 행위를 정당화하기 위한 '좋은' 행위들이 반드시 연관되는 것은 아니라는 점이다. 예를 들면 사고 싶은 물건을 지나치는 소비자는 맛있어 보이는 음식을 마음껏 먹는 것을 더욱 정당화하고 싶어한다.[81] 또한 자신의 미덕을 떠올릴 때, 더욱 기부를 덜 하는 경향이 있다.[82] 게다가 단순히 좋은 것을 하는 상상을 했을 때, 비도덕적이거나 충동적인 행동을 할 가능성이 높아진다고 한다.[83] 사람 심리가 더욱 묘하게 작동하는 예를 들어보자면,

---

79) Ayelet Fishbach and Uaacov Trope, "Implicit and Explicit Counteractive Self-Control," in *Handbook of Motivation Science*, eds. James Y. Shah and Wendi L. Gardner (New York: Guildford, 2008), 281-94.

80) Michelle R. van Dellen and Rick H. Hoyle, "Regulatory Accessibility and Social Influences on State Self-Control," *Personality and Social Psychology Bulletin* 36, no. 2 (2010): 251-63. doi: 10.1177/0146167209356302.

81) Anirban Mukhopadhyay, "Indulgence as Self-Reward for Prior Shopping Restraint: A Justification-Based Mechanism," *Journal of Consumer Psychology* 19, no. 3 (2009): 334-45. doi: 10.1016/j.jcps.2009.02.016.

82) Sonya Sachdeva, Rumen Iliev, and Douglas L. Medin, "Sinning Saints and Saintly Sinners: The Paradox of Moral Self-Regulation," *Psychological Science* 20, no. 4 (2009): 523-28. doi: 10.1111/j.1467-9280.2009.02326.x.

자신이 할 수 있었지만 하지 않은 것을 상상할 때 본인이 도덕적이라고 느낀다. 한마디로 치즈케이크를 전부 다 먹을 수 있었지만, 오직 한 조각만 먹었을 경우. 운동을 4번 빼먹을 수 있었지만 딱 3번만 빼먹은 경우, 2,000달러짜리 정장을 살 수 있었지만 700달러짜리 정장을 대신 선택한 경우 등이 이것에 해당한다.

맥도날드가 좀 더 건강한 음식들을 메뉴에 포함시킨 이후로 훨씬 더 많은 빅맥을 판 이유를 알고 있는가? 그렇다. 단순히 건강하게 음식을 먹을 가능성이 있는 것만으로 실제로 그렇게 한 것과 같은 만족감을 주어 이들이 치즈버거를 선택할 수 있는 일종의 면죄부를 준 셈이다.[84)]

알다시피 목표달성을 포기하고 그에 대한 핑계를 대는 것은 쉽다. 그래서 몇몇은 건강한 음식과 동시에 고칼로리의 음료와 사이드 메뉴, 디저트를 주문하기도 한다.[85)] 초콜릿을 사서 구호단체에 기부하는 사람들은 자신의 선행을 초콜릿으로 '보상'하기 쉽다.[86)] 또한 사람들은 유기농 오레오가 칼로리가 더 적다고 생각하며, 보통의 오레오보다 매일 섭취하기에 적합하다고 본다.[87)]

결국 이렇게 아이러니한 행동은 한마디로 '자격을' 얻은 나쁜 행동들이 정말 중요한 일(좋은 몸매, 장수, 좋은 자산 상태, 프로젝트 완성)을 달성하는 것을 방해한다. 사람들은 자신 스스로를 속여 건강, 자산, 시간, 그리고 기회를 망치는 것을 소중한 보상 정도로 생각한다. 누가 이들에게 장난을 치는 건가? 그건 바로 자기 자신이다.

이 챕터의 교훈은 우리가 행동을 취하도록 만드는 감정을 쉽게 믿을 수 없다는 것이다. 만약 '좋은 느낌'만 쫓으며 살아갈 경우, '약간'의 꾸물거림, 과식, 과소비를 할 때마다 나쁜 감정을 느끼지 않는 수많은 방법들을 알게 될 것이며, 어느 날 갑자기 자신이 왜 이렇게 뚱뚱하고 잔고는 텅텅 비었으며 게으르고 무지한지 궁금해 할 날이 올 것이다.

이런 함정에서 벗어나려면 자신의 행동에 설교하는 짓을 그만둬야 한다. 즉 어떤 행동을 하기 전에 옳거나 틀린 느낌, 좋거나 나쁜 느낌의 모호한 판단을 멈춰야 한다. 대신에 왜 '열심히' 운동하고, 자산관리를 하며, 초과근무를 하는지 그 이유를 기억해야 한다.

다이어트와 운동의 경우, 운동이나 다이어트를 잘 하고 있는 것을 충동적인 행위의 대가로 지불할 수 있는 '좋은' 행동이 아니라, 자신이 바라는 몸을 만들기 위해 필요한 독립적인 과정으

---

83) Uzma Khan and Ravi Dhar, "Licensing Effect in Consumer Choice," *Journal of Marketing Research* 43, no. 2 (2006): 259-66. doi: 10.1509/jmkr.43.2.259.

84) Keith Wilcox, Beth Vallen, Lauren Block, and Gavan J. Fitzimons, "Vicarious Goal Fulfillment: When the Mere Presence of a Healthy Option Leads to an Ironically Indulgent Decision," *Journal of Consumer Research* 36, no. 3 (2009): 380-93.

85) Pierre Chandon and Brian Wansink, "The Biasing Health Halos of Fast Food Restaurant Health Claims: Lower Calorie Estimates and Higher Side-Dish Consumption Intentions," *Journal of Consumer Research* 34, no. 3 (2007): 301-14.

86) Anirban Mukhopadhyay, "Indulgence as Self-Reward for Prior Shopping Restraint: A Justification-Based Mechanism," *Journal of Consumer Psychology* 19, no. 3 (2009): 334-45. doi: 10.1016/j.jcps.2009.02.016.

87) Jonathon P. Schuldt and Norbert Schwarz, "The "Organic" Path to Obesity? Organic Claims Influence Calorie Judgements and Exercise Recommendations," *Judgement and Decision Making* 5, no. 3 (2010): 144-50.

로 봐야한다. 즉, 자신의 운동루틴을 성공적으로 해낸 것이 과식을 해도 좋은 면죄부가 되어선 안 된다.

기억하라. 당신의 목표는 단 하루의 운동이나 좋은 식단이 아니라, 철저하게 몸매를 바꾸는 것이다. 운동, 건강, 행복, 자신감 그리고 나머지 모든 것들을 포함하여, 당신이 하는 모든 행동엔 보다 더 큰 이유가 있다. 피자를 폭식하고 운동을 빼먹는 것은 타당한 이유를 대지 않아도 되는 사소한 '실수' 같은 것이 아니라, 더 큰 목표를 달성하는 데 위협이 되는 행동이다.

의지를 시험하는 순간과 고군분투할 때마다 이유를 떠올려보길 바란다. 강함을 유지하여 결국 무엇을 얻을 수 있는가? 큰 성공이란 무엇인가? 그것으로 누가 이익을 볼 수 있는가? 이런 것들이 현실이라면 나의 삶은 어떠할까? 목표를 달성하기 위해 좋아하는 것을 미룰 수 있는가? 현재의 불편함을 감수하면 미래에 어떤 결과가 생길까?

"이런 젠장, 그래도 난 게으른 멍청이라고!"

사람들은 다이어트처럼 의지를 시험하는 상황에서 사소한 실수를 하고 난 뒤에 어떻게 행동하는가? 빨리 잘못을 중단하고 다시 궤도로 올라와 하던 일을 진행하는가? 아니면 이미 망해버렸다고 생각하고, 없는 게 없는 뷔페로 가버리는가?

불행하게도 후자의 경우가 훨씬 일반적이다. 많은 사람들이 충동적 행동, 후회, 더 충동적으로 행동하는 악순환을 겪으며, 심리학자들은 이것을 '이런 젠장 효과what-the-hell effect' 라고 부르는데, 불가피하고 필연적으로 느껴지는 감정 상태이다.[88] 감자칩 한줌만 먹으려 했는데 어느덧 한 봉지를 다 먹게 된다. 초콜릿 2조각만 먹으려 했는데 계속 먹게 된다. 와인 한 잔이 한 병이 되고, 두 병이 된다.

사람들이 이런 문제에 직면하게 되면 스스로에게 "이런 젠장, 난 이미 망했어. 차라리 즐기는 게 나을지도 몰라"라고 말하며 '이런 젠장 효과'를 더욱 심화시킨다. 그리고 사람들은 항복하고 안 좋은 기분이 들게 된다. 그 다음 기분을 전환하기 위해 더욱 상황을 악화시키며, 그로 인해 더 안 좋은 기분과 죄책감을 느끼게 되고, 심지어 더 큰 실수를 저지르게 되며 이런 행동을 반복하게 된다.

살다보면 몇 번 실수를 할 수 있다. 파티에 가서 너무 많이 먹거나, 운동을 빼먹을 수도 있다. 나는 운동계획을 잘 준수하지만, 가끔 운동을 빼먹을 때가 있다. 하지만 이것이 큰 문제가 되진 않는다. 남들과 마찬가지로 우리 또한 인간이기 때문이다. 실수보다는, 실수를 한 뒤에 우리가 무엇을 하는지가 정말로 중요하다.

우리가 정말로 원하지 않는 것은 엉망이 된 이후 자신을 비난하는 행동이다.

---

88) Janet Polivy and C. Peter Herman, "Dieting and Binging: A Causal Analysis," *American Psychologist* 40, no. 2 (1985): 193-201. doi: 10.1037/0003-066X.40.2.193.

장황하게 자신에 대한 비난을 늘어놓게 되면 더욱 죄의식과 부끄러움을 느끼게 되며, 이로 인해 우리의 기분을 좋게 만들어주는 어떤 것이든 의존하게 될 가능성이 높아진다.[89] 더 혹독하고 엄격하게 자신을 비난할수록 더욱 상황은 안 좋아진다.

대신 우리가 친구에게 보여주는 연민과 용서를 자신에게도 똑같이 보여줘야 한다. 이 설명이 조금 반직관적으로 들릴지도 모른다. 자신에 대한 연민과 용서가 원치 않았던 행동을 지속하도록 만드는 좋은 변명이 되지 않을까? 연구는 그렇지 않다고 말한다. 몇몇 연구들은 스트레스를 받거나 실패를 겪은 순간에 자신에게 관대해지는 것이 더 나은 의지력과 자제력과도 연관이 있다고 한다.[90]

자기연민self-compassion은 교훈을 통해 자신의 행동에 대한 책임감을 갖고 앞으로 나아가도록 도와준다.

자부심 또한 의지력을 시험받는 순간에 도움이 되는 효과적인 무기이다. 연구에 따르면 자신이 목표를 달성하면 얼마나 자랑스러울지, 그 성공을 누구에게 이야기 할지, 그러면 그들이 어떻게 반응할지 상상하는 것만으로도 의지력을 강하게 만들어주며, 그 목표를 실현할 가능성이 높아진다고 한다.[91] 실패로 인한 수치심과 반감을 예상하는 것 또한 유혹에 넘어가지 않고 자제할 수 있도록 도와주지만, 자부심만큼 강력하진 않다.[92]

착각의 수정구슬

사람들이 자제력을 버릴 때 선호하는 방식 중 하나는 현재의 잘못을 미래에 이루어질 미덕으로 정당화하는 것이다. 연구에 따르면 나중에 운동할 계획을 짜는 것만으로도 식단을 어길 가능성이 높아진다고 한다.[93]

---

89) Melike M. Fourie, Henri G. L. Ranuch, Barak E. Morgan, George F. R. Ellis, Esmè R. Jordaan, and Kevin G. F. Thomas, "Guilt and Pride Are Heartfelt, But Not Equally So," *Psychophysiology* 48, no. 7 (2011): 888-99. doi: 10.1111/j.1469-8986.2010.01157.x.

90) Michael J. A. Wohl, "I Forgive Myself, Now I Can Study: How Self-Forgiveness for Procrastinating Can Reduce Future Procrastination," *Personality and Individual Differences* 48, no. 7 (2010): 803-08. doi: 10.1016/j.paid. 2010.01.029; Mark R. Leary, Eleanor B. Tate, Claire E. Adams Ashely Batts Allen, and Jessica Hancock, "Self-Compassion and Reactions to Unpleasant Self-Relevant Events: The Implications of Treating Oneself Kindly," *Journal of Personality and Social Psychology* 92, no. 5. (2007): 887-904. doi: 10.1037/0022-3514.92.5. 885; Ashley Batts Allen and Mark R. Leary, "Self Compassion, Stress, and Coping," *Social and Personality Psychology Compass* 4, no. 2 (2010): 107-18. doi: 10.1111/j.1751-9004-2009.00246.x.

91) Richard P. Bagozzi, Utpal M. Dholakia, and Suman Basuroy, "How Effortful Decisions Get Enacted: The Motivating Role of Decision Processes, Desires, and Anticipated Emotions," *Journal of Behavioral Decision Making* 16, no. 4 (2003): 273-95. doi: 10.1002/bdm.446; Melike M. Fourie, Henri G. L. Rauch, Barak E. Morgan, George F. R. Ellis, Esmè R. Jordaan, and Kevin G. F. Thomas, "Guilt and Pride Are Heartfelt, But Not Equally So," *Psychophysiology* 48, no. 7 (2011): 888-99. doi:10.1111/j.1469-8986,2010,01157,x.

92) HaeEun Chun; Vanessa M. Patrick, and Deborah J. MacInnis, "Making Prudent vs. Impulsive Choices: The Role of Anticipated Shame and Guilt on Consumer Self-Control," *Advances in Consumer Research* 34 (January 2007): 715.

93) Uzma Khan and Ravi Dhar, "Where There Is a Way, Is There A Will? The Effect of Future Choices on Self-Control," *Journal*

이런 생각들은 도덕자격증을 부여할 뿐만 아니라, 또 다른 심각한 문제와 결합된다. 바로 미래엔 오늘 결정한 것과 다른 결정을 할 것이라고 가정하는 것이다. 예를 들어 오늘 디저트를 두 번 먹었지만 내일부터는 다이어트 식단을 잘 지킬 거야. 오늘은 운동을 빼먹었지만 내일 두 배로 할 거야. 오늘은 내가 가장 좋아하는 TV 쇼를 보고, 이번 주엔 더 이상 TV를 보지 않을 거야.

우린 미래를 너무 신용하는 경향이 있으며, 지금 할 수 없는 어떤 것이든 미래엔 가능하다고 본다. 미래엔 더욱 열정적이고, 힘이 넘치며, 의지력도 강하고, 동기가 부여되고, 용감하고, 도덕적으로 선할 것이라고 며칠, 몇 주 혹은 몇 달 동안 지겹도록 미덕을 추가한다.

이러한 낙관주의는 실제로 행동하는 경우엔 괜찮다. 하지만 우리 모두는 그렇게 행동하지 않는다는 것을 안다. 미래가 마침내 도착하면, 스스로가 상상했던 고결하고 이상적인 모습은 찾아볼 수 없으며, 직면한 현실은 스스로에게 말했던 것처럼 쉽지가 않다. 그렇다면 무엇을 하게 될까? 구세주가 다음에 우리를 구해줄 것이라 상상하며 또 뒤로 미룰 것이다.

이런 종류의 생각은 미래에 짊어질 수 없는 과도한 업무와 책임을 지우게 된다.

비거 리너 스트롱거 프로그램을 따르다보면 미래의 미덕으로 오늘 할 일을 정당화시키고 싶은 유혹에 빠질지도 모른다. 지금의 당신이, 감정과 욕망이 추상적으로 보이는 미래의 당신과 다를 것이라 생각하는 함정에 빠지지 마라. 내일이 오면 미뤄두었던 일을 할 가능성이 희박하다는 것을 알게 될 것이다. 대게 이전의 자신의 마음 상태와 현재의 마음 상태가 동일하다는 것을 깨닫게 되어, 자기 자신을 더욱 나쁜 상태에 빠뜨릴 것이다.

이런 행동을 잘하게 될수록 과학자들이 미래 연속성Future self-continuity이라고 부르는 행동이 발달하게 되는데, 미래 연속성은 현재의 행위를 미래의 결과에 연관시키는 것을 말한다.[94] 높은 미래 연속성은 좋은 몸매를 만드는 데 도움이 될 뿐만 아니라. 삶의 많은 다른 영역 또한 발전시켜 준다.

또한 미래연속성을 발달시키기 위한 두 가지 멘탈 훈련을 할 수 있다. 연구에 따르면 미래에 대해 생각하는 것(보상이 아닌)이 의지력을 더 강하게 해준다고 한다. 고로 당신이 할 필요가 있는 것이나, 해선 안 될 행동을 상상하는 것으로도 성취할 수 있는 가능성을 높여준다고 한다.[95] 예를 들면 다이어트를 시작하는 것으로 고생을 할 때, 단지 쇼핑과 식사를 다르게 하는 상상을 하는 것만으로도 '현실'로 이루어지기 쉬우며, 훨씬 목표가 마음에 와 닿게 된다.

또 다른 방법은 미래의 나 자신에게 편지를 쓰는 것이다. 미래의 나의 모습, 미래의 나에게 희망하는 점, 미래를 위해 현재 자신이 하고 있는 것, 미래의 나가 현재의 나에게 하고 싶어 할

---

of Experimental Psychology 136, no. 2 (2007): 277-88. doi: 10.1037/0096-3445.136.2.277.

94) Hal Ersner-Hershfield, G. Elliott Wimmer, and Brian Knutson, "Saving for the Future Self: Neutral Measures of Future Self-Continuity Predict Temporal Discounting," *Social Cognitive and Affective Neuroscience* 4, no. 1 (2009): 85.92. doi: 10.1093/scan/nsn042.

95) Jan Peter and Christian Büchel, "Episodic Future Thinking Reduces Reward Delay Discounting through an Enhancement of Prefrontal-Mediotemporal Interactions," *Neuron* 66, no. 1 (2010): 138-48. doi: 10.1016/ j.neuron.2010.03.026.

지도 모르는 말, 심지어 현재의 의지력이 부족하여 생긴 결과를 적는 그러한 것들이 구체적으로 변하게 될 것이다. 웹 사이트 FutureMe.org는 미래의 특정 날짜에 이메일이 전달되도록 정하여 나 자신에게 이메일을 쓸 수 있는 서비스를 제공한다.

마지막 방법은 다른 방법들과 유사한데, 미래의 자신의 모습을 생생하고 자세하게 상상하는 것으로, 이걸 할 경우 자제력이 높아진다고 한다.[96] 현재의 좋은 행동과 나쁜 행동으로 인한 결과를 검토해보라. 당신의 모습을 바꾸려는 노력을 하지 않으면 미래의 나는 어떠한 모습을 하고 있을까? 어떠한 신체적, 정신적, 감정적 상태일까? 질병에 시달릴 것인가? 아니면 후회하거나 부끄러워할까? 아니면 볼품없고 우울하며 외로울까? 변화한다면 어떠할까? 그러면 나의 삶은 어떻게 보일까? 자신을 자랑스러워하고 감사한 태도를 가질까? 여러 가능성을 상상해보길 바란다.

충동과 싸우지 말고 파도에 몸을 실어라

당신은 지금 길고 피곤했던 하루를 보내고 침상에 앉아 있다. 그러다 정신이 다른 데로 팔리기 시작한다. 갑자기 아이스크림이 떠올라 먹고 싶은 생각이 든다. 오! 아이스크림 말고 다른 생각을 해야 해. 아이스크림 생각은 하지 마!

하지만 나의 명령을 듣질 않는다. 크림이 가득한 솜털구름 맛의 이미지를 내쫓으려 하면 할수록, 생각이 더욱 의식과 침샘을 지배한다. 결국 이 생각을 멈추게 하는 방법은 식도로 내려가는 무언가를 한 숟가락 먹는 수밖에 없다.

아이러니하게도, 우리의 경험은 기대에 부응한 적이 거의 없다.

이 시나리오의 문제점은 상상이 시작되는 것보단, 상상을 억누를수록 점점 강해진다는 점이다. 연구에 따르면 행동은 하지 않고 생각하거나 느낌을 떠올리는 것만으로도 감정 장애, 식탐, 중독과 같은 다양한 유혹들을 처리하는 데 효과적이라고 한다.[97] 반면에 자기비판이나 거정, 슬픔, 강한 욕망과 같이 부정적인 생각과 감정을 억누르려고 할수록 부적응, 불안, 우울 심지어 폭식과 같이 안 좋은 감정을 더욱 초래한다.[98]

---

96) Elisa C. Murru and Kathleen A. Martin Ginis, "Imaging the Possibilities: The Effects of a Possible Selves Intervention on Self-Regulatory Efficacy and Exercise Behavior," *Journal of Sport and Exercise Physiology* 32, no. 4 (2010): 537-54.

97) Phillippe Goldin, Wiveka Ramel, and James Gross, "Mindfulness Meditation Training and Self-Referential Processing in Social Anxiety Disorder: Behavioral and Neural Effects," *Journal of Sport and Exercise Physiology* 32, no. 3 (2009): 242; Philippe R. Goldin and James J. Gross, "Effects of Mindfulness-Based Stress Reduction (MBSR) on Emotion Regulation in Social Anxiety Disorder," *Emotion* 10, no. 1 (2010): doi: 10.1037/a0018441.

98) Lee J. Markowitz and Jennifer L. S. Borton, "Suppression of Negative Self-Referent and Neutral Thoughts: A Preliminary Investigation," B*ehavioral and Cognitive Psychotheraphy* 30, no. 3 (2002): 271-77. doi:10.1017/ S135246580200303X; Stefan G. Hofmann, Sanna Heering, Alice T. Sawyer, and Anu Asnaani, "How to Handle Anxiety: The Effects of Reappraisal, Acceptance, and Suppression Strategies on Anxious Arousal," *Behaviour Research and Therapy* 47, no. 5 (2009): 389-94. doi: 10.1016/j.bat.2009.02.010; Daniel M. Wegner and Sophia Zanakos, "Chronic Thought Suppression," *Journal of Personality* 62, no. 4 (1994): 615-40. doi: 10.1111/ j.1467-6469.1994.tb00311.x; Peter muris, harald Merckelbach, and Robert Houselenberg, "Individual Differences in Thought Suppression. The White Bear Suppression Inventory: Factor Structure, Reliability, Validity and Correlates," Behaviour Research and Therapy 34, no. 5-6 (1996): 501-13. doi:

그러니 불안감을 주는 생각이 떠오를 때, 그 감정을 없애려하기보단 차분하게 받아들이길 바란다. 그 감정들을 믿거나, 의미를 깊게 생각할 필요는 없다. 그저 내 마음속에 있다는 것만 받아들이고 자각하면 된다. 감정에 큰 의미를 부여하지 말고 그 감정과 놀아주어라. 이러한 감정들은 그렇게 중요하지도 않으며, 곧 사라질 것이다.

이러한 태도는 특히 다이어트와 관련이 있는데, 연구에 따르면 감정을 억누르는 것은 좋은 다이어트 방법이 아니라고 한다. 음식에 대한 욕구를 억누르려고 할수록 더욱 음식을 갈망하며, 폭식할 위험이 커진다고 한다.[99] 식욕이 생길 때, 주의를 딴 데로 돌리거나 자기 자신과 논쟁을 하기보단, 그 감정을 알아차리고 느끼는 것이 낫다. 항상 마음을 조절할 순 없겠지만, 행동은 항상 조절할 수 있다는 사실을 깨닫길 바란다. 자신의 욕망을 행동으로 옮기기 전에, 우선 목표를 기억하며 왜 이 행동을 하지 않으려고 했는지 그 이유를 먼저 떠올리길 바란다. 욕망이 부딪쳐 사라질 때까지 욕망의 파도에 몸을 실어라.

워싱턴대학교의 연구자들은 이것을 '욕구서핑surfing the urge'이라고 부르며, 이것이 흡연자가 일일흡연량을 줄이는 데 도움을 준다는 사실을 발견했다.[100] 욕구 서핑은 외부의 무언가에 의존하는 것 대신, 내적으로 감정을 조절하는 법을 배우는 데 도움을 준다.

욕구 서핑을 실제로 사용하는 간단한 법칙을 말하자면, 해선 안 되는 행동을 강하게 하고 싶거나, 갈망하는 것을 행동하기 전에 10분만 기다려 보아라. 잠시 멈춰 그 문제를 생각할 시간을 줄 뿐만 아니라, 즉각적인 충동이나 나중에 잘할 것이라는 기대감 또한 사라지게 된다. 보상을 10분 뒤로 미룸으로써 의지력을 실험하는 강력한 적을 없애버릴 수 있다.

해야 한다는 건 알지만 뭔가 두려움을 주는 것을 해야만 하는 상황에 직면할 때, 딱 10분 동안만 해보려고 약속해보아라. 그러고 나서 더할지 말지를 결정하라. 일단 행동을 시작하면 계속 진행하고 싶어질 가능성이 높다.

어려운 상황일 때 강한 사람은 더욱 힘을 낸다

어느덧 6시가 되어 하루의 일과를 끝마치고, 진이 빠진 기분이 든다. 논쟁이 오가고 회의는 끝날 줄 모르며, 보스는 직원들을 달랜다. 발을 질질 끌며 차에 다가갔더니 오늘은 체육관에서 하체운동을 해야 한다는 생각이 문득 떠오른다. 웩.

10.1016/0005-7967(96)00005-8; Daniel M. Wegner, Ralph erber, and Sophia Zanakos, "Ironic Processes in the Mental Control of Mood and Mood-Related Thought," *Journal of Personality and Social Psychology* 65, no. 6 (1993): 1093-104. doi: 10.1037/0022-3514.65.6.1093; James A.K. Erskine and George J. Georgious, "Effects of Thought Suppression on Eating Behaviour In Restrained and Non-Restrained Eaters," *Appetite* 54, no. 3 (2010): 499-503. doi: 10.1016/j.appet.2010.02.001.

99) Rachel D. Barnes and Stacey Tantleff-Dunn, "Food for Thought: Examining the Relationship between Food Thought Suppression and Weight-Related Outcomes," *Eating Behaviors* 11, no. 3 (2010): 175-79. doi: 10.1016/ j.eatbeh2010.03.001.

100) Sarah Bowen and Alan Marlatt, "Surfing the Urge: Brief Mindfulness-Based Intervention for College Student Smokers," *Psychology of Addictive Behavior* 23, no. 4 (2009): 666-71. doi: 10.1037/a0017127.

이제 당신의 마음은 집으로 가야할 이유와 싸우게 된다. 오늘 운동은 끔찍할 거야. 월요일에는 체육관에 발 디딜 틈이 없지. 다음주에 해도 괜찮아. 나는 친구들만큼 운동을 빼먹진 않는 편이잖아. 이러한 맹렬한 공격이 방어막을 약하게 만들고, 다음과 같은 결정을 내리게 된다. 저녁식사로 피자를 주문할까 아니면 건강한 음식을 해먹을까? 지금 주문하면 집에 가는 길에 가게에 들려 찾아가면 되는데….

다들 이러한 경험이 많을 것이다. 운동을 빼먹고, 식단을 어기고, 사랑하는 것을 맹렬히 비난하고, 만기가 지날 때까지 일을 미루는 것에 대해 피곤함, 아픔, 피로, 우울함 등 다양한 변명을 댄다. 몸이 '지친다'는 이유는 실패에 대한 변명으로 쉽게 둘러대는 것이기도 하다.

엘리트 선수들이 '평범한'사람들이 포기하거나 한계에 도달했다고 생각하는 그 지점을 넘어서까지 자신을 몰아붙일 수 있는 것처럼, 우리는 정해진 일과와 목표를 달성하는 데 장애가 되는 마음의 장벽과, 감정적 피로를 밀어내는 법을 배워야만 한다.

이것은 생각하는 것처럼 그렇게 어렵진 않다. 연구에 따르면 단순히 자제를 하지 못한다고 믿는 사람들은 정신의 피로나 의지가 약해지는 것을 겪게 되며, 자제를 한다고 믿는 사람들의 의지력이 점차적으로 감소하는 것보다 더 빨리 의지력이 감소하였다.[101)]

한마디로 당신은 스스로가 생각하는 만큼 강해질 수 있으며, 생각하는 만큼 자제력을 보일 수 있다. '너무 피곤하다'고 느낄 때마다 "할 거야" 또는 "안 할 거야"라고 말한다면, 더 강해질 수 있다. 자신이 포기하는 그 지점을 뛰어넘는 것에 도전하라. 그러면 나쁜 결과 없이 해낼 수 있다는 것을 알게 될 것이다.

사용하거나 잃거나(Use it or lose it) — 의지를 훈련하는 법

현대의 삶은 우리의 의지력을 시험하는 순간으로 가득 차 있다. 우리는 마음을 흔들어놓는 것들을 성공적으로 피하며, 필요한 것들은 하고, 해선 안 되는 것들은 하지 않을 필요가 있다. 하지만 연구에 따르면 어느 지점까지는 자제할 수 있으며, 자제력이 '다 떨어지고' 나면 유혹에 넘어가기 쉬워진다고 한다.[102)] 과학자들은 어떤 업무를 하든지와 상관없이 아침에 자제력이 가장 높으며, 시간이 흐를수록 점차 감소하게 된다는 사실을 발견하였다.[103)] 달콤함과 감정적 충동과 싸우는 것, 궁지에 몰려 유혹에 넘어가지 않으려고 다른 곳에 집중하는 것, 어려운 일에 몰입하는 것, 또는 심지어 사소한 구매결정을 하는 것조차도 똑같이 의지력을 고갈시킨다.[104)]

---

101) Veronika Job, Carol S. Dweck, and Gregory M. Walton, "Ego Depletion–Is It All in Your Head? Implicit Theories about Willpower Affect Self-Regulation," *Psychological Science* 21, no. 11 (2010): 1686-93. doi: 10.1177/0956797610384745.

102) Roy F. Baumeister, Todd F. Heatherton, and Dianne M. Tice, *Losing Control: How and Why People Fail at Self-Regulation* (San Diego: Academic Press, 1994).

103) Ibid.

104) Kathleen D. Vohs, Roy F. Baumeister, Brandon J. Schmeichel, Jean M. Twenge, Noelle M. Nelson, and Dianne M. Tice,

이러한 연구결과는 "의지력도 하나의 근육이다."와 같은 비유가 생기게 하였다. 의지력도 상당한 힘을 가지고 있으며, 의지력을 '구부릴' 때마다 점점 약해진다. 그러나 이러한 비유의 긍정적인 부분은 '의지력 근육'을 신체 다른 부위와 마찬가지로 키울 수 있어 점점 강해지며 피로에 잘 저항할 수 있다.

연구결과도 이러한 생각을 뒷받침해준다. 단 음식을 좀 더 적게 먹거나, 지출을 기록하거나, 자세를 고치거나, 욕을 삼가거나, 매일 손잡이를 쥐어짜거나, 다양한 업무에 비우세손을 사용하는 등 일반적이고 사소하게 자제하는 행동들이 의지력을 더 높여준다고 한다.[105]

이러한 사소한 일을 할 때 실제 훈련하는 것은 심리학자들이 '중지와 계획 반응pause-and-plan response'이라고 부르는 것으로, 행동하거나 무엇을 하려고 했는지 알아차리거나, 다르게 선택하기 전에 일단 정지하는 것을 말한다.[106]

우린 이 연구를 이용하여 자제력을 훈련시킬 수 있는 '의지력 워크아웃'을 만들 수 있다. 예를 들어 앉을 때 구부정하게 앉지 않거나, 매일 정크 푸드를 충동적으로 먹지 않으려고 노력하거나, 또는 욕을 하지 않는 것 등을 통해 '안 할 거야' 파워를 기를 수 있다. 또한 5분간 호흡운동하기, 산책하기, 걷기 운동 후에 푸시업 20개 하기, 집에서 청소할 곳을 찾거나, 평소에 관심 가지지 않던 것들, 예를 들어 하루에 칼로리를 얼마나 섭취하고 소모했는지, 커피 몇 잔을 마셨는지, 인터넷을 얼마나 했는지를 추적하는 등 매일 새로운 습관을 유지하여 '할 거야' 파워를 키울 수 있다.

이렇게 '사소해 보이는' 자제력 운동을 하는 것만으로 새롭고, 건강한 라이프스타일을 만드는 것과 같이 삶에 큰 변화를 가져다줄 능력이 자라는 것을 보고 놀랄지도 모른다.

의지를 키울 수 있는 또 다른 효과적인 방법으로 '사전약속precommitment'이라는 것이 있다. 사전약속은 의지를 키우기 위해 지금 당장 행동을 취하여 미래의 당신이 부정한 행위를 시도할 것을 피하는 것이다.[107] 대부분에게 유혹을 뿌리칠 수 있는 최고의 방법은 단순히 그것을 직면

"Making Choices Impairs Subsequent Self-Control: A Limited-Resurce Amount of Decision Making, Self-Regulation, and Active Initiative," *Journal of Personality and Social Psychology* 94, no. 5 (2008): 883-98. doi: 10.1037/0022-3514.94.5.883; Michael Inzlicht and Jenifer N. Gutsell, "Running on Empty: Neural Signal for Self-Control Failure," *Psychological Science* 18, no. 11:933-37 (2007): doi: 10.1111/j.1467-9280,2007,02004,x.

105) Mark Muraven, Roy F. Baumeister, and Dianne M. Tice, "Longitudinal Improvement of Self-Regulation Through Practice: Building Self-Control Strength Through Repeated Exercise," *Journal of Social Psychology* 139, no. 4 (1999): 446-57. doi: 10.1080/00224549909598404; Mark Muraven, "Building Self-Control Strength: Practicing Self-Control Leads to Improved Self-Control Performance," *Journal of Experimenta Social Psychology* 46, no. 2 (2010): 465-68. doi: 10.1016/j.jesp.2009.12.011; Megan Oaten and Ken Cheng, "Improvements in Self-Control from Financial Monitoring," *Journal of Economic Psychology* 28, no. 4 (2007): 487-501. doi: 10.1016/ j.joep.2006.11.003; Roy F. Baumeister, Matthew Gailliot, C. Nathan DeWall, and Megan Oaten, "Self-Regulation and Personality: How Interventions Increase Regulatory Success, and How Depletion Moderates the Effects of Traits on Behavior," *Journal of Personality* 74, no. 6 (2006): 1773-1802. doi: 10.1111/j.1467-6494.2006.00428.x.

106) Suzanne C. Segerstrom, Jaime K. Hardy, Daniel R. Evans, and Natalie F. Winters, "Pause and Plan: Self-Regulation and the Heart," in *How Motivation Affects Cardiovascular Response: Mechanism and Applications*, eds. Rex A. Wright and Guido H. E. Gendolla (Washington, DC: American Psychological Association, 2012), 181-98. doi: org/10.1037/13090-009.

107) Molly J. Crockett, Barbara R. Braams, Luke Clark, Philippe N. Tobler, Trevor W. Robbins, and Tobias Kalenscher,

할 상황을 만들지 않는 것이다.

예를 들어 일은 안하고 인터넷을 하느라 문제가 있는 경우, 프리덤Freedom(www.macfreedom.com)이라는 프로그램을 다운받아 실행하면, 인터넷을 켤 경우 정해진 시간에 꺼져버린다. 안티-소셜Anti-Social(www.anti-social.cc)은 소셜 네트워크와 이메일을 차단해준다. 다이어트를 지속하는 데 어려움이 있다면, 집에 있는 모든 정크 푸드를 버리고 다시 사지 않는 방식으로 사전약속을 할 수 있다. 또는 '다이어트 벳Diet Bet(www.dietbetter.com)'에 가입할 수도 있다. 운동을 꾸준히 하길 원한다면 매달 체육관 등록을 연장하는 것이 아니라, 1년 회원권을 구매할 수도 있다.

사전약속을 하는 데 도움이 되는 웹사이트로 스틱Stick(www.stickk.com)이라는 곳이 있는데, 예일대학교 출신의 경제학자인 이안 아예스Ian Aryes가 만들었다. 이 사이트는 목표와 시간을 설정하고 돈을 입금한 후에, 만약 실패한다면 그 돈을 어떻게 할지를 결정하고(예를 들면 자선단체로 가거나, 심지어 당신이 싫어하는 단체로 갈 수도 있어 큰 동기부여가 됨), 당신의 진행사항을 관찰하고 보고서의 진실성을 확인해줄 '심판'을 지명하며, 당신을 응원해줄 서포터즈도 초대할 수 있다.

요약하자면 결심을 보여주고 마음을 바꾸고 포기하지 않기 위해 어렵고 불편한 것을 감수하는 어떤 행위든 궁지에 몰렸을 때 충동을 억제하도록 도와주어 방향을 유지할 수 있도록 해준다.

성공만큼 큰 실패는 없다

일단 목표를 달성하고 나면, 무엇을 가장 원할까? 물론 발전이다. 우린 긍정적인 변화를 보길 바라며, 발전을 원하는 태도가 더 많은 에너지를 주어 더 열심히 할 수 있게 해준다. 그러나 반드시 이렇게 진행되는 것은 아니다.

발전에는 항상 위험이 따라온다고 한다. 그건 바로 자기만족인데, 연구에 따르면 몇몇 사람들은 목표를 향한 발전을 자기파괴적인 행동을 하는 것에 대한 변명처럼 사용한다고 한다.[108)]

우리는 발전할 때 성취감이나 특권의식에 의해 거짓된 안정감을 갖기 쉬워진다. 도덕자격증과 마찬가지로, 앞을 향한 한 걸음이 뒤로 두 걸음 후퇴해도 되는 특권을 준다고 느낄 수 있다.

자신이 성취해낸 것을 보고 자신의 등을 토닥거리거나 깊이 생각하는 경우 자신이 한 행동과 정반대로 행동할 확률이 증가하기 때문에, 성공을 우리의 목표가 본인에게 얼마나 중요한지를 나타내는 증거로 삼거나, 이것을 이루기 위해 얼마나 헌신했는지 증명해주는 것으로 여겨야 한다.[109)]

"Restricting Temptations: Neural Mechanisms of Precommitment," *Neuron* 79, no. 2 (2013): 391-401. doi: 10.1016/j.neuron.2013.05.028.

108) Ayelet Fishbach and Ravi Dhar, "Goal as Excuses or Guides: The Liberating Effect of Perceived Goal Progress on Choice," *Journal of Consumer Research* 32, no. 3 (2005): 370-77.

109) Ayelet Fishbach and Ravi Dhar, and Ying Zhang, "Subgoals as Substitutes or Complements: The Role of Goal

즉 처지거나 주위를 돌아보지 않기 위해, 계속 앞으로 나아갈 이유를 찾아야 한다.

결론

인간의 본성은 모순으로 가득 차 있으며, 자제력 또한 예외일 순 없다. 우리는 장기적인 목표와 일시적인 즐거움, 미래의 만족감과 지금 당장의 만족감에 끌린다. 우리는 본디 유혹에 쉽게 넘어가지만, 그것에 저항할 힘도 가지고 있다. 우리는 스트레스와 두려움, 공포, 그리고 슬픔의 감정과 차분함, 희망, 즐거움이 뒤섞이는 상황과 계속 씨름하게 된다.

간단히 의지력을 강화시키는 것을 통해 근본적으로 자기 자신을 바꿀 수 있다고 생각하진 않지만, 분명 더 많은 마음챙김mindfulness과 유효성, 그리고 자신감으로 매일의 삶을 충족시키는 능력이 발전하게 될 것이다.

챕터 요약

도입

- 의지력이 높은 사람들은 어떠한가? 이들은 학교 성적도 좋고, 돈도 잘 벌며, 더 뛰어난 리더이기도 하고, 더 행복하고 건강하며, 스트레스도 덜 받는다. 또한 사회적 관계, 로맨틱한 관계 또한 나으며(의지력이 입을 다물게 해준다), 심지어 더욱 오래 산다.
- 당신이 체육관을 또 다시 빼먹는 것에 대한 변명은 3일을 연달아 한 폭식을 정당화하는 것과 상당히 유사하다. 마찬가지로 중요한 일을 하루만 미루자고 스스로에게 말하는 것은 누군가의 담배 한 대에 대한 욕망과도 같다.

할 거야, 하지 않을 거야, 원한다

- 대부분은 의지를 "하지 않을 거야"라고 말하는 능력으로 생각하나, 의지에는 이것 외에 다른 2가지 성격 있다.
- "할 거야"는 "하지 않을 거야"의 동전의 반대 면이며, 당신이 원하지 않을 때 할 수 있는 능력을 말한다. 예를 들면 당신이 피곤할 때도 운동하러 가는 것, 연체료를 내는 것, 회사 프로젝트를 위해 새벽까지 의지를 불태우는 것 등이 있다.
- "원한다"는 유혹이 있을 때 장기적 목표인 이유를 떠올리는 것을 말하며, 예를 들면 패스트푸드나 신용카드 구매보다 더 원하는 것을 의미한다.

Accessibility," Journal of Personality and Social Psychology 91, no. 2 (2006): 232-42. doi: 10.1037/0022-3514. 91.2.232.

두뇌와 도파민: 왜 그토록 항복은 달콤하게 느껴지는가

- 일단 보상거리를 인식하게 되면, 뇌는 도파민을 분비하여 그것이 우리가 정말로 찾고 있던 것이라고 말한다. 도파민은 즉각적인 만족감을 노래하는 동시에, 장기적인 결과에 대한 속삭임을 억누른다.
- 도파민이 분비되면 불안감을 느끼게 하는 스트레스성 호르몬이 분비한다. 그래서 우리가 바라는 보상에 대해 더 많이 생각할수록, 그것이 더욱 중요하게 된다. 더 많이 생각하게 될수록, 지금 당장 얻길 바라게 된다.
- 아이러니하게도 우리가 추구하는 궁극적인 보상은 항상 이룰 수 없지만, 보상에 대한 약간의 가능성과 포기에 대한 유혹은 항상 집착의 상태까지 옭아맨다.
- 연구에 따르면, 어떤 보상에 대한 욕구로 인해 분비된 도파민은 우리가 또 다른 보상을 추구하도록 만든다는 것이다. 벌거벗은 여성의 그림을 보게 되면 리스크가 높은 금전적 결정을 내리기 더욱 쉬워진다. 벼락부자가 되는 꿈을 꾸면, 음식이 더욱 구미가 당기게 된다.
- 이런 신세계에서 성공하길 바란다면, 우리가 매일매일 언제 어디서나 유혹받는 가짜의, 마음을 흔들어놓으며 중독성이 있는 '보상'과, 우리의 삶에 성취감과 의미를 불어넣어 주는 진짜 보상을 구분할 수 있어야 한다.

의지의 최대의 적: 스트레스

- 자제력은 근육을 이완하고 심박수를 낮추며, 호흡을 길게 하고 다음엔 진실로 무엇을 원하는지 생각할 시간을 위한 것이며. 투쟁은 가능한 빨리 반응해야 할 때 필요한 것이다.
- 연구에 따르면 스트레스처럼 의지를 약하게 만드는 것은 없으며, 두뇌가 도파민으로 목욕을 할 땐 스트레스를 느끼진 않지만 우리 삶은 항상 스트레스로 가득 차 있다. 우리가 스트레스를 더 많이 받을수록, 더 과식하고 더 많이 소비하며, 하고 나서 즉시 후회하게 될 많은 것들을 한다.
- 정신적인 것이든 육체적인 것이든, 스트레스를 주는 무엇이든 의지력 '비축량'을 소모하며, 자제력을 떨어뜨린다. 고로 단기적이든 장기적이든, 우리 삶 속의 스트레스를 줄이고 기분을 좋게 하는 어느 것이든 자제력을 높여준다는 결과에 이르게 된다.
- 매일 우리를 '가루처럼 만드는' 스트레스로부터 회복하는 데 효과적인 방법은 단순히 이완하는 것이다. 이완의 효과를 확인하고 싶다면 의지력을 시험하는 순간에 의도적으로 호흡을 천천히 하여 한 번 호흡할 때 10~15초 동안 하거나, 1분에 4~5번 정도로 호흡수를 줄여보라.
- 만약 잠을 충분히 자질 못하거나, 불규칙적일 경우 스트레스와 유혹에 더욱 민감하며 좋은 습관을 유지하고 나쁜 습관을 억제하는 '에너지 비축량'이 부족하게 된다.
- 연구에 따르면 지속적으로 나쁜 소식을 담거나 겁을 주는 뉴스나 죽음을 연상시키는 뉴스를 접할 경우 과식과 과소비 그리고 의지력 실패의 가능성이 더욱 증가한다.
- 연구에 따르면 규칙적인 운동은 음식과 약물에 대한 욕망을 줄여주며, 심장 변이율을 높여주며 보다 스트레스와 우울증을 잘 견디도록 해주고 심지어 두뇌 기능 또한 향상시킨다고 한다.

어쨌든 난 지금 그걸 원해

- 우리가 보상을 원할 때 보상을 기다리는 시간이 길어질수록 그 가치가 점점 줄어드는 문제점이 있다. 심리학자는 이러한 현상을 '지연 디스카운팅delayed discounting'이라고 부르며, 누군가가 이러한 행동을 하면 할수록 그의 자제력은 더욱 떨어지고, 더욱 충동적으로 행동하게 되며 심지어 중독 문제에 빠지기도 한다.
- 한 연구에 따르면 의지를 시험받는 상황에서 지금의 선택이 미래에 미칠 악영향에 대해 생각하는 사람은 충동적인 선택을 할 확률이 낮아진다.

우리 모두 돼지가 되자

- 대규모의 심리학과 마케팅 연구들은 타인이 행동하는 것과 심지어 그들의 행동을 생각하는 것도 우리의 선택과 행동에 영향을 미치는데, 특히 관찰하는 대상이 우리와 가까울 경우 더욱 그렇다.
- 우리는 자신이 하는 생각이나 행동을 확신하지 못할 때, 무의식적으로 타인의 생각과 행동을 보고 따라하는 경향이 있다. 남들도 다들 그렇게 하거나 너무나 '정상적'이기 때문에 자신도 해도 된다고 정당화하는 것은 한마디로 사회적 증거에 호소하는 셈이다. 우린 일시적인 해결책부터 장기적인 습관까지 이런 방식의 의사결정을 어디서나 찾아 볼 수 있으며, 우리가 아는 사람들과 심지어 영화에서 본 사람조차도 우리에게 영향을 미치게 된다.
- 연구에 따르면 흡연, 음주, 약물복용, 불충분한 수면, 심지어 외로움이나 우울한 기분을 느끼는 것을 포함한 많은 행동들의 사고방식이 전염성을 가지고 있다고 본다.
- 좋은 행동과 분위기 또한 전염된다. 만약 목표지향적이고 높은 자제력으로 인해 행복을 느끼는 사람과 함께한다면 당신 또한 이러한 특성들을 '잡을 수 있다.'
- 다이어트나 운동루틴을 꾸준히 하는 데 어려움을 겪고 있는 경우, 똑같은 길을 가거나 성공적으로 해결한 사람들을 떠올리는 것만으로도 좀 더 이 과정을 쉽게 느낄 수 있다.
- 연구에 따르면 자신의 목표가 흔들리거나 유혹을 받았을 때 어떠한 잘못된 결과가 나오는지 생각하면, 의지를 강하게 만들어줄 뿐만 아니라 즉각적인 만족감을 거부하는 것을 돕는다고 한다.

'나쁜' 것을 정당화하기 위해 '좋은 것'을 이용하기

- 자신의 행동에 도덕적 가치를 부여할 때, 장기적인 목표나 그 가치에 해가 되는 행위를 할 때, 심지어 자신의 장기적인 목표달성을 방해하고 타인에게 해를 끼칠 때도 스스로가 잘했다고 느끼게 된다. 우리가 생각하는 '좋은 것'이 되어 약간(혹은 많이) '나쁜 것'에 대한 '권리'를 '얻게 된다.'
- 만약 '좋은 느낌'만 좇으며 살아갈 경우, '약간'의 꾸물거림, 과식, 과소비를 할 때마다 나쁜 감정을 느끼지 않는 수많은 방법들을 알게 될 것이며, 어느 날 자신이 왜 이렇게 뚱뚱하고, 잔고는 텅 비었으며, 게으르고, 무지한지 궁금해 할 날이 올 것이다.
- 이런 함정에서 벗어나려면 자신의 행동에 설교하는 짓을 그만둬야 한다. 즉 어떤 행동을 하기 전에 옳거나 틀린 느낌, 좋거나 나쁜 느낌의 모호한 판단을 멈춰야 한다. 대신에 왜 '열심히' 운

동하고, 자산관리를 하며, 초과근무를 하는지 그 이유를 기억해야 한다.

- 의지를 시험하는 순간과 고군분투할 때마다, 이유를 떠올려보길 바란다.

"이런 젠장, 그래도 난 게으른 멍청이라고!"

- 사람들은 문제에 직면하게 되면 스스로에게 "이런 젠장, 난 이미 망했어. 차라리 즐기는 게 나을지도 몰라"라고 말하며 '이런 젠장 효과what-the-hell effect'를 더욱 심화시킨다.
- 우리가 정말로 원하지 않는 것은 엉망이 된 이후 자신을 비난하는 행동이다. 더 혹독하고 엄격하게 자신을 비난할수록 더욱 상황은 나빠진다.
- 우리가 친구에게 보여주는 연민과 용서를 자신에게도 똑같이 보여줘야 한다. 몇몇 연구들은 스트레스를 받거나 실패를 겪은 순간에 자신에게 관대해지는 것이 더 나은 의지력과 자제력과도 연관이 있다고 한다.
- 연구에 따르면 자신이 목표를 달성하면 얼마나 자랑스러울지, 그 성공을 누구에게 이야기할지, 그러면 그들이 어떻게 반응할지 상상하는 것만으로도 의지력을 강하게 만들어주며, 그 목표를 실현할 가능성이 높아진다고 한다.
- 실패로 인한 수치심과 반감을 예상하는 것 또한 유혹에 넘어가지 않고 자제할 수 있도록 도와주지만, 자부심만큼 강력하진 않다.

착각의 수정구슬

- 사람들이 자제력을 버리는 데 선호하는 방식 중 하나는 현재의 잘못을 미래에 이루어질 미덕으로 정당화하는 것이다.
- 우린 미래를 너무 신용하는 경향이 있으며 지금 할 수 없는 어떤 것이든 미래엔 가능하다고 본다. 미래엔 더욱 열정적이고, 힘이 넘치며, 의지력도 강하고, 동기부여되고, 용감하고, 도덕적으로 선할 것이라고 며칠, 몇 주 혹은 몇 달 동안 지겹도록 미덕을 추가한다.
- 연구에 따르면 미래에 대해 생각하는 것(보상이 아닌)이 의지력을 더 강하게 해준다고 한다. 예를 들면 다이어트를 시작하는 것으로 고생을 할 때, 단지 쇼핑과 식사를 다르게 하는 상상을 하는 것만으로도 '현실'로 이루어지기 쉬우며, 훨씬 목표가 마음에 와닿게 된다.
- 또 다른 방법은 미래의 나 자신에게 편지를 쓰는 것이다. 미래의 나의 모습, 미래의 나에게 희망하는 점, 미래를 위해 현재 자신이 하고 있는 것, 미래의 나가 현재의 나에게 하고 싶어 할지도 모르는 말, 심지어 현재의 의지력 부족으로 생긴 결과를 적는 것들이 구체적으로 변하게 될 것이다.
- 마지막 방법은 다른 방법들과 유사한데, 미래의 자신의 모습을 생생하고 자세하게 상상하는 것으로, 이걸 할 경우 자제력이 높아진다고 한다.

충동과 싸우지 말고 파도에 몸을 실어라

- 연구에 따르면 행동은 하지 않고 생각하거나 느낌을 떠올리는 것만으로도 감정장애, 식탐, 중독

과 같은 다양한 유혹들을 처리하는 데 효과적이라고 한다.

- 자기비판이나 걱정, 슬픔, 강한 욕망과 같이 부정적인 생각과 감정을 억누르려고 할수록 부적응, 불안, 우울 심지어 폭식과 같이 안 좋은 감정을 더욱 초래한다.
- 식욕이 생길 때, 주의를 딴 데로 돌리거나 자기 자신과 논쟁을 하기보단, 그 감정을 알아차리고 느끼는 것이 낫다. 항상 마음을 조절할 순 없겠지만, 행동은 항상 조절할 수 있다는 사실을 깨닫길 바란다.
- 욕구 서핑을 실제로 사용하는 간단한 법칙을 말하자면, 해선 안 되는 행동을 강하게 하고 싶거나, 갈망하는 것을 행동하기 전에 10분만 기다려보라.

어려운 상황일 때 강한 사람은 더욱 힘을 낸다

- 연구에 따르면 단순히 자제를 하지 못한다고 믿는 사람들은 정신의 피로나 의지가 약해지는 것을 겪게 되며, 자제를 한다고 믿는 사람들의 의지력이 점차적으로 감소하는 것보다 더 빨리 의지력이 감소하였다.
- "너무 피곤하다"고 느낄 때마다 "할 거야" 또는 "안 할 거야"라고 말한다면 더 강해질 수 있다. 자신이 포기하는 그 지점을 뛰어넘는 것을 도전하라. 그러면 나쁜 결과 없이 해낼 수 있다는 것을 알게 될 것이다.

사용하거나 잃거나(Use it or lose it) — 의지를 훈련하는 법

- 연구에 따르면 어느 지점까지 자제할 수 있으며, 자제력이 '다 떨어지고' 나면 유혹에 넘어가기 쉬워진다. 달콤함과 감정적 충동과 싸우는 것, 궁지에 몰려 유혹에 넘어가지 않으려고 다른 곳에 집중 하는 것, 어려운 일에 몰입하는 것, 또는 심지어 사소한 구매결정을 하는 것조차도 똑같이 의지력을 고갈시킨다.
- 단 음식을 좀 더 적게 먹거나, 지출을 기록하거나, 자세를 고치거나, 욕을 삼가거나, 매일 손잡이를 쥐어짜거나, 다양한 업무에 비우세손을 사용하는 등 일반적이고 사소하게 자제하는 행동들이 의지력을 더 높여준다고 한다.
- 의지를 키울 수 있는 또 다른 효과적인 방법으로 '사전약속$_{\text{precommitment}}$'이라는 것이 있다. 사전약속은 의지를 키우기 위해 지금 당장 행동을 취하며 미래의 당신이 부정한 행위를 시도할 것을 피하는 것이다.

성공만큼 큰 실패는 없다

- 연구에 따르면 몇몇 사람들은 목표를 향한 발전을 자기 파괴적인 행동을 하는 것에 대한 변명처럼 사용한다고 한다.
- 자신이 성취해낸 것을 보고 자신의 등을 토닥거리거나 깊이 생각하는 경우 자신이 한 행동과 정반대로 행동할 확률이 증가하기 때문에, 성공을 우리의 목표가 본인에게 얼마나 중요한지를 나타내는 증거로 삼거나 이것을 이루기 위해 얼마나 헌신했는지를 보여주는 것으로 여겨야 한다.

11

동기를 유발하도록 건강과 피트니스 목표를 간단하게 세우는 법

"나는 빗방울 사이를 달리려고 노력하는 종류의 사람이 아니다. 목적지에 도달하기 위해서는 때때로 약간 젖을 수도 있다."

— 에릭 프랭크하우저ERIC FRANKHOUSER

당신은 의지와 자제력, 그리고 장기적인 변화를 위해 무엇이 필요한지에 관한 과정을 끝마쳤다. 자, 이제 유혹의 손길이 뻗어올 때마다 '이유를 떠올려 줄' 수 있는 강력한 목표설정 방법에 대해 알아보자.

어렴풋하고 비현실적이거나, 또는 시시한 운동목표를 가진 사람들이 가장 먼저 운동을 그만둔다. 이런 사람들은 발견하기도 쉽다. 이들은 불규칙하게 체육관에 나타나고, 땀 한방울 흘리지 않고 단조로운 움직임을 보이거나, 이 머신 저 머신을 왔다 갔다 하면서 운동하는 내내 몽유병 증세를 보인다.

이들은 몇 주가 지나도록 체중을 늘리거나 줄이는 것이 얼마나 어려운지를 불평하며, 어느 순간엔 사라지고 없다. 만약 꾸준히 운동하더라도 가시적인 변화는 하나도 이루지 못한 채 시간만 흘러간다.

당신이 열망하는 몸매를 가진 사람들은 구체적이고 현실적인 운동목표를 가지고 있으며, 이러한 목표에 의해 느리긴 하지만 매일 발전하게 된다. 이들은 하나의 목표를 달성하면 계속 동기를 부여하기 위해 또 다른 목표를 설정한다. 이번 챕터에서 다루게 될 내용도 이것에 관한 것이다.

사람들마다 운동을 하는 각기 다른 이유를 가지고 있다. 몇몇은 자신의 한계까지 몸을 밀어붙이기를 좋아한다. 또 몇몇은 이성에게(또는 동성에게) 매력적으로 보이는 몸매를 만들고 싶어 한다. 또 누군가는 자신감을 키우기 위해 하기도 하며, 건강 혹은 그저 기분이 좋아서 하기도 한다.

이것들은 운동을 하는 좋은 이유이다. 물론 좋은 외모나, 좋은 느낌, 활기찬 느낌, 장수, 통증이나 질병에 강해지는 것과 같이 좋은 몸매를 만드는 것의 이점들을 알려줄 수도 있지만, 중요한 점은 특별히 당신을 몰입하게 만드는 무언가를 해야 한다는 점이다.

당신은 남들이 중요하다고 여기는 이유로 운동을 시작할지도 모른다. 바로 시각적인 이유인데, 이것에 대해 부끄러워할 필요가 전혀 없다. 내가 아는 사람 중에 훌륭한 몸매를 가진 모든 사람들은 다른 어떤 것보다 자신들이 바라는 외모로 동기부여를 하였다.

물론 건강은 전혀 신경 쓰지 않고 '미학'에 심취한 나르시스트들도 있으며, 이들은 종종 약물을 하거나 다른 해로운 행동을 하긴 하지만, 외적인 것에 대한 자만심에는 문제가 없다. 한번 생각해보라. 훌륭한 외모를 가지는 것은 기분을 좋게 만들어준다.

나는 건강에 높은 가치를 두며, 단순히 거울 속에 미친 나의 모습을 위해 운동하는 것은 아니지만, 만약 외적인 것을 다른 이점들만큼은 신경 쓰지 않는다고 말한다면 거짓말을 하는 셈이다. 나 또한 다른 사람들과 마찬가지로 거울을 봤을 때 미소 짓고 싶다.

그게 바로 나다. 당신은 무엇이 자신에게 강한 원동력을 주는지 심도 깊게 생각해보길 바란다.

당신의 꿈꾸는 이상적인 몸매는 어떠한가?

목표를 설정하는 첫 번째 단계는 머릿속에 존재하는 이상적인 몸매가 아니라, 실제로 존재하는 것으로 정하는 것이다. 당신이 바라는 몸매와 같은 사진을 구해서 동기부여를 해야 한다.

근육질 사내들의 사진을 인터넷으로 검색해보는 상황이 우스꽝스럽게 느껴질지 모르나, 당신이 바라는 몸매의 정확한 시각적 이미지를 갖는 것은 정말로 중요하다. 당신의 목표를 묘사하는 '몸짱'이나 '식스팩' 같은 단어를 사용하는 건, 실제로 바라는 몸매의 사진을 보는 것보다 목표를 달성하는 데 크게 동기부여가 되지 않는다.

당신의 목표가 상당량의 약물을 복용하는 일류 운동선수 또는 거대한 프로 보디빌더가 아니라면, 이 책은 목표를 달성하는 데 도움을 줄 것이다.

대부분의 사내들은 근육질의 날씬한 몸매를 원하며, 모든 사람들은 자신에게 헌신하고 올바른 계획을 따름으로써 목표를 달성할 수 있다.

이상적인 몸매 사진을 찾기 좋은 곳은 BodyBuilding.com의 BodySpace이다. 또한 나의 핀터레스트에 사진을 수집해놓았다. http://www.pinterest.com/mikebls에 들어오면 찾아 볼 수 있다.

그러니 잠시 쉬었다가 당신이 바라는 몸매의 사진을 한번 찾아보도록!

당신이 꿈꾸는 이상적인 건강 상태는 어떠한가?

당신이 바라는 몸매를 알아냈다면, 건강 상태에 대해 알아보자.

외모가 동기부여를 하는 데 가장 중요한 요인이라고 생각할지도 모르나, 머지않아 운동을 해서 얻을 수 있는 이점 또한 큰 동기가 된다는 것을 알게 될 것이다. 운동을 하면 육체적으로 더 좋은 기분이 들며, 에너지도 넘치게 되고, 더 강해지며, 정신적으로도 초롱초롱하고 더 많은 성적 욕구를 가지게 되며, 그 외 다른 이점들도 많이 있다. 한마디로 운동하면 삶 전체가 바뀔지도 모른다.

그러므로 운동을 통한 이점으로도 동기부여를 하길 바란다. 나의 경우 운동을 통해 활력 있고 에너지가 넘치며, 강해지고 질병도 줄어, 보다 건강하고 활동적이게 해주어 나의 삶을 완전히 살 수 있다는 점을 좋아한다.

또한 외모만큼이나 건강적인 것으로도 동기부여가 된다. 나는 좀 더 오래 생산적인 삶을 살며, 아이들이 성장하는 것을 지켜보고 질병으로부터 고통받지 않기를 바란다.

당신이 꿈꾸는 건강 상태도 이와 같다고 보지만, 자신과의 대화를 통해 개인적인 목표를 정하여 한번 적어보도록 하라.

왜 목표를 달성하고 싶어 하는가?

당신이 바라는 외모와 건강 상태의 목표를 설정하였다면, 목표를 설정한 이유가 필요하다.

이러한 목표를 달성하고자 하는 이유가 무엇인가? 이것에 대한 대답은 전적으로 개인적인 것이니 당신에게 가장 큰 동기를 주는 어떤 것이든 써보아라.

왜 이상적인 몸매를 만들고 싶은가? 자신감을 높이고 싶어서? 스포츠를 더욱 잘하기 위해? 육체적으로 힘든 취미를 잘하고 싶어서? 소년, 소녀들로부터 더 많은 관심을 얻고 싶어서? 신체적 장벽을 뛰어넘는 것에서 오는 만족감 때문에? 아이들과 신체활동에 같이 참여하기 위해? 친구들과의 팔씨름에서 이기기 위해?

이유가 무엇이든 한번 써보아라.

왜 건강목표를 달성하고 싶은가? 가족력이 있는 병이 있고, 이 병으로부터 고통받지 않기 위해서? 은퇴 이후의 삶을 활동적으로 보내고 싶어서? 노화를 늦추고 젊은 시절의 활기를 유지하고 싶어서? 제 기능을 하는 몸을 가지고 싶어서?

다시 한번 이유가 무엇이든 다 써보아라.

아이디어가 떠오르거나 행동으로 옮기고 싶은 것이 생긴다면 그것을 현실로 만들어보라.

안전한 곳에 기록하고 규칙적으로 다시 살펴보길 바란다. 그러면 동기부여가 될 것이며, 목표달성을 위해 방향을 계속 유지하게 될 것이다.

결론

이러한 단순한 과정을 통해 항상 올바른 방향으로 이끌어줄 강력한 '동기부여 목록'을 얻게 될 것이다.

피곤하고 체육관에 가기 싫을 때, 그저 목록을 한번 훑어보아라. 그러면 마음이 바뀔 것이다. 친구들과 밖에 나와, 평범하고 균형잡힌 식사를 할 때도 왜 본인이 이렇게 행동하는지도 알게 될 것이다.

이것은 내가 수년 동안 운동과 다이어트에 대한 동기부여를 위해 지속적으로 써온, 단순하면서도 강력한 방법이다. 나의 목표는 시간이 지남에 따라 변했지만 항상 어디를 향해 가고 있으며, 그 이유가 무엇인지도 확신하였다. 당신도 이렇게 한다면 분명 많은 이득을 얻게 될 것이다.

챕터 요약

- 입이 떡 벌어지는 몸매는 최신 유행하는 운동을 몇 달 해서 만들 수 있는 종류의 것이 아니며, 그것보다는 몸매관리방법을 오랜 시간 동안 인내하며 적응하는지가 중요하다.
- 당신이 열망하는 몸매를 가진 사람들은 구체적이고 현실적인 운동목표를 가지고 있으며, 이러한 목표에 의해 느리긴 하지만 매일 발전하게 된다.
- 목표를 설정하는 첫 번째 단계는 머릿속에 존재하는 이상적인 몸매가 아니라 실제로 존재하는 것으로 정하는 것이다.
- 동기를 부여해주는 건강 상태도 정하라.
- 이러한 목표를 달성하고자 하는 이유가 무엇인가? 아이디어가 떠오르거나 행동으로 옮기고 싶은 것이 생긴다면 그것을 현실로 만들어보라.
- 안전한 곳에 기록을 하고 규칙적으로 다시 살펴보길 바란다. 그러면 동기부여가 될 것이며, 목표 달성을 위해 방향을 계속 유지하게 될 것이다.

SECTION III

영양과 다이어트

12

'클린 식사'를 넘어서 완벽한 영양 가이드

"삶에 운동보다 나은 것들이 많지만, 운동은 당신의 삶에 더 많은 것을 불어넣어 준다."

— 브룩스 큐빅Brooks Kubik

근육을 만들고 살을 빼는 데 영양이 얼마나 중요한지 보여주는 진부한 표현을 늘어놓고 싶지 않다.

몇몇은 영양이 70%를 차지한다고 말하는 사람도 있고, 80%라고 말하는 사람도 있으며 심지어 90%나 차지한다고 말하기도 한다. 난 100% 정도 차지한다고 말하고 싶다. 또한 고중량 리프팅으로 근육에 과부하를 주는 것 또한 100%를 차지한다. 적절히 수분을 섭취하는 것도 100%를 차지한다고 본다. 게다가 좋은 태도를 가지는 것 또한 100%를 차지한다(그렇다. 우리는 400%에 도달하였다).

요점은 다음과 같다. 몸을 조각하는 것은 퍼즐 맞추기라기보단 기둥 세우기와 같다. 기둥 하나만 약해져도 전체 구조가 무너지게 된다.

제대로 운동하지 않으면 약간의 근육도 얻을 수 없으며, 영양보충을 충분히 하지 않으면 근육이 자라지 않는다. 또한 수분공급이 되지 않으면 운동수행이나 근성장이 저해된다. 그리고 운동에 대한 태도가 불량한 상태에서 운동한다면 밋밋한 결과를 얻게 될 것이다.

그래서 피트니스 목적을 달성하기 위해 완벽주의자가 되어야 한다. 비거 리너 스트롱거 프로그램의 각각 부분이 100%가 되며, 잠재 결과의 100%를 달성하길 바란다.

약하고 의지 없는 이들은 운동에는 60%, 식단에는 30%, 태도에는 40%만 지키게 내버려 두자. 이들은 당신을 마치 신처럼 보이게 해주는 들러리가 되어줄 것이다.

자, 이제 모두가 혼란스러워하지만 근성장의 큰 기둥을 차지하는 영양에 대해 알아보자.

당신의 식단은 효과가 있을 수도 없을 수도 있으며, 운동성과가 배가 되게 하기도 하고 악영향을 주기도 한다. 영양을 근성장의 고속도로에 놓인 톨게이트로 생각해보자. 톨게이트에 멈춰서 돈을 지불하지 않으면 앞으로 더 나아갈 수 없다. 쉽게 이해가 되는가?

보충제 상점 선반에 놓인 최신의, 가장 뛰어난 '고급 머슬 빌딩' 보충제를 매주 섭취해야 한다는 운동 잡지의 말과는 달리, 올바른 영양섭취 방법엔 그 이상의 것이 있다.

'선두적인 건강 전문가'들이 최근에 말하는 것과 달리, 영양은 당신이 생각하는 것보다 '클린 식사'와 관련이 적다. 또한 양질의 식사와 중간에 허기가 지지 않도록 몇 번의 간단한 식사를 먹는 것보다도 더 복잡하다.

올바른 영양섭취 방법은 크게 2가지로 요약할 수 있다.

1. 운동 후 효과적으로 회복하기 위해 신체에 필요한 영양소를 섭취
2. 살을 빼거나 유지하기 위해 또는 늘리기 위해 에너지섭취량을 조절

아주 간단하지 않은가? 이러한 2가지 핵심을 다루는 법을 알게 되면 식단을 상당히 유연하게 짜면서도 체성분을 쉽게 바꿀 수 있다.

그리고 탄수화물을 충분히 섭취하면서도 좋은 몸을 만들 수 있다(사실 이 방법을 추천하려고 한다). 또한 여러 곡물과 심지어 설탕을 매일 먹어도 가능하며(헉!), 당신이 원할 때 밥을 먹어도 된다. 많이 먹을 수도, 적게 먹을 수도 있다. 기타 등등.

하지만 영양섭취를 불충분하게 하거나, 에너지 균형을 유지하지 못하면 목표달성을 할 수 없다. 이 중 하나라도 문제가 있으면 무엇을 하든 실패하게 될 것이다.

근육을 만들고 살을 빼고 건강을 유지하기 위해 영양의 7가지 주요 요인을 알아야 한다. 그것은 바로 칼로리, 탄수화물, 지방, 물, 비타민, 미네랄 그리고 섬유질이다.

알다시피 칼로리는 음식 안에 든 잠재 에너지를 나타내는 것으로, 단백질이나 탄수화물 또는 지방에도 칼로리가 적용된다.

단백질, 탄수화물, 지방은 다량영양소이며, 식단을 짤 때 다량영양소를 어떻게 구성하는지가 전체적인 결과에 큰 영향을 미친다.

또한 사람들은 충분히 물을 섭취하는 것이 얼마나 중요한지, 충분히 물을 섭취했을 때 신체가 얼마나 잘 느끼고 운동을 잘하게 되는지 알게 되면 깜짝 놀라곤 한다.

또한 '미량영양소'라고 알려진 비타민과 미네랄도 있으며, 이것은 우리 몸이 근육을 만들고 살을 빼는 것과 관련이 있는 다양한 생리대사 과정을 처리하는 데 중요한 요인이다.

마지막으로 섬유질은 과일, 채소, 콩, 곡물 등 다양한 음식에서 볼 수 있으며 소화가 잘 되지 않는 탄수화물의 한 종류다. 섬유질 또한 전반적인 건강에 중요하다.

자, 이제 각 항목별로 차근차근 다뤄보자.

칼로리

칼로리가 에너지 균형을 결정하고 살이 찌고 빠지는 데 중요한 역할을 한다는 사실을 이미 알 것이다. 여기서 칼로리에 대해 알아야 할 몇 가지를 알려주겠다.

무엇을 먹든지 단백질 1g은 4칼로리이며, 탄수화물 1g 또한 4칼로리이다. 지방의 경우 1g당 9칼로리이다.

상추에 들어 있는 탄수화물 1g과 스니커즈에 들어 있는 탄수화물 1g은 똑같은 에너지를 가지고 있다. 그래서 많은 사람들이 단순한 '클린 식사'만으로 살 빼는 데 실패한다. 영양소가 풍부한 음식을 통해 충분한 미량영양소를 섭취하는 것은 좋지만, 너무 많은 칼로리를 섭취할 경우 살을 뺄 수 없다.

사람들이 저지르는 또 다른 실수는 매일 소비하는 칼로리와 어느 날 폭식한 경우의 칼로리 수치를 과대평가하는 것이다.

우리 몸이 매일 에너지를 소비하는 총량을 결정하는 몇 가지 요인들이 있다. 그건 신체 크기, 제지방량, 체온, 식이성 발열효과, 카페인과 같은 흥분제, 신체활동의 종류와 총량이다.

나중에 이 책에서 올바른 다이어트 법을 설명할 때, 살을 빼고 근육을 키우며 체중을 유지하는 간단한 식사 공식을 알려주겠다. 또한 당신이 대략적으로 하루에 얼마나 칼로리를 소모하는지 계산하는 법(TDEE)을 알길 바란다.

먼저 BMR(기초대사량)을 먼저 계산해야 한다. BRM은 카치-맥아들Katch-McArdle 공식으로 계산할 수 있다.

$$BMR = 370 + (21.6 \times LBM)$$

LBM은 제지방량lean body mass을 의미하며, 이 공식에선 kg으로 계산한다.

LBM은 체중에서 지방을 제외하여 계산할 수 있으며, 지방을 제외한 모든 무게를 말한다. 다음과 같이 계산한다.

$$LBM = (1 - \text{체지방량\%}) \times \text{체중}$$

예를 들어 현재 나의 체중은 186파운드에 체지방은 6%로 나의 LBM은 다음과 같다.

$$1 - 0.06 = 0.94$$

$$0.94 \times 186 = 167\text{lbs. (LBM)}$$

그리고 2.2 파운드당 1kg이기 때문에 kg로 변환하면 아래와 같은 수치가 나온다.

$$167\ /\ 2.2 = 76\text{kg}$$

$$370 + (21.6 \times 76) = \text{하루 } 2{,}000\text{칼로리}$$

일단 BMR을 구했으면 아래의 숫자를 곱하여 TDEE를 계산해보길 바란다.

- 한 주에 1~3시간 정도 운동하는 경우 1.2를 곱한다.
- 한 주에 4~6시간 정도 운동하는 경우 1.35를 곱한다.
- 한 주에 6시간 이상 힘차게 운동하는 경우 1.5를 곱한다.

계산하여 나온 값으로 하루에 총 소비하는 에너지양을 비교적 정확하게 가늠해볼 수 있다.

몇몇은 BMR을 구한 다음 대략적인 추정이나 활동량 측정기를 통해 하루 소비한 칼로리를 빼는 것을 선호하기도 하나, 내 생각에 이것은 불필요하게 복잡하다. TDEE를 통해 큰 그림을 그려놓고 식단계획을 쉽게 하여 매일 똑같은 수치를 계속 따르는 것도 효과적이다.

위에서 곱한 값이 카치-맥아들의 기준보다 낮으며, 인터넷에서 볼 수 있는 다른 모델보다도 낮은 것이 의아할지도 모른다. 하지만 위의 수치를 더 잡게 낮은 이유는 카치-맥아들 모델의 기준이 너무 높기 때문이다. 신진대사가 비정상적으로 빠른 경우가 아닌 경우 카치-맥아들의 숫자로 계산하면 실제 TDEE보다 높게 나와 살을 빼거나 찌는 데 실패하게 된다.

만약 수학을 잘 못하거나 약간 혼란스러워도 걱정하지 마라. 체중과 대략적인 체지방량과 목표를 기반으로 쉽게 계산하는 방법을 알려줄 테니 BMR이나 TDEE를 계산하지 않고 쉽게 식단을 짜보자.

난 그저 대부분 이것이 무엇인지 정확하게 모르거나 올바른 계산법을 모르기에, 이러한 것을 올바르게 계산하는 법을 알려주고 싶었다.

단백질

고단백 식단은 근육을 만들거나 다이어트시 근육을 유지하는 데에도 중요하다. 저단백 식단은 장점이 하나도 없다. 이야기 끝.

정체기에 빠지게 되는 원인 중 하나는, 하루에 단백질을 얼마나 섭취하는지 관심을 가지지 않거나 식사를 빼먹는 것, 그리고 이것이 별 대수롭지 않다고 여기는 것이다.

단백질이 포함된 음식을 먹을 경우 우리 몸은 단백질을 아미노산으로 분해하여 근육조직을 만들 때 사용한다(기타 등등). 만약 식단에 단백질이 부족한 경우 우리 몸은 필수 아미노산이 부족하게 되어 근육을 만들거나 회복하는 기능이 떨어진다.

무슨 운동을 하든 마찬가지이며, 기본적인 과정을 설명하자면 운동에 의해 세포가 죽고 새로운 세포로 채워질 때 필수 아미노산을 필요로 한다.

규칙적인 운동 특히 웨이트 트레이닝의 경우, 우리 몸은 필수 아미노산 즉 단백질을 많이 필요로 한다. 우리 몸은 운동으로 손상된 조직을 회복하려고 하며, 이 과정에서 많은 '벽돌'이 필요하다. 연구들이 이를 입증하는데 운동선수가 퍼포먼스를 극대화하려면 단백질을 많이 섭취해야 한다.[110)]

그렇다면 하루에 얼마나 단백질을 섭취해야 충분할까? 같이 알아보자.

운동선수의 단백질 필요량

미국 의학협회에 따르면 일일 칼로리의 10~35% 정도는 반드시 단백질로 섭취해야 한다고 한다.[111)]

하지만 이 수치는 유용하지 않은데, 왜냐하면 10~35%는 선택의 폭이 크기 때문이다. 게다가 35%를 섭취하더라도 일일 칼로리 섭취량이 낮은 경우 충분히 단백질을 섭취할 수 없으며, 반대로 높은 경우 필요 이상으로 섭취하게 될 것이다.

자, 그럼 명쾌한 답을 찾기 위해 맥마스터대학교에서 실시한 연구를 먼저 살펴보자.

이 연구에 따르면, 체중 1kg당 1.3~1.8g(파운드당 0.6~0.8g)을 섭취하는 것이 근육합성을 최대로 촉진하는 데 충분한 양으로 본다.[112)] 또한 운동 횟수가 빈번하거나 고강도운동을 하는 경우 그리고 체지방감량을 위해 다이어트(칼로리 제한)를 하는 경우 더 많은 단백질이 필요하다고 명시하고 있다.

흔하게 인용되는 웨스턴온타리오대학교에서 실시했던 연구결과도 마찬가지이다. 체중 1kg당 1.6~1.8g의 단백질이 운동선수에게 충분한 양이며, 에너지섭취량, 탄수화물 효용, 운동 강도, 운동 기간, 운동 종류, 식이단백질의 질, 운동 경력, 성별, 나이, 섭취 시기 등등 여러 요인을 고려하여 더 많은 탄수화물을 섭취해야 한다고 본다.[113)]

보면 알겠지만 단백질 섭취량은 꽤 복잡한 주제이며, '모두에게 적용되는' 해결책은 없을지도 모른다. 그렇긴 하지만 입증이 안 된 '운동에 관한 구전지식'은 우리에게 통찰력을 주는데 위

---

110) Kevin D. Tipton and Robert R. Wolf, "Protein and Amino Acids for Athletes," *Journal of Sports Science* 22, no. 1 (2004): 65-79. doi: 10.1080/0264041031000140554.

111) Institute of Medicine, Dietary Reference Intakes for Energy, Carbohydrate, Fiber, Fat, Fatty Acids, Cholesterol, Protein, and Amino Acids (Washington, D.C.: National Academies Press, 2005).

112) Stuart M. Phillips and Luc J. C. Van Loon, "Dietary Protein for Athletes: From Requirements to Optimum Adaptation," *Journal of Sports Sciences* 29, no. S1 (2011): S29-S38. doi: 10.1080/02640414.2011.619204.

113) Peter W. Lemon, "Beyond the Zone: Protein Needs of Active Individuals," *Journal of the American College of Nutrition* 19, no. S5 (2000): 513S-21S.

의 결과와도 상당히 일치한다.

- 체중 1파운드당 1g의 단백질 섭취(체중 1kg당 2.2g)는 보디빌딩 업계에서 수십 년간 경험에서 나온 법칙이다.
- 체중감량시 높은 단백질 섭취량을, 보통 하루에 체중 1파운드당 1.2~1.5g(체중 1kg당 2.6~3.3g) 정도 섭취하는 것을 일반적으로 추천한다.

이와 같은 수치가 상당히 높게 여겨진다면, 2013년에 오클랜드공과대학교에서 실시한 연구 결과를 살펴보자.

> "음식섭취를 제한한 저항운동선수의 단백질 요구량은 무지방 체중의 1kg당 2.3~3.1g(1파운드당 1~1.14g)으로, 혹독한 칼로리 제한과 여윈 상태에선 그 양이 늘어난다."[114]

여기서 무지방 체중fat free mass은 근골격계, 뼈, 수분 등 신체에서 지방이 없는 부분을 말한다. 기술적으로 무지방 체중은 제지방 체중lean body mass와 차이가 있다. 왜냐하면 골격이나 장기에는 어느 정도 필수적인 지방이 존재하며, 제지방 체중은 이러한 약간의 필수적인 지방을 포함하고 있다. 하지만 현실적으로 이 둘을 같은 것으로 간주하고 무지방 체중 대신에 제지방 체중으로 계산한다.

나의 경우 무지방 체중은 현재 167파운드(약 75kg)이다. 그래서 위의 연구를 따라 지방감량 목적으로 칼로리를 제한할 경우 하루 170~240g의 단백질을 섭취해야 한다.

이처럼 복용해보니 나뿐만 아니라 나와 함께했던 수천 명의 사람들에게도 효과가 있었다. 군살이 줄어들수록 단백질 섭취를 많이 하는 것이 더욱 중요해진다. 단백질 섭취가 너무 적으면(내 경험상 체중 1파운드당 1g 이하) 스트렝스와 근육 손실이 눈에 띄게 일어난다.

지금까지 단백질을 얼마만큼 먹어야 하는지 설명했다. 또 다시 말하는데 지금까지 내가 말한 모든 것을 기억하려고 애쓸 필요는 없다. 당신이 식사계획을 짤 수 있도록 간단한 식단 가이드를 제공할 것이다. 여기서 당신이 알아야 할 점은 가이드라인의 기반이 되는 연구와 그 이유를 이해하는 것이다.

이걸로 마무리를 지으며, 목적에 따라 어떤 종류의 단백질이 가장 좋은지 알아보자.

---

114) Eric R. Helms, Caryn Zinn, David S. Rowlands, and Scott R. Brown, "A Systematic Review of Dietary Protein during Caloric Restriction in Resistance Trained Lean Athletes: A Case for Higher Intakes," *International Journal of Sport Nutrition and Exercise Metabolism* 24, no. 2 (2014): 127-38. doi: 10.1123/ijsnem.2013-0054.

최고의 단백질 섭취원

단백질의 2가지 주 섭취원이 있다. 하나는 자연식품이고 다른 하나는 보충제이다.

자연식품은 그 단어에서 추측할 수 있듯이, 소고기, 닭고기, 생선, 식물 등으로부터 섭취하는 것을 말한다.

하지만 모든 단백질이 같은 방식으로 대사과정을 겪는 것은 아니다. 단백질마다 소화되는 속도도 다르고, 우리 몸이 사용하는 데 더 나은 것과 그렇지 않은 것이 있다. 예를 들어 소고기로 단백질 섭취를 할 경우 흡수가 빠르며 그중 70~80%를 우리 몸이 사용한다.[115]

반면에 계란으로 단백질을 섭취할 경우 소고기에 비해 소화가 몹시 느리지만 체내에서 더욱 효율적으로 사용한다.[116]

단백질 섭취의 기본 규칙은 쉽게 소화되고 신체가 필요로 하는 필수 아미노산이 풍부한 단백질을 섭취해야 한다는 것이다. 이와 같은 단백질이 무엇인지 평가하기 위해 단백질 소화성에 의한 아미노산가Protein Digestibility Corrected Amino Acid Score(PDCAA)를 이용하며, 음식의 질을 0~1점까지 점수를 매긴다(0점이 가장 안 좋으며 1점이 가장 높은 점수이다).

다양한 단백질을 나타낸 PDCAA의 점수표를 보여주기보다는 차라리 단순하게 나열해보겠다. 최고의 단백질은 육류, 유제품 그리고 계란이다. 그 다음은 콩, 견과류와 같은 식물, 그리고 고단백 채소인 완두콩, 브로콜리, 시금치이다.[117]

고기를 통한 단백질 섭취는 특히 웨이트 트레이닝에 도움이 되며, 연구에 따르면 고기를 섭취하면 테스토스테론 수치가 상승하여 채소로 단백질을 섭취한 것보다 더욱 효과적이라고 한다.[118] 또한 아칸소대학교에서 비교적 건강하고 체성분도 좋은 51~69세로 이루어진 두 개의 집단이 웨이트 트레이닝을 한 실험을 살펴보면, 한 집단은 고기는 제외하고 유제품과 달걀은 먹는 채식 식단을 따랐으며, 다른 한 집단은 고기가 포함된 잡식 식단을 따랐다. 이 프로그램이 끝날 때 쯤, 모두가 스트렝스가 발달했지만 오직 고기를 섭취한 집단만 상당한 근성장과 지방감소가 일어났다.[119]

---

115) Robert L, Rizek and Elizabeth M. Jackson, "Current Food Consumption Practices and Nutrient Sources in the American Diet," in Animal Products in Human Nutrition, ed. Donald Beitz (New York: Academic Press, 1982), 191-62. doi: 10.1016/B978-0-12-086380-8.50003-X.

116) Bilisborough, Shane, and Neil Mann. "A review of issue of dietary protein intake in human," *International journal of sport nutrition and exercise metabolism* 16, no. 2 (2006): 129l Norton, Layne E., Gabriel J. Wilson, Donald K. Layman, Christopher J. Moulton, and Peter J. Garlick. "Leucine content of dietary proteins is a determinant of postprandial skeletal muscle protein synthesis in adult rat." *Nutr Metab* 9. no. 1 (2012): 67.

117) M.M. Suárez López, A. Kizlanky, and L. B. López, "Assessment of Protein Quality in Foods by Calculating the Amino Acids Score Corrected by Digestibility," [in Spanish], *Nutricion Hospitalaria* 21, no. 1 (2006): 47-51.

118) Anne Raben, Bente Kiens, Erik A. Richter, Lone B. Rasmussen, Birgit Svenstrup, Snezana Micic, and Paul Bennett, "Serum Sex Hormones and Endurance Performance after a Lacto-Ovo Vegetaarian and a Mixed Diet," *Medicine and Science in Sports and Exercise* 24, no. 11 (1992): 1290-97; Myléne Aubertin-Leheudre and Herman Adlercreutz, "Relationship between Animal Protein Intake and Muscle Mass Index in Healthy Women," *British Journal of Nutrition* 102, no. 12 (2009): 1803-10. doi: 10.1017/S0007114509991310.

여기서 말하는 '고기'는 오직 붉은색 육류만 말하는 것이 아니라, 생선, 닭, 칠면조, 돼지, 버팔로 등 이런 의미에서 '고기'로 분류되는 모든 것을 말한다.

또한 지방이 많은 고기는 건강한 식단에 포함하기 어려운 점이 있기 때문에 주로 기름기가 적은 고기나 부위를 먹길 원할 것이다. 조언을 하나 하자면, 포화지방 섭취를 줄이고 불포화지방이 든 고기로부터 충분하게 식이지방을 섭취하도록 하라.

만약 당신이 채식주의자인 경우라도 고기를 먹는 것이 더 낫다는 것은 사실이긴 하지만, 그렇다고 실망하지 마라. 매일 고품질의 음식으로부터 충분한 단백질을 섭취한다면 채식주의자 또한 이 프로그램에서 효과를 볼 것이다.

지금 고품질 채식주의 단백질에 관하여 얘기하는 중이지만, 채식주의자건 비건이건, 우리 몸이 조직을 생성하고 회복할 때 필요한 아미노산을 섭취하기 위해 주의 깊게 고기를 먹어야 한다는 주장을 잠시 짚고 가자.

이러한 이론은 매사추세츠공과대학에서 실시한 연구를 토대로 한 것으로, 완전히 틀린 사실임에도 불구하고 여전히 사람들의 입방아에 오르내린다.[120] 몇몇 채소에 든 단백질은 다른 단백질에 비해 특정 아미노산이 적은 것은 사실이지만, 채소가 아미노산이 전적으로 부족하다는 것을 입증하는 과학적 근거는 없다.

자, 이제 단백질 보충제를 알아보자. 단백질 보충제엔 분말도 있고 액체 형태로 있으며 다양한 재료를 기반으로 한다. 그 중 가장 인기 있는 것으로 유청 단백질, 카제인, 계란, 콩이 있으며 또한 퀴노아, 현미, 완두, 삼, 심지어 과일로 만든 다양한 식물성 보충제들이 있다.

몸을 만드는 데 반드시 단백질 보충제가 필요한 것은 아니지만, 우리 몸에 필요한 단백질을 음식으로 모두 섭취하는 데는 어려움이 있다. 단백질 보충제는 편리하며, 때론 독특한 이점이 있다.

단백질 보충제를 종류별로 면밀히 살펴보고 우리 몸을 만드는 데 어떤 이점이 있는지 연구한 것들을 보도록 하자.

유청 단백질

유청 단백질은 오늘날 보충제 시장에서 가장 인기가 있다. 가격 대비 많은 양의 단백질을 섭취할 수 있으며 맛도 좋고 근육을 만드는 데도 적합하다.

그런데 유청 단백질이 무엇인가?

---

119) Wayne W. Campbell, Marvin L. Barton Jr., Deanna Cyr-Campbell, Stephanie L. Davey, John L. beard, Gianni Parise, and William J. Evans, "Effects of an Omnivorous Diet Compared with a Lactoovovegetarian Diet on Resistance Training Induced Changes in Body Composition and Skeletal Muscle in Older Men," *American Journal of Clinical Nutrition* 70, no. 6 (1999): 1032-39.

120) Vernon R. Young and Peter L. Pellett, "Plant Proteins in Relation to Human Protein and Amino Acid Nutrition," *American Journal of Clinical Nutrition* 59, supplement 5 (1994): 1203S-12S.

유청 단백질은 치즈 생성과정의 부산물로 반투명한 액체이다. 우유를 한차례 거르고 나면 유청이 남는다. 한때 유청은 쓰레기통 신세였으나, 과학자들이 유청이 완벽한 단백질인 것을 발견하였다. 유청 단백질은 단백질 합성의 핵심 요소인 류신이라는 필수 아미노산이 풍부하다.[121)]

스포츠 영양학 업계가 이 연구를 눈여겨보았고 그때 유청 단백질이 탄생하였다.

유청 단백질은 언제 먹어도 좋으나, 특히 운동 후엔 더 효과적이다. 왜냐하면 유청은 소화가 몹시 빨라 혈중 아미노산이 급증한다(특히 류신).[122)] 이로 인해 흡수가 느린 단백질보다 빠르게 근성장을 촉진한다.[123)]

이와 같은 이유로 유청은 남녀를 불문하고 좋은 선택이 될 수 있다.

그러나 한 가지 언급해야 할 사항으로, 젖당 불내증이 아닐지라도 우유로 만든 종류의 단백질을 소화하는 데 어려움이 있을 수 있다.[124)] 그래서 고도로 정제된 형태의 유당, 예를 들어 분리 유청이나 가수분해 유청 단백질이 안 맞는 사람이 있으며, 이 제품들은 사실상 젖당을 완전히 제거한 것이다.

유청 복용시 배에 문제가 있을 경우 유제품 대신 다른 종류의 보충제를 복용하면 괜찮아 질 것이다. 비 유제품 보충제 중 내가 가장 선호하는 것은 계란 단백질파우더이지만, 비건의 경우 다른 것을 선택해야 할 것이다.

카제인 단백질파우더

카제인 단백질은 아마 유청 단백질 다음으로 인기가 있는 보충제이며, 카제인 또한 우유가 원재료이다. 카제인은 코타지 치즈와 같이 우유가 응고된 것이다.

카제인은 유청과 달리 천천히 소화가 되어 체내 아미노산 수치가 급증하지 않지만, 오랜 시간 동안 천천히 흡수된다.[125)]

---

121) Layne E.Norton, Gabriel J. Wilson, Donald K. Layman, Christopher J. Moulton, and Peter J. Garlick, "Leucine Content of Dietary Proteins Is a Determinant of Postprandial Skeletal Muscle Protein Synthesis in Adult Rats," *Nutrition and Metabolism* 9, no. 1 (2012): 67. doi:10.1186/1743-7075-9-67; Satoshi Fujita, Hans C. Dreyer, Micah J. Drummond, Erin L. Glynn, Jerson G. Cadenas, Fumiaki Yoshizawa, Elena Volpi, and Blake B. Rasmussen, "Nutrient Signalling in the Regulation of Human Muscle Protein Synthesis," *Journal of Physiology* 582, pt. 2 (2007): 813-23.doi: 10.1113/jphysiol.2007.134593.

122) Jason E. Tang, Daniel R. Moore, Gregory W. Kujbida, Mark A. Tarnopolsky, and Stuart M. Phillips, "Ingestion of Whey Hydrolystate, Casein, or Soy Protein Isolate: Effects on Mixed Muscle Protein Synthesis at Rest and Follwing Resistance Exercise in Young Men," Journal of Applied Physiology 107, no. 3 (2009): 987-92. doi: 10.1152/japplphysiol.00076.2009; Yves Boirie, Martial Dangin, Pierre Gachon, Marie-Paule Vasson, Jean-Louis Maubois, and Bernard Beaufrére, "Slow and Fast Dietary Proteins Differently Modulate Postprandial Protein Accretion," *Proceedings of the National Academy of Sciences* 94, no. 26 (1997): 14930-35.

123) Martial Danin, Yves Boirie, Clara Garcia-Rodenas, Pierre Gachon, Jacques Fauquant, Phillippe Callier, Olivier Ballévre, and Bernard Beaufrére, "The Digestion Rate of Protein Is an Independent Regulating Factor of Postprandial Protein Retention," *Endocrinology and Metabolism* 280, no. 2 (2001): E340-E348.

124) Ross G. Crittenden and Louise E Bennett, "Cow's Milk Allergy: A Complex Disorder," *Journal of the American College of Nutrition* 24, no. S6 (2005): 582S-91S.

125) Boirie et al., "Slow and Fast Dietary Proteins Differently Modulate Postprandial Protein Accretion," 14930-35.

카제인과 유청 단백질 중 근육 발달에 어느 것이 더 뛰어난지에 관한 논쟁이 아직도 진행 중이지만, 저명한 학자들은 다음 내용에 동의하고 있다.

- 유청의 빠른 흡수와 풍부한 류신 덕택에 운동 후 하루 30~40g을 섭취하는 것이 최고의 선택이다.
- 아미노산이 천천히 방출되기 때문에 카제인은 '일반적으로 사용하기 좋은' 단백질 보충제이다.
- 운동 후 최적의 단백질원은 아닐지 모르나(이것에 대한 논쟁은 여전히 진행중), 천천히 흡수되는 단백질이 근성장에 최선이라는 증거들이 하나둘 나타나고 있다.[126]
- 카제인은 잠들기 전에 섭취하면 근육 회복에 좋다.[127]

개인적으로, 유청 단백질을 운동 후 보충제로 섭취하며, 그러고 나서 한두 숟가락의 계란 단백질을 먹어(흡수가 느리다) 하루 종일 회복을 돕도록 한다. 내가 카제인을 복용하지 않는 이유는, 나의 경우 너무 많은 유제품을 먹으면 배가 아프기 때문이다.

계란 단백질파우더

상당수가 파우더 형태의 계란 단백질을 살 수 있다는 사실을 모르고 있다. 파우더 단백질은 크게 3가지 이점을 가지고 있다.

- 계란 단백질은 신체에 잘 맞으며(PDCAA 점수 1점), 정확한 점수는 연구마다 조금씩 다르지만 항상 목록에서 1위를 차지한다.
- 동물을 대상으로 한 연구에 따르면, 계란 단백질은 근성장을 촉진하는 것이 유청과 유사하다.[128]
- 계란 단백질은 카제인보다 흡수가 느리며 혈액에 아미노산이 더 길게 분해되는 것을 의미

---

126) Kevin D. Tipton, Tabatha A. Elliott, Melangie G. Cree, Steven E. Wolf, Arthur P. Sandford, and Robert R. Wolfe, "Ingestion of Casein and Whey Proteins Result in Muscle Anabolism after Resistance Exercise," Medicine and Science in Sports and Exercise 36, no. 12 (2004): 2073-81. doi: 10.1249/01.MSS.0000147582. 99810.C5; Daniel W. D. West, Nicholas A. Burd, Vernon G. Coffey, Steven K. Baker, Louise M. Murke, John A. Hawley, Daniel R. Moore, Trent Stellingwerff, and Stuart M. Phillips, "Rapid Aminoacidemia Enhances Myofibrillar Protein Synthesis and Anaboic Intramuscular Signaling Responses after Resistance Exercises," American Journal of Clinical Nutrition 94, no. 3: 795-803. doi: 10.3945/ajcn.111.013722; Boirie et al., "Slow and Fast Dietary Proteins Differently Modulate Postprandial Protein Accretion,"14930-35.

127) Peter T. Res, Bart Groen, Bart Pennings, Milou Beelen, Gareth A. Wallis, Annemie P. Gijisen, Joan M. Seden, and Luc J. van Loon, "Protein Ingestion before Sleep Improves Postexercise Overnight Recovery," *Medicine and Science of Sports and Exercise* 44, no. 8 (2012): 1560-9. doi: 10.1249/MSS.0b013e31824c363.

128) Layne E. Norton, Gabriel J. Wilson, Donald K. Layman, Christopher J. Moulton, and Peter J. Garlick, "Leucine Content of Dietary Proteins Is a Determinant of Postprandial Skeletal Muscle Protein Synthesis in Adult Rats," *Nutrition and Metabolism* 9, no. 1 (2012): 67. doi:10.1186/1743-7075-9-67.

한다. 이로 인해 전반적인 근성장을 초래한다.[129)]

- 계란 단백질파우더는 흰자로만 만들며 지방이 없고 아주 약간의 탄수화물만 있다.

요약하면 계란 단백질파우더는 여러모로 좋은 선택이다. 개인적으로 운동 전후로 섭취하기도 한다.

콩 단백질파우더

콩 단백질은 이것저것을 섞어놓은 것이다.

연구에 따르면 콩 단백질 또한 여러모로 근육을 생성하는 데 효과적이라고 하나 인간을 대상으로 하였을 경우 논란이 있다.[130)]

몇몇 연구에 따르면, 규칙적으로 콩 음식을 먹을 경우 여성호르몬 에스트로겐과 유사한 이소플라본으로 인해 남성이 여성스러워질 수 있다고 한다.

99명의 정액을 3개월간 콩과 이소플라본 섭취를 한 것과 비교한 하버드대학교의 연구를 살펴보면,[131)] 콩과 이소플라본을 섭취한 경우 둘 다 정액의 감소와 관련이 있었다. 콩을 많이 섭취한 남성들이 그렇지 않은 경우보다 평균 1ml당 4,100마리나 정자수가 적었다.

반면에 궬프대학교에서 32명을 대상으로 이소플라본을 한 집단은 적게, 한 집단은 많이 57일 동안 복용하도록 하였으나 정자의 질엔 영향을 미치진 않았다.[132)] 게다가 로마린다대학교와 세인트캐서린대학교에서 문헌조사를 해보니 콩 음식과 이소플라본 둘 다 남성 호르몬에 영향을 주지 않았다.[133)]

그렇다면 어떻게 해야 하는가?

쉽게 답할 수 있는 건 아니지만, 콩의 영향은 장내 유산균 유무에 따라 달라진다. 전체 인구의 30~50%가 장내 유산균을 가지고 있으며, 이것은 콩에 든 이소플라본인 다이드제인daidzein을

---

129) Shane Bilsborough and Neil Mann, "A Review of Issues of Dietary Protein Intake in Humans," *International Journal of Sport Nutrition and Exercise Metabolism* 16, no. 2 (2006): 129.52.

130) Jason E. Tang, Daniel R. Moore, Gregory W. Kujbida, Mark A. Tarnopolsky, and Stuart M. Phillips, "Ingestion of Whey Hydrolysate, Casein, or Soy Protein Isolate: Effects on Mixed Muscle Protein Synthesis at Rest and Following Resistance Exercise in Young Men," *Journal of Applied Physiology* 107. no. 3 (2009): 987-92. doi:10.1093/humrep/den243.

131) Jorge E. Chavarro, Thomas L. Toth, Sonita M. Ssadio, and Russ Hauser, "Soy Food and Isoflavone Intake in Relation to Semen Quality Parameters among Men from an Infertility Clinic," *Human Reproduction* 23, no. 11: 2584-90. doi: 10.1093/humrep/den243.

132) Laura K. Beaton, Brianne L. McVeigh, Barbara L. Dillingham, Johanna W. Lampe, and Alison M. Duncan, "Soy Protein Isolates of Varying Isoflavone Content Do Not Adversely Affect Semen Quality in Healthy Young Men," *Fertility and Sterility* 94, no. 5 (2010): 1717-22. doi: 10.1016/j.fertnstert.2009.08.055.

133) Mark Messina, "Soybean Isoflavone Exposure Does Not Have Ferminizing Effects on Men: A critical Examination of the Clinical Evidence," *Fertility and Sterility* 93, no. 7 (2010): 2095-104. doi: 10.1016/ j.fertnstert.2010.03.002; Jill M. Hamilton-Reeves, Gabriela vazquez, Sue J. duval, William R. Phipps, Mindy S. Kurzer, and Mark J. Messina, "Clinical Studies Show No Effects of Soy Protein or Isoflavones on reproductive Hormones in Men: Results of a Meta-Analysis," *Fertility and Sterility* 94, no. 3 (2010): 997-1007. doi: 10.1016/j.fertnstert.2009.04.38.

촉진하여 에스트로겐 호르몬과 같은 이퀄equol로 변환한다.[134)]

2011년 북경대학교의 한 연구에선 이퀄을 생성하는 박테리아가 있는 남성들에게 3일간 상당량의 콩 음식을 먹였더니 에스트로겐 수치는 오른 반면 테스토스테론 수치는 떨어졌다.[135)] 이와 같은 효과는 이퀄 생성이나 부족과 상관없이 여성에겐 일어나진 않았다.

이와 관련된 연구를 성균관대학교에서 여성들을 대상으로 실시하였고, 그 결과는 에스트로겐이 높은 환경에서 이소플라본이 에스트로겐 생성을 억제하였으며, 에스트로겐이 낮은 환경에선 이소플라본이 에스트로겐 생성을 증가시켰다.[136)]

게다가 콩 단백질은 단백질 분자와 다른 영양소의 흡수를 억제하는 물질을 가지고 있다.[137)]

콩이 여성의 심장질환과 유방암 위험을 줄이는 특별한 효능을 가지고 있다고 주장하는 연구도 있으며, 이 연구결과에 대해 의혹을 제기하는 연구도 있다.[138)] 또한 콩이 암세포 성장을 촉진한다는 연구결과도 있다.[139)]

콩 섭취에 대한 또 다른 고민거리는 미국에서 자라는 상당수의 콩이 유전적으로 변형되었다는 것이다(정부 자료에 의하면 91%).[140)]

유전자 변형 식품에 관한 논쟁은 굉장히 뜨거우며, 이 책에서 다루기엔 너무 복잡하지만, 가장 안전한 방법은 유전자 변형식품이 장기적으로 미치는 영향에 대한 연구가 더 나올 때까지 최대한 섭취하지 않는 것이다.

이 모든 걸 고려해보면, 왜 내가 남성들에게 콩 섭취를 권하지 않는지 이해하리라 본다. 콩을

---

134) Cara L. Frankenfeld, Charlotte Atkison, Wendy K. Thomas, Alex Gozanlez, Tuija Jokela, Kristina Wähälä, Stephen M. Schwartz, Shuying S. Lia, and Johanna W. Lampe, "High Concordance of Daidzein-Metabolizing Phenotypes in Individuals Measured 1 to 3 Years Aparts," *British Journal of Nutrition* 94, no. 6 (2005): 873-76. doi: 10.1079.BJN20051565.

135) Bachua Liu, Liquiang Qin, Aiping Liu, Yuhui Shi, and Peiyu Wang, "Equol-Producing Phenotype and in Relation to Serum Sex Hormones among Healthy Adults in Beijing," [in Chinese], *Wei Sheng Yan Jiu* 40, no. 6 (2011): 727-31.

136) Chang Sun Hwang, Ho Seok Kwak, Hwa Jae Lim, Su hee Lee, Young Soon Kang, Tae Boo Choe, Hor Gil Hur, and Ki Ok Han, "Isoflavone Metabolites and Their In Vitro Dual Functions: They Can Act as an Estrogeic Agonist or Antagonist Depending on the Estrogen Concentration," *Journal of Steroid Biochemistry and Molecular Biology* 101, nos. 4-5 (2006): 246-53. doi: 10.1016/j.jsbmb.2006.06.020.

137) David L. Brandon and Mendel Friedman, "Immunoassays of Soy Proteins," *Journal of Agricultural and Food Chemistry* 50, no. 22 (2002): 6635-43. doi: 10.1021jf020186g; Sanae Hisayasu, Hideo Orimo, Setsuko Migita, Yuki Ikeda, Kumiko Satoh, Setsuko Shingo (Kanda), Yukihiko Hirai, and Yoshio Yoshino, "Soybean Protein Isolate and Soybean Lectin Inhibit Iron Absorption in Rats," *Journal of Nutrition* 122, no. 5 (1992): 1190-96; Brandon and Friedman, "Immunoassays of Soy Proteins," 6635-42.

138) James W. Anderson, Bryan M. Johnstone, and Margaret E. Cook-Newell, "Meta-Analysis of the Effects of Soy Protein Intake on Serum Lipids," New England Journal of Medicine 333, no. 5 (1995): 276-82. doi: 10.1056/NEJM199508033330502; Bruce J. Trock, Leena Hilakivi-Clarke, and Robert Clarke, "*Meta-Analysis of Soy Intake and Breast Cancer Risk," Journal of the National Cancer Institute* 98, no. 7 (2006): 459-71. doi: 10.1093/ jnci/djj102; "Protein: Moving Closer to Center Stage," *Garvard School of Public Health*, accessed October 17, 2004, http://www,hsph.harvard.edu/nutritionsource/protein-full-story/.

139) Mário de Lemos, "Effects of Soy Phytoestrogens Genistein and Daidzein on Breast Cancer Growth," Annals of Pharmacotherapy 35, no. 9 (2001): 1118.21.

140) "Adoption of Genetically Engineered Crops in the U.S.," United States Department of Agriculture, last updated August 26, 2014, http://www.ers.usda.gov/data-products/adoption-of-genetically-engineered-crops-in-the-us. aspx#.VEkhkPldWWQ.

좋아하기엔 아직 알 수 없는 것들이 너무 많다.

식물 기반의 단백질파우더

식물 기반의 단백질파우더 중 가장 인기 있는 제품은 콩 단백질이지만, 쌀, 삼, 완두 단백질 또한 찾아볼 수 있다. 식물 기반 단백질파우더의 특징은 다음과 같다.

쌀 단백질의 PDCAA 점수는 0.47로 높은 편은 아니지만, 완두 단백질과 함께 먹을 경우 훨씬 낫다. 왜냐하면 완두 단백질의 점수는 0.69이며 류신이 많이 함유되어 있기 때문이다.[141)]

사실 쌀과 콩의 조합은 종종 '비건들의 유청'이라고도 불린다. 왜냐하면 둘의 아미노산 구조가 유성 단백질과 비슷하기 때문이다.

삼 단백질은 이 셋 중 가장 나쁜 선택이다. 삼은 오메가-3, 오메가-6 지방산을 포함하여 미량영양소는 풍부하지만 단백질 함량이 30~50%밖에 안 되는 반면, 이 챕터에서 논한 다른 보충제들은 90~100%에 달한다. 게다가 삼에 포함된 단백질은 유청이나 카제인, 또는 계란 단백질과 같은 동물성 단백질은커녕 쌀이나 완두만큼도 흡수가 안 된다.[142)] 삼은 하나의 음식으로 봐야지 순수 단백질 보충제로 사용하기엔 적합하지 않다.

자, 지금까지 여러 보충제에 대해 알아보았다. 이젠 내가 자주 질문받는 것을 다뤄보자. 한 끼에 얼마만큼의 단백질을 먹어야 효율적인가?

'단백질 흡수'에 관한 미신

구글에 단백질 흡수량에 관해 검색해보면 온갖 종류의 숫자가 나올 것이다. '전문가'들은 공통적으로 한 끼에 단백질 섭취량을 30~40g 정도 복용해야 하며, 그 이상은 몸이 받아들이지 못한다고 말한다.

하지만 이와 같이 '모두에게 적용되는 조언'은 터무니없는 경우가 많다.

NFL의 라인백 선수가 120파운드(약 54kg)의 멸치와 똑같은 단백질량을 섭취해야 한다는 것이 몹시 의아하다. 라이프스타일이나 제지방량도 단백질 대사에 영향을 미치는 것이 당연하지 않은가?

게다가 한 끼에 흡수할 수 있는 단백질량이 상대적으로 적은 것이 사실이라면, 두세 끼에 먹을 단백질을 한 번에 '과다섭취'하는 경우 단백질 부족을 초래할 것이다. 이러한 가정은 굶주림과 폭식을 규칙적으로 겪게 되는 수렵시기에 인간이 어떻게 생존했을지 의문을 갖게 한다. 하지

---

141) François Mariotti, Maria E. Pueyo, Daniel Tomé, Serge Bérot, Robert Benamouzig, and Sylvain Mahé, "The Influence of the Albumin Fraction on the Bioavailability and Postprandial Utilization of Pea Protein Given Selectively to Humans," *Journal of Nutrition* 131, no. 6 (2001): 1706-13.

142) James D. House, Jason Neufeld, and Gero Leson, "Evaluating the quality of Protein From Hemp Seed (cannabis sativa L.) Products Through the Use of the Protein Digestibility-Corrected Amino Acid Score Method," *Journal of Agricultural and Food Chemistry* 58, no. 22 (2010): 11801-07. doi: 10.1021/jf102636b.

만 인간의 몸은 놀랄 만큼 적응력이 있다.

이 주제를 좀 더 자세히 다루기 위해 단백질 섭취시 무슨 일이 일어나는지를 알아보자.

우선 단백질을 벽돌 역할을 하는 아미노산으로 분해하기 위해 위에서 산과 효소를 이용한다. 분해된 아미노산은 장으로 전달하는 특별한 세포에 의해 혈류를 타고 흘러가 신체 각 부분으로 전달된다. 우리 몸엔 수많은 수송세포가 있으며, 이것이 혈액에 흡수되는 아미노산의 양을 제한한다.

이것이 사람들이 말하는 '단백질 흡수'이다. 그런데 우리 몸은 아미노산을 혈류에 얼마나 빠르게 흡수시킬 수 있을까?

이미 알겠지만 신체는 단백질의 종류에 따라 각기 다른 속도로 흡수한다. 한 보고서에 따르면 유청의 경우 1시간당 8~10g이 흡수되며, 카제인은 6.1g, 콩은 3.9g 그리고 계란은 1.3g이 흡수된다.[143] 단백질 흡수 속도를 측정하는 하는 것은 너무 복잡하기 때문에 이 수치는 100% 정확하진 않지만, 그럼에도 불구하고 한 가지 통찰력을 제시해준다. 어떤 단백질은 천천히 흡수되는 반면, 다른 것은 빨리 흡수된다는 것이다.

이와 관련하여 또 다른 사실은 음식이 하나같이 소화관을 통해 이동하진 않으며, 도착한 순서대로 이동하는 것도 아니라는 점이다.

예를 들어 위에 있는 단백질이 '위 배출'(위에서 섭취한 음식을 배출)을 지연하는 호르몬 생성을 자극하면 장의 수축이 느려진다.[144]

이로 인해 영양분이 흡수되는 소장으로 음식이 천천히 이동하게 되며 우리 몸이 섭취한 단백질을 흡수할 시간을 벌게 된다. 단백질을 흡수하는 동안에도 탄수화물과 지방이 이동하며 완전히 흡수될 수 있다.

일단 아미노산이 혈류에 들어오면 체내에선 조직이 성장하고 회복되는 등 다양한 일을 하게 되며, 이후에 사용할 것에 대비하여 근육에 과하게 있는 아미노산을 일시적으로 저장한다(약 24시간 정도).[145] 위의 모든 과정을 거쳤음에도 불구하고 여전히 아미노산이 혈액 속에 남아 있으면 우리 몸은 아미노산을 분해하여 두뇌와 다른 세포의 연료로 사용한다.

그럼 이 과정이 한 끼에 얼마만큼의 단백질이 흡수되는지와 어떻게 연관이 있을까? 단백질 섭취량에 관한 주장은 두 가지 문제점을 가지고 있다.

---

143) Shane Bilsborough and Neil Mann, "A Review of Issues of Dietary Protein Intake in Humans," *International Journal of Sport Nutrition and Exercise Metabolism* 16, no. 2 (2006): 129-52.

144) Martin Storr, Daniel Sattler, Andreas Hahn, Volker Schusdziarra, and Hans-Dieter Allescher, "Endogenous CCK Depresses Contractile Activity within the Ascending Myenteric Reflex Pathway of Rat Ileum," *Neuropharmacology* 44, no. 4 (2003): 524-32. doi: 10.1016/S0028-3908(03)00028-5.

145) Institute of Medicine, *Dietary Reference Intakes for Energy*, Carbohydrate, Fiber, Fat, Fatty Acids, Cholesterol, Protein, and Amino Acids, (Washington, D.C.: National Academies Press, 2005).

음식이 소화계로 이동하는 과정에 대해 무지함

몇몇 사람들은 가장 흡수가 빠른 단백질을 섭취하든(시간당 8~10g), 흡수가 느린 것을 섭취하든 상관없이 모든 음식은 2~3시간 이내 소장으로 이동한다고 믿으며, 단백질이 대장으로 이동하여 처리되기 전에 오직 25~30g만 흡수할 수 있다고 본다. 하지만 위의 내용을 따르면 흡수가 느린 단백질은 혈액에 훨씬 적게 흡수된다.

하지만 우리 몸은 우리가 생각보다 똑똑해서, 단백질이 소장으로 이동하는 속도를 조절하여 모든 아미노산을 흡수하도록 한다.

단백질 소비와 동화반응에 관한 연구를 참고

단백질 흡수 관련 주장을 할 때 공통적으로 인용하는 연구에 따르면, 운동 후 20g의 단백질이 젊은이에게 최대 근단백질 합성을 자극한다고 한다.[146] 한마디로 운동 후 20g 이상의 단백질 섭취는 근성장에 추가적인 자극을 주지 못한다는 뜻이다.

본 주장의 가장 큰 약점은 한 번에 얼마나 흡수할 수 있는지 추론할 때, 단백질 섭취에 대한 동화반응에 관한 연구를 활용할 수 없다는 것이다. 단백질 섭취로 인한 급성 동화반응은 전체 그림을 보여주진 않는다.

흡수 유효기간이 지난 아미노산은 근손실을 예방하고 성장에 필요한 연료로 제공된다. 게다가 우리 몸은 사용하지 못한 아미노산 모두를 폐기처분하지 않으며, 이후 사용할 것에 대비하여 아미노산을 저장한다.

미국인류영양연구센터의 연구는 이러한 주장을 뒷받침해준다.[147] 16명의 젊은 여성이 하루 섭취 단백질의 79%(약 54g)를 한 끼 또는 네 끼에 나눠서 14일간 복용하였다. 하지만 연구결과 두 집단 간의 단백질 합성 혹은 저하에서 별 차이점이 없었다.

게다가 이 연구에 사용된 단백질의 양은 체중 1kg당 1.17g이었다. 이를 남성에게 적용시키면 80kg의 남성이 한 끼에 94g의 단백질을 섭취하게 되는 셈이다. 과학적으로 정확한 것은 아니지만 생각할 거리를 제공해준다.

간헐적 단식이라고 알려진 다이어트에 관한 연구 또한 관련이 있다. 간헐적 단식은 사람들이 장시간 동안 단식한 후 2~8시간 동안 '음식의 창'을 이용하는 것이다. 이 방식에 관한 한 연구는

---

146) Daniel R. Moore, Meghann J. Robinson, Jessica L. Fry, Jason E. Tang. Elisa I. Glover, Sarah B. Wilkinson, Todd Prior, Marl A. Tarnopolsky, and Stuart M. Phillips, "Ingested Protein Dose Response of Muscle and Albumin Protein Synthesis after Resistance Exercise in Young Men," *American Journal of Clinical Nutrition* 89, no. 1 (2009): 161-68. doi: 10.3945.ajcn.2008.26401.

147) Marie-Agnès Arnal, Laurent Mosoni, Yves Boirie, Marie-Louise Houlier, Liliane Morin, Elisabeth Verdier, Patrick Ritz, Jean-Michel Antoine, Jacques Prugnaud, Bernard Beaufrère, and Philippe Patureau Mirand, "Protein Feeding Pattern Does Not Affect Protein Retention in Young Women," *Journal of Nutrition* 130, no. 7 (2000): 1700-04.

일일 단백질 섭취양을 4시간의 창(이후 20시간을 굶음) 동안 복용하여도 근육을 보존하는 데 부정적인 영향을 미치지 않았다고 한다.148)

지금까지 논의된 것을 살펴보면 한 끼에 얼마만큼 몸이 단백질을 섭취할 수 있는지 정확하게 말하긴 어렵다. 하지만 몇몇 사람들이 주장하는 것처럼 명백히 한 끼에 20~30g 이상일 것이다.

그러나 모두가 말하듯, 적은 양의 단백질을 자주 섭취하는 것이, 적은 수의 끼니에 단백질을 많이 섭취하는 것보단 효과적일 것이다.

'단백질 섭취 빈도' 논쟁

단백질 섭취에 관한 또 다른 문제는 섭취 빈도에 관한 것이다.

오늘날에 이르기까지 수십 년 동안, 근성장을 최대로 하려면 2~3시간마다 단백질을 섭취하라는 일반적인 조언이 있었다. 하지만 점차 과학이 발전하면서 이러한 구시대의 소들은 도축장으로 보내졌다. 대체 '몇 시간마다 단백질 섭취'라는 것은 어디서 생겨난 것일까?

우리가 알고 있는 사실은 근육과 스트렝스 발달 혹은 '이화작용'을 피하기 위해 2시간마다 반드시 단백질을 섭취해야 할 필요는 없다는 것이다. 일일 단백질 요구량을 섭취하는 것은 중요하지만, 섭취 스케줄은 그렇지 않다.149)

그렇긴 하지만 단백질을 섭취하는 빈도가 신체 전반의 단백질 합성률(그리고 전체적인 근성장)에 영향을 줄 수 있다고 한다. 특히 일리노이대학교에서 한 연구에 따르면, 건강한 성인이 단백질 섭취량(약 100g)을 3번 균등하게 나눠서 복용할 경우(매 끼당 30~33g), 편향되게 단백질을 섭취한 것(아침 11g, 점심 16g, 저녁 64g)보다 24시간 동안 단백질 합성률이 더 높았다.150)

게다가 한 끼에 30~40g정도의 단백질을 섭취하는 것이 단백질 합성률을 극대화한다는 연구 결과도 이젠 더 이상 놀랍지 않다.151)

만약 매끼마다 10~20g 정도의 적은 양의 단백질을 섭취할 경우, 단백질 합성을 충분히 자극하지 못하게 될 것이다. 그 후 상당히 단백질이 포함된 식사를 할 경우 단백질 합성은 극대화할 수 있을지 모르나, 이미 단백질 섭취를 충분히 하지 못한 식단을 '만회할 만큼'은 아닐 것이다.

반면에 매끼마다 30~40g의 단백질을 섭취할 경우, 단백질 합성을 극대화할 수 있을 만큼 자

148) Maarten R. Soeters, Nicolette M Lammers, Peter F. Dubbelhuis, Mariëtte Ackermans, Cora F. Jonkers- Schuitema, Eric Fliers, Hans P. Sauerwein, Johannes M. Aerts, and Mirelle J. Serlie, "Intermittent Fasting Does Not Affect Whole Body Glucose, Lipid, or Protein Metabolism," *American Journal of Clinical Nutrition* 90, no. 5 (2009): 1244-51. doi: 10.3945/ajcn.2008.27327.

149) Arnal et al., "Protein Feeding Pattern Does Not Affect Protein Retention in Young Women," 1700-04.

150) Madonna M. Mamerow, Joni A. Mettler, Kirk L, English, Shanon, L. Casperson, Emily Arentson-Lantz, Melinda Sheffeld-Moore, Donald K. Layman, and Douglas Paddon-Jones, "Dietary Protein Distribution Positively Influences 24-h Muscle Protein Synthesis in Healthy Adults," Journal of Nutrition 144, no. 6 (2014): 876-80. doi: 10.3945/

151) T. brock Symons, Melinda Sheffield-Moore, Robert R. Wolfe, and Douglas Paddon-Jones, "Moderate Serving of High-Quality Protein Maximally Stimulates Muscle Protein Synthesis and Elderly Subjects," *Journal of the Academy of Nutrition and Dietics* 109, no. 9 (2009): 1582-86. doi: 10.1016/h.jada.2009.06.369.

극하게 되어 하루가 끝날 쯤 위의 사례보다 더 많은 근육 단백질을 만들게 될 것이다.

단백질 흡수량과 빈도수에 대해 지금껏 배운 모든 것을 고려해보면 간단한 규칙을 도출할 수 있다.

- 단백질 섭취 빈도는 횟수가 적은 것보다 많은 것이 더 좋다.
- 매 끼 단백질 섭취는 적어도 30~40g정도는 돼야 한다.
- 단백지 섭취는 일일 권장량보다 좀 더 먹어야 한다.

아래의 단백질 섭취에 관한 예시를 살펴보자.

운동 전: 단백질 30g
운동 후: 단백질 50~60g
점심: 단백질 40g
간식: 단백질 30~40g
저녁: 단백질 30~40g
잠들기 전: 단백질 30g

지금껏 단백질에 관해 알아야 할 모든 것을 다루었다. 너무 많은 정보가 머리에 들어와 어질어질하다면 천천히 다시 읽어보길 바란다. 그러면 어지러움이 가라앉을 것이다.

탄수화물

최근 탄수화물에게 연민을 느낀다. 탄수화물의 장점에도 불구하고, 오해와 많은 비난을 받으며 두려움의 대상이 되고 있다.

수많은 가짜 다이어트 '전문가'과 그들의 많은 책, DVD, 블로그 등으로 인해 사람들이 탄수화물 섭취와 살이 찌는 것을 동일시한다.

물론 과도하게 탄수화물을 섭취하면 살이 찌겠지만(과도한 단백질, 지방 섭취 또한 마찬가지다), 탄수화물은 우리의 적이 아니다. 아이러니하게도 탄수화물은 식이지방만큼이나 효과적으로 체지방으로 저장되지 않는다.[152] 엄격하게 말하면 올리브 오일이 설탕보다 더 살이 찐다는 의미다.

현실에서 탄수화물은 근성장뿐만 아니라 전반적인 신체기능에도 중요한 역할을 한다. 예를

152) Tracy J. Horton, Holy Drougas, Amy Brachey, George W. Reed, John C. Peters, and James O. Hill, "Fat and Carbohydrate Overfeeding in Humans: Different Effects on Energy Storage," *American Journal of Clinical Nutrition 62*, no. 21 (1995): 19-29.

들어 탄수화물을 섭취하면 포도당의 일부가 혈액 속에 들어가 글리코겐으로 변하며, 글리코겐은 간과 근육에 저장된다. 웨이트를 할 땐 근육에 저장된 글리코겐을 빠르게 사용하게 되고, 탄수화물을 섭취하면 근육에 저장된 탄수화물이 다시 채워진다.[153)]

이와 같이 근육 속에 글리코겐을 '가득' 유지하게 되면 퍼포먼스가 향상될 뿐만 아니라, 운동으로 인한 근손실도 줄여준다.[154)]

탄수화물 섭취의 다른 이점에 대해 살펴보기 전에, 탄수화물이 체내에서 어떠한 기능을 하는지 심층적으로 다뤄보고, 사람들이 디저트를 먹을 때 벌벌 떨게 만드는 저속한 미신들을 몰아내도록 하자.

탄수화물엔 3가지 형태가 있다.

- 단당류
- 올리고당
- 다당류

하나 하나 살펴보도록 하자

단당류Monosaccharides

단당류는 종종 단순 탄수화물이라고도 불린다. 왜냐하면 단당류는 단순한 구조를 가지고 있기 때문이다. 단Mono은 하나를 의미하며, 당saccharide은 설탕을 의미한다. 한마디로 하나의 설탕이다.

단당류에는 다음의 것들이 있다.

- 포도당
- 과당
- 젖당

포도당은 혈당으로 불리는 당이며 혈액 속에서 볼 수 있고, 우리가 먹는 음식에서 만들어진

153) Robert A. Robergs, David R. Pearson, David L. Costill, William J Fink, David D. Pascoe, Michael A. benedict, Charles P. Lambert, and Jeffrey J. Zachweija, "Muscle Glycogenolysis during Differing Intensities of Weight-Resistance Exercise," *Journal of Applied Physiology* 70, no. 4 (1991): 1700-06.

154) Sharon L. Miller and Robert R. Wolfe, "Physical Exercise as a Modulator of Adaptation to Low and High Carbohydrate and Low and High Fat Intakes," *European Journal of Clinical Nutrition* 53, no S1 (1999): S112-19; Krista R. Howarth, Stuart M. Maureen J. MacDonald, Douglas Richards, Natalie A. Moreau, and Martin J. Gibala, "Effect of glycogen Availability on Human Skeletal Muscle Protein Turnover during Exericse and Recovery," *Journal of Applied Physiology* 109, no 2 (2010): 431-38. doi: 10.1152/japplphysiol.00108.2009/.

다(대부분의 탄수화물은 포도당을 포함하고 있으며, 하나의 당으로 있던지 혹은 2개가 단순히 결합한 형태이다). 사람들이 '혈당수치'에 대해 이야기하는 것은 혈액 속에 흐르는 포도당의 양을 의미하는 것이다.

과당은 과일에서 볼 수 있는 당이며 자당(설탕)과 같이 가공된 제품에서도 볼 수 있으며, 액상과당HFCS은 50%의 과당과 50%의 포도당이 혼합된 것이다. 과당은 간에서 포도당으로 전환되어 혈액 속으로 흘러들어가 사용된다.

젖당은 유제품에서 볼 수 있는 당이며, 과당과 유사한 대사과정을 가진다.

올리고당Oligosaccharides

올리고당은 여러 개의 단당류가 서로 연결된 당이다. Oligos는 그리스어로 '소수, 소량'이란 의미로 올리고당은 '소량의 설탕'을 뜻한다.

또한 올리고당은 식물에서 볼 수 있는 섬유질의 구성요소 중 하나이다. 우리의 몸은 올리고당을 부분적으로 분해하여 포도당으로 만든다(섬유와 소화가 잘 안 되는 부분은 남겨져 내장에 좋게 쓰인다).[155)]

또한 많은 야채에도 프락토올리고당fructo-oligosaccharides이 있으며, 과당이 짧은 사슬구조를 가지고 있다. 우리 몸은 이에 따라 프락토올리고당을 대사작용한다(사슬을 분해하여 각각의 과당을 포도당으로 변환한다).

흔히 볼 수 있는 올리고당의 또 다른 형태는 라피노오즈raffinose로, 젖당과 포도당 그리고 과당(삼당류라 불림)으로 구성되어 있으며, 통곡물 그리고 콩과 양배추, 미니양배추, 브로콜리, 아스파라거스를 포함한 여러 채소에서도 볼 수 있다.

갈락토올리고당 또한 올리고당의 하나로, 갈락토스 입자가 짧은 사슬을 가지고 있다. 갈락토올리고당은 소화하기 어렵지만, 장에서 건강한 박테리아가 성장하도록 자극하는 데 중요한 역할을 한다.[156)]

다당류Polysaccharides

다당류는 단당류의 긴 사슬을 가지고 있으며, 보통 10개 이상의 단당류 분자를 포함하고 있다. Poly는 그리스어로 '많은'이라는 뜻으로, 단어의 의미처럼 많은 당으로 구성되어 있다.

녹말(식물의 저장 영양소)과 섬유소(많은 식물에서 볼 수 있는 자연 섬유질)는 우리가 종종 먹는 다당류의 예이다. 우리의 신체는 녹말을 쉽게 포도당으로 분해하지만, 섬유소는 그렇지 않다.

---

155) George T. Macfalane, Helen Steed, and Sandra Macfarlane, "Bacterial Metabolism and Health-Related Effects of Galacto-Oligosaccharides and Other Prebiotics," *Journal of Applied Microbiology* 104, no. 2 (2008): 305-44. doi: 10.1111(j.1365-2672.2007.03520.x.

156) Ibid.

섬유소는 소화계를 완전히 거친다(식이성 섬유의 에너지원으로 만듦).

결국 포도당으로 끝나는 패턴

이미 알아차렸을지는 모르나, 우리가 먹는 모든 탄수화물은 대사과정을 거쳐 포도당이 되거나 소화되지 않고 식이섬유로 제공된다.

우리 몸은 과일, 꿀, 혹은 우유에 들어 있는 천연 당인지, 스니커즈 바에 든 가공된 당인지 구별하지 않는다. 어떤 당이든 똑같은 방식으로 소화된다. 단당으로 분해되어 포도당으로 변환된 후 두뇌와 근육, 장기로 전달되어 에너지원으로 사용된다.

그렇다. 결국엔 초코바도 한줌의 완두콩과 마찬가지로 포도당으로 변환된다. 물론 초코바는 포도당으로 빠르게 변한다. 이것이 유일한 차이점이다. 초코바엔 빠르게 대사과정을 겪는 단당류가 많으며, 반면에 완두콩은 올리고당이 많으며 분해되는 데 오랜 시간이 걸린다.

나는 완두콩과 초코바가 '똑같으니' 야채를 버리고 초콜릿을 먹으라고 말하지 않았다. 분명히 완두콩은 스니커즈보다 영양이 풍부하지만, 그 이상의 것이 있다.

화학적으로 보면 설탕이나 액상과당 같이 가공식품에서 볼 수 있는 단순 탄수화물은 상당히 단순하다. 자당(설탕)은 과당과 포도당으로 이루어진 이당류이다. 자당은 파인애플과 고구마, 근대, 사탕수수 심지어 호두, 피칸, 캐슈넛과 같은 자연식품에서도 볼 수 있다. 자당을 음식에 첨가하면 음식이 더 달아진다.

화학적으로 유사한 액상과당은 55%의 과당과 45%의 포도당으로 구성되어 있다. 액상과당은 자연 상태에선 찾아볼 수 없으며(인공적으로 생성), 액상과당과 자당의 차이는 과당과 포도당이 인공적으로 결합돼 있지 않는 것이며, 이는 포도당으로 분해하기 위해 일을 덜 해도 된다는 것을 의미한다.[157]

이와 같이 생각해보면, 모든 종류의 탄수화물 섭취가 범죄행위처럼 보이진 않는다. 파인애플에 들어 있는 자당과 우리가 좋아하는 디저트에 든 자당엔 화학적으로 큰 차이가 없다. 게다가 액상과당은 자당과 화학적으로 유사하다.

대체 왜 이렇게 난리법석인가? 파인애플에 들어 있는 자당을 섭취하는 건 괜찮지만, 초콜릿바나 다른 단순 탄수화물에 들어 있는 화학적으로 동일한 자당을 섭취하는 것은 왜 안 되는가? 자당과 액상과당은 상당히 유사하지만, 왜 액상과당은 종종 신진대사를 망치는 범법자처럼 여겨지는가?

몇몇 사람들의 몸이 다른 사람에 비해 모든 형태의 탄수화물에 더 잘 반응하는 것은 사실이지만, 자당과 액상과당 또는 다른 단순 탄수화물에 있어선 그렇진 않다. 특히 살이 찌는 것에 있어선.

---

157) "High Fructose Corn Syrup: Questions and Answers," U.S. Food and Drug Administration, last updated July 22, 2014, http://www.fda.gov/food/ingredientspackaginglabeling/foodaddictivesingredients/ucm324856.htm.

이제 두 분자가 그렇게 특별한 것이 아님을 이해했을 것이다. 자당과 액상과당은 다른 탄수화물과 마찬가지로 포도당의 원천이다.

날 믿지 못하겠으면 몇 개의 연구를 살펴보자.

영국의 설탕부(자당이나 액상과당 섭취를 장려하는 곳이 아닌 모든 종류의 설탕에 대해 연구하는 곳)에서는 일일설탕섭취량의 가이드라인이 있어야 하는지를 결정하기 위해 연구를 착수하였다.[158] 그 결과 당 섭취량 증가는 비만이 아닌 야위는 것과 관련이 있었으며, 설탕 섭취량에 관한 양적인 가이드라인을 보장하기엔 증거가 충분치 않은 것으로 결론내렸다.

그리고 설탕 관련 논문을 광범위하게 검토한 하와이대학교에서 한 연구를 인용하자면 다음과 같다.[159]

> 설탕이 든 음료나 음식을 과도하게 복용하여 에너지 불균형이나 체중증가를 초래하지 않는다면, 추가적인 설탕섭취나 비만 사이에 직접적인 관계가 없다는 것을 처음부터 분명히 말하고자 한다.

여기서 핵심은 과다복용과 에너지 불균형이다.

지난 수십 년간 미국인들이 섭취하는 칼로리는 늘어왔으며, 이러한 증가의 상당수는 탄수화물이 차지하며, 주로 청량음료에서 기인한 것이었다.[160]

이것이 당분과 액상과당 섭취가 살이 찌거나 유지되는 것에 관한 실질적인 문제를 나타낸다. 당분이 첨가된 음식을 많이 먹을수록 설탕을 과복용하기 쉬워진다.

특히 설탕이 첨가된 음료를 포함하여, 액체 탄수화물이 경우 더 그렇다.[161] 만약 당신이 칼로리 음료를 좋아한다면, 영원히 살이 찐 채로 살게 될지 모른다. 1,000칼로리의 음료를 마시고도 1시간 뒤에 배가 고플 수 있는 반면에 단백질과 섬유질이 풍부한 좋은 음식을 1,000칼로리 먹을 경우 5~6시간 동안 배가 부를 것이다.

그리고 액상과당은 또 어떠한가? 자당과 비슷한 분자구조를 가지고 있는 액상과당에 대해 문헌들은 어떻게 말하고 있는가?

2008년에 출판된 액상과당과 관련한 문헌을 보자.

---

158) Carrie H. Ruxton, Fabienne, J. Garceau, and Richard C. Cotterll, "Guidelines for Sugar Consumption in Europe: Is a Quantitative Approach Justified?" *European Journal of Clinical Nutrition* 53, no. 7 (1999): 503-13.

159) Suzanne P. Murphy and Rachel K. Johnson, "The Scientific Basic of Recent US Guidance on Sugars Intake," *American Journal of Clinical Nutrition* 78, no. 4 (2003): 8275-335.

160) Joanne F. Guthrie and Joan F. Morton, "Food Sources of Added Sweeteners in the Diets of Americans," *Journal of the Academy of Nutrition and Dietics* 100, no. 1 (2000): 43-51. doi: 10.1016/S0002-8223(00)00018-3.

161) Doreen P. Dimeglio and Richard D. Mattes, "Liquid Versus Solid Carbohydrate: Effects on Food Intake and Body Weight," *International Journal of Obesity* 24, no.6 (2000): 794-800.

"자당, 액상과당, 전화당invert sugar, 꿀, 그리고 많은 과일과 즙은 같은 당분을 같은 조직에 같은 비율로 같은 시간 동안 같은 대사과정으로 전달된다. 그러므로 어떤 것이든 본질적으로 대사적 차이점은 없다."[162]

그리고 2007년에 메릴랜드대학교에서 연구한 문헌을 살펴보자.

현재 확인된 근거를 토대로 전문가 집단은 액상과당이 다른 에너지원보다 과체중이나 지방에 기여하는 데 큰 차이점이 없다고 결론내렸다.[163]

2008년에 출간된 다른 문헌에는 이런 내용이 있다.

"액상과당이 보여주는 데이터는 약 55%의 과당과 45%의 포도당으로 자당과 매우 흡사하며, 당연히 액상과당과 자당 간의 대사적 차이점이 거의 없다. 그렇긴 하지만 액상과당은 추가적 당분과 칼로리에 기여하는 바가 있다. 그리고 액상과당과 체중관리에 관한 우려는 액상과당의 양과는 상관없이, 음료나 음식에서 비롯한 칼로리로 봐야 할 것이다."[164]

한마디로 액상과당은 또 다른 단순 당분일 뿐이며, 과도하게 섭취하는 경우에만 몸에 해롭다.

이 지점에서, 아마 원하는 만큼 당분과 단순 탄수화물을 먹어도 되는 백지 위임장을 받은 기분일 것이다. 당분과 탄수화물 섭취가 당신이 평소에 듣던 것만큼 해롭지는 않지만, 고려해야 할 사항이 아직 더 있다.

과도한 단순 당의 섭취가 문제가 되는 경우

단순 탄수화물(자당과 액상과당 같은 이당류)을 장기간 동안 많이 복용할 경우 심장병과 2형 당뇨병의 위험과 관련이 있다.[165]

많은 '전문가'들은 단순 탄수화물이 우리의 건강을 해친다는 명백한 근거가 없는데도 사실처

162) John S. White, "Straight Talk about High-Fructose Corn Syrup: What it Is and What It Ain't," *Animal Journal of Clinical Nutrition* 88, no. 6 (2008): 17165-215.doi: 10.3945/ajcn.2008.25825B.

163) Richard A. Forshee, Maureen L. Storey, David B. Allison, Walter H. Glinsmann, Gayle L Hein, David R. Lineback, Sanford A. Miller, Theresa A. Nicklas, Gary A. Weaver, and John S. White, "A Critical Examination of the Evidence Relating High Fructose Corn Syrup and Weight Gain," *Critical Reviews and Food Science and Nutrition* 47, no. 6 (2007): 561-82. doi: 10.1080/1040839060846457.

164) Victor Fulgoni III, "High-Fructose Corn Syrup: Everything You Wanted to Know, But Were Afraid to Ask," *American Journal of Clinical Nutrition* 88, no. 6 (2008): 17155. doi: 10.3945/ajcn.2008.25825A.

165) Walter willett, JoAnn, Manson, and Simin Liu, "Glycemic Index, Glycemic Load, and Risk of Type 2 Diabetes," *American Journal of Clinical Nutrition* 76, no. 1 (2002): 2745-805.

럼 여겨왔지만, 이것은 잘못된 것이다. 여기엔 더 많은 내용이 숨어 있다.

사람마다 얼마나 뚱뚱하고 활동적인지에 따라 단순 탄수화물이 미치는 영향이 다른 것은 사실이다.[166] 과체중이며 주로 앉아서 일하는 사람들의 경우, 날씬하고 활동적인 사람들만큼 단순당을 처리하지 못한다.[167]

게다가 (모든 종류의) 탄수화물을 다른 형태와 섞을 경우 인슐린 반응이 완화된다.[168] 즉 설탕 두 숟가락을 다른 음식과 함께 먹는 것(예를 들어 저녁식사 후 나오는 디저트)보다, 공복에 설탕 두 숟가락을 먹는 것이 더 큰 인슐린 반응을 일으킨다.

그렇긴 해도 식사에 포함된 단순 탄수화물은 야채에 들어 있는 다당류와 같은 복합 탄수화물보다 더 높은 인슐린 반응을 일으킨다.[169]

이를 통해 한 가지 합리적인 사항을 도출할 수 있다. 당신이 과체중이며 운동하지 않는 경우, 매일 많은 단순 탄수화물을 먹어선 안 된다. 직관적으로 보면 주로 비활동적이고, 상당 시간을 앉아서 생활하는 경우엔 과도한 에너지가 필요하지 않다.

반면에 규칙적으로 운동하고 과체중이 아니라면 우리 몸은 단순 탄수화물을 잘 처리할 수 있다. 이럴 경우 매일 적당량의 자당을 섭취하더라도 당뇨병이나 심장질환에 걸리지 않을 것이다.

건강과 관련된 또 다른 우려는, 음식에 설탕을 많이 넣어 먹을 경우 우리 몸이 받아들일 미량영양소의 양이 줄어들어 결국 미량영양소 부족을 초래한다는 것이다.[170] 왜냐하면 설탕이 첨가된 많은 음식들은 필수비타민과 미네랄이 풍부하지 않기 때문이다.

하지만 해결책은 명백하다. 매일 영양소가 풍부한 식단으로 칼로리를 섭취하는 것이다. 그러면 문제가 없다.

개인적으로 과일이나 채소, 콩과 그리고 통밀, 현미, 퀴노아 같은 곡물에 들어 있는 다양한 '복합 탄수화물'을 매일 섭취한다. 복합 탄수화물엔 상당한 미량영양소를 제공할 뿐만 아니라, 단순 탄수화물을 섭취할 때보다 기운이 좀 더 안정적이게 된다.

그러나 매일 소량의 디저트를 먹기도 한다. 어떤 날은 초코릿을, 또 어떤 날엔 아이스크림

---

166) Jergen Jeppesen, Patrica Schaaf, Clare Jones, M-Y Zhou, Y-D Ida Chen and Gerald M. Reaven, "Effects of Low-Fat, High-Carbohydrate Diets on Risk Factors for Inschemic Heart Disease in Postmenopausal Women," *American Journal of Clinical Nutrition* 65, no. 4 (1997): 1027-33.

167) Gary Frost, Anthony Leeds, Geoffrey Trew, Raul Margara, and Anne Dornhorst, "Insulin Sensitivity in Women at Risk of Coronary Heart Disease and the Effect of a Low Glycemic Diet," *Metabolism–Clinical and Experimental* 47, no. 10 (1998): 1245-51. doi: 10.1016/S0026-0495(98)90331-6; Bente Kien and Erik A. Richter, "Types of Carbohydrate in an Ordinary Diet Affect Insulin Action and Muscle Substrates in Human," *American Journal of Clinical Nutrition* 63, no. 1 (1996): 47-53.

168) Thomas M. S. Wolever and Claudia Bolognesi, "Prediction of Glucose and Insulin Responses of Normal Subjects after Consuming Mixed Meals Varying in Energy, Protein, Fat, Carbohydrate and Glycemic Index," *American Journal of Clinical Nutrition* 126, no. 11 (1996): 2807-12.

169) Francis R. J. Bornet, Dominique Costagliola, Salwa W. Rizkalla, Anne Blayo, Anne-Marie Fontvielle, Marie-Joëlle Haardt, Martine Letanoux, Georges Tchobroutsky, and Gérad Slama, "Insulinemic and Glycemic Indexes of Six Starch-Rich Foods Taken Alone and in A Mixed Meal by Type 2 Diabetics," *American Journal of Clinical Nutrition* 45, no. 3 (1987): 588-95.

170) Sigrid A. Gibson, "Dietary Sugar Intake and Micronutrient Adequacy: A Systematic Review of the Evidence," *Nutrition Research Reviews* 20, no. 2 (2007): 121-31. doi: 10.1017/S0954422407797846.

몇 스푼 혹은 단맛이 나는 다른 음식을 먹기도 한다. 그리고 일주일에 한 번 '치팅데이'일 때 많은 디저트를 섭취하기도 한다. 치팅데이는 이후에 설명하도록 하겠다.

나는 식단에 미량영양소가 얼마나 들었는지, 얼마나 운동하는지를 고려하여 당분을 섭취하며, 당분섭취가 한 주 칼로리의 10% 이상이 넘어가지 않는다. 이렇게 낮은 당분 섭취량으로 인해 어떠한 문제도 일어나지 않았다.[171)]

결과적으로 모든 탄수화물은 포도당으로 분해되며, 단순당과 복합당의 차이점은 분해되는 속도만 다르다는 것이다. 경험적으로 볼 때 이제 당신은 분해가 더딘 복합 탄수화물을 섭취하길 원할 것이다.

그렇다면 어떤 탄수화물이 천천히 혹은 빨리 소화되는지 아는 방법은 무엇일까? 이때 글리세믹 지수(GI)Glycemic Index를 이용하면 된다.

글리세믹 지수 사용법

글리세믹 지수는 우리 몸이 탄수화물을 얼마나 빠르게 포도당으로 바뀌는지 점수를 매겨놓은 것으로, 한 번 섭취시 혈당에 미치는 영향에 따라 0~100의 점수를 매긴다.

글리세믹 지수 55 이하는 낮은 저혈당 식품으로, 56~69는 중간, 70 이상은 고혈당 지수로 분류된다.

단순 탄수화물은 빠르게 포도당으로 전환되어 높은 GI 점수를 가지고 있다. 단순 탄수화물에는 자당(65), 흰 빵(71), 백미(89), 그리고 감자(82)가 있다.

복합 탄수화물은 포도당으로 천천히 전환되며 그로 인해 낮은 GI 점수를 가지고 있다. 복합 탄수화물에는 사과(39), 검정콩(30), 땅콩(7), 그리고 통밀 파스타(42)가 있다.

이전에도 말했듯이, 글리세믹 지수가 낮은 복합 탄수화물을 섭취하는 것이 모든 면에서 더 낫다. 또한 이런 식품들은 영양가도 풍부한 경우가 많다.

그리고 여러 탄수화물의 글리세믹 지수를 살펴보면, 영양가가 풍부하고 가공이 안 된 탄수화물일수록 점수가 낮다는 것을 알아챌지도 모른다. 글리세믹 지수가 높은 음식의 대부분은 흰 빵, 시리얼, 프레첼, 감자튀김, 사탕, 탄산음료 등의 영양가가 적고 화학물질이나 첨가물로 가득 찬 정크 푸드로, 피하는 게 상책이다.

만약 대부분의 탄수화물을 이러한 저품질의 식품으로 섭취하게 될 경우, 체성분은 눈에 띌 만큼 영향을 받지 않을 것이나, 건강은 눈에 띄게 나빠질 것이며, 미량영양소 결핍이 심화되거나 끊이지 않는 각종 건강문제로 고통받게 될 것이다.

거듭 반복해서 말하는데 나의 추천방식은 꽤 단순하다. 매일 영양소가 풍부하고 가공되지 않으며 글리세믹 지수가 낮은 음식으로 탄수화물을 섭취하되, 좋아하는 음식 중 글리세믹 지수가

171) Ibid.

높은 음식을 약간 먹더라도 두려워하지 마라.

조금 이상하게 여길지 모르나, 보다시피 난 탄수화물 섭취를 반대하는 사람이 아니다. 그리고 최근엔 모든 전문가와 그들의 엄마까지도 저탄수화물의 대세에 편승하며, 책이나 다른 매체 어딜 봐도 저탄수화물이 미래의 방식인 것처럼 말하고 있다.

하지만 나는 이것의 정반대 진영에 서 있다.

당신이 심지어 체지방감량을 극대화하길 원할 경우에도 매일 건강하게 탄수화물을 섭취하길 권장한다. 이러한 생각을 뒷받침해줄 자료와 이유도 물론 가지고 있다.

내 말이 마치 신성모독처럼 들릴지도 모르나, 그 점 또한 이해한다. 세상엔 탄수화물이 우리 몸에 어떠한 영향을 미치는지를 설명하는 거짓된 정보가 많으며, 그 내용들은 항상 인슐린 수치가 급등하여 살이 찌고 건강이 나빠진다는 말로 시작한다.

과학적으로 완전히 틀린 이러한 주장은 기초적인 생리학 지식을 왜곡하여 존재하지도 않는 부기맨(귀신)을 믿도록 하는 것과 다름없다.

인슐린은 적이 아닌 우리의 동료

음식을 섭취하게 되면 췌장에서 인슐린을 혈액 속으로 분비하며, 인슐린의 역할은 음식에서 온 양분을 세포로 전달하는 것이다. 이 과정을 거치며 혈액 속의 모든 영양분이 빠져나갈 때까지 인슐린 수치는 천천히 낮아지게 되며, 결국 '기준치'인 낮은 상태에서 췌장은 우리가 다시 음식을 섭취하고 반복되어 일어나는 과정을 대기한다.

일반적으로 탄수화물이 단백질이나 식이지방에 비해 인슐린 수치를 급격히 높이는 것은 사실이며, 이러한 이유로 '인슐린 증오자'들이 탄수화물이 해롭다고 주장하는 것이다.

그런데 왜 주류 다이어트 '전문가'들은 탄수화물을 그토록 악랄하게 공격하는 것일까? 탄수화물은 체내 생리과정에 중요한 역할을 하며, 탄수화물이 없이는 삶을 연명할 수 없을 정도다. 하지만 왜 탄수화물이 우리를 살찌고 아프게 한다고 듣게 되는 걸까?

그건 바로 인슐린의 여러 역할 가운데 체지방에 영향을 주는 기능 때문이다. 특히 인슐린은 에너지원으로 지방이 분해되는 것을 억제하며, 체지방 생성을 자극한다.[172] 즉 인슐린은 우리 몸이 저장된 지방을 사용하는 것을 멈추게 하며, 대신에 약간의 지방산과 혈액 속 포도당을 흡수하여 더 많은 체지방으로 바꿔놓는다.

위의 설명을 했을 때 인슐린은 쉬운 먹잇감이자 희생양이 되며, 다음과 같은 논리로 비난받게 된다.

172) Sander Kersten, "Mechanisms of Nutrition and Hormonal Regulation of Lipogenesis," *EMBO Reports* 2, no. 4 (2001): 282-86.

고탄수화물 = 높은 인슐린 수치 = 지방을 적게 사용하고 더 많이 저장 = 점점 뚱뚱해짐

그리고 다음의 논리로 귀결된다.

저탄수화물 = 낮은 인슐린 수치 = 지방을 더 사용하고 덜 저장 = 날씬해짐

얼핏 보기에 이러한 주장은 타당해 보인다. 이런 단순한 설명은 꽤나 대중적이며, '저탄수화물 섭취'는 마치 크게 야단법석을 떨지 않아도 우리가 바라던 몸을 쉽게 만들어줄 듯한 인상을 준다.

물론 인슐린이 지방세포가 지방산과 포도당을 흡수하도록 하는 것은 사실이나, 이러한 생리 과정이 당신을 점점 뚱뚱하게 만드는 것은 아니다. 당신을 뚱뚱하게 만드는 것은 인슐린이 아닌 과식이다.

살이 찌고 빠지는 데 가장 핵심적인 요인이 에너지 균형이라고 했던 것을 기억하는가? 어떠한 호르몬도 지방 세포에 '채워 넣을' 잉여 에너지를 만들고 허리둘레가 자라는 마술 같은 일을 할 수 없다. 이 과정은 오직 소비되는 양 이상의 에너지를 몸에 규칙적으로 공급할 때만 가능하다.

그리고 탄수화물과 인슐린 공포증이 있는 사람들이 무시하고 넘어가는 사실이 있다. 우리 몸은 아실화 자극 단백질acylation stimulating protein이라고 불리는 효소로 인해 높은 인슐린 수치가 아니어도 식이지방을 체지방으로 전환할 수 있다는 점이다.[173)]

이런 이유로 살 빼길 원한다면 당신이 원하는 만큼 식이지방을 먹어선 안 된다. 또한 탄수화물과 지방을 떼어놓고 섭취하는 것도 체지방감소에 영향을 미치지 않는다(탄수화물과 지방을 함께 섭취하든 따로 먹든 변하는 것은 없다).[174)]

이런 얘기를 처음 들을 수도 있으며, 어떻게 반응할지 모를 수도 있다. 매달 저 탄수 체지방 감량파우더를 극찬하는 글들이 인터넷을 휘젓고 다니며, 이러한 글들은 보통 주장에 대한 근거로 한 연구 또는 비슷한 연구를 참조하여 꽤 설득력 있어 보인다.

명확한 근거를 가지고 저탄수화물 다이어트가 뛰어나다는 것을 지지하는 연구는 약 20개 정도 존재한다. 이 연구들의 초록을 간단히 읽어본다면 저탄수화물 다이어트가 정말 효과가 있다고 생각할 것이다.

---

173) Bernardo Léo Wajchenberg, "Subcutaneous and Visceral Adipose Tissue: Their Relation to the Metabolic Syndrome," *Endocrine Reviews* 21, no. 6 (2000).

174) Alain Golay, Anne F. Allaz, Juan Ybarra, Paola Bianchi, Sergio Sraiva, Nouri Mensi, Ramon Gomis, and Nicholas de Tonnac, "Similar Weight Loss with Low-Energy Food Combining or Balanced Diets," *International Journal of Obesity* 24, no. 4 (2000): 492-96.

"저지방 다이어트와 비교해볼 때 저탄수화물 다이어트 프로그램 참가자들의 체중이 유지되거나 감량의 폭이 더욱 컸다. 체중감량을 하는 동안 저지방 다이어트일 때보다 저탄수화물 다이어트를 할 때 혈청 내 중성지방serum triglyceride의 수치는 더욱 감소했고, 고밀도 리포 단백질의 수치는 더 증가하였다."175)

"이 연구는 탄수화물 제한 케톤 식이요법(VLCK)very-low-carbohydrate ketogenic이 저지방 다이어트보다 단기적으로 체중과 지방감량에, 특히 남성에게 더 도움이 된다는 것을 보여준다. VLCK로 인한 체간 부위에 지방감소는 의학적으로 의미가 있어 보이며, 이에 대한 추후 연구가 필요해 보인다. 이 연구 데이터는 편향적으로 에너지를 섭취하였을 경우 나타나는 대사적 이점을 추가적으로 뒷받침해준다."176)

"당뇨병을 혹은 대사증후군을 앓고 있는 과체중 환자의 경우 6개월간 칼로리나 지방 제한 다이어트보다 탄수화물 제한 식단으로 더 많은 체중을 감량했으며, 심지어 체중감량에 적응한 후에도 인슐린 민감도나 중성지방 수치에서 상대적 개선이 있었다.177)

많은 저탄수화물주의자들은 그들의 이론과 믿음을 이렇게 입에 발린 '추상적인 서핑'에 기반하고 있다. 하지만 이 연구들엔 큰 문제점이 있으며 또한 단백질 섭취와도 연관이 있다.

저탄수화물에 관한 이 연구들의 문제점은 저지방 다이어트보다 언제나 많은 단백질을 포함하고 있다는 점이다.

이 연구를 살펴보면 고단백 · 저탄수화물 식단 vs. 저단백질 · 고지방 식단의 대결이며, 항상 전자가 승리한다. 하지만 많은 양의 단백질을 무시해선 안 되며, 저탄수화물이기 때문에 단백질이 더욱 효과적이라고 말해야 한다.

사실 더욱 엄격하게 설계된 연구들은 정반대의 결과를 보여준다. 단백질 섭취가 많고 탄수화물 섭취가 적은 경우 체지방감량에 특별한 효과가 없는 것으로 나타났다. 이것에 대해 금방 다루기로 하겠다.

체지방감량을 목적으로 칼로리를 제한할 때, 왜 단백질 섭취가 그토록 중요한가? 당신은 이

---

175) William S. Yancy Jr., Maren K. Olsen, John R. Guyton, Ronna P. Bakst, and Eric C. Westman, "Low- Carbohydrate, Ketogenic Diet versus a Low-Fat Diet to treat Obesity and Hyperlipidemia: A Randomized, Controlled Trial," *Annals of Internal Medicine* 140, no. 10 (2004): 769-77.

176) Jeff S. Volek, Matthew J. Sharman, Ana L. Gòmez, Daniel A. Judelson, Martyn R. Rubin, Greig Watson, Bulent Sokmen, Ricardo Silverstre, Duncan French, and William J. Kraemer, "Composition in Overweight Men and Women," *Nutrition and Metabolism* 1 (2004): 13.

177) Frederick F. Samaha, Nayyar Iqubal, Prakash Seshadri, Kathryn L. Chicano, Denise A. Daily, Joyce McGrory, Terrence Williams, Mornica Wiliams, Edward J. Gracely, and Linda Stern, "A Low-Carbohydrate as Compared with a Low-Fat Diet in Severe Obesity," *New England Journal of Medicine* 348 (May 22, 2003): 2074-81. doi: 10.1056/NEJMoa022637.

미 답을 알지도 모른다. 왜냐하면 단백질은 앉아서 생활하는 사람이든 특히 운동선수이든 간에 체지방 체중을 유지하는 데 중요한 요인이기 때문이다.[178)]

감량중에 충분한 단백질을 섭취하지 않으면 상당한 근손실을 겪게 되며,[179)] 여러 이유로 체지방감량에도 방해가 된다.

1. 기초대사량이 떨어진다.[180)]
2. 운동 중 소모되는 칼로리 양이 감소한다.[181)]
3. 포도당과 지질의 대사과정에 악영향을 준다.[182)]

지방감량을 원하는 경우 가장 중요한 목표는 제지방 체중을 유지하는 것이며, 이를 위해 매일 상당량의 단백질을 섭취하는 것이 중요하다.

우리의 대화 주제인 '저탄수화물 식단이 낫다'는 연구로 다시 돌아오면, 대부분의 경우 저지방 집단이 일일 단백질 섭취 권장량인 체중 1kg당 0.8g보다 적게 단백질을 섭취하였으며, 이는 체지방감량을 목적으로 하기에 비참할 정도로 적은 양이다. 또한 연구에 따르면 체지방감량을 목적으로 칼로리 제한을 하는 동안 일일 단백질 섭취 권장량의 두 배, 심지어 세 배까지 섭취하여도 근손실을 완전히 막을 수 없었다.[183)]

그렇다면 체지방감량을 목적으로 고단백 섭취를 하는 동안 탄수화물 섭취를 많이 하는 경우와 적게 하는 경우, 무슨 일이 생길까? 이 결과를 보여주는 연구가 있을까?

물론 있다.

위의 항목을 충족시키는 4개의 연구를 알고 있으며, 그 결과는 단백질 섭취를 많이 할 때 탄

---

178) Stijn Soenen, Eveline A. P. Marten,s Annada Hochstenbach-Waelen, Sofie G. T. Lemmens, and Margriet S. Westerterp-Plantenga, "Normal Protein Intake Is Required for Body Weight Loss and Weight Maintenance, and Elevated Proten Intake for Additional Preservation of Resting Energy Expenditure and Fat Free Mass," *Journal of Nutrition* 143 no. 5 (2013): 591-96. doi: 10. 3945/jn.112.167593; Helms et al., "A Systematic Review of Dietary Protein during Caloric Restriction in Resistance Trained Lean Athletes A Case for Higher Intakes," 127-38.

179) Samuel Mettler, Nigel Mitchell, and Kevin D. Tipton, "Increased Protein Intake Reduces Lean Body Mass Loss during Weight Lost in Athletes," *Medicine and Science of Sports and Exercise* 42, no. (2010): 326-37.

180) Petra stiegler and Adam Cunliffe, "The Role of Diet and Exercise for the Maintenance of Fat-Free Mass and Resting Metabolic Rate during Weight Loss," *Sports Medicine* 36, no. 3 (2006): 239-62.

181) Jo Smith and Lars McNaughton, "The Effects of Intensity of Exercise on Excess Postexercise Oxygen Consumption and Energy Expenditure in Moderately Trained men and Women," *European Journal of Applied Physiology and Occupational Physiology* 67, no. 5 (1993): 420-25.

182) Tyler A. Churchward-Venne, Caoileann H. Murphy, Thomas M. Longland, and Stuart M. Phillips, "Role of Protein and Amino Acids in Promoting Lean Mass Accretion with Resistance Exercise and Attenuating Lean Mass Loss during Energy Deficit in Humans," *Amino Acids* 45, no. 2 (2013): 231-40. doi: 10.1007.s00726-013-1506-0.

183) Donald K. Layman, Richard A. Boileau, Donna J. Erickson, James E. Painter, Harn Shiue, Carl Sather, and Demtra D. Christou, "A Reduced Ratio of Dietary Carbohydrate to Protein Improves Body Composition and Blood Lipid Profiles during Weight Loss in Adult Women," *Journal of Nutrition* 133, no. 2 (2003): 411-17l; Mettler, Mitchell, and Tipton, "Increased Protein Intake Reduces Lean Body Mass Loss during Weight Loss in Athletes," 326.37.

수화물을 적게 섭취하는 경우와 많이 섭취하는 경우, 둘 다 체중감량의 측면에 있어 큰 차이점이 없었다.[184]

위의 연구마다 한토막씩 가져와보았다. 세부사항이나 연구의 전반적인 수준을 확인하고 싶은 경우 논문 전체를 읽어보길 권한다.

> "저탄수화물 키톤식 식단ketogenic low-carbohydrate은 저탄수화물 비 키톤식 식단non-ketogenic low-carbohydrate과 비교했을 경우 체중감량이나 인슐린 저항성 부분에서 동일하게 효과적이었다. 다만 저탄수화물 키톤식 식단은 유해 대사과정이나 감정효과와 관련이 있었다. 감량 목적으로 키톤식 식단을 사용하는 것은 보장되지 않는다."[185]

(위에서 언급한 비 키톤식 식단은 특별히 낮은 탄수화물을 의미하는 것이 아니며, 탄수화물로 하루 칼로리의 40%를 섭취한다.)

> "칼로리 제한 식단은 그들이 어떤 영양소를 섭취하든 간에 의학적으로 의미 있는 체중감량 수치가 나왔다."[186]

> "이 연구의 목적은 저지방 혹은 저탄수화물 다이어트가 체중감량과 체성분에 미치는 영향과 폐경기 이후 과체중인 유방암 생존자의 대사율의 변화를 평가하는 것이다."

---

184) Carol S. Johnston, Sherrie, L. Tjonn, Pamela D. Swan, Andrea White, Heather Hutchins, and Bary Sears, "Ketogenic Low-Carbohydrate Diets Have no Metabolic Advantage Over Nonketogenic Low-Carbohydrate Diets," *American Journal of Clinical Nutrition* 83, no. 5 (2006): 1055-61; Shane A. Phillips, Jason W. Jurva, Amjad Q. Syed Amina Q. Syed, Jacquelyn P. Kulinski, Joan Pleuss, Raymond G. Hohhmann, and David D. Gutterman, "Benefit of Low-Fat Over Low-Carbohydrate Diet on Endothelial Health in Obesity," *Hypertension* 51, no. 2 (2008): 376-82; Frank M. Sacks, George A. Bray, Vincent J. Carey, Steven R Smith, Donna H. Ryan, Stephen D. Anton, Katherine McManus, Catherine M Champange, Louise M. Bishop, Nancy Laranjo, Meryl S. Leboff, Jennifer C. Rood, Lilian de Jonge, Frank L. Greenway, Catherine M. Loria, Eva Obarzanek, and Donal A. Williamson, "Comparison of Weight-Loss Diets with Different Compositions of Fats Protein, and Carbohydrates," *New England Journal of Medicine* 360 (Feburary 26, 2009): 859-73. doi: 10.1056/ NEJMoa0804748; Cynthia A Thomson, Alison T. Stopeck, Jennifer W. Bea, Ellen Cussler, Emily Nardi, Georgette Frey, And Patricia A. Thompson, "Changes in Body weight and Metabolic Indexes in Overweight Breast Cancer Suvivors Enrolled in a Randomized Trial of Low-Fat vs. Reduced Carbohydrate Diets," *Nutrition and Cancer*, 62. no. 8 (2010): 1142-52. doi: 10.1080/01635581.2010.413803.

185) Carol S. Johnson, Sherrie L. Tjonn, Pamela D. Swan, Andrea White, Heather Huchins, and barry Sears, "Ketogenic Low-Carbohydrate Diets Have No Metabolic Advantage over Nonketogenic Low-Carbohydrate Diets," *American Journal of Clinical Nutrition* 83, no. 5 (2006): 1055-61.

186) Frank M. Sacks, George A. Bray, Vincent J. Carey, Steven R. Smith, Donna H. Ryan, Stephen D. Anton, Katherine McManus, Catherin M. Champangne, Louise M. Bishop, Nancy Laranjo, Meryl S. Leboff, Jennifer C. Rood, Lilian de Jonge, Frank L. Greenway, Catherine M. Loria, Eva Obarzanek, and Donald A. Williamson, "Comparison of Weight-Loss Diets with Different Composition of Fat, Protein, and Carbohydrates," *New England Journal of Medicine* no. 360 (February 26 2009): 859-73. doi: 10.1056/NEJMoa0804748.

…

"24주간 평균 6.1kg(±4.8kg)의 체중감량이 있었다. 두 집단 간의 유의미한 차이는 없었고 제지방량의 감소도 나타났다.[187]

"저지방 식단(100+/-4~96.1+/-4kg; P<0.001)과 저탄수화물 식단(95.4+/-4~89.7+-4kg; P<0.001)에서 일어난 지방감소는 비슷하다."[188]

칼로리 섭취를 올바르게 꾸준히 줄이고 단백질 섭취를 많이 한다면, 가능한 근육을 보존하면서도 체지방감소를 극대화할 수 있다. 저탄수화물 식단은 살 빼는데도 도움이 되질 않을 것이다.

자, 이젠 다른 건 뒤로 하고, 충분히 탄수화물을 섭취하면 어떤 이점이 있는지 인슐린이 근성장에 미치는 영향을 먼저 살펴보도록 하자.

인슐린은 아미노산과 달리 직접적으로 단백질 합성을 일으키진 않지만, 항 동화작용 성질을 가지고 있다.[189]

이는 인슐린 수치가 높아지면 근육이 분배되는 속도가 감소한다는 것을 의미한다. 결과적으로 인슐린은 근육이 더욱 빨리 성장할 수 있는 동화성 환경을 만들어주게 된다.[190]

좋은 이론처럼 들리지 않는가? 이것에 관한 의학적인 연구가 있을까? 대답은 그렇다이다. 몇몇 연구들은 고탄수화물 식단이 저탄수화물 식단보다 근육과 스트렝스 발달에 더 뛰어나다고 결론 내렸다.

볼주립대학교에서 한 연구에 따르면, 낮은 근 글리코겐 수치(저탄수화물 식단에서 필연적이다)는 운동 후 근성장에 신호를 보내는 세포를 손상시킨다고 한다.[191]

또한 노스캘리포니아대학교에서 한 연구에 따르면, 매일 운동하며 저탄수화물 식단을 할 경

---

187) Cynthia A. Thomson, Alison T. Stopeck, Jennifer W. Bea Ellen Cussler, Emily Nardi, Georgette Frey, and Patricia A. Thompson, "Changes in Body Weight and Metabolic Indexes in Overweigh Breast Cancer Suvivors Enrolled in a Randomized Trial of Low-Fat vs. Reduced Carbohydrate Diets," *Nutrition and Cancer*, 62, no. 8 (2010): 1142-52. doi: 10/1080/01635581.2010.513803.

188) Shane A. Phillips, Jason W. Jurva, Amjad Q. Syed Amina Q. Syed, Amina, Q. Syed, Jacquelyn P. Kulinski, Joan Pleuss, Raymond G. Hoffmann, David D. Gutterman, "Benefit of Low-Fat Over Low-Carbohydrate Diet on Endothelial Health in Obesity," *Hypertension* 51, no. 2 (2008): 376-82. doi: 10.1161/HYPERTENSIONAHA. 107.101824.

189) David A. Fryburg, Linda A. Jahn, Stephen A. Hill, Diana M. Oliveras, and Eugene, J. Barrett, "Insulin and Insulin-Like Growth Factor-I Enhance Human Skeletal Muscle Protein Anabolism during Hyperaminoacidemia by Different Mechanisms," *Journal of Clinical Investigation* 96, no. 4 (1995): 1722-29. doi:10.1172/JCI118217; Robert A. Gelfand and Engene J. Barrett, "Effect of Physiologic Hyperinsulinemia on Skeletal Muscle Protein Synthesis and Breakdown in Man," *Journal of Clinical Investigation* 80, no. 1 (1987): 1-6 doi: 10.1172/JCI113033.

190) Scott, Denne, Edward A. Liechty, Ya Mei Liu, Ginger Brechtel, and Alain D. Baron, "Proteolysis in Skeletal Muscle and Whole Body in Response to Englycemic Hyperinsulinemia in Normal Adults," *Endocrinology and Metabolism* 261, no. 6 (1991): E809-E814.

191) Andrew Creer, Phillip Gallagher, Dustin Slivka, Bozena Jemiolo, Whilliam Fink, and Scott Trappe, "Influence of Muscle Glycogen Availability on ERK1/2 and Akt Signaling after Resistance Exercise in Human Skeletal Muscle," *Journal of Applied Physiology* 99, no/ 3 (2005): 950-56. doi: 10.1152/japplphysiol,00110.2005.

우 안정시 코티졸 수치는 높아지며, 유리 테스토스테론 수치는 감소시킨다.[192] (코티졸은 근육을 포함하여 조직을 분해하는 호르몬이다. 최적의 근비대를 고려해볼 때, 안정시 코티졸 수치는 낮고 유리 테스토스테론 수치는 높은 것이 좋다.)

위의 연구들은 로드아일랜드대학교에서 저 · 고 탄수화물 섭취가 운동 후 근 손상, 스트렝스 회복, 신체전반의 단백질 대사에 미치는 영향을 연구한 내용을 이해하는 데 도움을 준다.[193]

이 연구에 따르면, 하루에 약 226g의 저탄수화물 식단을 한 경우와 하루 353g의 고탄수화물 식단을 유지한 집단을 비교해보니 저탄수화물 집단이 스트렝스도 줄고 회복도 더뎠으며, 단백질 합성률도 낮았다.

유사한 결과는 맥마스터대학교에서 한 연구결과에서도 찾아볼 수 있다. 이 연구는 매일 하체 운동을 하는 사람을 대상으로 탄수화물 섭취량을 달리하여 비교하였다.[194] 그 결과 저탄수화물 섭취를 하는 경우 단백질 분해 비율이 더 높고 단백질 합성률도 낮았으며, 고탄수화물 섭취 집단에 비해 전체적인 근성장도 적었다.

이와 같은 이유로 비거 리너 스트롱거 프로그램은 어떠한 저탄수화물 식단도 갖지 않는다. 대신에 매일 상당량의 탄수화물이 들어간 맛있는 음식을 먹어, 더욱 크고 날씬하고 강해지도록 한다.

식이지방

식이지방은 우리 몸이 사용할 수 있는 가장 농축된 에너지원으로, 탄수화물이나 단백질이 1g당 4칼로리인 것에 비해 지방은 거의 두 배에 해당하는 1g당 9칼로리에 해당한다.

고기, 유제품, 올리브유, 아보카도, 다양한 씨앗과 견과류에서 볼 수 있는 건강한 지방은 신경계를 발달시키고 세포구조를 유지하며, 호르몬 수치를 조절하는 등 여러 가지를 돕는다.

화학적으로 보면 식이지방은 탄소 분자사슬로 이루어져 있으며, 길이에 따라 2~22개의 분자를 가지고 있다. 미국식 식단에서 볼 수 있는 대부분의 식이지방은 '긴 사슬'로, 분자당 13~21의 탄소가 들어 있다.

만약 이 탄소원자가 함께 결합하면 불포화지방이 된다. 불포화지방은 상온에서 액체이고 생선과 오일, 견과류에 풍부하다.

---

192) Amy R. Lane, Joseph W. Duke, and Anthony C. Hackney, "Influence of Dietary Carbohydrate Intake on the Free Testosterone: Cortisol Ratio Responses to Short-Term Intensive Exercise Training." *European Journal of Applied Physiology* 108, no. 6 (2010): 1125-31.

193) Lyonel Benjamin, Peter Blanpied, and Linda Lamont, "Dietary Carbohydrate and Protein Manipulation and Exercise Recovery in Novice Weight-Lifters," *Journal of Exercise Physiology* 12, no. 6 (2009).

194) Krista R. Howarth, Stuart M. Phillips, Maureen J. MacDonald, Douglas Richards, Natalie A. Moreau, and Martin J. Gibala, "Effect of Glycogen Availability on Human Skeletal Muscle Protein Turnover during Exercise and Recovery," *Journal of Applied Physiology* 109, no. 2 (2010): 31-38. doi: 10.1152/japplphysiol.00108.2009.

탄소원자 간의 결합이 없는 경우엔 포화지방이 된다. 포화지방은 상온에서 고체이고 유제품에 풍부하다. 보통 고기에 포화지방이 풍부하다고 생각하지만(특히 붉은 고기), 고기에는 포화지방만큼 불포화지방도 풍부하다.

또한 포화지방을 섭취하면 심장질환의 위험을 높인다고 생각하는 경향이 있으나, 캠브릿지대학교, 의료연구위원회, 옥스퍼드대학교, 임페리얼칼리지런던, 브리스톨대학교, 에라스무스 의료센터, 하버드대학 보건학교에서 최근 72개의 연구와 백만 명 이상을 대상으로 연구한 결과 이러한 믿음은 사실이 아닌 것으로 밝혀졌다.[195]

자, 이젠 포화지방이 우리가 생각한 것만큼 위험하지 않다는 사실을 알게 되었을지는 모르나 매일 얼마나 섭취해야 효과적인지는 모르고 있다. 식이지방 섭취량 가이드에 관한 USDA(2010)의 가장 최신의 연구에 따르면, 하루 칼로리 섭취량 중 10%보다 적은 양을 포화지방으로 섭취해야 한다고 한다.[196]

그러나 연구자들은 권장량이 식이지방과 심장질환의 관련성을 지적하는 결함이 있는 연구를 근거로 하였기 때문에 앞으로 나올 가이드라인에선 이 제한요소가 수정되어 나올 가능성이 있다고 한다. 그때까지는 USDA의 권장량을 대략적으로 따를 것을 권한다.

사실 어떠한 희생을 막론하고 피해야 할 지방은 트랜스지방이다. 트랜스지방은 자연 상태에서는 볼 수 없는 불포화지방이다. 트랜스지방은 인공적으로 만들어지며, 보존기간을 늘리기 위해 주로 음식에 첨가된다. 이것이 나쁜 소식이다. 연구에 따르면 트랜스지방 섭취와 각종 질병이 연관되어 있다고 본다. 예를 들면 심장병, 인슐린 저항성, 전신성 염증, 여성 불임, 당뇨 등이 있다.[197] 미국의학협회에서 '가능한 적게' 트랜스 지방을 섭취하라고 권장하는 데에는 다 이유가 있는 법이다.[198]

---

195) Rajiv Chowdhury, Smantha Warnakula, Setor Kunutsor, Francesca Crowe, Heather A. Ward, Laura Johnson, Oscar H. Franco, Adam S. Butterworth, Nita G. Forouhi, Simon G. Thompson, Kay-Tee Khaw, Dariush Mozaffarian, John Danesh, and Emanuele Di Angelantonio, "Association of Dietary, Circulating, and Supplement Fatty Acids With Coronary Risk: A Systematic Review and Meta-Analysis," *Annals of Internal Medicine* 160, no. 6 (2014): 398-406, doi: 10.7326/M13-1788.

196) "Dietary Guidelines—2010," U.S. Department of Agriculture accessed October 17, 2014, http://www.cnpp.usda.gov.dgas2010-dgacreport.htm

197) Nathalie T. Bendsen, Ryan Christensen, Else M. Bartels, and Arme Astrup, "Consumption of Industrial and Ruminant Trans Fatty Acids and Risk of Coronary Heart Diseases: A Systematic Review and Meta-Analysis of Cohort Studies," *European Journal of Clinical Nutrition* 65, no. 7 (2011): 73-83. doi: 10.1038/ejcn.2011.24; Michael Lefevre, Jennifer c. Lovejoy, Steven R. Smith, James P. Delany, Catherine Champagne, Marlene M. Most, Yvonne Denkins, Lilian de Jonge, Jennifer Rood, and George A. Bray, "Comparison of the Acute Response to Meals Enriched with Cis- or Trans-Fatty Acids on Glucose and Lipids in Overweight Individuals with differing FABP2 Genotypes," *Metabolism—Clinical and Experimental* 54, no. 12 (2005): 1652-58. doi: 10.1016/j.metabol.2005.06.015; Dariush Mozaffarian, Tobias Pischon, susan E. Hankinson, Nader Rifai, Kaumudi Joshipura, Walter C. Willett, and Eric B. Rimm, "Dietary Intake on Trans Fatty Acids, and Systemic Inflammation in Women," *American Journal of Clinical Nutrition* 79, no. 4 (2004): 606-12; Jana Vrbìková, Bela Bendlová Martin Hill, Markèta vankovà, Karel Vondra, and Luboslav Stàrka, "Insulin Sensitivity and β-Cell Function in Women With Polycystic Ovary Syndrome," *Diabetes Care* 25, no. 7 (2002): 1217-22. doi:10.2337/ diacare.25.7.1217; Jorge Salmeróon, Frank B. Hu, JoAnn E. Manson, Meir J. Stampfer, Graham A. Colditz, Eric B. Rimm, and Walter C. Willett, "Dietary Fat Intake and Risk of Type 2 Diabetes in Women," *American Journal of Clinical Nutrition* 73, no. 6 (2011): 1019-26.

198) Institute of Medicine, *Dietary Reference Intakes for Energy, Carbohydrate, Fiber, Fat, Fatty acids, Cholesterol, Protein and*

하지만 트랜스 지방 섭취를 피하는 것은 상품 라벨에 무 트랜스지방이라고 적힌 음식을 찾는 것처럼 쉬운 게 아니다. FDA의 제공량당 트랜스 지방 0g의 정의를 충족시키기 위해 음식에 트랜스지방을 안 넣을 필요는 없다. T스푼당 1g 미만을 넣거나, 무게대비 7%까지 넣거나, 제공량당 0.5g보다 적게 포함할 수도 있다. 그래서 과자 한 봉지에 0.49g의 트랜스 지방이 들었다면 상품 라벨에 무 트랜스지방이라고 붙여놓을 수 있다.

트랜스지방 섭취를 피하는 가장 좋은 방법은 라벨에 붙은 내용과 상관없이 일반적으로 트랜스지방이 포함된 음식을 피하는 것이다.

정리해보면 유제품, 고기, 계란, 오일, 견과류, 생선 등 건강한 음식으로부터 식이지방을 유연하게 섭취할 수 있다. 포화지방 섭취에 대해 걱정할 필요는 없으나 불포화산 지방을 충분히 섭취하도록 노력해야 하며, 가능한 적게 트랜스 지방을 섭취해야 한다(난 아예 안 먹는다).

물

성인 남성 신체 약 60%는 수분으로 이루어져 있으며, 성인 여성의 경우는 약 70%에 달한다. 근육 그 자체는 약 70%가 수분이다.

이것만으로도 수분을 유지하는 것이 최적의 건강 상태와 신체기능에 얼마나 중요한지를 말해준다. 우리 몸은 올바른 수분 섭취 정도에 따라 영양분을 소화하고, 이동하고 전달하는 기능을 수행하며, 수분을 유지하는 것은 관절과 다른 연부조직에 쿠션기능을 하여 부상예방에도 도움이 된다.

체내수분이 부족할 경우 모든 생리대사가 부정적인 영향을 받기 시작한다.

2004년 미국의학협회에서 보고한 내용에 따르면, 탈수를 피하기 위해 여성의 경우 하루에 91온스(약 2.7리터)를, 남성의 경우 약 125온스(약 3.7리터)의 물을 마셔야 한다고 한다.[199)]

명심해야 할 점으로 이 수치는 음식에 포함된 수분도 포함된 것이며, 보통 식단에서 차지하는 수분의 비중은 약 20%이다.

나는 매일 1~2갤런(3.7~7.5리터)씩 물을 마시고 있다. 미국의학협회에서 권장하는 양보다 훨씬 높은 양이긴 하나, 나는 매일 운동하는데다 플로리다에 살아 많은 땀을 흘려 더 많은 수분 손실이 일어난다.

또한 매일 섭취하는 물은 필터로 한번 걸러진 것이어야 하며, 수돗물을 바로 마셔선 안 된다. 수돗물이 마실 수 있을 만큼 깨끗하다고 생각하는 사람도 있으나 연구에 따르면 박테리아, 화학약품, 중금속, 여타 독성 화학물질을 포함한 각종 오염물질로 인해 수돗물이 점점 오염되고 있

Amino Acids (wanshinton, D.C.: National Academies Press, 2005).

199) *Institute of Medicine, Dietary Reference Intakes: Water, Potassium, Sodium, Chloride, and Sulfate* (Washington, D.C.: National Academies Press, 2005).

다고 한다.[200]

많은 사람들이 이 사실을 알고 병에 담긴 물을 사서 마시나 이것 또한 좋은 생각이 아니다. 물을 사먹는 것은 상당한 비용이 들며, 연구에 따르면 병에 담긴 물에도 화학물질로 가득하다고 한다. 한 연구에 따르면 13개의 회사로부터 각기 다른 18개의 물을 조사해본 결과 24,000개 이상의 화학물질이 발견되었으며, 여기엔 내분비계 교란물질도 포함되어 있다.[201]

괴테대학교 수생 생체독성학과의 마르틴 바그너 교수는 다음과 같이 말했다.

> "병에 담긴 물은 유리병에 담긴 물보다 화학물질이 더 많이 들어 있다. 병에 담긴 물에는 그다지 먹고 싶지 않은 화합물이 많이 있으며, 그 중 일부는 플라스틱 병, 뚜껑, 오염된 우물에서 흘러나온 것이다.[202]

이와 같은 이유로 정수기에 돈을 투자하길 권장하며, 나 또한 여과된 물을 마신다. 물을 정수하여 물속 용해성 물질을 낮게 해야 하며 그 수치는 값비싼 장비에 의해 측정되어 ppm으로 표시된다. ppm이 0에 가까울수록 좋다(수돗물의 경우 200~700ppm 사이).

보너스 리포트를 보면 내가 사용하는 장비와 선호하는 상품도 나와 있으니 참고 바란다.

비타민과 미네랄

많은 이가 비타민과 미네랄이 생리과정에 미치는 역할을 알지 못한다.

사내들은 보충제 가게로 들어가 화려해 보이지만 실상은 쓰레기 같은 성분으로 가득 찬 최신 근비대 알약과 보충제엔 아낌없이 돈을 쓰지만, 그들 중 건강한 음식이나 멀티비타민에 돈을 투자하는 사람은 극히 드물다.

사실 우리 몸은 생존을 위해 수백만 가지의 생리과정을 수행해야 하며, 이를 위해 다양한 비타민과 미네랄이 필요하다. 비타민과 미네랄은 단백질이나 탄수화물, 지방, 물과 마찬가지로 최적의 건강과 퍼포먼스를 유지하기 위해 필요한 기본성분이다. 식단에서 영양적인 부분을 간과할 경우 머지않아 건강이나 퍼포먼스에 있어 큰 문제가 발생할 것이다.

이상적으로는 음식으로부터 우리에게 필요한 모든 비타민과 미네랄을 섭취할 수 있지만, 행동보단 말이 쉬운 법이다. 첫째, 토질과 음식의 질이 점차 떨어지는 문제가 있으며(심지어 유기농

---

200) Natural Resources Defense Council, "what's On Tap? grading Drinking Water in U.S. Cities," last revised June 11, 2003, http://www.nrdc.org/water/drinking/uscities/contents.asp.

201) Martin Wagner, Michael P. Schlüsener, Thomas A. Ternes, and Jörg Oehlmann, "Identification of Putative Steroid Receptor Antagonists in Bottled Water: Combining Bioassays and High-Resolution Mass Spectrometry," *POLS One* 8, no. 8 (2013): e72472. doi: 10.1371/journal.pone.0072472.

202) Ibid.

에서도), 이로 인해 충분한 영양분을 섭취하기가 점점 어려워지고 있다.[203] 또한 비타민과 미네랄 섭취를 최적의 수준으로 하려면 식단을 다양하게 해야 한다.[204] 물론 할 수는 있지만 많은 시간이 소비된다.

개인적으로 쉬운 방법을 선호하는데, 내가 주로 칼로리를 제공받는 영양 풍부한 음식을 나열하면 아래와 같다.

- 아보카도
- 푸른 채소(근대, 콜라드, 케일, 겨자 잎, 시금치)
- 피망
- 미니 양배추
- 구운 감자
- 고구마
- 베리
- 저지방 요거트
- 계란
- 씨앗(아마, 호박, 깨, 해바라기)
- 콩(병아리 콩, 강낭콩, 흰색 강낭콩, 얼룩덜룩한 강낭콩)
- 편두와 완두콩
- 아몬드, 캐슈넛, 땅콩
- 보리, 귀리, 퀴노아, 현미와 같은 통곡물
- 연어, 큰 넙치, 대구, 가리비, 새우, 참치
- 기름기 없는 쇠고기, 양, 벤즌
- 닭과 칠면조

여기에 식단에서 부족한 구멍을 채워줄 좋은 멀티비타민 보충제도 복용하여 내 몸에 필요한 모든 미량영양소를 확실히 공급해준다.

영양가 있는 음식을 충분히 먹고 좋은 멀티비타민 보충제를 섭취하면 당신에게 필요한 모든 미량영양소를 책임질 수 있지만, 사람들의 식단에서 특별한 관심이 필요한 두 가지 미네랄에 대해 짧게 언급하고 싶다. 그건 바로 나트륨과 칼륨이다.

---

203) Roddy Scheer and Doug Moss, "Dirt Poor: Have Fruit and Vegetables Become Less Nutritious?" *Scientific American*, April 27, 2011, accessed October 17, 2014, http://www.scientificamerican.com/article.cfm?id=soil- depletion-and-nutrition-loss.

204) "Getting Your Vitamins and Minerals Thrugh Diet," *Harvard Women's Health Watch*, July 2009, accessed October 17, 2014, http://www.health.harvard.edu/newsletters/Havard_Womens-Health_Watch/2009/July/Getting-your-vitamins-and-minerals-through-diet.

나트륨과 칼륨 균형 맞추기

미국의학협회에선 대부분 성인의 경우 하루 1,500mg의 나트륨 섭취를 권장하며, 상한선은 2,300mg으로 보고 있다.

그러나 대부분은 이것보다 많은 나트륨을 섭취한다. 질병관리국에 따르면 일반적인 미국인은 하루 3,436mg 이상을 섭취한다.[205]

만성적으로 나트륨 섭취를 많이 하는 경우, 수분 보유량이 과도해질 뿐만 아니라(더 살쪄 보이게 만든다), 혈압을 상승시키고 심장질환 위험이 높아진다.[206]

나트륨 과다섭취는 놀랄 정도로 쉬운 일이다. 소금 한 숟가락엔 2,300mg의 나트륨이 들어 있다. 그렇다. 제대로 읽는 것 맞다. 소금 한 숟가락은 하루 권장량 이상의 나트륨을 제공한다!

그러므로 항상 나트륨 섭취에 주의를 기울여야 하며, 미국의학협회 권장량을 준수하도록 노력하길 바란다. 나의 경우 하루에 한 끼만(저녁) 소금을 쳐서 먹는다.

또한 칼륨 섭취를 충분히 하여야 한다. 칼륨은 세포 내 유체균형을 유지하도록 돕는다(나트륨은 물을 빨아들이고, 칼륨은 방출한다). 미국의학협회에 따르면 나트륨과 칼륨의 비율이 1:2가 되도록 해야 하며, 성인의 경우 하루 4,700mg의 칼륨을 섭취해야 한다.[207]

칼륨은 모든 고기와 생선, 브로콜리와 완두, 토마토, 고구마, 공과 같은 야채들, 바나나나 말린 살구, 아보카도, 키위와 같은 과일들, 유제품과 땅콩과 같이 많은 먹거리에 들어 있다. 필요 시 칼륨 보충제를 살 수도 있다.

섬유질

섬유질엔 수용성과 불용성, 두 가지 형태가 있다.

수용성 섬유질은 물에 융해되는 것으로 소화계에서 느린 움직임을 보여준다. 연구에 따르면 수용성 섬유질의 경우 결장에 있는 박테리아에 의해 대사과정을 겪어 체중에 거의 영향을 주지 않는다.[208] 하지만 수용성 섬유질은 건강한 박테리아와 지방산의 성장을 촉진하여 배설물의 양이 늘어나며, 결장의 주요 에너지원이기도 하다.[209]

---

205) Centers for Disease Control, Sodium: The Facts, accessed October 17, 2014, http://www.cc.gov/salt/pdfs/Sodium_Fact_Sheet.pdf.

206) Institute of Medicine, Dietary Reference Intakes: Water, Potassium, Sodium, Calorie, and Sulfate (Washington, D.C.: National Academies Press, 2005).

207) Ibid.

208) Joanne L. Slavin, "Dietary Fiber: Classification, Chemical Analyses, and Food Sources," *Journal of the American Dietetic Association* 87, no. 9 (1987): 1164-71.

209) Alison M. Stephen and John H. Cummings "Mechanism of Action of Dietary Fibre in the Human Colon," Nature 284, no. 5733 (1980): 283-4; Alfredo A. Rabassa and Arvey Rogers, "The Role of Short-Chain Fatty Acid Metabolism in Clonic Disorders," *American Journal of Gastroenterology* 87, no. 4 (1992): 419-23.

수용성 섬유질은 콩이나 완두, 귀리, 매실이나 바나나, 사과와 같은 과일들, 브로콜리, 고구마, 당근과 같은 야채들, 아몬드와 같은 견과류에 풍부하다.

수용성 섬유질과 달리 불용성 섬유질의 경우 물에 녹지 않으며 체중과 연관이 있다.[210] 또한 장의 벽에 부딪쳐 손상을 초래하지만, 연구에 따르면 이로 인한 회복과 세포의 재생도 건강한 과정이라고 한다.[211]

불용성 섬유질은 흔히 현미와 보리, 밀기울, 콩과 같은 통곡물, 완두, 껍질 콩, 콜리플라워, 아보카도와 같은 야채들, 그리고 매실, 포도, 키위, 토마토와 같은 과일의 껍질에 들어 있다.

충분한 섬유질 섭취의 중요성은 오랫동안 알려져 있었다. 음식이 약이고 그 약이 음식이라고 한 말로 유명한 고대 그리스 내과의사인 히포크라테스는 배변활동을 활발히 할 수 있도록 통밀빵을 추천하였다.

한마디로 충분한 섬유질 섭취는 똥을 싸는 것보다 더 중요하다.

섬유질 섭취와 암

스위스의 사회예방의학 협회에서 한 연구에 따르면 통곡물에 든 섬유질은 구강암과 인후암 발병위험을 줄이는 것과 연관이 있다고 한다.[212] 정제된 곡물과는 연관성을 찾아볼 수 없었는데 왜냐하면 정제과정에서 섬유질이 제거되기 때문이다. 또한 영국대학교에서 연구한 내용에 따르면 매일 충분한 양의 섬유질을 섭취하는 경우 유방암 발병위험을 줄여줄 수 있다고 한다.[213]

섬유질 섭취와 심장병

심장병은 현재 미국에서 높은 사망률을 차지하고 있다.[214]

심장병은 콜레스테롤이 심장으로 피를 공급하는 혈관(동맥)에 누적되어 혈관을 단단하고 좁게 만드는 것과 관련이 있다. 죽상동맥경화증으로 불리며 동맥이 막히게 되어 심장마비를 일으키게 된다.

미네소타대학교에서 섬유질 섭취와 심장병의 관계를 조사하기 위해 10개의 연구 데이터를

---

210) Slavin, "Dietary Fiber: Classification, Chemical Analyses, and Food Sources," 116-71.

211) Medical College of Georgia, "Scientists Learn More about How Roughage Keeps You 'Regular'," *Science Daily*, accessed October 17, 2014, http://www.sciencedaily.com/releases/2006/08/060823093156.htm

212) Fabio Levi, Christina Pasche, Franca Lucchini, Liliane Chatenoud, David R Jacobs Jr, and Carlo La Vecchia, "Refined and Whole Grain Cereals and the Risk of Oral, Oesophageal and Laryngeal Cancer," *European Journal of Clinical Nutrition* 54, no. 6 (2000): 487-89.

213) Dagfinn Aune, Doris S. M. Chan, Darren C. Greenwood, Ana Rita Vieira, Deborha A. Navarro Rosenblatt, Rui Vieira, and Teresa Norat, "Dietary Fiber and Brest Cancer Risk: A Systematic Review and Meta-Analysis of Prospective Studies," *Annals of Oncology* 23, no. 6 (2012): 1394-1402. doi: 10.1093/annoncr589.

214) "Leading Causes of Death," Centers for Disease Control and Prevention, last updated July 14, 2014, http://www.cdc.gov/nchs/fastats/leading-cause-of-death.htm.

분석하였다.[215] 결과에 따르면 매일 섬유질 섭취를 10g 늘릴 때마다 심장병에 걸릴 위험이 14%나 감소하였고, 사망할 위험도 27%나 감소하였다.

또한 하버드대학교에서 실시한 연구결과도 이를 뒷받침해준다.[216] 6년간 43,757명을 추적한 결과, 섬유질 섭취량이 증가하면 심장질환에 걸릴 위험이 감소한다는 사실을 밝혀냈다.

게다가 수용성 섬유질 섭취가 LDL(나쁜) 콜레스테롤 수치를 낮춰 심장 질환을 예방하는 데 도움을 준다.[217]

섬유질 섭취와 대사증후군

대사증후군은 고혈압, 높은 인슐린 수치, (복부)비만, 고 중성지방(체내에 지방을 이동시키는 입자), 낮은 HDL(좋은) 콜레스테롤 수치 등이 결합된 질병을 말한다. 대사증후군으로 인해 초래되는 위험한 것들이 많이 있으나, 그 중 심장병과 당뇨병의 위험이 두드러지게 증가한다.[218]

하지만 통곡물 섭취를 늘리면 대사증후군 위험이 줄어든다.[219] 왜냐하면 통곡물에는 섬유질과 마그네슘이 풍부하기 때문이다. 하지만 통곡물을 정제하게 되면 이러한 효능은 없어진다.

섬유질이 대사건강에 도움이 되는 것 이외에도, 연구에 따르면 혈당조절을 개선시켜주고, 혈압과 콜레스테롤 수치를 낮춰주며, 체중증가를 예방하고 체중감소에 도움이 된다고 한다.[220]

215) Mark A. Pereira, Eilis O'Reily, Katarina Augustsson, Gary E. Fraser, Uri Goldbourt, berit L. Heitmann, Gonan Hallmans, Paul Knekt, Simin Liu, Pirjo Peitinen, Donna Spiegelman, June Stevens, Jarmo Virtamo, Walter C. Willett, and Alberto Ascherio, "Dietary Fiber and Risk of Coronary Heart Disease," Archives of Internal Medicine: A Pooled Analysis of Cohort Studies 164, no. 4 (2004): 370-76.doi: 10.1001/archinte.164.4.370.

216) Eric B. Rimm, Alberto Ascherio, Edward Giovannucci, Donna Spiegelman, Meir J. Stampfer, and Walter C. Willett, "Vegetable, Fruit, and Cereal Fiber Intake and Risk of Coronary Heart Disease Among Men," *JAMA* 275, no. 6 (1996): 447-51. doi:10.1001/jama.1996.03530300031036.

217) Lisa Brown, bernard Rosner, Walter W. Willett, and Frank M. Sacks, "Cholesterol-Lowering Effects of Dietary Fiber: A Meta-Analysis," *American Journal of Clinical Nutrition* 69, no. 1 (1999): 30-42.

218) "Metabolic Syndrome," MedicinePlus, accessed October 17, 2014, http://www.nlm.nih.gov/medicineplus/ metabolicsyndrome.html.

219) Nicola M. McKeown, James B. Meigs, Simin Liu, Edward Saltzman, Peter W. F. Wilson, and Paul F. Jacques, "Carbohydrate Nutrition, Insulin Resistance, and the Prevalence of the Metabolic Syndrome in the Framingham Offspring Cohort," *Diabetes Care* 27, no. 2 (2004): 538-46. doi: 10.2337/diacare.27.2.538.

220) Manisha Chandalia, Abhimanyu Garg, Dieter Lujohann, Klaus von Bergmann, Scott M. Grundy, and Linda J. Brinkley, "Beneficial Effects of High Dietary Fiber Intake in Patients with Type 2 Diabetes Mellitus," *New England Journal of Medicine* 342 (May 11. 2000): 1392-98. doi: 10.1056/NEJM200005113421903; Lawrence J. Appel,, Thomas J. Moore, Eva Obarzanek, William M. Vollmer, Laura P, Svestkey, Frank M. Sacks, Geroge A Bray, Thomas M Vogt, Jeffrey A. Cutler, Marlene M. Windhauser, Pao-Hwa Lin, Njeri Karanja, Denise Simons-Morton, Marjorie McCullough, Janis Swain, Priscilla Steele, Marguerite A. Evans, Edgar R. Miller, and David W. Harsha, "A Clinical Trial of the Effects of Dietary Patterns on Blood Pressure," *New England Journal of Medicine* 336 (April 17, 1997): 1117-24. doi: 10.1056/NEJM199704173361601; Cynthia M. Ripsin, Joseph M. Keenan, David R. Jacobs Jr., Partricia J. Elmer, Robert R. Welch, Linda Van Horn, Kiang Liu, Wilfred H. Turnbull, Forrest W. Thye, Mark Kestin, Maren Hogsted, Dennis M. Davidson, Michael H Davidson, Lynn D. Dugan, Wendy Demark-Wahnefried, and Stephanie Beling, "Oat Products and Lipid Lowering: A Meta-analysis," *JAMA* 267, no. 24 (1992): 3317-25. doi: 10.1001/jama.1992.03480240079039; June Stevens, "Does Dietary Fiber Affect Food Intake and Body Weight?" *Journal of American Dietetic Association* 88, no. 8 (1988): 939-42, 945.

섬유질 섭취와 2형 당뇨병

2형 당뇨병은 만성적으로 혈당수치가 높은 특징이 있으며, 혈당을 낮출 수 있을 만큼 충분히 인슐린을 생성하지 못하거나, 세포가 인슐린을 잘 사용하지 못해서 생기는 병이다.

연구에 따르면, 섬유질은 당뇨병 2형 발병위험을 줄여준다고 한다. 왜냐하면 섬유질이 인슐린을 사용하고 혈당수치를 조절하는 데 도움이 되기 때문이다.[221]

반면에 식단에 섬유질이 부족하고 단순 탄수화물이 많은 경우, 당뇨병 2형과 심장병의 발병위험이 커진다.[222]

섬유질 섭취와 게실염

게실염은 장에 염증이 발생한 것으로 서구사회에서 가장 흔한 결장장애 중 하나이다. 상당히 고통스러우며, 특히 45세 이상이 걸리기 쉽다.

하버드대학교에서 43,881명의 남성을 조사한 결과 섬유질을 풍부히 섭취한 경우(특히 불용성 섬유질) 게실염 발병위험이 40%나 낮았다고 한다.[223]

매일 얼마만큼 섬유질을 섭취해야 하는가?

섬유질이 몸에 좋다는 근거는 명백하다. 충분히 섬유질을 섭취하라. 그럼 더 오래, 더 건강하게 살 수 있을 것이다.[224]

미국의학협회에 따르면 아이와 성인은 반드시 하루 1,000칼로리 가운데 14g의 섬유질을 섭취해야 한다고 한다.[225]

---

221) Supriya Krishan, Lynn Rosenberg, Martha Singer, Frank B. Hu, Luc Djoussé, L. Adrienne Cupples, and Julie R. Palmer, "Glycemic Index, Glycemic Load, and Cereal Fiber Intake and Risk of Type 2 Diabetes in US Black Women," *Archives of Internal Medicine* 167, no. 21 (2007): 2304-09. doi: 10.1001.archinte, 167.21.2394; Teressa T. Fung, Frank B. Hu, Mark A. Pereira, Simin Liu, Meir J. Stampfer, Grham A. Colditz, and Walter C. Willett, "Whole-Grain Intake and the Risk of Type 2 Diabetes: A Prospective Study in Men," *American Journal of Clinical Nutrition* 76, no. 3 (2002): 535-40.

222) Matthias B. Schulize Simin Liu, Eric B. Rimm, JoAnnE. Manson, Walter C. Willett, and Frank B. Hu, "Glycemic Index, Glycemic Load, and Dietary Fiber Intake and Incidence of Type 2 Diabetes in Yonger and Middle-Aged Women," *American Journal of Clinical Nutrition* 80, no. 2 (2004): 348-56; Simin Liu, Walter C. Willett, Meir J. Stampfer, Frank B. Hu, Mary Franz, Laura Sampson, Charles H. Hennekens, and Jo Ann E. Manson, "A Prospective Study of Dietary Glycemic Load, Carbohydrate Intake, and Risk of Coronary Heart Disease in US Women, *American Journal of Clinical Nutrition* 71, no. 6 (2000): 1455-61.

223) Walid H. Aldoori, Edward L. Giovannucci, Helaine R. H. Rockett, Laura Sampson Eric B. Rimm, and Walter C. Willett, "A Prospective Study of Dietary Fiber Types and Symptomatic Diverticular Disease in Men," *Journal of Nutrition* 128, no. 4 (1998): 714-19.

224) Yikyung Park, Amy F. Subar, Albert Hollenbeck, and Arthur Schatzkin, "Dietary Fiber Intake and Mortality in the NIH-AARP Diet and Health Study," *Archives of Internal Medicine* 171, no. 12 (2011): 1061-68. doi: 10.1991/archinternmed.2011.18.

225) Institute of Medicine, *Dietary Reference Intakes for Energy, Carbohydrate, Fiber, Fat, Fatty Acids, Cholesterol, Protein, and Amino Acids* (Washington, D.C.: National Academies Press, 2005).

다음은 일일 섭취 권장량을 쉽게 충족시키는 방법이다.

- 주스 대신에 과일을 섭취하라.
- 정제된 것보다는 통곡물로 만들어진 빵, 쌀, 시리얼, 파스타를 먹어라.
- 간식으로 감자튀김이나, 크래커, 에너지바 대신에 생야채를 먹어라.
- 식단에 협과legume를 포함하도록 하라(인도나 중동 요리처럼 통곡물과 협과를 같이 요리하면 맛있게 먹을 수 있다).

섬유질이 포함된 다양한 음식을 알고 싶다면 하버드대학교에서 만들어놓은 차트를 확인해보길 바란다. http://bit.ly/hvd-fiber.

탄수화물 섭취 식단에서 섬유질 빼기

아마 섬유질은 칼로리가 없어서 일일 탄수화물 섭취량에서 제외하고 그 '여유분'만큼 맛있는 탄수화물을 섭취해도 좋다는 이야기를 들어봤을지도 모른다.

하지만 이것은 생각처럼 그리 단순하지 않다.

오직 불용성 섬유질만 신체가 처리할 수 없어, 몸 밖으로 그대로 나온다. 수용성 섬유질은 장에서 지방산으로 변하여 1g당 2~4칼로리(과학적으로 정확하지는 않다) 사이를 갖게 된다.[226)]

만약 섭취한 섬유질을 계산하려면 매일 얼마나 많은 불용성 섬유질을 섭취했는지 앉아서 계산한 다음 그 숫자를 일일 탄수화물 섭취량에서 빼야 한다. 하지만 내 생각에 매일 이 고생을 하면서 한두 숟가락 더 먹는 가치가 있는지 잘 모르겠다.

여기에 '총량' 또는 '활동적인' 아니면 '임팩트' 탄수화물이니 하는 개념이 빠르게 치고 들어오는데 이것은 사람들이 해당 음식의 칼로리를 계산하지 않고 먹어도 된다고 현혹하는 마케팅 용어이다.

예를 들어 단백질 바에 '총 탄수화물'이 4g만 들었다고 명시되어 있지만, 성분 표를 보게 되면 탄수화물 25g과 그만큼의 칼로리가 적혀 있다. 이건 대체 뭘까?

이런 상업적 용어에 대한 법적인 정의가 없고 FDA 또한 그들이 사용하는 상업적 용어를 평가하지 않는다. 대부분의 제조업자들이 상품에 담겨있는 총 탄수화물 양에서 섬유질과 당 알콜 양을 뺀 다음, 총 탄수화물이니, 능동적인이니, 임팩트니 하는 용어를 사용하여 표기한다.

이것이 잘못된 이유는 당 알콜도 칼로리가 있으며(설탕이 1g당 4칼로리인 것에 비해 더 적긴 하지만), 수용성 섬유질 또한 칼로리가 있어 빼선 안 된다.

이런 음식을 좋아한다면 먹어도 괜찮으나, 이 음식의 탄수화물과 칼로리를 계산해야 하며,

---

226) 21 C.F.R. ∬ 101.9, also available at http://www.accessdata.gov/scripts/cdrh/cfdocs/cfcfr/cfrsearch.cfm?fr=101.9.

이 수치를 무시하는 상업적 표현은 무시하길 바란다.

결론

아마 이번 챕터는 내용을 삼키기 힘들다고 생각할지 모른다(말장난이 아니다). 누군가는 자신의 식습관을 바꾸는데 고생할지도 모르나, 나의 식단 조언을 따르면 손해보단 득보는 것이 더 많을 것이다.

1. 이러한 식습관이 너무 새롭게 느껴진다면, 당신이 오랫동안 가진 식습관보다 더 좋은 느낌을 줄 것이라 확신한다. 에너지가 넘치거나 부족하게 되지도 않을 것이며, 미량영양소 부족이나 과도한 당 섭취로 인해 무기력하거나 정신적으로 안개 낀 느낌도 들지 않을 것이다.
2. 당신이 섭취하는 단백질, 탄수화물, 지방은 외모에 상당한 영향을 미친다. 부족하게 먹는다면 얼굴이 붓게 될 것이며, 잘 먹는다면 눈에 띄게 날씬하게 보일 것이다.
3. 적게 식사한다면 '나쁜' 음식을 더 많이 먹게 될 것이다. 적게 먹는다면 피자 맛이 더 좋게 느껴질 것이다.
4. 반면에 영양가가 풍부한 음식을 많이 먹게 되면 이것들을 더욱 즐기게 될 것이다. 약속한다! 처음에는 맛있게 안 느껴질지 모르나, 일상처럼 된다면 도넛이나 사탕 대신에 통곡물이나 과일을 더 찾게 될 것이다.

챕터 요약

도입

- 피트니스에서 영양이 차지하는 부분은 상당하며, 영양에 따라 운동성과가 배가 되게 하기도 하고, 악영향을 주기도 한다.
- 올바른 영양섭취를 한마디로 표현하면 운동 후 효과적으로 회복하기 위해 신체가 필요한 영양소를 섭취하는 것이며 또한 살을 빼거나 유지하기 위해 또는 늘리기 위해 에너지섭취량을 조절하는 것을 의미한다.
- 무엇을 먹든지 간에 단백질 1g은 4칼로리이며, 탄수화물 1g 또한 4칼로리이다. 지방의 경우 1g당 9칼로리이다.
- 우리 몸이 매일 에너지를 소비하는 총량을 결정하는 몇 가지 요인들이 있다. 그건 신체 크기,

제지방량, 체온, 식이성 발열효과(섭취한 음식을 소화하거나 저장하는 데 소비되는 에너지), 카페인과 같은 흥분제, 신체활동의 종류와 총량이다.

단백질

- 고단백 식단은 근육을 만들거나 다이어트시 근육을 유지하는 데에도 중요하다.
- 규칙적인 운동, 특히 웨이트 트레이닝의 경우 우리 몸은 필수 아미노산, 즉 단백질을 많이 필요로 한다.
- 최고의 단백질은 육류, 유제품 그리고 계란이다. 그 다음은 콩, 견과류와 같은 식물, 그리고 고단백 채소인 완두콩, 브로콜리 그리고 시금치이다.
- 고기를 통한 단백질 섭취는 특히 웨이트 트레이닝에 도움이 되며, 연구에 따르면 고기를 섭취하면 테스토스테론 수치가 상승하여 채소로 단백질 섭취한 것보다 더욱 효과적이라고 한다.
- 만약 당신이 채식주의자인 경우 고기를 먹는 것이 더 낫다는 것은 사실이긴 하지만 그렇다고 실망하지 마라. 매일 고품질의 음식으로부터 충분한 단백질을 섭취한다면 채식주의자 또한 이 프로그램에서 효과를 볼 것이다.
- 한 끼에 얼마만큼 몸이 단백질을 섭취할 수 있는지 정확하게 말하긴 어렵다. 하지만 몇몇 사람들이 주장하는 것처럼 명백히 한 끼에 20~30g 이상일 것이다.
- 단백질 섭취 빈도는 횟수가 적은 것보다 많은 것이 더 좋다. 매 끼 단백질 섭취는 적어도 30~40g 정도는 돼야 한다.
- 유청 단백질을 언제든지 먹어도 좋으나 특히 운동 후에 효과적이다. 왜냐하면 유청은 소화가 몹시 빨라 혈액 속 아미노산이 급증한다(특히 류신).

탄수화물

- 탄수화물은 식이지방만큼이나 효과적으로 체지방으로 저장되지 않는다.
- 현실에서 탄수화물은 근성장뿐만 아니라 전반적인 신체기능에도 중요한 역할을 한다.
- 단당류는 종종 단순 탄수화물이라고도 불린다. 왜냐하면 단당류는 단순한 구조를 가지고 있기 때문이다.
- 올리고당은 여러 개의 단당류가 서로 연결된 당이다.
- 다당류는 단당류의 긴 사슬을 가지고 있으며 보통 10개 이상의 단당류 분자를 포함하고 있다.
- 우리가 먹는 모든 탄수화물은 대사과정을 거쳐 포도당이 되거나 소화되지 않아 식이섬유로 제공된다.
- 단순 탄수화물(자당과 액상과당 같은 이당류)을 장기간 동안 많이 복용할 경우 심장병과 2형 당뇨병의 위험과 관련이 있다.
- 과체중이며 주로 앉아서 일을 하는 사람들의 경우 날씬하고 활동적인 사람들만큼 단순 당을 처리하지 못한다.

- 규칙적으로 운동하고 과체중이 아니라면 우리 몸은 단순 탄수화물을 잘 처리할 수 있다.
- 음식에 설탕을 많이 넣어 먹을 경우 우리 몸이 받아들일 미량영양소의 양이 줄어들어 결국 미량 영양소 부족을 초래한다.
- 혈당 지수는 우리 몸이 탄수화물을 얼마나 빠르게 포도당으로 바꾸는지 점수를 매겨놓은 것이다. 55 이하는 낮은 저혈당 식품으로, 56~69는 중간, 70 이상은 고혈당 지수로 분류된다.
- 매일 영양소가 풍부하고 가공되지 않고 혈당 지수가 낮은 음식으로부터 탄수화물을 섭취하되, 당신이 좋아하는 음식 중 혈당 지수가 높은 음식을 약간 먹더라도 두려워하지 마라.
- 인슐린은 우리 몸이 저장된 지방을 사용하는 것을 멈추게 하며, 대신에 약간의 지방산과 혈액 속 포도당을 흡수하여 더 많은 체지방으로 바꿔놓는다. 하지만 당신을 뚱뚱하게 만드는 것은 인슐린이 아닌 과식이다.
- 단백질 섭취를 많이 하면 저탄수화물 식단을 갖든, 고탄수화물 식단을 갖든, 체중감량의 측면에선 큰 차이가 없다.
- 인슐린 수치가 높아지면 근육이 분배되는 속도가 감소하며 결과적으로 인슐린은 근육이 더욱 빨리 성장할 수 있는 동화성 환경을 만들어주게 된다.

식이지방

- 식이지방은 우리 몸이 사용할 수 있는 가장 농축된 에너지원으로 탄수화물이나 단백질이 1g당 4칼로리인 것에 비해 지방은 그에 거의 두 배에 해당하는 1g당 9칼로리에 해당한다.
- 고기, 유제품, 올리브 유, 아보카도, 다양한 씨앗과 견과류에서 볼 수 있는 건강한 지방은 신경계를 발달시키고 세포 구조를 유지하며, 호르몬 수치를 조절하는 등 여러 가지를 돕는다.
- 이젠 포화지방이 우리가 생각한 것만큼 위험하지 않다는 사실을 알게 되었을지는 모르나 매일 얼마나 섭취해야 효과적인지는 모르고 있다. 식이지방 섭취량 가이드에 관한 USDA(2010)의 가장 최신의 연구에 따르면, 하루 칼로리 섭취량 중 10%보다 적은 양을 포화지방으로 섭취해야 한다고 한다.
- 연구들은 트랜스지방 섭취와 각종 질병과 연관이 있다고 본다. 예를 들어 심장병, 인슐린 저항성, 전신성 염증, 여성 불임, 당뇨 등이 있다.
- 트랜스지방 섭취를 피하는 가장 좋은 방법은 라벨에 붙은 내용과 상관없이 일반적으로 트랜스지방이 포함된 음식을 피하는 것이다.

물

- 체내 수분이 부족할 경우 모든 생리대사가 부정적인 영향을 받기 시작한다.
- 2004년 미국의학협회에서 보고한 내용에 따르면 탈수를 피하기 위해 여성의 경우 하루에 91온스(약 2.7리터)를, 남성의 경우 약 125온스(약 3.7리터)의 물을 마셔야 한다고 한다.
- 매일 섭취하는 물은 필터로 한번 걸러진 것이어야 하며, 수돗물을 바로 마셔선 안 된다.

비타민과 미네랄

- 사실 우리 몸은 생존을 위해 수백만 가지의 생리과정을 수행해야 하며, 이를 위해 다양한 비타민과 미네랄이 필요하다.
- 이상적으로는 음식으로부터 우리에게 필요한 모든 비타민과 미네랄을 섭취할 수 있지만, 행동보다는 말이 쉬운 법이다.
- 영양가가 풍부한 다양한 음식으로부터 칼로리를 섭취하라.
- 미국의학협회에선 대부분 성인의 경우 하루 1500mg의 나트륨 섭취를 권장하며, 상한선은 2,300mg으로 보고 있다. 하지만 소금 한 숟가락엔 2300mg의 나트륨이 들어 있다.
- 미국의학협회에 따르면 나트륨과 칼륨의 비율이 1:2가 되도록 해야 하며, 성인의 경우 하루 4700mg의 칼륨을 섭취해야 한다.

섬유질

- 섬유질이 몸에 좋다는 근거는 명백하다. 충분히 섬유질을 섭취하라. 그러면 더 오래, 더 건강하게 살 수 있을 것이다.
- 미국의학협회에 따르면 아이와 성인은 반드시 하루 1000칼로리 가운데 14g의 섬유질을 섭취해야 한다고 한다.
- 오직 불용성 섬유질만 신체가 처리할 수 없어 몸 밖으로 그대로 나온다. 수용성 섬유질은 장에서 지방산으로 변하여 1g당 2~4칼로리(과학적으로 정확하지는 않다) 사이를 갖게 된다.
- 당신이 '총', '능동적인' 또는 '임팩트' 탄수화물이라고 적힌 음식을 좋아한다면 먹어도 괜찮으나, 이 음식의 탄수화물과 칼로리를 계산해야 한다.

13

운동 전후 영양섭취로 효과 극대화하기

"대부분의 챔피언은 엄청난 노력으로 만들어지기보다는 체육관에 매일 출근 도장을 찍는 것으로 만들어진다."

— 단 존 Dan John

이미 느꼈겠지만, 일반적으로 무엇을 먹느냐는 중요하지 않다. 매일의 목표만 유지한다면 쉽게 체중을 줄이며 근육을 만들 수 있다.

그렇긴 하지만 중요한 두 번의 식사시간이 있다. 바로 운동 전, 그리고 후의 식사이다.

운동 전 식사

보디빌딩의 여러 주제와 마찬가지로 운동 전 영양섭취에 대한 의견은 모순으로 점철되어 있다.

운동 전 영양섭취가 훨씬 중요한가? 운동 전에 반드시 단백질을 섭취해야 하는가? 아니면 탄수화물인가, 지방인가? 만약 그렇다면 어떤 종류의 음식을 얼마만큼 먹어야 하는가? 또는 운동 전 식사가 퍼포먼스와 성과에 영향을 미치진 않는가?

자, 이제 질문의 답을 알아보도록 하며 운동 전 영양섭취에 관한 명백하고 과학적인 결론을 내려보자.

운동 전 단백질 섭취

몇몇 사람은 운동 전에 단백질을 섭취하는 것이 중요하지 않다고 말하며 그들의 주장을 뒷받침하기 위해 하나 혹은 두 개의 연구를 참조한다.[227] 반면에 운동 전에 단백질 섭취가 운동 후

근성장을 향상시킨다는 근거도 찾을 수 있다.[228)]

뭐가 맞는가?

이 연구엔 '보이지 않는' 큰 퍼즐이 있다. 그건 바로 피험자가 운동 전 식사를 하기 전에 먹었던 단백질 소화시간이다.

음식을 섭취하게 되면 영양분을 완전히 흡수하는 데 오랜 시간이 걸린다.[229)] 또한 식사 양이 많을수록 소화시간은 더 길어지게 된다(연구에 따르면 흡수하는 데 2~6시간 또는 그 이상의 시간이 소모됨).

이것이 당신이 운동 한두 시간 전에 상당량의 단백질을 섭취한 경우, 운동할 무렵 혈장(혈중) 아미노산 수치가 높아져 단백질 합성률이 최대로 높아진다는 것을 의미한다. 이와 같은 경우 운동 전 단백질 섭취로 인해 이미 몸이 동화상태에 있어 근육을 더 많이 만들 수 있도록 도와주어 큰 차이점이 생긴다.

반면에 단백질 섭취 후 오랜 시간이 지난 경우, 특히 적은 양의 단백질을 섭취한 경우(20g 미만), 운동 시간에 혈중 아미노산 수치는 낮을 것이며 고로 단백질 합성률 또한 낮아지게 될 것이다.

연구에 따르면 운동 전 단백질 섭취가 보다 더 많은 근육을 만드는 데 도움이 된다고 한다. 왜냐하면 혈중 아미노산 수치가 운동 전에 상승하기 때문이다(고로 단백질 합성률 또한 상승).[230)]

대부분은 이른 아침 혹은 점심을 먹고 몇 시간이 지난 뒤에 운동하기 때문에, 운동 30분 전에 30~40g의 단백질을 섭취하는 것을 일반적으로 추천한다.

그러나 운동 1~2시간 이내 상당량의 단백질을 섭취했을 경우 운동 전 단백질 섭취를 생략해도 어떠한 근성장의 손해를 보지 않을 것이다.

---

227) Jay R. Hoffman, Nicholas A. Ratamess, Christopher P. Tranchina, Stefanie L. Rashti, Jie Kang, and Avery D. Faigenbaum, "Effect of Protein-Supplement Timing on Strength, Power, and Body-Composition Changes in Resistance-Trained Men," *International Journal of Sport Nutrition and Exercise Metabolism* 19, no. 2 (2009): 172-85; Lex B. Verdijk, Richard A. M. Jonkers, Benjamin G. Gleeson, Milou Beelen, Kenneth Meijer, Hans H. C. M. Savelberg, Will K. W. H. Wodzig, Paul Denale, and Luc J. van Loon, "Protein Supplementation before and after Exercise Does Not Further Augment Skeletal Muscle Hypertrophy after Resistance Training in Elderly Men," *American Journal of Clinical Nutrition* 89, no. 2 (2009): 608-16. doi: 10.3945/ajcn.2008.26626.

228) Louise M. Burke, John A. Hawley, Megan L. Ross, Daniel R. Moore, Stuart M. Phillips, Gary R. Slater, Trent Stellingwerff, Kevin D. Tipton, Adrew P. Garnham, and Vernon G. Coffey, "Preexercise Aminoacidemia and Muscle Protein Synthesis after Resistance Exercise," *Medicine and Science of Sports and Exercise* 44, no. 10 (2012): 1967-77. doi: 10.1249/MSS.0b013e3182d28fal; Kevin D. Tipton, Blake B. Rasmussen, Sharon L. Miller, Steven E. Wolf, Sharla K. Owens-Stovall, Bart E. Petrinim and Robert R. Wolfe, "Timing of Amini Acids-Carbohydrate Ingestion Alter Anabolic Response of Muscle to Resistance Exercise," *American Journal of Physiology–Endocrinology and Metabolism*, 281, no. 2 (2001): E197-E206.

229) Denise M. Surina, Wolfgang Langhans, Ruth Pauli, and Caspar Wenk, "Meal Composition Affects Postprandial Fatty Acid Oxidation," *American Journal of Physiology–Regulatory, Intergrative and Comparative Physiology* 264, no. 6 (1993): R1065-70.

230) Keven D. Tipton, Tabatha A. Elliott, Melanie G. Cree, Asle A. Aarsland, Arthur P. Sanford, and Robert R. Wolfe, "Stimulation of Net Muscle Protein Synthesis by Whey Protein Ingestion before and after Exercise" *American Journal of Physiology–Endocrinology and Metabolism* 292, no. 1 (2007): E71-E76. doi: 10.1152/ ajpendo.00166.2006.

운동 전에 섭취하기 가장 좋은 단백질은 더 빨리 흡수되고 더 많은 류신을 함유할수록 좋은 것이며, 그럴 경우 짧은 시간에 더 많은 근성장을 자극한다.[231] 운동 전 어떤 단백질을 섭취하여도 혈중 아미노산 수치를 높여주겠지만, 유청 단백질과 같이 흡수가 빠르고 또한 류신이 풍부한 단백질을 섭취할 경우 혈중 아미노산 수치가 빠르고 많이 올라갈 것이다.[232]

운동 전 탄수화물 섭취

다행히도 운동 전 탄수화물 섭취에 관한 내용은 명쾌하다. 먹으면 퍼포먼스가 향상된다. 이상.[233]

특히 운동 시작하기 15~30분 전에 섭취할 경우, 운동을 하는 동안 근육에 에너지를 더해주지만 추가적인 근성장에 직접적으로 기여하진 않는다.[234]

직접적으로 기여하지 않는다고 말한 이유는 운동 전에 탄수화물을 섭취하면 단백질 합성률에 영향을 주지 못하지만, 운동 중에 더 많은 중량과 반복횟수를 가능하게 하며 근육을 키우는데 간접적으로 도움을 준다.

이젠 운동 전 탄수화물 섭취가 좋은 건 알겠는데 그러면 어떤 것이 제일 좋은가?

또 한 번 말하지만, 탄수화물 섭취에 관한 연구결과는 상당히 명쾌하다. 혈당 지수가 낮은 탄수화물은 지구력 운동에 좋으며(2시간 혹은 그 이상), 혈당 지수가 높은 탄수화물은 짧고 강도 높은 운동을 수행하는 데 효과적이다.[235]

무엇을 먹을지에 대해 이야기하자면, 나는 프리 워크아웃pre-workout 탄수화물 보충제를 좋아하지 않는다. 프리 워크아웃 보충제는 과다광고 그 자체이며, 덱스트로스와 말토 덱스트린과 같은 단순 당을 비싸게 팔아먹는 것과 다를 것이 없다. 이런 상술에 넘어가지 마라. 운동 전에 섭취하기 좋은 탄수화물로 소화하기 쉬운 것만큼 좋은 것은 없으며 그 외 특별한 것은 없다.

나의 경우 보충제 대신에 음식으로부터 탄수화물을 섭취하는 것을 선호한다. 가장 선호하는

---

231) Martial Dangin, Yves Boirie, Clara Garcia-Rodernas, Pierre Gachon, Hacques Fauquant, Phillippe Callier, Olivier Ballévre, and Bernard Beaufrére, "Slow and Fast Dietary Proteins Differently Modulate Postprandial Protein Accretion," *Proceedings of the National Academy of Sciences* 94, no. 26 (1997): 14930-35.

232) Yves Boirie, Martial Dangin, Pierre Gachon, Marie-Paule Vasson, Jean-Louis Maubois, and Bernard Beaufrére, "Slow and Fast Dietary Proteins Differently Modulate Postprandial Protein Accretion," *Proceedings of the National Academy of Sciences* 94, no. 26 (1997): 14930-35.

233) Sharon L. Miller and Robert R. Wolfe, "Physical Exercise As a Modulator of Adaptation to Low and High Carbohydrate and Low and High Fat Intakes," *European Journal of Clinical Nutrition* 53, no. S1 (1999): S112-19.

234) Kostas Tsinzas, Clyde Williams, Dumitru Constratin-Teodosiu, Eric Hultman, Leslie Boobis, and Paul Greenhaff, "Carbohydrate Ingestion prior to Exercise Augments the Exercise-Induced Activation of the Pyruvate Dehydrogenase Complex in Human Skeletal Muscle," *Experimental Physiology* 85, no. 5 (2000): 581-86; Satoshi Fujita, Hans C. Dreyer, Micha J. Drumond, Eric L. Glynn, Elena Volpi, and Blake B. Rasmussen, "Essential Amino Acid and Carbohydrate Ingestion Before Resistance Exercise Does Not Enhance Postexercise Muscle Protein Synthesis," *Journal of Applied Physiology* 106, no. 5 (2009): 1730-39. doi: no. 5 (2009): 1730-39. doi: 10.1152/japplphysiol.90395.2008.

235) Luca Mondazzi and Enrico Arcelli, "Glycemic Index in Sport Nutrition," *Journal of American College of Nutrition* 28, supplement 4 (2009): 455S-63S.

음식은 쌀 우유(유청 단백질과 섞어 먹으면 굿!)와 바나나이며, 다른 사람들이 선호하는 것으로 인스턴트 오트밀, 대추야자, 무화과, 감자, 백미, 건포도, 고구마 등이 있다.

섭취량과 복용 시기에 대해 논하자면, 운동 30분 전에 40~50g의 탄수화물 섭취를 권장하며, 운동시 퍼포먼스가 더 좋아지는 느낌이 들 것이다.

운동 전 식이지방 섭취

몇몇은 운동 전에 식이지방을 섭취하면 운동시 탄수화물 사용을 감소시켜 퍼포먼스를 향상시킬 수 있다고 주장하기도 한다. 하지만 연구결과는 그와 정반대를 나타낸다.

볼주립대학교에서 연구한 내용에 따르면 운동(여기선 사이클) 24시간 전에 식이지방 섭취를 늘렸을 때 탄수화물을 많이 섭취했을 때보다 타임 트라이얼의 기록이 나빠졌다고 한다.[236)]

또한 호주 스포츠선수촌의 연구에 따르면, 신체가 '지방에 적응한' 상태일지라도 운동중에 탄수화물을 보다 적게 사용했지만, 퍼포먼스는 개선되지 않았다.[237)]

디킨대학교에서 2004년에 지방 섭취와 관련된 보고서를 요약한 내용을 보자면 다음과 같다.

> "그러므로 그러한 전략이 대사과정에 상당한 영향을 미칠 수는 있으나(예: 탄수화물 사용을 줄임), 퍼포먼스에는 별 이점이 없다."[238)]

그러니 운동 전에 식이지방을 마음 편히 먹어도 상관없으나 특별한 효과를 기대하지는 마라.

운동 전 영양섭취에 대해 요약하자면, 운동 30분 전 단백질 30~40g 그리고 탄수화물 40~50g이 우리 몸이 바라는 것이다.

운동 후 식사

식후 섭취에 관한 부분은 이른바 '보디빌딩의 규범'과 같다.

어느 시기에 운동을 했던지 간에 이러한 이야기를 들어본 적이 있을 것이다. 운동 후 탄수화물과(이나) 단백질 섭취를 안 할 경우, 근성장을 저해할 뿐만 아니라, 근성장을 빠르게 할 기회를 놓치게 되는 것이다.

---

236) Raymond D. Starling, Todd A. Trappe, Allen C. Parcell, Chad G. Kerr, William J. Fink, and David L. Costill, "Effects of Diet of Muscle Triglyceride and Endurance Performance," *Journal of Applied Physiology* 82, no. 4 (1997): 1185-89.

237) Louise M. Burke, Damien J. Angus, Gregory R. Cox, Nicola K. Cummings, Mark A. Febbraio, Kathryn Gawthorn, John A Hawley, Minehan, David T. Martin, and Mark Hargreaves, "Effect of Fat Adaptation and Carbohydrate Restoration on Metabolism and Performance during Prolonged Cycling," *Journal of Applied Physiology* 89, no. 6 (2000): 2413-21.

238) Mark Hargreaves, John A. Hawley, and Asker Jeukendrup, "Pre-Exercise Carbohydrate and Fat Ingestion: Effects on Metabolism and Performance," *Journal of Sports Sciences* 22, no. 1 (2004): 31-38. doi: 10.1080/ 02640410310001400536.

또한 운동 후 영양섭취를 '기회의 창'이라고도 표현하며, 이때 반드시 음식을 먹어야 한다고 주장하며 만약 기회의 창을 놓치게 되면, 추가적인 발달을 못하거나 놓치게 된다고 한다.

이와 같은 도그마는 과장된 면이 있긴 하지만, 이들 중 상당수는 맞는 말이다.

운동을 하면 근육 단백질이 분해되기 시작한다(전문용어로 단백질분해proteolysis). 운동 중 그 효과는 미미하나, 이후 급속도로 빠르게 진행된다.[239] 만약 공복 상태에서 운동하게 될 경우 단백질 분해는 더욱 커지며, 특히 운동 후 3시간에서 그 이후가 가장 크다.[240]

본디 근육 분해는 나쁜 것이 아니지만, 신체가 새로운 단백질을 합성하는 것을 초과하게 되면 근손실이 일어나게 된다. 반대로 분해되는 양보다 합성하는 양이 많은 경우, 근성장이 일어나게 된다.

운동 후 영양섭취의 목적은 운동 이후 근육분해를 최소화하며 단백질 합성을 극대화하는 것이다. 운동 전 영양섭취와 마찬가지로 운동 후에 단백질과 탄수화물 섭취를 통해 이 효과를 누릴 수 있다.

운동 후 단백질 섭취

운동 후에 단백질을 섭취하면 단백질 합성을 자극하며, 그로 인해 근육 분해가 중단되고 근성장이 시작된다.

텍사스대학교에서 실시한 연구를 보면 단백질 섭취의 중요성이 더욱 명확해진다.[241] 이 연구는 피험자에게 고중량 하체운동을 시키고 몇 시간이 지난 후, 위약효과로 필수 아미노산과 비필수 아미노산을 섞은 것과 필수 아미노산만 섭취하도록 하였다.

그 결과 혼합물을 섭취한 집단은 운동 몇 시간 후에 근육 단백질의 부정적인 균형을 보여주었으며(한마디로 근손실), 반면에 필수 아미노산을 섭취한 집단은 긍정적인 균형을 보여주었다(근비대).

또한 운동 후 단백질 섭취는 휴식할 때 단백질을 섭취한 것보다 더 많은 단백질을 합성을 한다. 이것은 슈라이너번협회에서 한 연구에 의해 입증되었다.[242] 운동 경력이 없는 일반인 6명

---

239) Vinod Kumar, Phillip Atherton, Kenneth Smith, and Michael J. Rennie, "Human Muscle Protein Synthesis and Breakdown during and after Exercise," *Journal of Applied Physiology* 106, no. 6 (2009): 2026-39. doi: 10.1152/japplphysiol.91481.2008.

240) Hannu T. Pitkanen, Tarja Nykanen, Juha Knuutinen, Kaisa Lahti, Olavi Keinanen, Marrkuu Alen, Paavo V Komi, and antti A. Mero, "Free Amino Acid Pool and Muscle Protein Balance after Resistance Exercise," *Medicine and Science of Sports and Exercise* 35, no. 5 (2003): 784-92.

241) Kevin D. Tipton, Arny A. Ferrando, Stuart M. Phillips, David Doyle Jr., and Robert R. Wolfe, "Postexercise Net Protein Synthesis in Human Muscle From Orally Administered Amino Acids," *American Journal of Physiology–Endocrinology and Metabolism* 276, no. 4 (1999): E628-34.

242) G. Biolo, Keven D. Tipton, S. Klein, and Robert R. Wolfe, "An Abundant Supply of Aminio Acids Enhances the Metabolic Effect of Exercise on Muscle Protein, *American Journal of Physiology–Endocrinology and Metabolism* 273, no. 1 (1997): E122-29.

을 대상으로 하체운동 직후와 휴식시기에 정맥주사를 통해 균형 잡힌 아미노산 혼합물을 투여하였다. 그 결과 휴식시기에 투여한 것보다 운동 후에 투여하였을 경우 30~100% 이상 단백질 합성률이 증가하였다.

이러한 차이는 사소해 보일지 모르나, 시간이 지나면 큰 차이를 낳는다. 단백질이 분해되는 대신에 더 많은 단백질을 합성할수록 더 많은 근육을 얻게 된다. 몇 달 혹은 몇 년이란 시간 동안 매일 약간씩 더 많은 단백질을 합성하는 것들이 모여 몇 파운드의 순수 근육을 추가적으로 얻게 된다.

이것은 단순히 이론에 그치는 것이 아니다. 연구에 따르면 운동 후 1~2시간 이내 단백질을 섭취할 경우 전반적으로 근성장이 증가한다고 한다.

비스페베요병원에서 운동경험이 없는 노인 12명을 대상으로 12주간 저항운동을 시켰다.[243] 한 집단은 운동 직후 단백질과 탄수화물 보충제를 섭취하였으며 다른 집단은 똑같은 보충제를 운동 2시간 후에 섭취하였다.

그 결과 운동 2시간 이후 보충제를 섭취한 집단보다, 운동 직후에 섭취한 집단이 더 많은 근육을 얻었다.

빅토리아대학교에서 엄격하게 설계하고 실행한 연구 또한 읽을 가치가 있다.[244] 이 연구는 취미로 보디빌딩을 하는 23명을 두 그룹으로 나눠 10주 동안 강도 높은 웨이트 트레이닝을 시켰다.

1. 한 집단은 운동 전후 바로 단백질과 탄수화물 식사를 하였고
2. 또 집단은 똑같은 식사를 아침, 저녁에 하였으며 운동 시간과 5시간의 간격이 있었다.

10주 후 첫 번째 집단은(운동 전후) 두 번째 집단(아침-저녁)에 비해 상당히 많은 근육을 얻었다.

운동 후 단백질 섭취가 중요하다는 것이 사실이라면 얼마만큼 먹어야 하는가?

책의 앞부분에서 언급했듯이 운동 후 단백질 섭취 권장량을 이야기할 때 참조하는 논문에는 남성의 경우 운동 후 20g의 단백질을 섭취하면 근육 단백질 합성을 최대로 자극한다고 한다.[245]

---

243) Birgitte Esmarck, Jesper L. Andersen, Steen Olsen, Erik A. Richter, Masashi Mizuno, and Michael Kær, "Timing of Postexercise Protein Is Important for Muscle Hypertrophy with Resistance Training in Elderly Humans," *The Journal of Physiology* 535, pt. 1 (2001): 301-11. doi: 10.1111/j.1469-7793.2001.00301.x.x

244) Paul J. Cribb and Alan Hayes, "Effects of Supplement Timing and Resistance Exercise on Skeletal Muscle Hypertrophy," *Medicine and Science of Sports and Exercise* 38, no. 11 (2006): 1918-25. doi: 10.1249/ 01.mss.0000233790.08788.3e

245) Daniel R. Moore, Meghann J. Robinson, Jessica L. Fry, Jason E. Tang, Elisa I. Glover, Sarah B. Wilkinson, Todd Prior, Mark A. Tarnopolsky, and Stuart M. Phillips, "Ingested Protein Dose Response of Muscle and Albumin Protein Synthesis after Resistance Exercise in Young Men," *American Jornal of Clinical Nutrition* 89, no. 1 (2009): 161-68. doi: 10.3945/ajcn.2008.26401.

한마디로 운동 직후 20g 이상의 단백질 섭취는 추가적인 근성장 자극에 도움이 되질 않는다는 말이다.

그러나 20g이란 숫자를 모두에게 적용하는 건 말이 되질 않는다. 왜냐하면 단백질 대사과정에 영향을 주는 몇 가지 요인이 있기 때문이다.

① 얼마나 근육을 가지고 있는가

당신이 많은 근육을 가지고 있을수록, 근육을 유지하기 위해 더 많은 아미노산이 필요하며, 그에 따라 우리 몸에 더 많은 양을 저장할 수 있다.

② 얼마나 활동적인가

더 많이 움직일수록 우리 몸은 더 많은 단백질이 필요하다.[246)]

③ 나이가 몇인가

나이가 많을수록 근육을 유지하기 위해 더 많은 단백질이 필요하다.[247)]

④ 호르몬 상태

성장호르몬과 인슐린유사성장인자-1IGF-1의 수치가 높으면 근육합성을 더욱 자극한다.[248)] 만약 이러한 동화단백 호르몬 수치가 높은 경우 수치가 낮은 사람보다 단백질을 더 잘 사용하게 될 것이다.

반면에 코티졸 수치가 상승하면 단백질 합성을 억제하고 그로 인해 아미노산을 분해하여 포도당으로 전환하는 과정(포도당 신생과정)이 빨라져 조직을 생성하고 회복하는 데 필요한 아미노산의 양이 줄어들게 된다.[249)] 만성적으로 코티졸 수치가 높은 사람이 있으며, 이로 인해 단백질 대사가 남들보다 좋지 않다.

단백질 20g이 어떤 상황에서 어떤 사람들에겐 근성장을 최대로 자극할 수 있을지 모르나, 모두에게 딱 맞는 숫자는 아닐 것이다. 누군가는 똑같은 단백질 합성 수준에 도달하기 위해 더 많

---

246) Peter W. Lemon, "Beyond the Zone: Protein Needs of Active Individuals," *Journal of the American College of Nutrition* 19, no. S5 (2000): 513S-21S.

247) Wayne W. Campbell, Todd A. Treppe, Robert R. Wolfe, and Wiliam J. Evans, "The Recommended Dietary Allowance for protein May Not Be Adequate for Older People to Maintain Skeletal Muscle," *Journal of Gerontology: Biological Sciences and Medical Sciences* 56, no. 6 (2001): M373-80.

248) David L. Russell-Jones and A. Margot Umpleby, "The Hormonal Control of Protein Metabolism," *Baillière's Clinical Endocrinology and Metabolism* 10, no. 4 (1996): 551-70.

249) Jens Juel Christiansen, Christian B. Djurhuus, Claus H. Gravholt, Per Iversen, jens Sandahl Christiansen, Ole Schmitz, Jørgen Weeke, Jens Otto Lunde Jøogensen, and Niels Møller, "Effects of Cortisol on Carbohydrate, Lipid, and Protein Metabolism: Studies of Acute Cortisol Withdrawal in Adrenocortical Failure," *Journal of Clinical Endocrinology and Metabolism* 92, no. 9 (2007): 3553-59. doi: 10.1210/jc.2007-0445.

은 단백질이 필요할 것이며, 누군가는 보다 많은 단백질 섭취로 더 많은 이득을 얻을 수 있을 것이다(더 많은 단백질 합성의 결과).

그래서 운동 후에 30~40g 정도의 단백질을 섭취하길 권장한다. 내가 섭취하는 단백질(보너스 리포트에 나와 있다)은 류신 함유량도 높아 단순히 유청 단백질을 섭취했을 때보다 더 많은 근육 단백질 합성을 만들어낸다.[250]

운동 후 탄수화물 섭취

운동 후 탄수화물을 섭취하는 이유가 무엇이냐고 물었을 때 내가 가장 많이 들었던 답변은 인슐린 수치를 높여서 근성장을 더 빠르게 하기 위함이었다. 하지만 이 답변은 완전히 다 맞는 것은 아니다. 왜냐하면 인슐인은 근육이 자랄지 말지를 결정하지 않는다. 인슐린은 그저 항 이화작용의 특성만 가지고 있다.[251]

하지만 운동 후 인슐린 수치가 증가하면 단백질 분해율이 감소하는 것은 사실이다.[252] 게다가 근성장은 한마디로 단백질 합성률이 단백질 분해율을 초과하는 것이며, 전자를 늘리고 후자를 줄일 수 있는 어떤 것이든 이 '방정식'에 도움이 된다.

한 가지 좋은 예를 들자면, 맥마스터대학교에서 규칙적으로 운동을 하는 피험자를 대상으로 고탄수화물과 저탄수화물의 효과를 비교해보았다.[253] 저탄수화물 식단을 한 경우 단백질 분해율이 증가하고 단백질 합성률은 감소하여 전체적인 근성장은 더 적었다.

이처럼 인슐린에 영향을 받는 효과는 1리터당 15~30μ씩 상승하며, 이것은 대략 공복기 인슐린 수치의 3~4배 정도에 해당하는 양이다.[254] 이것보다 '급등'하는 인슐린 수치는 더 많은 '단백질 여분' 효과가 나타나지 않는다.

게다가 이와 같은 인슐린 수치에 도달하기 위해 많은 탄수화물을 섭취할 필요가 없는 것으로

---

250) Renè Koopman, Anton J. M. Wagenmakers, Ralph J. F. Manders, Antonie H. G. Zorenc, Joan M. G. Seden, Marchel Gorselink, Hans A. Keizer, and Luc J. C. van Loon, "Combined Ingestion of Protein and Free Leucine with Carbohydrate Increases Postexercise Muscle Protein Synthesis in Vivo in Male Subjects," *American Journal of Physiology—Endocrinology and Metabolism* 288, no. 4 (2005): E656-53. doi: 10.1152/ajpendo.00413.2004.

251) Robert A. Gelfand and Eugene J. Barrett, "Effect of Physiologic Hyperinsulinemia on Skeletal Muscle and Whole Body in Response to Euglycemic Hyperinsulinemia in Normal Adults," *Endocrinology and Metabolism* 262, no. 6 (1991): E809-E814.

252) Scott C. Denne, Edward A. Liechty, Ya Mei Liu, Ginger Brechtel, and Alain D. Baron, "Proteolysis in Skeletal Muscle and Whole Body in Response to Euglycemic Hyperinsulinemia in Normal Adults," *Endocrinology and Metabolism* 261, no. 6 (1991): E809-E814.

253) Krista R. Howarth, Stuart M. Phillips, Maureen J. MacDonald, Douglas Ricahrds, Natalie A. Moreau, and Martin J. Gibala, "Effects of Glycogen Availability on Human Skeletal Muscle Protein Turnover during Exercise and Recovery," *Journal of Applied Physiology* 109, no. 2 (2010): 431-38. doi: 10.1152/japplphysiol,00108.2009.

254) Paul L. Greenhaff, Leonidas G. Karagounis, Nick Peirce, Elizabeth J. Simpson, Matthew Hazell, Robert Layfield, Honning Wackerhage, Kenneth Smith, Pamela Atherton, Anna Selby, and Michael J. Rennie, "Disassociation between the Effects of Amino Acids and Insulin on Signaling, Ubiquitin Ligases, and Protein Turnover in Human Muscle," *American Journal of Physiology—Endrocrinology and Metabolism* 295, no. 3 (2008): E595-E604.

판명되었다. 왜냐하면 단백질만으로도 가능하기 때문이다. 한 연구에 따르면 유청 단백질을 45g 섭취했을 경우 약 40분 무렵에 최고조에 달했으며, 이 수치는 약 2시간 동안 지속되었다.[255)]

하지만 운동 후 식단에 탄수화물을 포함하는 경우 인슐린 수치가 보다 빠르게 상승하였으며, 상승된 상태에서 오래 지속되었다. 한 연구에 따르면 탄수화물 75g과 단백질 17g, 지방 17g으로 구성된 식사를 제공해보니 인슐린 수치가 5시간이 넘게 상승하였다(5시간 때 실험을 중단했지만 인슐린 수치는 공복기보다 2배 이상이었다).[256)]

이젠 운동 후 식단에 탄수화물을 포함시켜야 할 두 가지 이유를 알게 됐을 것이다. 운동 후 탄수화물 섭취는 인슐린 수치를 빠르게 올려주며, 상승된 상태에서 오랫동안 유지하게 해준다.

또한 글리코겐과 관련된 이유도 있다. 웨이트를 규칙적으로 하는 경우 근육에 가능한 많은 글리코겐을 저장하는 것도 중요하다. 근 글리코겐은 퍼포먼스를 향상시키며, 연구에 따르면 근 글리코겐이 낮은 경우 운동으로 인한 근육 분해가 더욱 빨라진다고 한다.[257)]

웨이트나 고강도 카디오 인터벌과 같은 무산소운동을 할 경우 근 글리코겐 감소가 두드러지게 감소하며, 운동 후 글리코겐 결핍 상태가 되면 신체가 근 글리코겐을 더 잘 저장할 수 있는 상태가 된다.[258)] 운동 후 결핍상태가 되면 근 글리코겐을 '완전히 보상'하게 되는데 한마디로 결핍 전보다 더 많은 글리코겐을 저장할 수 있다는 뜻이다.

근 글리코겐의 '완전 보상 상태'는 같은 날에 고강도운동을 몇 번이나 하지 않는 한 운동 성과에 큰 영향을 주지는 않을 것이다. 하루 내내 충분한 단백질을 섭취한다면 결국 우리 몸에 글리코겐이 재충전될 것이다.

그렇긴 하지만 운동 후 결핍 상태에선 멋진 '탄수화물 구멍'이 발생하여 지방저장에 대한 염려 없이 상당량의 탄수화물을 즐길 수 있다(우리 몸은 글리코겐이 재충전될 때까지 지방을 탄수화물만큼 저장하지 않는다).[259)]

운동 후 탄수화물 섭취량의 경우 나의 경험상 대략 체중 1kg당 탄수화물 1g을 섭취하는 것을 추천한다. 또한 연구에 따르면 운동을 마치고 2시간 후 체중 1kg당 0.5g 정도의 탄수화물을 섭취하는 경우 글리코겐 재충전을 훨씬 돕는다고 하나, 운동 후 첫 번째 식사만큼 효과가 확연한

255) Orla Power, Aine Hallihan, and Philip Jakemen, "Human Insulinotropic Response to oral Ingestion of Native and Hydrolysed Whey Protein," *Amino Acids* 37, no. 2 (2009): 333-39. doi: 10.1007/s00726-008-0156-0.

256) Brunella Capaldo, Amalia Gastadelli, Salvatore Antoniello, Maria Auletta, Francesco Pardo, Demotrio Ciociaro, Raffaele Guiade, Ele Ferrannini, and Luigi Saccà, "Splanchnic and Leg substrate Exchange after Ingestion of a Natural Mixed Meal in Humans," *Diabetes* 48, no. 5 (1999): 958-66. doi: 10.2337/diabetes.48.5.958.

257) Sharon L. Miller and Robert R. Wolfe, "Physical Exercise as a Modulator of Daptation to Low and High Carbohydrate and Low and High Fat Intakes," *European Journal of Clinical Nutrition* 53, no. S1 (1999): S112-19; Howarth, et al. "Effect of Glycogen Availability on Human Skeletal Muscle Protein Turnover during Exercise and Recovery," 431-38.

258) Robert A. Robergs, David R. Pearson, David L. Costill, William J. Fink, David D. Pascoe, Michael A. Benedict, Charles P. Lambert, and Jeffrey J. Zachweija, "Muscle Glycogenolysis during Differing Intensities of Weight-Resistnace Exercise," *Journal of Applied Physiology* 70, no. 4 (1991): 1700-06; J. L. Ivy, "Glycogen Resynthesis after Exercise: Effect of Carbohydrate Intake," *International Journal of Sports Medicine* 19, no. S2 (1998): S142-45. doi: 10.1055/s-2007-971981.

259) Ibid.

것은 아니다.[260] 만약 당신의 식단계획과 맞는 경우 이처럼 운동 후 두 번째 식사를 가져도 좋으나, 그렇지 않은 경우 반드시 할 필요는 없다.

카디오운동엔 어떻게?

위의 모든 조언은 웨이트운동을 위한 것이다. 카디오운동의 경우 잠재적 근손실에 대비하기 위해 운동 전에 약간의 단백질을 섭취하는 것이 현명하다. 하지만 그 외 특별한 것을 할 필요는 없다.

퍼포먼스가 좋아야 하는 경우(예를 들어 스포츠), 운동 전 식단에 탄수화물을 포함하는 것이 현명한 처사이다.

카디오운동을 특히 장시간 동안 강도 높게 한 경우(1시간 이상, 상당수의 스프린트를 포함)에만 운동 후에 탄수화물이나 단백질이 필요하다.

챕터 요약

- 운동 전에 탄수화물을 섭취할 경우, 특히 유청 단백질처럼 류신이 풍부하고 흡수가 빠른 단백질을 섭취하면 더 많은 근육을 만들 수 있다. 운동 30분 전에 30~40g의 단백질을 섭취할 것을 권장한다.
- 운동 전에 탄수화물을 섭취할 경우, 특히 소화가 빠른 형태인 경우 퍼포먼스를 향상시켜 준다. 운동 30분 전 40~50g의 탄수화물을 섭취할 것을 권장한다.
- 운동 전에 식이지방을 섭취하는 것은 별 이점이 없다.
- 운동 후 식단의 목표는 운동 후 근육분해를 최소화하고 단백질 합성을 극대화하는 것이다. 운동 전 식단과 마찬가지로 운동 후 단백질과 탄수화물을 섭취함으로써 효과를 누릴 수 있다.
- 운동 후 탄수화물을 섭취하는 경우, 특히 소화가 빠른 형태인 경우 인슐린 수치를 보다 빠르게 상승시켜 주며, 상승된 상태로 오랫동안 지속되게 해준다. 그로 인해 근육 분해율을 낮게 만들어 준다. 체중 1kg당 1g의 탄수화물을 섭취할 것을 권장하며, 운동 직후에 먹도록 한다.
- 연구에 따르면 운동을 마치고 2시간 후 체중 1kg당 0.5g 정도의 탄수화물을 섭취하는 경우 글리코겐 재충전을 훨씬 돕는다고 하나, 운동 후 첫 번째 식사만큼 효과가 확연한 것은 아니다.
- 카디오운동의 경우 잠재적 근손실에 대비하기 위해 운동 전에 약간의 단백질을 섭취하는 것이 현명하다. 카디오운동을 특히 장시간 동안 강도 높게 한 경우(1시간 이상, 상당수의 스프린트를 포함)에만 운동 후에 탄수화물이나 단백질이 필요하다.

260) Ibid.

14

원하는 음식을 먹으며 원하는 몸 만들기 비거 리너 스트롱거 '다이어트'

"당신이 경계하는 것도 당연하다. 이보다 더한 헛소리도 많으니까.
나 역시 틀릴 수 있으니 나도 경계하라. 모든 증거와 논리를 따진 후 자신만의 생각을 만들어라."
— 마크 리피토Mark Rippetoe

이 챕터에선 지금껏 배운 영양섭취 방법을 종합하여 단순하고 따르기 쉬운 다이어트 식단을 만들어볼 것이다.

특히 세 가지 종류의 식단을 만드는 법을 배울 것이다. 하나는 '커팅' 식단, 두 번째는 '벌크업' 식단, 셋째는 '유지' 식단.

커팅은 피트니스업계에서 사용하는 용어로, 근육을 유지하며 최대한 지방을 빼기 위해 매일 소모하는 양보다 살짝 적게 에너지를 섭취하는 것이다.

벌크업은 근육을 최대로 키우기 위해 매일 소모하는 양보다 조금 더 많이 에너지를 섭취하는 것이다. 벌크업 중엔 체지방도 덩달아 얻게 된다.

유지는 매일 소모하는 양만큼 에너지를 섭취하는 것으로 살은 찌지 않지만 근성장도 느리다.

많은 이가 체중감량을 위해 어떻게 에너지 균형을 맞추는지는 많이 들어보았지만, 그것이 근성장과 어떤 연관이 있는지 아는 사람은 거의 없다.

칼로리 제한이 근성장을 억제하며, 약간의 칼로리 과잉섭취가 근비대에 효과적이라는 사실을 아는가?

근세포는 퇴화한 세포가 제거되고 그 자리에 새로운 세포가 생성되는 과정을 매일 겪게 된다. 보통의 건강 상태와 식단에서 근육 조직은 꽤 안정적이며, 세포가 퇴행하고 재생성되는 주기가 안정적으로 유지된다.[261] 즉 보통의 상황에선 근육이 늘거나 줄지도, 체지방이 늘거나 줄지도 않는 상태를 유지하게 된다(물론 운동을 하지 않는다면 나이를 먹어감에 따라 제지방 체중이 감소

하게 되지만, 여기서 다루고자 하는 주제는 아니다).[262]

웨이트를 하면 근섬유에 있는 세포에 손상이 가고, 다수의 손상된 세포를 회복하기 위해 단백질 합성 속도를 빠르게 하는 신호를 몸에 전달한다.[263]

하지만 칼로리를 제한하는 경우 동화호르몬 수치가 감소하며, 단백질의 합성률도 떨어진다.[264] 즉 칼로리가 부족하면 운동으로 인해 근육에 생긴 손상을 회복하는 속도가 둔화된다. 그래서 칼로리 부족 상태일 때 오버트레이닝을 범하기 쉬워진다.

또한 감량을 위해 칼로리를 제한하는 경우 근육을 효과적으로 만들기 어려워지며, 이것을 종종 '신체 재조성'라는 말로 포장하는 새로운 보디빌딩 유파도 있다.

신체 재조성을 말하는 사람들은 벌크업과 커팅은 효과가 없거나 혹은 구식의 방법이며, 누구나 최신 다이어트 혹은 운동법을 통해 감량과 근비대를 동시에 할 수 있다고 말하곤 한다.

정말 그럴까? 이들은 거짓말을 하고 있다.

효과적으로(그리고 자연스럽게) 근육을 만들며 동시에 지방도 빼는 것은 엄청나게 뚱뚱한 초보자나, 한때 좋은 몸매였고 다시 돌아가는 경우('머슬 메모리'는 과거의 근육을 빠르게 얻도록 해준다)에만 가능하다.[265]

그러나 이미 운동경험이 있어 상당한 근육을 만든 경우 체지방감량을 위해 칼로리를 제한하면서 동시에 상당량의 근육을 만들 순 없다. 어떤 종류의 식사를 하고 어떤 종류의 운동방식을 하든 관계없이. 이상. 커팅의 목표는 근육을 보존하는 것이지, 늘리는 것이 아니다.

경력 있고 업적을 이룬 선수들 중에 감량과 동시에 근육도 늘리는 사람 있다. 그 '큰 비밀'은 바로… 약물이다. 많은, 아주 많은 약물 말이다.

그러니 최신 유행하는 운동과 다이어트를 번갈아가며 하지만 성과는 없는, 수년간 '재조성'을 하느라 다람쥐 쳇바퀴 돌 듯 시간낭비하는 사람이 되지 마라.

---

261) Sophie B. P. Chargé and Michael A. Rudnicki, "Cellular and Molecular Regulation of Muscle Regeneration," *Physiological Reviews* 84, no. 1 (2004). doi: 10.1152/physrev.00019.2003.

262) Ivan Bautmans, Katrien Van Puyvelde, and Tony Mets, "Sarcopenia and Functional Decline: Pathophysiology, Prevention and Therapy," *Acta Clinica Belgica* 64, no. 4 (2009): 303-16.

263) Blake B. Rasmussen and Stuart M. Phillips, "Contractile and Nutritional Regulation of Human Muscle Growth," *Exercise Sport Sciences Reviews* 31, no. 3 (2003): 127-31.

264) Roberto Cangemi, Alberto J. Friedmann, John O. Holloszy and Luigi Fontana, "Long-Term Effects of Calorie Rstriction on Serum Sex-Hormone Concentrations in Men," *Aging Cell* 9, no. 2 (2010): 236-42. doi: 10.1111/ j.1474-9726.2010.00553.x; Stefan M. Pasiakos, Lisa M. Vislocky, John W. Carbone, Nicholas Altieri, Karen Konopelski, Hedley C. Freake, Jeffrey M. Anderson, Arny A. Ferrando, Robert R.Wolfe, and Nancy R. Rodriguez, "Acute Energy Deprivation Affects Skeletal Muscle Protein Synthesis and Associated Intracellular Signaling Proteins in Physically Active Adults," *Journal of Nutrition* 140, no. 4 (2010): 745-51. doi: 10.3945/jn.109.118372.

265) Eric R. Helms, Caryn Zinn, David S. Rowlands, and Scott R. Brown, "A Sytematic Review of Dietary Protein during Caloric Restriction in Resistance Trained Lean Atheletes: A Case for Higher Intake," *International Journal of Sport Nutrition and Exercise Metabolism* 24, no. 2 (2014): 127-38. doi: 10.1123/ijsnem.2013-0054; Jo C. Bruusgaard, Ingun B. Johansen, Ingrid M. Egner, Zaheer A. Rana, and Kristian Gundersen, "Myonuclei Acquired by Overload Exercise Precede Hypertrophy and Are Not Lost on Detraining," *Proceedings of the National Academy of Sciences* 107, no. 34 (2009): 15111-16. doi: 10.1073/pnas.0913935107.

그렇다면 어떻게 해야 하는가? 재조성으로 우리가 바라는 이상적인 몸매를 만들 수 없다면 어떤 식으로 해야 하는가?

그건 벌크업과 커팅을 통해 만들어진다. 올바른 방법으로.

알다시피 벌크업과 커팅 방식에 관해 인기 있는 것들 중엔 타당한 면도 있다. 하지만 인터넷에서 볼 수 있는 수많은 벌크업 프로그램은 다양한 이유로 결점이 있다는 것도 사실이다. 예를 들면 부적절한 운동으로 인해 충분히 근육을 만들지 못하거나, 과도한 영양섭취로 인해 지방이 너무 늘어나거나, 부적절한 커팅으로 인해 근육을 태워버리거나.

벌크업과 커팅의 사이클로 구성된 프로그램은 다음과 같은 결과를 초래한다. 벌크업 중엔 상당량의 근육과 지방을 얻고, 커팅 중엔 지방과 근육을 같이 태워 시작했을 무렵과 같은 상태를 유지한다.

이와 같은 결과는 굉장히 흔하고 또한 좌절감을 주며, 이로 인해 벌크업과 커팅에게 부정적인 인식을 심어준다. 하지만 불가피한 결과는 아니며, 이는 단순히 벌크업과 커팅을 제대로 하지 않아서 생긴 결과다. 자신이 하고 있는 것을 잘 이해하면 벌크업 중에 두꺼운 지방층을 더하지 않고도 상당한 근육을 만들 수 있으며, 커팅 중엔 당신이 얻은 모든 근육을 유지하면서도 체중을 줄일 수 있을 것이다.

올바르게 벌크업을 하려면 언제 칼로리 섭취를 늘리고 칼로리 부족이 일어나지 않게 할지, 언제 동화 호르몬 수치가 상승하고, 언제 단백질 합성이 정상 수치로 회복되는지를 이해하는 것이 우선이다.

벌크업은 우리 몸이 소비하는 에너지보다 조금 많이 먹는 것이지, 태양과 달과 별 아래 있는 모든 것을 먹어 몸에 과도한 체지방을 저장하는 것이 아니다. 이런 식의 벌크업은 물살처럼 보일 뿐만 아니라, 더 살찌기 쉬우며 근성장에 악영향을 준다.

체지방 비율이 상승하면 인슐린 민감도는 감소한다. 이로 인해 세포가 점점 인슐린 신호에 덜 반응하게 된다.[266] 인슐린 저항성이 높아질수록 지방을 덜 태우게 되어, 지방과 마찬가지로 탄수화물을 저장하는 가능성이 증가한다.[267] 게다가 인슐린 저항성은 단백질 합성을 담당하는 세포간의 신호를 억제하여 전체적인 근성장을 감소시킨다.[268]

또한 연구에 따르면 살이 찔수록 유리 테스토스테론 수치가 감소하여 에스트로겐 수치는 상승한다.[269] 테스토스테론은 근육을 만드는 데 지대한 영향을 미치며, 높은 에스트로겐 수치는

---

266) David J. Dyck, George J.F. Heugenhauser, and Clinton R. Bruce, "The Role of Adipokines as Regulators of Skeletal Muscle Fatty Acid Metabolism and Insulin Sensitivity," *Acta Physiologica* 186, no. 1 (2006): 5-16.

267) Jim Zhang, Christopher J. Hupfeld, Susan S. Taylor, Jerrold M. Olefsky, and Roger Y. Tsien, "Insulin Disrupts Bold Beta-Adrenergic Signalling to Protein Kinase A in Adipocytes," *Nature* 437, no. 7058 (2005): 569-73.

268) Xiaonan Wang, Zhaoyong Hu, Jumping Hu, Jie Du, and William E. Mitch, "Insulin Resistance Accelerates Muscle Protein Degradation: Activation of the Ubiquitin-Proteasome Pathway by Defects in Muscle Cell Signaling," *Endocrinology* 137, no. 9 (2006): 4160-68. doi: 10.1210/en.2006-0251.

269) Sabine Rohrmann, Meredith S. Shiels, David S. Lopez, Nader Rifai, William G. Nelson, Norma Kanarek, Eliseo Guallarm

지방저장을 촉진하는데 이로 인한 결과는 자명하다.[270)]

'추잡하거나' '꿈과 같은' 벌크업의 결과로 과도한 지방만 얻게 되며, 현실은 매일 과도하게 많은 음식을 섭취하지만 이는 역효과만 낳게 된다. 이러한 벌크업은 근육발달에 방해가 되며, 이후 지방을 제거하기 위해 엄청난 노력을 해야 한다.

그래서 체지방이 15% 이상인 사람들에겐 벌크업을 하지 말도록 하며, 벌크업 중에 체지방이 15~17%에 도달하면 커팅을 시작하도록 권장한다. 이후 체지방이 10%에 도달하게 되면 다시 벌크업을 진행하여 몸에 근육을 덧붙인다.

당신은 체지방을 어떻게 구해야 하는지를 모를 수 있다. 대부분의 전문가들은 수중체중측정이나 DEXA 엑스레이가 가장 정확한 방법이라고 동의하고 있지만 이러한 방법들은 불편하고 비용이 많이 든다.

그래서 좋은 지방 캘리퍼를 사는 것을 추천한다. 내가 추천하는 상품은 이 책 마지막의 보너스 리포트에 나와 있으며, 이 상품은 값도 저렴하고 1% 이내의 오차로 꽤 정확하다.

자, 이젠 주제를 바꿔 내가 흔히 보게 되는 두 종류의 사람들에 대해 이야기해보자. 하나는 작고 상대적으로 마른 사람으로 벌크업 중에 살이 너무 찔까봐 걱정하는 사람이고, 다른 하나는 최우선적으로 날씬해지길 원하는 사람이다.

첫 번째 사람이 빠지는 함정은 단순하다. 늘 적게 먹고 체육관에서 운동하여 스트렝스가 늘긴 하지만 실제로 사이즈가 커지진 않는다. 결국에 그만두거나 좌절감을 느낀다.

부디 이러한 실수를 하지 마라. 스트렝스는 늘지만 사이즈가 늘어나지 않는 경우는 충분히 먹지 않기 때문이다. 몇몇은 엄청나게 많이 먹어야 점진적으로 발달하기도 한다. 나는 체중 77kg에 하루 4000칼로리 이상을 먹지만 한 주에 0.2~0.4kg 밖에 체중이 안 느는 사람도 본 적이 있다.

그리고 좋은 몸매를 만들길 원하는 살짝 마른 사람의 경우는 어떨까? 만약 그가 운동이 처음이라면 감량을 하면서도 약간의 근육을 만들 순 있겠지만, 체지방 7~8% 정도의 뼈만 앙상한 사람처럼 보일 것이다.

많은 이가 체지방이 10% 아래가 되면 시각적으로 어떠한지를 알지 못한다. 당신이 벗겨낸 체지방은 근육에 '패드' 역할을 하여 근육을 더욱 크게 보이게 하며, 원래 상당한 근육을 가지지 않고 있었다면 그저 작게만 보일 것이다.

이러한 이유로 체지방 10%에서 당신이 만족할 수 있는 사이즈에 도달할 때까지 10~17% 사이의 체지방을 유지하며 벌크업과 커팅을 반복하고 목표달성 후 커팅을 한다. 사실 (나를 포함한)

Andy Menke, Corine E. Joshu, Manning Feinleib, Siobhan Suctcliffe, and Elizabeth A. Platz, "Body Fatness and Sex Steroid Hormone Concentrations in US Men: Results from NHANES III," *Cancer Causes and Control* 22, no. 8 (2011): 1141-51. doi: 10.1007/s10552-011-0790-z.

270) Sylvia Santosa and Michael D. Jensen, "Adipocyte Fatty Acid Storage Factors Enhance Subcutaneous Fat Storage in Postmenopausal Women," *Diabetes*, 62, no. 3 (2013): 775-82. doi: 10.2337/db12-0912.

많은 이들이 체지방 10%에서 너무 체격이 커서 7%까지 유지해야겠다고 느끼는 지점까지 운동을 하였다.

이것이 바로 커팅, 벌크업, 유지 이론이다. 이제 각각 얼마만큼 먹어야 하는지 상세하게 살펴보도록 하겠다.

이 책의 앞부분에서 BMR과 TDEE를 계산하는 방법을 배웠을 것이다. 그리고 이후 칼로리를 쪼개 다량영양소를 얼마만큼 먹어야 하는지에 대한 가이드라인도 터득했을 것이다.

그리고 전체를 간단하게 만들어 당신이 쉽게 따라올 수 있는 공식을 알려준다고 하였다. 이제 간단하게 만드는 법을 알아보자.

정확한 숫자를 알기 전에, 이 프로그램에선 당신이 하는 운동을 토대로 칼로리를 더하거나 빼지 말라고 강조하고 싶다. 이제 설명할 공식은 당신이 한 주에 4~6시간 운동할 것을 가정하고 만든 것이며, 이 운동량은 프로그램이 요구하는 것이기도 하다.

이것보다 운동을 더 많이 할 수도 적게 할 수도 있겠지만, 우선 이 공식대로 시작하고 당신의 신체가 반응하는 것(이후에 설명할 것이다)에 따라 조절하길 바란다.

이제 커팅과 벌크업, 유지에 대해 하나하나 알아보자.

커팅의 개론:
지방감량을 극대화하는 식단

커팅은 벌크업이나 유지에 비해 식단을 상당히 정확하고 잘 준수해야 한다. 왜냐하면 유지 식단이나 벌크업 식단 때 많이 섭취하게 되면 어찌됐건 근육과 몸무게가 같이 늘지만, 커팅 중에 많이 먹게 되면 빠르게 수렁에 빠지게 된다.

커팅을 할 땐 한 주에 0.5~1파운드(0.22~0.45kg) 정도 살을 빼도록 하며, 만약 이 목표치가 너무 낮아 보인다면 과도한 체중감량은 지방뿐만 아니라 근육도 많이 빠지기 때문에 바람직하지 않다는 것을 기억하길 바란다.

커팅의 첫 주에 2~3파운드(0.9~1.3kg) 이상 살이 빠지는 경우는 괜찮다. 그러나 시간이 지남에 따라 살 빠지는 속도가 점차 줄어 한 주에 0.5~1파운드 정도 빠지게 될 것이다.

커팅 식단 계산하기

벌크업과 마찬가지로 커팅을 할 땐, 먼저 시작지점을 계산하고 필요에 따라 조정해야 한다. 시작하는 법은 다음과 같다.

- 하루에 자신의 체중 1파운드(0.45kg)당 1.2g의 단백질

• 하루에 자신의 체중 1파운드(0.45kg)당 1g의 탄수화물
• 하루에 자신의 체중 1파운드(0.45kg)당 0.2g의 지방

200파운드(약 90kg)에 해당하는 남성의 경우 다음과 같다.

• 하루에 단백질 240g
• 하루에 탄수화물 200g
• 하루에 지방 40g

이것은 대략 하루에 2,120칼로리에 해당하며 체중이 200파운드에 달하는 남성이 다이어트를 시작하는 데 좋은 시작지점이다.

만약 체지방이 25%가 넘는 경우라면 약간 달라질 수 있다.

• 하루에 자신의 체중 1파운드(0.45kg)당 0.8g의 단백질
• 하루에 자신의 체중 1파운드(0.45kg)당 0.6g의 탄수화물
• 하루에 자신의 체중 1파운드(0.45kg)당 0.3g의 지방

250파운드(약 113kg)에 해당하는 남성의 경우 다음과 같다.

• 하루에 단백질 240g
• 하루에 탄수화물 200g
• 하루에 지방 40g

이것 또한 하루에 2,120칼로리에 해당하며, 체지방이 25%가 넘고 체중이 250파운드에 해당하는 남자가 시작하기 좋다. (기억하라. 더 많은 지방을 빼길 원할수록 안전하게 머물 여지는 더 적어진다.)

만약 체지방량 30% 이상의 고도비만일 경우 책의 앞부분에서 설명한 대로 기초대사량을 계산한 후 다음의 내용을 따르길 바란다.

1. 나온 값에 1.2를 곱하라.
2. 40%는 단백질, 30%는 탄수화물, 30%는 지방으로 구성된 식단을 짠다.
   이것을 구하는 방법은 다음과 같다.
      a. 총 칼로리 섭취량에 0.4를 곱한 후 결과 값을 4로 나눈다. 이것이 당신이 매일 섭취

해야 할 단백질의 양(g)을 나타낸다.

b. 총 칼로리 섭취량에 0.3을 곱한 후 결과 값을 4로 나눈다. 이것이 당신이 매일 섭취해야 할 탄수화물의 양(g)을 나타낸다.

c. 총 칼로리 섭취량에 0.3을 곱한 후 결과 값을 9로 나눈다. 이것이 당신이 매일 섭취해야 할 지방의 양(g)을 나타낸다.

예를 들어 하루 총 칼로리가 2200일 경우는 다음과 같다.

(2,200 × 0.4) / 4 = 하루 단백질 200g

(2,200 × 0.3) / 4 = 하루 탄수화물 165g

(2,200 × 0.3) / 9 = 하루 지방 73g

커팅 권장사항

커팅시 흔히 과식을 범하기 쉬우나, 몇몇은 적게 먹는 경향이 있다. 너무 적게 먹는 경우 상당한 근손실이 일어나 과식보다 더 나쁠 수 있다.

커팅을 시작한 첫 주 혹은 둘째 주엔 때때로 허기지며 식욕이 돋을 수 있다. 하지만 이것이 근손실이나 무언가가 잘못되고 있다는 것을 의미하진 않는다. 이것은 보통 일어나는 일이며, 몇 주가 지나면 자연스레 없어진다. 올바른 커팅은 식욕에 대한 당신의 의지를 테스트하지 않는다.

내가 커팅을 할 땐 하루 목표를 일일 섭취 칼로리의 50칼로리 이내로 먹는 것으로 한다. 어떤 날은 더 섭취할 수도, 어떤 날은 더 적을 수도 있지만, 칼로리 섭취량에 큰 변화를 주진 않는다.

기름기가 적은 단백질을 섭취하라. 그러면 효과적인 식단계획을 짜는 데 어려움을 겪지 않게 될 것이다. 만약 지방이 많이 함유된 단백질을 섭취한다면 다량영양소 비율을 잘 맞추며 칼로리를 유지하기 어려울 것이다.

7~10일 정도 커팅 식단을 유지한 후엔 어떻게 진행중인지 평가해봐야 한다. 그러나 줄어든 체중은 그저 하나의 지표에 불과하기 때문에 이것으로 식단이 옳은지 그른지를 평가해선 안 된다.

커팅의 진척상황은 다음의 기준을 토대로 평가해야 한다.

- 체중(빠졌는지, 늘었는지, 혹은 그대로인지?)
- 옷(헐렁한 느낌이 드는지, 꽉 끼는지 혹은 그대로인지?)
- 거울(말라 보이는지, 살쪄 보이는지, 아니면 그대로인지?)
- 활력(활기찬 느낌이 드는지, 피곤한지, 아니면 그 중간인지?)
- 스트렝스(향상 되었는지, 떨어졌는지, 아니면 그대로인지?)

• 수면 상태(밤 늦은 시간쯤 지치는지, 휴식을 취하는 데 어려움이 있는지, 아니면 그대로인지?)

각 항목별로 간단히 설명해보겠다.

체중

일반적으로 보면, 커팅 시기에 체중이 늘어나면 너무 많이 먹거나 혹은 적게 움직이기 때문이다.

그러나 예외적으로 웨이트가 처음인 경우엔 살을 빼는 것과 동시에 근육도 만들게 되며, 또한 근육은 상당량의 글리코겐과 수분을 빨아들여 처음 한 달 동안엔 몇 파운드가 쉽게 늘어날 수 있다.

일반적으로 한 주에 1파운드 정도 뺀다는 것을 고려해보면 지방을 뺀다는 것이 얼마나 어려운지 알 수 있다.

그래서 만약 당신이 웨이트운동이 처음이고 커팅으로 시작하려는 경우라면 처음 4~6주간 허리둘레 측정을 권장한다. 만약 허리둘레가 줄어들면 체중계에 어떻게 표시되든 간에 살이 빠지는 중인 것이다.

이때 근 글리코겐과 수분 수치가 안정화될 것이다. 감량과 더불어 지속적으로 근육이 자란다면, 매주 늘어나는 근육보다 빠지는 지방량이 더 많기 때문에 결국 체중이 줄어들게 된다.

그러나 운동경험이 있는 경우 커팅을 진행하는 몇 주 동안 체중이 변하지 않는다면 단순히 너무 많이 먹거나 적게 움직였기 때문이다.

옷

허리둘레(배꼽에서)의 감소는 살이 빠지고 있다는 것을 나타내는 신뢰할 만한 지표이다. 만약 청바지를 입을 때 헐렁한 느낌이 들면, 살이 빠졌다고 봐도 좋다.

거울

자신의 몸을 매일 보게 된다면 변화를 목격하기가 어렵긴 하지만, 몇 주의 커팅 후엔 시각적인 차이점을 분명히 알아차리게 될 것이다. 더욱 날씬하고 붓기가 덜해 보일 것이다.

그렇지 않은 경우 체중이 변하지 않았거나, 체중이 늘어났을 가능성이 있으며, 청바지가 헐렁한 느낌이 들지 않을 것이다. 이것은 뭔가 문제가 있다는 신호이므로 섭취량 혹은 운동 스케줄을 재평가해야 한다.

활력

커팅 중엔 허기진 느낌이나 공복감이 들어선 안 된다. 커팅을 시작하기 전에 얼마나 섭취했는지에 따라 한 주에서 두 주 정도 약간의 허기를 느낄지 모르나, 그 후엔 하루 종일 편안한 느낌이 들어야 한다.

힘이 넘치는 날도 있고 조금 그렇지 않은 날도 있겠지만, 평상시보다 활기가 더 적은 경우엔 음식을 충분히 섭취하지 않았거나, 혈당 지수가 높은 탄수화물을 많이 섭취했을 가능성이 높다.

스트렝스

웨이트운동이 처음이고 커팅으로 시작할 경우 스트렝스가 발달할 수 있다.

그러나 운동경험이 있는 경우 커팅 중엔 평소보다 몇 회 정도 못 드는 것이 정상이다. 하지만 커팅 첫째 주의 막바지에 스쿼트 중량이 20파운드(약 9kg)씩이나 떨어져선 안 된다. 만약 스트렝스가 상당히 감소한다면 적게 먹었을 확률이 높으므로 음식섭취량을 늘릴 필요가 있다.

수면

잠잘 시간쯤에 극도로 피곤한 것이 반드시 나쁜 신호는 아니다. 올바르게 운동을 시작하는 경우 일반적으로 볼 수 있는 현상이다. 그러나 훨씬 중요한 것은 얼마나 수면을 길고 깊게 취하느냐이다. 밤에 심박수가 빨리 뛰고, 초조하며, 누워서 잠 못 들고 이리저리 뒤척이고, 잠자는 도중에 몇 번이나 깬다면 아마도 오버트레이닝이거나 적게 먹어서 그럴 수 있다.

보이지 않는 칼로리의 위험

사람들이 빠지게 되는 크고 살인적인 함정은 바로 하루 종일 '보이지 않는 칼로리'를 많이 섭취하는 것이다. 그러면서 왜 살이 빠지지 않는지 궁금해 한다.

상당량을 섭취하지만 사람들이 알지 못하는 보이지 않는 칼로리는 다음과 같다.

- 요리에 올리브유 두 숟가락 넣기(240칼로리)
- 홈메이드 치킨샐러드에 마요네즈 두 숟가락 넣기(200칼로리)
- 샐러드에 페타치즈 3조각 넣기(140칼로리)
- 커피에 크림 세 숟가락 넣기(80칼로리)
- 토스트에 버터 2덩어리 바르기(70칼로리)

이렇게 '사소하게' 넣는 것들이 하루하루 쌓여서 매일 올바른 식단을 유지하는 사람들이 결과를 얻지 못하고 실패하게 된다. 매일 보통 수준으로 칼로리를 제한하는 경우 보이지 않는 칼로리를 상쇄할 만한 여지가 없을 것이다.

예를 들어 한 주에 1파운드 감량을 목표로 하루에 500칼로리 정도 덜 섭취할 때, 우연히 400칼로리를 더 섭취하게 되어 100칼로리의 여유분만 남게 된다. 이로 인해 살을 빼는 데 한 달 혹은 그 이상의 시간이 걸리게 된다. 아주 간단하다.

일상에서 케첩을 얼마나 넣는지 매번 신경 쓰는 것도 피해망상적으로 보일지 모르나, 커팅 중에 칼로리 섭취에 주의 깊게 관심을 가진다면 그 결과를 보장한다.

숨겨진 칼로리를 피하는 방법은 무엇이 들었는지 정확히 알고 있는 음식을 미리 준비하는 것이다. 대부분의 경우 아침과 저녁을 집에서 해결하기 때문에 회사에 점심밥을 싸가지고 가는 것을 의미한다.

섭취량 조절하기

섭취량을 100% 준수하였지만 7~10일 동안 몸무게가 변하지 않고, 전혀 날씬해지지 않는다면 더 움직이거나 칼로리 섭취량을 줄일 필요가 있다.

내가 제일 먼저 하는 선택은 항상 '많이 움직여라'이며, 그저 더 많은 운동을 하면 된다. 하지만 웨이트 트레이닝은 한 주에 5번, 60분 정도만 하며, 카디오의 경우 한 주에 4번, 30분 정도 하는 것을 권장한다. 이 정도는 상당한 양이며, 커팅 중에 이보다 많이 할 경우 몸에 많은 부담을 주게 된다.

하지만 이미 많은 운동을 하고 있음에도 체중이 줄지 않는다면 섭취량을 줄일 필요가 있다. 그래서 하루에 50g씩 탄수화물 섭취를 줄이는 식단을(100칼로리를 빼는 셈) 7~10일 정도 시도해보고 재평가한다.

기초대사량보다 적게 칼로리 섭취량을 줄이면 대사 속도가 많이 느려지므로 의미가 없다. 기초대사량 구하는 법이 기억나지 않으면 다음 공식을 보길 바란다.

$$BMR = 370 + (21.6 + LBM_{\text{lean body mass}}[\text{체지방량}])$$

언제까지 커팅을 할 수 있는지에 대해 말해보자면, 기초대사량에 도달할 때까지 커팅할 수 있으나, 그 이하로 섭취량을 줄이지 마라.

만약 권장 운동량을 최대로 채우지 못하는 경우 섭취량을 서서히 줄이기 바라며, 감량이 정체된 상황이지만 계속 살을 빼길 원하는 경우, 먼저 대사 속도를 다시 빠르게 할 필요가 있다. 대사를 천천히 빠르게 하길 원한다면 칼로리 섭취량을 일일 총 칼로리 소모량(TDEE)에 도달할 때까지 천천히 늘리며, 도달한 후 다시 칼로리 섭취를 제한하며 다이어트를 시작한다.

이 방법은 '역 다이어트'라고 알려져 있으며, 이 책의 속편인 『Beyond Bigger Leaner Stronger』에서 고급자를 대상으로 이야기한 적이 있다. 역 다이어트는 체지방 10% 달성을 바라는 초보자들보단, 스트렝스와 근육을 유지하는 한편 체지방률을 6~8% 정도로 유지하길 바라는, 운동경험이 있고 웨이트로 잘 발달된 사람들에게 더욱 적절한 방법이다. 당신이 고급자가 아닐지라도 알아둘 필요는 있다.

마지막으로 운동을 안 하는 날에는 어떻게 먹는지에 대해 알아보자. 커팅을 진행중일 땐 정말 간단하다. 똑같이 먹어라. 더 먹을 필요도, 덜 먹을 필요도 없다.

벌크업 개론:
최적의 근비대를 위한 식단

당신의 체지방률이 10~12% 사이에 달하고 가능한 빨리 근육을 만들고 싶다면 벌크업을 원할 것이다.

물론 벌크업 중엔 지방도 같이 생기지만, 똑바로 한다면 과도하게 지방이 생기지 않으며, 일단 커팅을 시작하면 쉽게 뺄 수 있다.

수천 명의 사람들과 함께했던 경험에 비춰보면, 올바른 벌크업을 하는 보통 사람의 경우 근육과 지방을 얻는 비율이 약 1:1(근육 1파운드당 지방 1파운드)에 달했다.

벌크업 중 체중증가에 관해 얘기해보자면, 한 주에 0.5~1파운드(0.2~0.45kg) 가량 체중이 늘어 날 것이다. 이보다 많을 경우 지방이 너무 늘어난다는 것을 뜻한다.

그러나 웨이트가 처음인 경우, 처음 시작하는 몇 주간은 근육에 수분과 글리코겐이 채워져 한 주에 2~3파운드씩 체중이 늘어날지도 모른다. 이것은 너무 지방이 늘어나는 것을 의미하진 않으며, 4~6주차쯤 되면 한 주에 0.5~1파운드 정도로 자리 잡게 될 것이다.

벌크업을 시작하게 되면 매주 주요 운동의 횟수를 늘려야 하며, 또한 3~4주마다 무게도 올려야 한다.

벌크업 식단 계산하기

올바른 벌크업 식단은 소모하는 칼로리보다 많은 칼로리 섭취를 요구한다.

좋은 생각처럼 들리긴 하나, 벌크업을 하다가 어느 순간에 '모든 종류의 음식'이 질리게 되더라도 놀라진 마라. 다른 벌크업 식단처럼 엄청난 양의 잉여 칼로리를 섭취하진 않겠지만, 비교적 많이 먹는 것만으로도 약간의 불편함을 느낄지 모른다.

또한 매일 상당량의 탄수화물을 섭취하기 때문에 평소보다 많은 양의 물을 마시게 될 것이다. 이로 인해 '부은 것'처럼 보일지 모른다. 다시 말하지만 이것은 근비대 효과를 최대로 누리기 위한 일종의 '기회비용'이다.

자, 이제 벌크업 식단을 위해 얼마만큼 먹어야 하는지 알아보자.

- 자신의 체중 1파운드(약 0.45kg)당 단백질 1g
- 자신의 체중 1파운드(약 0.45kg)당 탄수화물 2g

- 자신의 체중 1파운드(약 0.45kg)당 지방 0.4g

예를 들어 체중이 150파운드(약 68kg)인 경우,

- 하루에 단백질 150g
- 하루에 탄수화물 300g
- 하루에 지방 60g

이렇게 먹으면 하루에 대략 2,340칼로리에 해당하며(단백질과 탄수화물은 1g당 4칼로리, 지방은 9칼로리라는 것을 기억하라), 150파운드인 사람이 벌크업으로 시작하기에 적당하다.

이 책에서 권장하는 양이 인터넷에서 보던 권장량보다 적을 수 있다. 왜냐하면 많은 벌크업 프로그램들은 그저 많이 먹는 것만 강조하기 때문이다. 이들은 '커지려면 많이 먹어야 한다'라는 설명과 함께 당신에게 막대한 잉여 칼로리를 섭취하도록 한다.

근비대를 효율적으로 하기 위해 평소보다 많이 먹어야 하는 것은 사실이지만, 그들이 믿는 것처럼 가능한 많이 먹어야 하는 것은 아니다.

벌크업 권장사항

내가 벌크업 중일 땐 하루 100칼로리 이내를 목표로 삼았으며, 종종 그 이상을 먹는 실수를 하곤 했다(적게 섭취하는 것보단, 목표치보다 많이 먹는 것이 낫다).

벌크업을 당신이 원하는 아무 음식이나 마음껏 먹어도 되는 자격처럼 생각하지 마라. 이런 경우 과잉섭취를 초래해 과도한 지방이 생기게 되고, 결국엔 발달이 점차 느려진다.

매주 치팅데이를 해도 좋으나 적정 수준으로 먹어야 한다. 치팅데이에는 고지방 식사보단 고탄수화물, 고단백질 식사가 훨씬 좋다.

벌크업 중엔 고기를 많이 섭취하길 권한다. 왜냐하면 근비대에 특히 효과적이기 때문이다. 나의 경우 보통 하루에 두 번 고기를 먹었으며(점심, 저녁), 칠면조, 닭, 기름기가 없는 소고기, 생선 등 다양한 종류의 고기를 번갈아가며 먹었다.

섭취량 조절하기

위에서 권장한 섭취량은 시작지점이며, 스트렝스와 근비대를 더욱 효과적으로 하기 위해 이것보다 더 먹어야 할 가능성도 있다(특히 선천적으로 삐쩍 마른 외배엽인 경우). 벌크업과 커팅, 유지에 알맞은 자신만의 '스위트 스폿'을 찾는 것 또한 게임의 일부다.

다행히도 나에겐 아주 쉽다. 대부분의 경우 처음 계산했던 목표의 10~15% 이내에서 스위트 스폿을 찾을 수 있지만, 누군가는 꾸준히 체중을 늘리기 위해 더 먹을 필요가 있기도 하다(드물게 권장량을 먹고 너무 빨리 살이 찌는 사람도 있으며, 이와 같은 경우 섭취량을 줄여야 한다).

그래서 7~10일이 경과한 후, 열심히 운동함에도 불구하고 체중이 늘어나지 않는다면 충분히 먹질 않는다는 의미이다. 그러니 100칼로리씩 더 일일섭취량을 늘리고(탄수화물 섭취량을 늘리는 것을 권장) 7~10일 후 재평가해보라. 그래도 체중이 늘지 않는다면 한 주에 0.5~1파운드(약 0.22~0.45kg) 정도씩 체중이 늘어날 때까지 섭취량을 늘리고 재평가하는 과정을 반복해보길 바란다.

당신이 대부분과 비슷한 경우 위의 권장량으로 벌크업을 시작하면 처음 한두 달 동안 체중이 늘겠지만 그 뒤엔 정체기가 올 것이다. 그때 섭취량 조금 더 늘리면 다시 체중이 늘어날 것이다. 어느 지점에서 다시 정체기가 오면 섭취량을 다시 늘리고, 그러면 다시 체중이 늘어날 것이다. 이 과정을 몇 차례 밟으면 체지방이 15% 정도에 도달하게 될 것이며, 여기서 비곗살을 벗겨내기 전까지 한 달 정도의 시간이 있다.

당신이 원한다면 나머지 기간 동안 칼로리 섭취량을 줄여 유지를 할 수도 있고, 또는 벌크업 식단을 계속 유지할 수도 있다. 섭취량을 약간 줄이는 것은 전체적인 지방량에 별 차이점을 주지 못하지만, 몇몇은 한 주에 이틀 정도 음식섭취를 중단하기도 한다.

유지 개론:
느리지만 꾸준히 군살 없이 증량할 수 있는 식단

유지는 하루 혹은 주 단위로 소비하는 에너지만큼만 섭취하는 것을 의미하며, 천천히 발전하면서도 현재 체지방을 유지하고 싶을 때 권장한다.

일반적으로 여름처럼 특정 시기 혹은 자신이 바라던 몸이거나 몸매를 만들어 단순히 외모를 유지할 정도만 바라는 경우(나처럼) 유지 기간을 갖게 된다.

자신의 상황이 이러한 경우가 아니라면 유지에 대해 크게 신경 쓰지 마라. 당신이 행복할 만한 크기와 전반적인 발달 상태에 도달할 때까지 벌크업과 커팅을 하도록 하라. 그러고 나서 군살 없는 몸매를 유지하도록 하라.

하지만 '유지'를 '똑같은 상태로 유지'하는 것으로 생각하지 마라. 적어도 달마다 조금씩 더 강해지는 것을 항상 목표로 삼아야 하며, 대부분의 경우 신체 특정 부위가 더 커져야 한다. 예를 들어 나의 경우 어깨와 종아리, 광배근이 더 커졌으면 한다. 항상 목표를 설정하고 발전을 추구하라. 현재 상태에 머물려고 하지 마라. 왜냐하면 상황은 더 좋아지기도, 나빠지기도 하기 때문이다.

일반적으로 유지기에는 본인이 얼마나 군살 없이 유지하려는지에 따라 한 달에 0.25~0.5파운드 정도 체중이 늘어날 것이다.

예를 들어 현재 6~7% 정도 체지방을 유지해야 하는 경우 근비대를 할 만큼 충분히 먹을 수 없고 그로 인해 한 주에 기껏 해봐야 0.25파운드(약 0.1kg) 정도 밖에 체중이 늘지 않을 것이며, 몇 달이 지나도 결국 큰 변화가 일어나진 않는다. 반면에 8~9%의 체지방을 유지하는 경우, 매일보다 많은 음식을 먹을 수 있고 한 달에 0.5파운드 가깝게 증량할 수 있다.

알다시피 유지중에는 커팅이나 벌크업 시즌에 비해 체중감량이 큰 지표가 되질 못한다. 중요한 것은 스트렝스의 발전이며, 시간이 지남에 따라 횟수와 중량이 늘어나는지를 봐야 한다.

또한 거울에서 보이는 미묘하게 긍정적인 변화와 바지를 입었을 때 다리 윗부분과 셔츠를 입었을 때 옷이 좀 더 꽉 끼는 느낌을 받아야 한다.

또한 광분하지만 않는다면 유지중에도 한 주에 한 번 정도 치팅데이를 가질 수 있다. 만약 치팅데이에 너무 많이 먹었다면 그때 얻은 지방을 줄일 겸 며칠 동안 섭취량을 줄이길 바란다.

유지 식단 계산하기

유지 식단의 시작지점은 다음과 같다.

- 자신의 체중 1파운드(약 0.45kg)당 단백질 1g
- 자신의 체중 1파운드(약 0.45kg)당 탄수화물 1.6g
- 자신의 체중 1파운드(약 0.45kg)당 지방 1g

예를 들어 체중 180파운드(약 81kg) 남성의 경우 다음과 같다.

- 하루 180g의 단백질 섭취
- 하루 290g의 탄수화물 섭취
- 하루 63g의 지방 섭취

이와 같은 경우 하루에 약 2450칼로리에 해당하며, 느리지만 꾸준히 근육과 스트렝스를 발달시키는 동시에 체지방을 늘리지 않을 수 있다.

섭취량 조절하기

다이어트 식단은 누구에게나 똑같이 적용할 수 없다. 올바른 다이어트를 구성하는 한 부분은 어떤 음식이 자신에게 최선인지를 배우는 것이며, 이것은 커팅이나 벌크업뿐만 아니라, 유지에도 똑같이 적용되는 것이다.

좋은 소식은 이것이 상당히 단순하다는 것이다. 당신의 체중과 체지방이 급격히 상승한다면,

매일 혹은 치팅데이 때 많이 먹는다는 뜻이거나 혹은 더 많이 운동해야 한다는 것을 의미한다.

과식이 범인인 경우 일일 탄수화물 섭취량을 25g 줄여 하루 100칼로리를 줄이도록 하라. 그리고 7~10일 후 몸이 어떻게 반응하는지 살펴보라. 만약 체중이 안정적이라면 당신의 운동 또한 문제가 없으며 계속 유지하길 바란다. 만약 체중이 너무 빨리 불어나면 다시 섭취량을 줄이고 재평가 하라. 이런 과정이 전혀 필요 없을 수도 있겠지만, 만약 필요한 경우 한두 번의 조정이 이루어져야 할 것이다.

반면에 체중이 점차 줄어들고 점점 야위어가면 칼로리가 부족한 상태이며, 이 상태에서 벗어나기 위해 음식을 더 섭취할 필요가 있다. 점점 살이 빠지는 것은 항상 기쁠지 모르나, 칼로리가 부족하게 되면 신체가 근육을 만드는 능력이 급격하게 감소한다는 사실을 기억하길 바란다.

또한 사람들이 빠지기 쉬운 함정을 당신 또한 주의해야 한다. 이들은 한 주에 2~3일 정도 과식한 다음 원상태로 돌리기 위해 나머지 며칠을 굶곤 한다. 이런 행위는 체성분을 유지하는 데는 괜찮을지 모르나, 몸이 발전하길 바란다면 효과적이지 않을 수 있으며 매번 수렁에 빠지게 될 것이다.

만약 어느 날 일일섭취량을 약간 초과한다면, 그 다음날 조금 적게 섭취하여 균형을 유지할 수 있다. 하지만 어느 날 폭식하고 그 다음날 아예 안 먹는 등 너무 느슨하게 하지 마라. 유지는 벌크업이나 커팅에 비해 좀 더 편안하긴 하지만, 점진적으로 발전하길 바란다면 식단의 균형을 유지하고 트레이닝 또한 나아져야 한다.

유연한 식단 개론: 쉽게 만드는 식단계획

지금 설명하게 될 내용 때문에 당신은 날 사랑하게 될지도 모른다.

이번에 다룰 내용은 당신의 일일섭취량이 얼마가 되건 상관없이 딱 그 정도만 섭취하는 법이다.

이미 다양한 영양소를 섭취하라고 권장하였지만, 일일섭취량을 충족시키라는 규칙 이상의 것은 없다. 전분을 좋아하는가? 좋다. 그럼 매일 전분을 먹어라. 통곡물은 어떤가? 멋진데? 나도 통곡물을 좋아한다. 유제품은 어떠한가? 유제품은 내 식단에서 주식이다. 매일 고기를 먹어도 되나요? 안 될 건 없지. 저녁 식사 후 간단한 디저트는요? 디저트도 추천한다.

자, 몇몇은 이렇게 무절제한 식단을 비난할지 모르나, 일일섭취량 내에서 가능한 많은 정크푸드를 먹어보아라. 이와 같은 식사는 근비대와 지방감량과 같이 목적이 하나인 경우엔 '효과적'이지만, 미량영양소가 부족하여 퍼포먼스에 영향을 주어 장기적인 발전에도 악영향을 준다(건강에 대해선 이야기하지 않았다). 매일 팝타르트를 한 통씩 먹고도 살을 뺄 수 있지만 그렇다고 해서 이렇게 해야 한다는 것을 의미하진 않는다. 물론 우리 몸은 맥도날드 햄버거의 패티를 섭취하여 근육을 만들 수 있고(적어도 어느 선까진), 햄버거를 매일 먹을 수도 있지만, 과연 저질고기를 규칙적으로 먹어서 생기는 건강상의 위협을 무릅쓸 필요가 있을까?[271]

당신의 호르몬 분비 상태가 망가지고 면역체계가 무너지며 신체가 영양소를 갈망하는 상태라면, 몸이 아무리 좋아진들 무의미하다.

식단계획을 짜는 데 좋은 몇 가지 규칙들이 있다.

> 적어도 일일 칼로리의 80%를 당신이 좋아하는 음식(미량영양소가 풍부한) 가운데 몸에 좋은 것으로 섭취하라.

다이어트할 때 사람들이 직면하는 가장 큰 문제 중 하나는 닭이나 찐 야채를 더 이상 즐기지 못하는 단계까지 있다가 맛있는 음식을 폭식하는 것이다.

이런 상황을 피하는 가장 좋은 방법은 당신이 좋아하는 음식을 매일 먹는 것이다.

예를 들어 닭보다 스테이크를 선호한다면 식단에 스테이크를 포함시켜라(추가적인 지방 또한 계산하라). 또한 통밀 파스타(혈당 지수가 낮으며 섬유질이 풍부하다)를 좋아한다면 그것 또한 식단에 포함하여 먹길 바란다. 만약 지방이 풍부한 그리스 요거트를 좋아한다면 점심 샐러드에 올리브 유나 치즈를 빼고 요거트와 함께 먹도록 하라.

> 다소 마음대로 먹는 것을 겁내지 마라.

미량영양소가 풍부한 건강한 음식으로부터 매일 칼로리를 섭취한다면 당신이 먹고 싶어 하는 음식을 마음 편히 먹도록 하라.

예를 들어 초콜릿을 좋아한다면 일일섭취량에 포함시켜보라. 이틀 동안 젤라또가 먹고 싶어 탐나는 눈초리로 쳐다보았다면, 100칼로리 정도의 여지를 만들어 저녁식사 후 먹도록 하라.

개인적으로 90~95%의 칼로리를 비교적 가공이 안 된 영양소가 풍부한 음식을 통해 섭취하지만, 나머지 여분의 칼로리를 '정크 푸드'로 섭취하는 것에 대해 크게 염려하지 않는다.

식단계획 개론: 맛있고 효과적으로 식단계획 짜는 법

이젠 당신의 목표에 따라 칼로리 섭취량을 계산하고, 자신이 원하는 음식으로 다량영양소를 얼마만큼 먹어야 할지도 알게 되었다. 마지막 단계는 이러한 섭취량을 매일 먹는 식단으로 계획

271) Raphaëlle L. Santarellia, Fabrice Pierrea, and Denis E. Corpeta, "Processed Meat and Colorectal Cancer: A Review of Epidemiologic and Experimental Evidence," *Nutrition and Cancer* 60, no. 2 (2008): 131-44. doi: 10.1080/016355807016872.

하는 것이다.

당신이 섭취할 수 있는 음식의 유연성이 크기 때문에 계획 또한 어렵지 않다. 이제 명심해야 할 점을 빠르게 다시 짚어보겠다.

- 현재 하고 있는 다이어트 식단(커팅 또는 벌크업) 섭취량의 50~100칼로리 이내에 머물러라.
- 이 책에서 이미 설명한, 영양소가 풍부한 음식으로부터 대부분의 칼로리를 섭취하라.
    - 아보카도
    - 푸른 채소(근대, 콜라드, 케일, 겨자잎, 시금치)
    - 피망
    - 방울 양배추
    - 구운 감자
    - 고구마
    - 베리
    - 저지방 요거트
    - 계란
    - 씨앗(아마, 호박, 깨, 해바라기)
    - 콩(병아리콩, 강낭콩, 흰색 강낭콩, 얼룩덜룩한 강낭콩)
    - 편두와 완두콩
    - 아몬드, 캐슈넛, 땅콩
    - 보리, 귀리, 퀴노아, 현미와 같은 통곡물
    - 연어, 큰 넙치, 대구, 가리비, 새우, 참치
    - 기름기 없는 쇠고기, 양, 벤즌
    - 닭과 칠면조
- 당신이 좋아하는 음식을 먹어라.
- 매일 약간의 즐거움을 주는 음식을 먹는 것에 대해 걱정하지 마라.
- 3~4시간마다 식사하는 것을 권장하며 당신 또한 이것에 만족하게 되겠지만, 그렇지 않는 경우 원하는 만큼 여러 번 먹어도 좋다.
- 단백질 섭취는 적은 횟수로 섭취하는 것보다 자주 섭취하는 것이 더 효과적이며, 한 번 섭취할 때 적어도 30~40g씩 섭취해야 한다.
- 운동 30분 전에 40~50g의 탄수화물과 30~40g의 단백질을 섭취하라.
- 운동 후엔 자신의 체중 1kg당 1g에 해당하는 탄수화물과 30~40g의 단백질을 섭취하라.
- 운동 2시간 후에 자신의 체중 1kg당 0.5g에 해당하는 탄수화물을 섭취하라.

이것들은 규칙이다. 이젠 식단계획을 만드는 과정에 대해 살펴보자.

첫째, 당신이 좋아하며 심지어 매일 먹을 수 있는 음식 중 영양가가 풍부한 음식의 목록을 길게 만든다. 그리고 이 음식을 아침, 점심, 저녁과 간식(그리스 요거트, 코타지치즈, 견과류, 과일과 같이 빠르고 쉽게 구할 수 있는 탄수화물과 단백질원)으로 나눠본다.

음식 목록을 컴퓨터 엑셀 파일에 옮겨서 가로단에는 음식 종류를, 세로단에는 음식, 섭취량 단백질, 탄수화물, 지방 그리고 칼로리를 다음과 같이 입력한다.

음식	양	단백질	탄수화물	지방	칼로리
오트밀	1/2컵	3	14	2	83

www.calorieking.com 또는 caloriecount.about.com 사이트를 이용하여 당신이 좋아하는 음식을 찾아 목록을 만들어라.

일단 당신의 목록에 만족하면, 그 다음은 실제 식단을 구성해볼 차례이다. 알다시피 가장 큰 목표는 일일섭취량의 50칼로리 이내로 먹는 것이다.

나는 식단을 이런 식(나의 실제 식단을 잘라서 계산한 것이다)으로 펼쳐놓거나 스프레드시트에 기록하는 것을 좋아한다.

식사	음식	단백질	탄수화물	지방	칼로리
1	쌀 우유 1컵	1	25	2	122
1	바나나 1개	1	25	0	104
1	단백질 2 숟가락	24	3	1	117
2	단백질 2 숟가락	48	6	2	234
2	바나나1개	1	25	0	104
2	쌀 우유 2컵	1	56	2	246
3	땅콩버터 4숟가락	8	12	2	98
3	잉글리시 머핀	1	25	1	113
3	젤리	0	18	0	72
4	고기 4.5온스	30	0	4	156
4	야채	1	10	0	44
4	드레싱	0	0	8	72

식사	음식	단백질	탄수화물	지방	칼로리
5	단백질 1 숟가락	30	5	0	140
5	고기 4.5온스	30	0	3	147
5	야채	1	20	0	84
5	탄수화물	1	50	0	204
5	디저트	2	40	10	258
6	그리스 요거트 1컵	23	10	5	177
보충제	생선기름	0	0	8	72
합계		**203**	**330**	**48**	**2564**

또한 함수를 이용하여 '칼로리'와 '합계'를 자동으로 계산하여 내가 먹는 다양한 음식과 식사가 어느 정도 되는지 쉽게 파악할 수 있다.

우선 운동 전후 식단을 먼저 입력한다. 왜냐하면 전후 식단은 '고정'되어 있기 때문이다. 나의 경우 운동 전 식단은 1번, 운동 후 식단은 2번으로 한다.

일단 운동 전후 식단을 입력하면, 나머지 다량영양소 섭취량을 마음 편히 조절할 수 있다. 만약 아침밥을 거하게 먹는 경우, 먹은 것을 컴퓨터에 입력하고 나머지 칼로리가 얼마나 되는지를 보라. 만약 아침을 간단하게 먹고 점심 혹은 저녁을 많이 먹는 경우도 똑같이 해보면 된다.

위에서 내 식단의 예를 보면 알 수 있듯이 나의 경우 '고기', '야채', '탄수화물', '디저트' 항목이 있다. 왜냐하면 내 기분에 따라 먹고 싶은 음식을 바꿀 수 있기 때문이다. 어느 날 내가 섭취할 야채는 완두콩일 수 있고, 다음 날엔 녹색 채소류, 다음 날엔 고추와 버섯일 수도 있다. 이처럼 내가 먹고 싶은 '야채 탄수화물'을 단순하게 선택할 수 있다.

또한 당신은 목록에 생선기름이 포함돼 있는 것을 알아차렸을지도 모른다. 자신이 복용하는 보충제의 칼로리 또한 계산하는 것을 잊어선 안 된다.

음식과 섭취량에 대해 씨름하다보면 어느새 무엇이 효과가 있고 무엇이 그렇지 않은지 알게 될 것이다. 예를 들어 몹시 지방이 많은 음식의 경우 일반적으로 효과가 없다. 왜냐하면 지방이 너무 많은 음식은 일일섭취량에서 너무 많은 부분을 차지하기 때문이다. 대부분은 고지방 음식을 먹어 더 이상 지방이 든 음식을 먹을 여지가 없는 것보단 저지방의 다양한 음식을 섭취하는 것을 더욱 즐긴다.

다음 페이지에서 나의 팀이 고객을 위해 만들어둔 식단의 예를 보게 될 것이다.

150파운드(약 68kg) 남성을 위한 벌크업 플랜

식사		음식	칼로리	단백질	탄수화물	지방
1	아침	고구마 단백질 펜케이크 2개	358	24	59	3
		시럽 2티스푼	104	0	26.8	0
		버터 1티스푼	102	0	0	11.6
		오렌지주스 250ml	118	1.8	27.3	0.5
		멀티비타민, 생선기름 3g	30	0	0	3
	합계	끼니1	712	25.8	113.1	18.1
2	점심	통곡물 빵 2조각	160	8	28	0.2
		저지방 햄 100g	107	23.2	0	1.3
		양상추, 머스타드, 토마토, 핫소스(원하는 경우)	10	0	2.5	0
		마요네즈 1티스푼	90	0	0	10
	합계	끼니2	367	31.2	30.5	11.5
3	운동 전 쉐이크	유청 한 숟가락	100	22	2	0
		쌀 우유 300ml	152	1.3	31.7	2.5
		큰 바나나 1송이	121	1.4	31	0
		땅콩버터 1티스푼	94	4	3.2	8.1
		운동 전	5	0	1	0
	합계	끼니3	472	28.7	68.9	10.6
웨이트 트레이닝						
4	운동 후 쉐이크	유청 한 숟가락	100	22	2	0
		쌀 우유 300ml	152	1.3	31.7	2.5
		큰 바나나 2송이	242	2.8	62	0
		블루베리 50g	29	0.4	7.2	0.2
		크레아틴 5g	0	0	0	0
	합계	끼니4	523	26.5	102.9	2.7
5	저녁	지방이 제거된 닭가슴살 100g	107	23.2	0	1.3
		250g 통밀 파스타	311	13.4	66.4	1.4
		토마토 파스타 소스 100ml	96	1.9	16.3	1.9
		20g 초코 우유	106	1.4	12	6
		생선기름 3g	30	0	0	3
	합계	끼니5	650	39.9	94.7	13.6
합계			2724	152.1	410.1	56.5
목표			2722	150	394.4	60.5

175파운드(약 79kg) 남성을 위한 벌크업 플랜

식사		음식	칼로리	단백질	탄수화물	지방
1	아침	유청 한 숟가락	100	22	2	0
		우유 1컵	150	8	12	8
		큰 바나나 1개	121	1.4	31	0
		전통식 오트밀 1/4컵(건조된 상태)	75	2.5	13.5	1.5
		블루베리 2티스푼	188	8	6.3	16.1
		멀티비타민, 생선기름3g, 섬유질	30	0	0	3
	합계	식사1	664	41.9	64.8	28.6
2	간식	통곡물 빵 2조각	160	8	28	0.2
		땅콩버터 2티스푼	188	8	6.3	16.1
		잼 1티스푼	84	0.2	20.7	0
		큰 사과 1개	116	0	30.8	0
	합계	끼니2	548	16.2	85.8	16.3
3	점심	지방이 제거된 닭가슴살 100g	120	26	0	1.5
		바스마티 쌀 1/2컵(건조된 상태)	300	6	66	1
		야채 85g(콜리플라워, 아스파라거스, 쥬키니 호박, 스트링빈스, 양파, 오이, 당근)	29	2.4	5.6	0.3
		버터 1티스푼	34	0	0	3.9
		레몬주스, 고수(원하는 경우)	10	0	2.5	0
	합계	끼니3	493	34.4	74.1	6.7
4	저녁	지방이 제거된 닭가슴살 100g	120	26	0	1.5
		고구마 8온스 (약220g)	195	3.5	45.7	0.2
		완두콩 3/4컵	88	5.9	15.8	0.5
		버터 1티스푼	34	0	0	3.9
		시나몬을 뿌린 감자(원하는 경우)	4	0	1	0
		생선기름 3g, 멀티비타민	30	0	0	3
	합계	끼니4	471	35.4	62.5	9.1
5	운동 전 쉐이크	유청 1숟가락	100	22	2	0
		쌀 우유 1컵	120	1	2.3	2.5
		큰 바나나 1송이	121	1.4	31	0
		추천: 레기온 펄스 1~2숟가락	5	0	5	0
	합계	끼니5	346	24.4	61	2.5
웨이트 트레이닝						
6		유청 한 숟가락	100	22	2	0
		쌀 우유 한 숟가락	120	1	23	2.5
		큰 바나나 2개	242	2.8	62	0
		땅콩버터 2티스푼	93	1	13	6.2
		크레아틴	0	0	0	0
	합계		555	26.8	100	8.7
합계			3077	179.1	448.2	71.9
목표			3067	175	438.5	68.2

200파운드(약 90kg) 남성을 위한 커팅 플랜

식사		음식	칼로리	단백질	탄수화물	지방
1	아침	계란 흰자 4개, 체다치즈 20g	145	19.4	1.1	7
		살사 2티스푼(원하는 경우)	10	0	2.5	0
		전통식 오트밀 40g(건조된 상태)	150	5	27	3
		시나몬, 스테비아, 너트맥, 바닐라 추출물(원하는 경우)	10	0	1.3	0
		유청 한 숟가락	100	22	2	0
		아몬드 우유 250ml(무설탕)	30	1	1	2.5
		멀티비타민, 마그네슘, 비타민C 1g, 카르니틴	0	0	0	0
		추천: 피닉스 제공량의 1/2	0	0	0	0
	합계	식사1	445	47.4	34.9	12.5
2	운동 전 쉐이크	유청 한 숟가락	100	22	2	0
		아몬드 우유 250ml(무설탕)	30	1	1	2.5
		중간 크기 사과 1개	95	0	25.1	0
		땅콩버터 2티스푼	188	8	6.3	16.1
		추천: 피닉스 제공량의 1/2	0	0	0	0
		추천: 레기온 펄스 1~2 숟가락	5	0	5	0
	합계	끼니2	418	31	39.4	18.6
웨이트 트레이닝						
3	점심	새우 200g	214	46.4	0	2.7
		현미 250g(요리한 양)	257	5.1	54.8	1.7
		찐 야채 100g(브로콜리, 콜리플라워, 아스파라거스, 피망, 스트링빈스, 당근, 양파)	34	2.8	6.6	0.3
		추천: 레기온 리차지	0	0	0	0
	합계	끼니3	505	54.3	61.4	4.7
4	저녁	밀고기seitan 160g	181	34	0	2.1
		흰 감자 200g	155	2.8	36.3	0.1
		사이드 샐러드(시금치 60g, 당근 1/2개, 오이1/2개, 샐러리 1줄기)	47	2.4	6	0.3
		발사믹 식초 3티스푼	30	0	6	0
		버터 1티스푼	34	0	0	3.9
	합계	끼니4	447	39.2	48.3	6.4
5	간식	그리스 요거트 200g	118	21.2	8.2	0
		딸기 100g	28	0	7.2	0
		치아 씨 1티스푼	29	1.5	3	2.5
	합계	끼니5	175	22.7	18.4	2.5
합계			1990	194.6	202.4	44.7
목표			1983	198.3	198.3	44.1

220파운드(약 99kg) 남성을 위한 커팅 플랜

식사		음식	칼로리	단백질	탄수화물	지방
1	운동 전	추천: 레기온 펄스 1~2 숟가락	5	0	5	0
		추천: BCAA 10g(공복 운동시)	0	0	0	0
		추천: 요힘빈(공복 운동시)	0	0	0	0
	합계	끼니1	5	0	5	0
웨이트 트레이닝						
2	아침	단백질이 풍부한 귀리 비스킷 2개	351	31	45	6
		시럽 1티스푼	52	0	13.4	0
		2% 저지방 우유	130	9	12	5
		멀티비타민, 글루코사민, 2000IU 비타민D-3, CLA 2g	20	0	0	2
		추천: 레기온 리차지	0	0	0	0
		추천: 레기온 피닉스 제공량의 1/2	0	0	0	0
	합계	끼니2	553	40	70.4	13
3	점심	꿀을 바른 닭고기	199	40	10	1
		현미 1컵(요리된)	200	4	42.7	1.3
		야채 85g(콜리플라워, 아스파라거스, 쥬키니 호박, 스트링빈스, 양파, 오이, 당근)	29	2.4	5.6	0.3
		추천: 피닉스 제공량의 1/2	0	0	0	0
	합계	끼니3	428	46.4	58.3	2.6
4	스낵	통곡물 빵 1조각	80	4	14	0.1
		땅콩버터 1티스푼	94	4	3.2	8.1
		유청 단백질 1스푼	100	22	2	0
		아몬드 우유 1컵(무설탕)	30	1	1	2.5
	합계	끼니4	304	31	20.2	10.7
5	저녁	지방이 제거된 소 등심 220g	304	51.2	0	8.8
		퀴노아 150g(요리된)	180	6.6	31.9	2.9
		샐러드(시금치 2컵, 당근1/2, 오이1/2, 중간 크기 토마토)	54	2.9	8.4	0.5
		발사믹 식초 3티스푼	30	0	6	0
		CLA 2g, 멀티비타민	20	0	0	2
	합계	끼니5	588	60.7	46.3	14.2
HIIT 카디오						
6	스낵	지방 2% 코티지치즈 190g	179	27.1	7.2	3.9
		파인애플 1/4컵	22	0	5.4	0
	토탈	끼니6	201	27.1	12.6	3.9
합계			2079	205.2	212.8	44.4
목표			2077	207.7	207.7	46.2

식단을 짤 때 도움이 필요한 경우, 맞춤 식단 서비스인 www.muscleforlife.com/mp에 방문해 보길 바란다.

다이어트를 망치지 않으면서 '치팅데이'를 갖는 법

많은 이가 '치팅데이'에 대해 논쟁을 하고 있다. 치팅데이는 한 주 동안 다이어트 식단을 잘 지켰으면 주말에는 먹고 싶은 것을 먹어도 되는 것을 말한다.

하지만 당신의 신진대사가 아주 빠른 경우가 아니고선, 치팅데이는 효과가 없을 것이다. 만약 한주 동안 엄격하게 식단과 운동 프로그램을 따른다면 1~2파운드(0.45~0.9kg) 가량 감량될 것이다. 그런데 치팅데이에 광분하게 되면 다시 원래대로 돌아가게 될 것이다(더 찔지도!). 벌크업 중인 경우 주중에 찌는 것보다 지방이 2배나 늘어나게 될 것이다.

하지만 치팅데이를 똑똑하게 가지는 방법이 있다.

첫째, 치팅데이가 아닌 끼니로 생각하라. 어떠한 합리적인 다이어트도 며칠 내내 과식하도록 하지 않으며, 다이어트 중에 매주 적당히 한 끼 정도 많이 먹는 것은 권할 만하다.

왜 그런가?

한 끼 정도의 과식은 행복감을 느끼게 해주고 동기부여가 되는 등 심리적인 효과가 있어 더욱 다이어트를 엄격하게 지속할 수 있도록 해준다.[272)]

게다가 당신이 생각하는 종류의 대사 부스터는 아니지만, 육체적으로도 부스터 기능을 한다. 과식에 관한 연구를 보면, 과식을 할 경우 대사율이 얼마가 되건 3~10% 정도 빨라진다고 하나, 이 효과를 기대하며 하루에 수백에서 수천 칼로리에 달하는 잉여 칼로리를 섭취해도 된다는 것을 의미하지 않는다.[273)]

심리적 효과는 렙틴이라는 호르몬과 관련이 있으며, 렙틴은 많은 기능을 하지만 그 중 배고픔과 대사율, 식욕, 동기, 성욕을 조절한다.[274)]

칼로리가 부족하고 체지방이 빠지면 렙틴 수치도 떨어진다.[275)] 그리하여 대사율도 천천히 낮아지고 식욕은 올라가며, 당신의 동기는 점점 약해지고, 기분도 시큰둥해진다.

---

272) Darren M. Pland, Gina M. Leinninger, and Martin G. Myers Jr., "Modulation of the Mesolimbic Dopamine System by Leptin," *Brain Research* 1350 (September 2, 2010): 65-70 doi: 10.1016/j.brainers.2010.04.028.

273) Harvey L. Katzeff, Maureen O'Connell, Edward S. Horton, Elliot Danfort Jr., James B. Young, and Lewis Landsberg, "Metabolic Studies in Human Obesity during Oernutrition and Undernutrition: Thermogenic and Hormonal Responses to Norepinephrine," *Metabolism* 35, no. 2 (1986): 166-75.

274) Jon F. Davis, Derrick L. Choi, and Stephen C. Benoit, "Insulin, Leptin and Reward," *Trends in Endocrinology and Metabolism* 21, no. 2 (2010): 68-74. doi: 10.1016/j.tem.2009.08.004; Jon F. Davis, "Adiposatic Regulation of Motivation and Emotion," *Discovery Midicine* 9, no. 48 (2010): 462-67; Gary J. Husman and C. Richard Barb, "Adipose Tissue and the Reproductive Axis: Biological Aspects," *Endcrine Development* 19 (2010): 31-44. doi:10.1159/000316895.

275) Eric Jéquier, "Leptin Signaling, Adiposity, and Energy Balance," *Annals of the New York Academy of Science* 967, no. 1 (2002): 379-88. doi: 10.101111/j.1749-6632.2002.tb04293.x.

하지만 렙틴 수치가 급격히 상승하면 지방산화와 갑상선 기능 심지어 테스토스테론 수치에도 긍정적인 영향을 준다.[276)]

탄수화물 섭취는 렙틴 수치를 높이는 데 가장 효과적인 방법이며, 단백질 섭취는 보통의 효과가 있고 식이지방의 경우 렙틴 수치에 영향을 미치지 못한다. 그리고 술의 경우 랩틴 수치를 낮춰준다.[277)]

그러므로 치팅식사를 할 때는 고단백질 · 고탄수화물 · 저지방 · 무알콜 식단으로 하면 과도하게 잉여 칼로리가 쌓이지 않는다.

하루가 끝날 때 평소 섭취량보다 수백 칼로리 정도 더 먹은 정도는 괜찮지만, 그날 소비한 칼로리보다 1,000칼로리 이상 먹을 경우, 특히 대부분의 칼로리가 식이지방으로 올 경우 문제가 생긴다. 여기에 술까지 더해지면 렙틴 생성이 줄어들 뿐만 아니라, 식이지방이 체지방으로 더욱 빨리 저장되어 한 끼 식사가 한 주의 노력을 물거품으로 만들게 된다.[278)]

치팅 대신 리피딩 고려하기

다이어트 식단으로부터 심리적 휴식을 갖고 렙틴 수치를 올려줄 또 다른 즐거운 방법은 바로 '리피딩$_{\text{refeeding}}$ 데이'이다.

이것은 아주 간단하다.

현재의 일일섭취량을 30%까지 올린다. 그러면 과도하게 살이 찌지 않고도 추가적인 이점을 얻을 수 있다.

그런 다음 다음의 설명에 따라 다량 영양소를 섭취한다.

- 체중의 1파운드당 1g의 단백질을 섭취
- 식이지방을 가능한 적게 섭취(권장사항은 20g 혹은 그보다 적게)

---

276) Ronaldo B. Ceddia, "Direct Metabolic Regulation in Skeletal Muscle and Fat Tissue by Leptin: Implications for Glucose and Fatty Acids Homeostasis," *International Journal of Obesity* 29, 1175-83 (2005): doi: 10.1038. sj.ijo.0803025.

277) Mirjam Dirlewanger, Véronique di Vetta, Eliance Guenat, P. Battilana, Gérald Seematter, Phillppe Schneither, Eric Jéquier, and Luc Tappy, "Effects of Short-Term Carbohydrate or Fat Overfeeding on Energy Expenditure and Plasma Leptin Concentrations in Healthy Female Subjects," *International Journal of Obesity* 24, no. 11 (2000): 1413-18; George A. bray, Steven R. Smith, Lilian de Jonge, Hui Xie, Jennifer Rood, Corby K. Martin, Marlene Most, Courtney Brock, Susan Mancuso, and Leanne M. Redman, "Effect of Dietary Protein Content on Weight Gain, Energy Expenditure, and Body Composition during Overeating: A Randomized Controlled Trial," *JAMA* 307 no. 1 (2012): 47-55. doi: 10/1011/jama.2011.1918; Peter J. Havel, Raymond Townsend, Lesile Chaump, and Karen Teff, "High-Fat Meals Reduce 24-h Circulating Leptin Concentration in Women," *Diabetes* 48, no. 2 (1999):334-41. doi: 10.2337/diabetes.48.2.334; Sven Röjdmark, Jan Calissendorff, and Kerstin Brismar, "Alcohol Ingestion Decreases Both Diurnal and Nocturnal Secretion of Leptin in Healthy Individuals," *Clinical Endocrinology* 55.5 (2001): 639-47.

278) John J. Shelmet, George A. Reichard, Charles L. Skutches, Robert D. Hoeldtke, Oliver E. Owen, and Guenther Boden, "Ethanol Causes Acute Inhibition of Carbohydrate, Fat, and Protein Oxidation and Insulin Resistance," *Journal of Clinical Investigation* 81, no. 4 (1988): 1137-45. doi: 10.1172/JCI113428.

- 나머지는 탄수화물로 섭취

이 섭취량은 리피딩 데이의 권장량이며, 최근에 187파운드까지 감량하고 하루에 2,200칼로리를 섭취하는 경우를 가정해보자.

- 칼로리 목표: 2,900
- 단백질 190g
- 지방 10~15g(부수적으로 음식에 포함됨)
- 탄수화물 500g

어디서 탄수화물 500g이 나왔는지 궁금해 할까봐 간단히 설명해보면, 단백질과 지방(760과 135칼로리)을 2,900칼로리에서 빼면 2,000칼로리이며, 탄수화물 1g당 4칼로리이기 때문에 4로 나누면 500g이 나온다.

나의 경우 단백질은 닭과 단백질파우더, 무지방 그리스 요거트로 섭취하고, 탄수화물의 경우 과일과 감자, 고구마, 통밀 파스타, 팬케이크로 섭취한다.

그리고 리피딩 데이는 운동 전날에 하는 것을 추천한다.

많은 이가 뒤처지는 부위를 운동하기 전에 리피딩 데이로 정한다. 왜냐하면 탄수화물이 부스터 효과를 내 더 많은 에너지를 낼 수 있기 때문이다.

리피딩 데이의 효과는 육체적으로나 심리적으로 더욱 나은 느낌이 들며, 유혹에 덜 빠지게 되며, 심지어 3~5일 동안 체지방이 더 빨리 감소하는 것을 경험하게 될 것이다.

그렇긴 하지만 주의해야 할 점이 있다. 리피딩은 절제를 요구한다.

만약 한 끼의 과식을 오용하게 되는 경우 효과적인 체중감량을 돕기는커녕 단순히 살만 더 찔 수 있다.

리피딩이 잘 안 맞거나 한 주에 한 끼 정도 적당히 먹는 것을 선호한다면 그것 또한 괜찮다. 좋아하는 식당에 가서 당신이 좋아하는 고탄수화물 식사와 약간의 디저트를 먹는 것이 목표를 달성하는 데 큰 걸림돌이 되지 않는다는 사실을 알며 식사를 즐기길 바란다.

결론

다이어트는 사람들이 생각하는 것보다 쉽고 재미있다. 원하는 것을 원할 때마다 먹는 것은 효과가 없을지 모르나, 식단을 계획할 때 약간의 창의성과 함께 사전에 심사숙고한다면 매일 당신이 먹고 싶은 수많은 음식들을 만들 수 있다.

다이어트를 하는 동안 너무 배가 부르지도, 너무 허기져서도 안 되며, 해야 하는 것과 해선 안 되는 것, 또는 먹을 수 있는 것과 먹을 수 없는 것 등을 생각하느라 스트레스받을 필요도 없다. 또한 궁극적인 목표에 도달하기 위해 꾸준히 운동하고 권장량보다 너무 많이 먹어서도 안 된다.

챕터 요약

도입

- 커팅은 피트니스업계에서 사용하는 용어로 근육을 유지하며 최대한 지방을 빼기 위해 매일 소모하는 양보다 살짝 적게 에너지를 섭취하는 것이다. 일반적으로 커팅 중에는 근육을 만들기 어렵다.
- 벌크업은 근육을 최대로 키우기 위해 매일 소모하는 양보다 조금 더 많이 에너지를 섭취하는 것이다. 벌크업 중엔 체지방도 덩달아 얻게 된다.
- 유지는 매일 소모하는 양만큼 에너지를 섭취하는 것으로 살은 찌지 않지만 근성장도 느리다.
- 칼로리 제한은 근성장을 억제하며, 약간의 칼로리 과잉섭취는 근비대에 효과적이다.
- 효과적으로(그리고 자연스럽게) 근육을 만들며 동시에 지방도 빼는 것은 엄청나게 뚱뚱한 초보자나, 한때 좋은 몸매였고 다시 돌아가는 경우('머슬 메모리'는 과거의 근육을 빠르게 얻도록 해준다)에만 가능하다.
- 체지방 10%에서 당신이 만족할 수 있는 사이즈에 도달할 때까지 10~17% 사이의 체지방을 유지하며 벌크업과 커팅을 반복하고 목표달성 후 커팅을 한다.

커팅

- 커팅을 할 땐 한 주에 0.5~1파운드(0.22~0.45kg) 정도 살을 빼도록 하며, 만약 이 목표치가 너무 낮아 보인다면 과도한 체중감량은 지방뿐만 아니라 근육도 많이 빠지기 때문에 바람직하지 않다는 것을 기억하길 바란다.
- 뺄 살이 많은 경우 커팅 첫 주에 2~3파운드(0.9~1.3kg) 이상 살이 빠질 수 있으나 괜찮다. 그러나 시간이 지남에 따라 살 빠지는 속도가 점차 줄어 한 주에 0.5~1파운드 정도 빠지게 될 것이다.
- 커팅을 시작한 첫 주 혹은 둘째 주엔 때때로 허기지며 식욕이 돋을 수 있다. 하지만 이것이 근손실이나 무언가가 잘못 되고 있다는 것을 의미하진 않는다.
- 내가 커팅을 할 땐 하루 목표를 일일 섭취 칼로리의 50칼로리 이내로 먹는 것으로 한다. 어떤 날은 더 섭취할 수도, 어떤 날은 더 적을 수도 있지만, 칼로리 섭취량에 변화를 주진 않는다.
- 일반적으로 커팅 시기에 체중이 늘어나면 너무 많이 먹거나 혹은 적게 움직이기 때문이다.
- 허리둘레(배꼽에서)의 감소는 살이 빠지고 있다는 것을 나타내는 신뢰할 만한 지표이다. 만약 청바지를 입을 때 헐렁한 느낌이 들면, 살이 빠졌다고 봐도 좋다.

- 자신의 몸을 매일 보게 된다면 변화를 목격하기가 어렵긴 하지만, 몇 주의 커팅 후엔 시각적인 차이점을 분명히 알아차리게 될 것이다. 더욱 날씬하고 붓기가 덜해 보일 것이다.
- 힘이 넘치는 날도 있고 조금 그렇지 않은 날도 있겠지만, 평상시보다 활기가 더 적은 경우엔 음식을 충분히 섭취하지 않았거나, 혈당 지수가 높은 탄수화물을 많이 섭취했을 가능성이 높다.
- 만약 스트렝스가 상당히 감소한다면 적게 먹었을 확률이 높으므로 음식섭취량을 늘릴 필요가 있다.
- 밤에 심박수가 빨리 뛰고, 초조하며, 누워서 잠 못 들고 이리저리 뒤척이고, 잠자는 도중에 몇 번이나 깬다면 아마도 오버트레이닝이거나 적게 먹어서 그럴 수 있다.
- 숨겨진 칼로리를 피하는 방법은 무엇이 들었는지 정확히 알고 있는 음식을 미리 준비하는 것이다.
- 섭취량을 100% 준수하였지만 7~10일 동안 몸무게가 변하지 않고 전혀 날씬해지지 않는다면, 더 움직이거나 칼로리 섭취량을 줄일 필요가 있다.
- 기초대사량보다 적게 칼로리 섭취량을 줄이면 대사 속도가 많이 느려지게 된다.

벌크업

- 당신의 체지방률이 10~12% 사이에 달하고 가능한 빨리 근육을 만들고 싶다면 벌크업을 원할 것이다.
- 수천 명의 사람들과 함께했던 경험에 비춰보면, 올바른 벌크업을 하는 보통 사람의 경우 근육과 지방을 얻는 비율이 약 1:1(근육 1파운드당 지방 1파운드)에 달했다.
- 벌크업 중 체중증가에 관해 얘기해보자면, 한 주에 0.5~1파운드(0.2~0.45kg) 가량 체중이 늘어날 것이다. 이보다 많을 경우 지방이 너무 늘어난다는 것을 뜻한다. 그러나 웨이트가 처음인 경우, 처음 시작하는 몇 주간은 근육에 수분과 글리코겐이 채워져 한 주에 2~3파운드씩 체중이 늘어날지도 모른다.
- 벌크업을 시작하게 되면 매주 주요 운동의 횟수를 늘려야 하며, 또한 3~4주마다 무게도 올려야 한다. 또한 매일 상당량의 탄수화물을 섭취하기 때문에 평소보다 많은 양의 물을 마시게 될 것이다.
- 내가 벌크업 중일 땐 하루 100칼로리 이내를 목표로 삼았으며, 종종 그 이상을 먹는 실수를 하곤 했다(적게 섭취하는 것 보단, 목표치보다 많이 먹는 것이 낫다).
- 벌크업을 당신이 원하는 아무 음식이나 마음껏 먹어도 되는 자격처럼 생각하지 마라. 이런 경우 과잉섭취를 초래해 과도한 지방이 생기고, 결국엔 발달이 점차 느려진다.
  매주 치팅데이를 해도 좋으나 적정 수준으로 먹어야 한다. 치팅데이에는 고지방 식사보다는 고탄수화물, 고단백질 식사가 훨씬 좋다.
- 벌크업 중엔 고기를 많이 섭취하길 권한다. 왜냐하면 근비대에 특히 효과적이기 때문이다. 나의 경우 보통 하루에 두 번 고기를 먹었으며(점심, 저녁), 칠면조, 닭, 기름기가 없는 소고기, 생선 등 다양한 종류의 고기를 번갈아가며 먹었다.

- 당신이 원한다면 나머지 기간 동안 칼로리 섭취량을 줄여 유지를 할 수도 있고, 또는 벌크업 식단을 계속 유지할 수도 있다.
- 7~10일이 경과한 후, 열심히 운동함에도 불구하고 체중이 늘어나지 않는다면 충분히 먹질 않는다는 의미이다. 그러니 100칼로리씩 더 일일섭취량을 늘리고(탄수화물 섭취량을 늘릴 것을 권장) 7~10일 후 재평가해보라. 그래도 체중이 늘지 않는다면 한 주에 0.5~1파운드(약 0.22~0.45kg) 정도씩 체중이 늘어날 때까지 섭취량을 늘리고 재평가하는 과정을 반복해보길 바란다.

유지

- 당신이 행복할 만한 크기와 전반적인 발달 상태에 도달할 때까지 벌크업과 커팅을 하라. 그러고 나서 군살 없는 몸매를 유지하도록 하라.
- 일반적으로 유지기에는 본인이 얼마나 군살 없이 유지하려는지에 따라 한 달에 0.25~0.5파운드 정도 체중이 늘어날 것이다.
- 광분하지만 않는다면 유지중에도 한 주에 한번 정도 치팅데이를 가질 수 있다. 만약 치팅데이날 너무 많이 먹는다면 그때 얻은 지방을 줄일 겸 며칠 동안 섭취량을 줄이길 바란다.

식단계획

- 다양한 영양소를 섭취하라고 권장하였지만, 일일섭취량을 충족시키라는 규칙 이상의 것은 없다.
- 적어도 일일 칼로리의 80%를 당신이 좋아하는 음식(미량영양소가 풍부한) 가운데 몸에 좋은 것으로 섭취하라.
- 미량영양소가 풍부한 건강한 음식으로부터 매일 칼로리를 섭취한다면 당신이 먹고 싶어하는 음식을 마음 편히 먹도록 하라.
- 3~4시간마다 식사하는 것을 권장하며 이것을 당신 또한 만족하게 되겠지만, 그렇지 않는 경우 원하는 만큼 여러 번 먹어도 좋다.
- 단백질 섭취는 적은 횟수로 섭취하는 것보다 자주 섭취하는 것이 더 효과적이며, 한 번 섭취할 때 적어도 30~40g씩 섭취해야 한다.
- 운동 30분 전에 40~50g의 탄수화물을, 30~40g의 단백질을 섭취하라.
- 운동 후엔 자신의 체중 1kg당 1g에 해당하는 탄수화물과 30~40g의 단백질을 섭취하라.
- 운동 2시간 후에 자신의 체중 1kg당 0.5g에 해당하는 탄수화물을 섭취하라.
- 함수를 이용해 '칼로리'와 '합계'를 자동으로 계산하여 내가 먹은 다양한 음식과 식사가 어느 정도 되는지 쉽게 파악할 수 있다.
- 일단 운동 전후 식단을 입력하면, 나머지 다량 영양소 섭취량을 마음 편히 조절할 수 있다.
- 자신이 복용하는 보충제의 칼로리 또한 계산하는 것을 잊어선 안 된다.
- 식단을 짤 때 도움이 필요한 경우, 맞춤 식단 서비스인 www.muscleforlife.com/mp에 방문해보길 바란다.

치팅

- 만약 한 주 동안 엄격하게 식단과 운동 프로그램을 따른다면 1~2파운드(0.45~0.9kg)가량 감량될 것이다. 그런데 치팅데이에 광분하게 되면 다시 원래대로 돌아가게 될 것이다(더 찔지도!). 벌크업 중인 경우 주중에 찌는 것보다 2배나 지방이 늘어나게 될 것이다.
- 치팅데이가 아닌 끼니로 생각하라. 어떠한 합리적인 다이어트도 며칠 내내 과식하도록 하지 않으며, 다이어트 중에 매주 적당히 한 끼 정도 많이 먹는 것은 권할 만하다.
- 치팅식사를 할 때는 고단백질, 고탄수화물, 저지방, 무알콜 식단으로 하면 과도하게 잉여 칼로리가 쌓이지 않는다.

리피딩

- 리피딩 데이의 효과는 육체적으로나 심리적으로 더욱 나은 느낌이 들며, 유혹에 덜 빠지게 되며, 심지어 3~5일 동안 체지방이 더 빨리 감소하는 것을 경험하게 될 것이다.
- 리피딩은 절제를 요구한다.
  만약 한 끼의 과식을 오용하게 되는 경우 효과적인 체중감량을 돕기는커녕 단순히 살만 더 찔 수 있다.

15

한정된 예산으로 건강한 음식 먹는 법

"당신이 이룬 업적이 아닌, 당신의 능력으로 이룰 수 있었던 업적으로 자신을 평가하라."

— 존 우든John Wooden

영양가 있는 음식으로부터 칼로리를 섭취한다면 기운도 넘치게 되고 면역력과 인지 퍼포먼스가 발달하고 전체적인 건강 또한 좋아진다. 일화 하나를 얘기해보자면, 내가 아는 사람 중에 몸짱인 사람들은 항상 '클린 식사'만 하며, 일일 칼로리의 작은 부분만 '건강하지 않은' 음식으로 채운다.

영양가 있는 음식을 섭취하는 것이 몸에 좋다는 사실은 더 이상 새로울 것도 없다. 의지는 제외하고, 사람들이 건강한 음식을 먹기 위해 노력하는 또 다른 문제가 있다. 그것은 바로 비용이다.

워싱턴대학교의 한 연구에 따르면, 건강한 음식을 먹는 것이 값싸고 과도하게 가공된 '정크푸드'를 먹는 것보다 10배가량 비용이 많이 든다고 한다.[279]

물론 유기농 위주로 먹으면 된다고 주장할 수 있겠지만, 유기농 식단 또한 엄청난 돈이 든다. 가공과정을 여러 번 거친 저품질의 고기를 많이 먹으면 건강에 심각한 위협이 되나, 건강하고 사먹을 만한 대안을 찾는 것 또한 쉽지 않다.[280] 그래서 많은 사람들이 식료품에서 건강한 음식

---

279) Anna Yukhananov, "Eating Healthy Food Costs More Money in U.S.," *Reuters*, August 4, 2001, accessed October 17, 2014, http://www.reuters.com/article/2011/08/04/us-food-cost-idUSTRE7734L6211084.

280) Sabine Rohrmann, Kim Overvad, H. Bas Bueno-de-Mesquita, Marianne U. Jakobsen, Rikke Egeberg, Anne Tjønneland, Laura Nailler, Marie-Christine Bourtron-Rauault, Françoise Clavel-Chapelon, Vittorio Krogh, Demenico Palli, Salavore Panico, Rosario Tumino, Fulvio Ricceri, Manuela M. Bergman, Heiner Boeing, Kuanrong Li, Rudolf Kaaks, Kay-Tee Khaw, Nicholas J. Wareham, Francesca L. Crowe, Timothy J. Key, Androniki Naska, Antonia Trichopoulou, Dimitrious Trichopoulos, Max Leenders, Petra H. M. Peeters, Dagrun Engeset, Christine L. Parr, Guri Skeie, Paula Jakszyn, Maria-José

을 매주 사면 봉급의 절반이 날아갈 것이라 생각하는 현실이 전혀 놀랍지 않다.

하지만 다행스럽게도 건강한 식단이 사람들이 생각하는 것만큼 반드시 비쌀 필요는 없다. 사전에 조금만 깊이 생각하면, 파산하지 않고도 영양가가 풍부한 음식들로 식단을 구성할 수 있다.

값싸고 몸에 좋은 단백질과 지방

당신의 목표가 무엇이든 상당히 많은 단백질이 필요하며 빨리 섭취할 수 있어야 한다.

다음은 내가 좋아하는 고품질에 가격 또한 저렴한 것들이다.

계란

계란은 구할 수 있는 단백질 중에 가장 뛰어나다. 한 개당 6g의 단백질이 있으며, 또한 건강에 좋은 지방을 가지고 있다.

또한 계란은 혈전증에 걸릴 위험을 줄여주고, 산화방지제, 루테인, 제아잔틴의 혈중 농도를 높여준다.[281]

혹시나 계란에 든 콜레스테롤이 심장병의 위험을 높인다는 미신을 믿을지 모르나, 이미 미신은 역학적으로, 임상연구로도 틀렸음이 입증되었다.[282]

보통 계란 하나당 0.2달러, 12개에 2달러 정도 하며, 영양가와 가격을 고려해본다면 계란만 한 것이 없다.

닭 가슴살

운동을 좋아하는 사람들이 그렇게나 많은 닭 가슴살을 먹는 몇 가지 이유가 있다. 값이 저렴하고, 단백질이 풍부하며, 지방이 적다.

M. Huerta, M. Luisa Redondo, Aurelio Barricarte, Pilar Amiano, Isabel Drake, Emily Sonestedt, Göran Hallmans, Ingegerd Johansson, Veronika Fedriko, Isabelle Romieux, Pietro Ferrari, Teresa Norat, Anne C Vergnaud, Elio Ribodi, and Jakob Linseisen, "Meat Consumption and Mortality—Results from the European Prospective Investigation into Cancer and Nutrition," *BMC Medicine* 11 (2013): 63. doi: 10.1186/1741-7015-11-63.

281) Hyun-Jeong Cho, Hye-Seon Ham, Dong-Seok Lee, and Hwa-Jin Park, "Effects of Proteins from Hen Egg Yolk on Human Platelet Aggregation and Blood Coagulation," *Biological and Pharmaceutical Bulletin* 26 No. 10 (2003): 1388-92. doi: 10.1248/bpb.26.138; Elizabeth F. Goodrow, Thomas A. Wilson, Susan Crocker Houde, Rohini Vishwanathan, Patrick A. Scollin, Garry Handelman, and Robert J. Nicolosi, "Consumption of One Egg per Day Increases Seru Luetin and Zaxanthin Concentrations in Older Adults without Altering Serum Lipid and Lipoprotein Cholesterol Concentrations," *Journal of Nutrition* 136, no. 10 (2006): 2519-24.

282) Frank B. Hu, Meir J. Stampfer, Eric B. Rimm, JoAnn E. Manson, Alberto Ascherio, Graham A. Golditz, Bernard A. Rosner, Donna Spiegelman, Frank E. Speizer, Frank M. Sacks, Charles H. Hennekens, and Walter C. Willett, "A Prospective Study of Egg Consumption and Risk of Cardiovascular Disease in Men and Women," *JAMA* 281, no. 15 (1999): 1387-94. doi:10.1001/jama.281.15.1387; Gisella Mutungi, Joseph Ratliff, Micahel Puglisi, Moises Torres-Gonzalez, Ushma Vaishnav, Jose O. Leite, Erin Quann, Jeff S. Volek and Maria Luz Fernandez, "Dietary Cholesterol from Eggs Increases Plasma HDL Cholesterol in Overweight Men Consuming a Carbohydrate-Restricted Diet," *Journal of Nutrition* 138, no. 2 (2008): 272-76.

물론 가금류의 오메가-6와 -3의 비율이 불균형인 것은 사실이나(약 10:1 반면에 소고기는 약 2:1), 생선이나 크릴 기름 보충제를 먹거나 혹은 연어, 참치, 숭어, 청어, 정어리, 고등어와 같이 기름이 풍부한 생선을 섭취하여 지방 불균형 문제를 쉽게 해결할 수 있다.

닭 가슴살 1파운드에 약 100g 정도의 단백질이 들어 있으며, 가격은 약 3.5달러이다.

아몬드

아몬드는 내가 정말 좋아하는 견과류이다. 맛도 있고 영양가도 풍부하며, 한줌의 아몬드(약 15개)에는 몸에 좋은 지방이 9g, 단백질이 4g, 탄수화물은 4g이 채 안 된다. 계란과 마찬가지로 당뇨병의 위험을 줄여주고, 살 빼는 데도 도움이 되는 등 다양한 이점들이 있다.[283]

아몬드는 1온스당(25~30개) 0.50달러 정도 하여, 주머니 사정에 큰 영향을 받지 않는다. 아몬드는 그 자체로도 훌륭하지만, 그라놀라나 무슬리같이 차가운 시리얼이나 오트밀 같은 뜨거운 시리얼과도 잘 어울린다.

그러나 내가 아몬드를 먹을 때 가장 좋아하는 방법은 갈아놓은 신선한 아몬드 버터로 먹는 것이다. 이 자체로도 맛이 좋지만, 바나나나 사과와 같이 먹을 경우 더욱 빛이 난다.

저지방 코티지치즈

저지방 코티지치즈는 반 컵에 1달러가 안 되는 돈으로 살 수 있으며, 코티지치즈엔 14g의 단백질과 겨우 1g의 지방만 들어 있다.

코티지치즈엔 약간의 소금과 후추를 뿌려 먹으면 맛이 좋으나, 나의 경우 파인애플이나 베리류 같은 과일과 같이 먹는 것을 좋아한다.

단백질파우더

단백질파우더가 가성비가 뛰어나단 사실을 알려주면 대부분 놀라곤 한다.

예를 들어 내가 만든 천연 감미료가 첨가된 100% 유청 단백질의 경우(이 책 마지막 부분에서 자세히 알 수 있다), 1파운드당 18달러 밖에 하지 않는다. 400g의 고품질 유청 단백질이 18달러 밖에 하지 않는 셈!

---

283) Alison Kamil and C.-Y. Oliver Chen, “Health Benefits of Almonds beyond Cholesterol Reduction,” *Journal of Agricultural and Food Chemistry* 60, no. 27 (2012): 6694-02. doi: 10.1021/jf2044795; Richard D. Mattes, Penny M. Kris Etherton, and Gary D. Foster, “Impact of Peanuts and Tree Nuts on Body Weight and Healthy Weight Loss in Adults,” *Journal of Nutrition* 138, no. 9 (2008): 1741S-1745S.

아보카도

아보카도는 식이지방과 특히 단일불포화지방산(하나당 약 15g)이 풍부한 음식으로, 콜레스테롤 수치를 개선시켜주며,[284] 호흡기 관련 질병 위험을 줄여주고, 뇌 기능을 향상시켜준다.[285] 또한 식물성 항암 물질이 풍부하다.[286]

또한 아보카도는 과카몰리(아보카도를 으깬 것에 양파, 토마토, 고추 등을 섞어 만든 멕시코 요리)뿐만 아니라, 계란이나 수프, 그리고 살사에도 잘 어울린다.

비록 수요와 공급에 따라 가격이 오르락내리락 하지만, 보통 하나당 1~2달러 정도 한다.

값싸고 몸에 좋은 탄수화물

미국에서 가장 인기 있는 탄수화물은 가공처리된 정크 푸드로, 장기간 동안 규칙적으로 과도하게 섭취하는 경우 건강에 심각한 문제를 일으킬 수 있다.[287] 반면에 영양가가 풍부한 탄수화물을 규칙적으로 섭취할 경우 만성질환의 위험을 줄여준다.[288]

내가 좋아하는 값싸고 몸에 좋은 탄수화물은 다음과 같다.

오트밀

한 컵의 스틸컷 오트밀은 50g 이상의 탄수화물, 10g의 단백질, 그리고 지방 6g이 들어 있다. 오트밀은 대량으로 1파운드당 1달러 정도에 구매가 가능하고, 중간 수준의 혈당 지수인 탄수화물이며, 식이섬유가 풍부하다. 또한 연구에 따르면 LDL('나쁜') 콜레스테롤 수치를 낮춰준다고 한다.[289]

---

284) Vikkie A. Mustad, Terry D. Etherton, Allen D. Cooper, Andrea M. Mastro, Thomas A. Pearson, Satya S. Jonnalagadda, and Penny M. Kris-Etherton, "Reducing Saturated Fat Intake Is Associated with Increased Levels of LDL Receptors on Mononuclear Cells, in Healthy Men and Women," *Journal of Lipid Research* 38, no. 3 (1997): 459-68.

285) William C. Stanley, Erinne R. Dabkowski, Rogerio F. Ribeiro Jr., and Kelly A. O'Connell, "Dietary Fat and Heart Failure: Moving From Lipotoxicity to Lipoprotection," *Circulation Research* 110, no. 5: 765-76 (2010). doi: 10.1161/CIRCRESAHA.111.253104; Tina Satorius, Caroline Ketterer, Stephanie Kullmann, Michelle Balzer,Carola Rotermund, Sonja Binder, Manfred Hallschmid, Jürgen Machann, Fritz Snick, Veronika Somoza, Hubert Preissl, Andreas Fritsche, Hans-Ulrich Häring, and Anita M. Hennige, "Monounsaturated Fatty Acids Prevent the Aversive Effects of Obesity on Locomotion, Brain Activity, and Sleep Behavior," *Diabetes* 61, no. 7 (2012): 1669-79. doi: 10.2337/db11-1521.

286) Rajkumar Paul, Paresh Kulkarni, and N. Vijaya Ganesh, "Avocado Fruit (persea americana Mill) Exhibits Chemo Protective Potentiality against Cyclophosphamide Induced Genotoxicity in Human Lymphocyte Culture," *Journal of Experimental Therapeutics and Oncology* 9, no. 3 (2011): 221-30.

287) David S. Ludwig, Joseph A Majzoub, Ahmad Al Zahrani, Gerard E. Dallal, Isaac Blanco, and Susan B. Roberts, "High Glycemic Index Foods, Overeating, and Obesity," *Pediatrics* 103, no. 3 (1999): e26. doi: 10.1542/peds. 103.3.e26.

288) Alan W. Barclay, Peter Petocz, Joanna McMillan-Price, Victoria M. Flood, Tania Prvan, Paul Mitchell, and Jennie C. Brand-Miller, "Glycemic Index, Glycemic Load, and Chronic Disease Risk— A Meta-Analysis of Observational Studies," *American Journal of Clinical Nutrition* 87, no. 3 (2008): 627-37.

289) Thomas M. S. Wolever, Susan M. Tosh, Alison L. Gibbs, Jennie Brand-Miller, Alison M. Duncan, Valerie Hart, Benoît Lamarche, Barbara A. Thomson, Ruedi Duss, and Peter J. Wood, "Physicochemical Properties of Oat β-Glucan Influence Its Ability to Reduce Serum LDL Cholesterol in Humans: A Randomized Clinical Trial," *American Journal of Clinical*

‘오트밀 한 그릇’은 보디빌더들의 주식이기도 하지만, 빵을 만들 때 밀가루 대신 넣거나, 빵부스러기로 만들거나, 매운 치킨 샐러드와 같이 먹어도 좋다.

검은콩

검은콩엔 단백질, 칼륨, 칼슘, 엽산, 섬유질뿐만 아니라 탄수화물이 풍부하다.

검은콩 한 컵에 탄수화물 40g, 단백질 15g, 지방 1g이 들어 있으며, 한 컵에 약 1달러면 살 수 있으며, 대량으로 사면 더 저렴하게 구매할 수 있다.

우선 검은콩을 삶은 후, 그 자체로도 어떤 단백질 식단의 사이드 메뉴로 손색없지만, 수프나 소스로 만들어도 완벽하다.

현미

오트밀과 마찬가지로 현미 또한 보디빌더들이 애용하는 식단이며, 그 이유도 있다.

현미는 아주 저렴하게 구입할 수 있으며(1파운드당 2달러), 현미 한 컵엔 탄수화물 45g, 단백질 5g, 지방 2g이 들어 있다. 현미는 백미에 비해 섬유질이 4배가량 많으며, 또한 비타민, 미네랄 그리고 몸에 좋은 미량영양소가 많이 들어 있다.

퀴노아

발음하기엔 어려울지 모르나, 요리하기도 쉽고, 엄청 맛있으며, 값도 저렴하고(한 상자에 4달러) 몸에 좋은 단백질과 탄수화물이 풍부하다.

퀴노아 한 컵에 탄수화물 110g, 단백질 24g, 지방 10g이 들어 있으며, 현미와 같은 방식으로 요리할 수 있다.

과일

과일은 항상 옳다. 내가 가장 좋아하는 과일은 포도, 사과, 바나나 그리고 오렌지이며, 이 과일엔 산화방지제, 비타민, 미네랄, 섬유질이 풍부하며 가격도 파운드당 0.6~1.5달러 정도 한다.

혹시나 과일에 든 과당이 건강에 해로울까봐 염려스럽다면 안심해도 좋다. 과당으로 인해 건강이 나빠지려면 말도 안 되는 양을 매일 섭취해야 한다.

과당 섭취에 관한 임상실험을 메타 분석한 연구에 따르면, 하루에 25~40g씩 과당을 섭취하여도 신체에 아무런 악영향을 주지 않는다고 한다.[290] 이 정도 양은 바나나 3~6개, 딸기 6~10컵,

---

Nutrition 92, no. 4 (2010): 723-32. doi: 10.3945/ajcn.2010.29174.

290) Laura Gabriela Sánchez-Lozada, Myphuong Le, Mark Segal, and Ricahrd J. Johnson, “How Safe Is Fructose for Persons with or without Diabetes?” *American Journal of Clinical Nutrition* 88, no. 55 (2008): 1189-90. doi: 10.3945/ajcn.2008.26812.

체리 10~15개, 또는 사과 2~3개 정도의 양이다. 그리고 옛 말대로 매일 약간의 과일을 섭취하면 좋다.

실제로 과당 섭취가 문제가 되는 경우는 규칙적으로 액상과당이나 자당처럼 정제된 설탕을 많이 섭취할 때이다.

예를 들어 액상과당이 든 탄산음료 20온스(약 566g)에는 35g의 과당이 들어 있다. 자당 1g엔 포도당도 절반, 과당도 절반이어서 50g의 설탕이 든 디저트를 먹는다면 25g의 과당을 섭취하게 되는 셈이다. 심지어 낮은 GI지수로 각광받는 아가베시럽의 경우 90% 정도가 과당이다. 덜 가공된 형태일 경우 55% 정도로 낮다.

요약하자면 아가베, 자당, 꿀, 메이플 시럽, 원당, 당밀, 흑설탕, 액상과당, 중백당 등의 설탕 섭취량을 조절하여 과당 섭취와 관련된 각종 건강 문제들을 피할 수 있다.

고구마

당신이 달고 영양가가 풍부한 먹거리를 바란다면 고구마가 정답이다. 고구마는 잘 요리할 경우(나는 소금, 시나몬, 호박 양념과 버터를 약간 첨가하여 잼을 만든다) 엄청 달며, GI지수도 중간정도이고 비타민A와 다른 미량영양소가 풍부하다.

으깬 고구마 한 컵은 탄수화물 60g, 단백질 4g, 지방은 1g도 안 된다. 가격도 1파운드당 1달러 정도 밖에 안하기 때문에 식단에 넣지 않을 이유가 없다.

결론

신용카드 한도를 초과하지 않으면서도 건강하게 먹는 것은 가능하다.

냉동채소나 대용량 묶음으로 사거나, 세일기간을 잘 노리거나, 철이 지난 음식을 기다리거나, 산 음식을 잘 정리하여 남김없이 쓴다면 돈을 절약하는 것도 가능하다.

장수와 활력 그리고 질병 없는 삶을 가져다주는 올바른 식습관의 가치는 값을 매길 수 없다는 것을 잊지 마라.

이 섹션이 당신에게 많은 과제를 주었다는 사실을 안다. 하지만 좋은 소식이 있다. 그건 바로 당신이 다이어트에 대해 알아야 할 모든 것을 배웠다는 점이다. 이 책에서 설명한 원리와 조언들을 따르기만 한다면 다시는 근비대나 감량으로 고생하는 일이 없을 것이다. 편하게 이 섹션을 반복해서 보고, 머리에 체득되도록 하라.

자, 이제 주제를 옮겨 운동 방법과 매일 체육관에서 우리의 시간을 어떻게 보내야할 지 알아보도록 하자.

SECTION Ⅳ

트레이닝

16

비거 리너 스트롱거 훈련 철학

"많은 보디빌더들이 허벅지 같은 큰 근육 대신에
이두근과 같이 작은 근육을 운동하느라 많은 시간을 허비하면서,
왜 커지지도 강해지지도 않는지 궁금해 한다."

— 로이 레그 파크ROY "REG" PARK

잡지나 상업광고에서 나오는 많은 트레이닝 프로그램들은 본질적으로 똑같다. 많은 머신 사용, 많은 고립운동, 적은 무게로 고반복, 체육관에서 많은 시간을 보내기.

이러한 운동은 안 하는 것보단 낫겠지만, 이것이 내가 할 수 있는 유일한 칭찬이다. 목표가 단순히 신체를 움직이는 것이 아닌 몸짱을 원한다면, 당신의 소중한 시간과 에너지를 소비해도 좋은 대단히 훌륭한 방법들이 많이 있다.

아이러니하게도 체육관에서 머신을 흔히 볼 수 있는데, 그 이유는 머신이 특별히 효과적이거나 안전해서가 아니라 사람들을 유혹하기 때문이다. 머신은 덤벨이나 바, 플레이트처럼 겁나게 생기진 않았다.

물론 레그 프레스 머신이나 케이블 셋업과 같은 몇몇 머신들은 쓸 만하지만, 크고 강한 근육을 만드는 것에는 덤벨이나 바벨 운동보다 열등하다. 열등한 목록에는 스미스 머신도 포함되는데, 스미스 머신은 프리웨이트로 하는 스쿼트나 벤치에 비해 덜 효과적인 것으로 입증되었다.[291]

이러한 이유로 비거 리너 스트롱거 프로그램은 머신이 아닌 프리 웨이트에 중점을 둔다.

고립운동이 얼마나 열등한지에 대해 이미 얘기했지만, 대회를 위해 마지막 한가닥의 근섬유

---

291) Shane Schwanbeck, Philip D. Chilibeck, and Hordon Binsted, "A Comparison of Free weight Squat to Smith Machine Squat Using Electromyography," *Journal of Strength and Conditioning Research* 23, no. 9

까지도 조각하려는 보디빌더들 사이에서도 고립운동이 왜 그렇게 인기가 많은지 궁금해 할지도 모른다.

이들 대부분은 기형적으로 거대하고, 그들이 하는 운동엔 무언가가 있는 게 틀림없다고 생각하지 않는가? 내 팔 둘레가 그들의 팔의 1/3만 되어도 행복할 텐데.

여기엔 겉으로 드러나지 않는 많은 것들이 있다.

한마디로 요약하자면, 프로 보디빌더들은 약물을 복용한다. 그것도 아주 많은 약물을. 매해 약물을 복용하느라 1년에 50,000~100,000 달러를 지불한다. 그들이 뭐라 말하건 간에, 모두가 사용한다.

약물복용시 최적의 트레이닝에 관한 다른 관점도 존재하지만, 약물을 복용하는 많은 리프터들은 매일, 하루 종일 체육관에 죽치고 앉아 상대적으로 가벼운 무게를 반복해서 운동해도 큰 성과를 이룬다.

그들이 복용하는 약물 덕택에 높은 수준으로 단백질을 합성할 수 있으며, 이로 인해 약물을 복용하지 않았더라면 효과가 없을 트레이닝이나 식단을 할 수 있게 된다.

고립 중심의 운동이 가진 큰 문제점은 보통의 사람들에게 필요한 건 전반적인 스트렝스와 근육의 발달이지, 후면삼각근을 좀 더 크게 하거나 광배근이 몸통 아래까지 내려오도록 하는 것이 아니라는 점이다.

토대를 약물 없이 튼튼하게 만드는 방법은 유일하다. 바로 고중량으로 하는 다중관절운동이다. 비록 25~35파운드의 근육을 얻는 데 수년의 시간이 걸리지만, 이 정도 근육은 '평범한' 사람을 '근육질'로 만든다.

그래서 비거 리너 스트롱거 프로그램은 고중량 · 저 반복 운동과 스쿼트, 데드리프트, 밀리터리 프레스, 벤치 프레스와 같은 다중관절운동에 중점을 둔다.

고중량 웨이트 트레이닝이야말로 점진적으로 근육에 과부하를 줄 수 있는 유일한 방법이며, 위에서 언급한 운동과 같은 다중관절운동은 시간과 노력 대비 스트렝스와 컨디셔닝 발달의 측면에서 본전을 뽑고도 남는 운동이다.

강하게 날씬하게 강하게 프로그램은 다음의 공식을 따른다.

1–2 | 4–6 | 9–12 | 3–4 | 45–60 | 5–7 | 8–10

이 공식은 해독이 필요한 비밀암호 같은 것이 아니다. 공식을 하나씩 살펴보자.

1-2
하루에 1~2개의 근육군을 운동하라

부하와 자극을 최대로 하고 싶다면 하나 혹은 두 개의 부위를 하나의 워크아웃마다(하루마다) 해야 한다.

상·하체 분할 프로그램의 경우, 프로그램을 잘 만들 경우 효과가 있지만 몇 가지 문제점이 있다.

첫째로 고중량 다중관절운동에 집중할 때, 한 워크아웃당 여러 개의 근육군을 운동하는 것은 매우 힘들다.

고중량으로 체스트 프레스를 6세트하고 난 후 고중량 숄더 프레스를 할 때면 다른 날에 하는 것만큼 들 수 없을 것이다.

하루에 하나 혹은 두 개의 부위를 운동함으로서 신체 전반의 피로나 근육의 피로와 분투하는 것 없이 워크아웃에 100% 집중할 수 있게 된다.

또한 한 워크아웃이 여러 개의 근육군을 운동하면 많은 시간이 소모된다. 한때는 한 워크아웃당 1시간 30분에서 2시간 정도 하곤 했고, 정말 솔직히 말해 많이 할 생각도 없었다. 이제는 체육관에 들어갔다 나오는 시간이 기껏해야 1시간 밖에 안 되며, 훨씬 더 즐겁게 운동하고 장시간의 노력이 드는 프로그램에서 벗어나게 해주었다.

4-6
대부분이 운동은 한 세트당 4~6회 정도 반복하는 게 좋다

지금까지 고중량운동을 많이 하라고 했다. 얼마만큼 해야 하는지 한마디로 요약하자면 대부분의 운동은 한 세트당 4~6회 정도 반복하면 된다(예외도 곧 설명할 것이다).

4~6회 반복하라는 의미는 가까스로 4번 들 수 있는 무게로 하라는 것이 아니라, 6번 들 수 있는 무게로 하라는 의미다(4번도 못 들면 너무 무겁다는 뜻이며, 6번 이상 들 수 있으면 너무 가벼운 무게다). 개략적으로 말하면 1RM의 80~85%에 해당하는 무게다.

엄격한 고중량 이외에 번아웃 세트, 슈퍼세트, 드롭 세트 이외 다른 것은 하지 않는다. 가벼운 무게나 근육 혼동 루틴 같은 건 아마추어에게나 줘버려라. 목표달성은 시간문제일 뿐이며, 이 목표달성이 얼마나 '적은 횟수'로 가능한지 안다면 놀랄지도 모른다.

고중량 다중관절운동은 프로그램에서 중요한 부분을 차지하며, 모든 훈련 방식의 '심장'이라고 할 수 있다.

또한 책에서 근비대에 최적의 효과를 보장하며 권장하고 있는 반복횟수는 '논란'이 있으며,

여전히 과학적 확실성이 결여된 상태로 여전히 논쟁중이다.

내가 이 숫자를 막무가내로 선택한 것이 아니며, 상당한 의학적 근거와 입증되지 않은 근거 모두를 토대로 선택하였으며, 전통적으로 '근비대'에 효과적인 반복횟수인 10~12회를 왜 추천하지 않는지 이해를 돕고자 한다.

2007년에 예테보리대학교에서 웨이트 트레이닝 연구에 관한 상당한 보고서가 출판되었고, 그것은 우리가 찾고 있는 두 가지 핵심 결과물을 담고 있다.

1. 중량이 높거나 낮을 때도 상당한 근비대가 있지만, 1RM의 70~85%의 중량으로 운동할 경우 근비대 효과가 가장 크다.
2. 한 워크아웃당 중간 정도의 무게로 30~60회 정도할 경우 근비대 효과를 최대로 얻었다. 중량이 내려감에 따라 최적의 반복횟수는 증가한다.
   (즉 최적의 근비대를 위할 경우 무게가 가벼질수록 더 많은 반복을 해야 한다.)[292)]

미국스포츠의학회가 수백 명을 대상으로 연구하여 2002년에 출간한 논문에 의하면, 겨우 5~6번 정도 들 수 있는 무게로 운동할 경우 스트렝스 발달에 가장 효과적이었으며, 세트 사이에 3분 정도 쉴 경우 가장 최적이었다.[293)]

애리조나주립대학교의 연구원들은 140개의 웨이트 트레이닝 관련 보고서를 검토한 결과 최대 중량의 80% 무게로 운동할 경우 스트렝스를 최대로 얻을 수 있다고 보았다.[294)]

고중량운동의 또 다른 장점을 오하이오대학에서 출판한 연구에서 찾을 수 있다. 이 연구는 운동경험이 없는 32명을 대상으로 8주간 웨이트 트레이닝을 시켰다.[295)] 이들을 3개의 그룹으로 나눈 후 한 그룹은 3~5회의 횟수로, 또 다른 그룹은 9~11회, 마지막 그룹은 20~28회의 횟수로 운동하였다. 8주가 지난 뒤 3~5회로 운동한 그룹이 다른 두 그룹에 비해 스트렝스와 근비대 모두 상당한 발달을 이루었다.

자, 이제 피트니스 관련 출판물을 읽어보면 위에서 언급한 연구결과와 상충되는 것을 보게

---

292) Mathias Wernbom, Jesper Augustsson, and Ronald Thomeé, "The Influence of Frequency, Intensity, Volume and Mode of Strength Training on Whole Music Cross-Sectional Area in Humans," *Sport Medicine* 37, no. 3 (2007): 225-62

293) William J. Kraemer, Kent Adams, Enzo Cafarelli, Gary A. Dudley, Cathryn Dooly, Matthew S. Feigenbaum, Steven J. Fleek, Barry Franklin, Andrew C. Fry, Jay R. Hoffman, Robert U. Newton, Jeffrey Potteiger, Michael H. Stone, Nicholas A. Ratamess, and travis Triplett-Mcbride, "American College of Sports Medicine Position Stand: Progression Models in Resistance Training for Healthy Adults," *Medicine and Science in Sports and Exercise*, 41, no. 3 (2009): 687-708. doi: 10.1249/MSS.0b013e3181915670.

294) Matthew R. Rhea, Brent A. Alvar, Lee N. Burkett, and Stephen D. Ball, "A Meta-Analysis to Determine the Dose Respone for Strength Development," *Medicine and Science in Sports and Exercise* 35, no. 3 (2003): 456-64.

295) Gerson E. Campos, Thomas J. Luecke, Heather K. Wendeln, Kumika Toma, Fredrick, C. Hagerman, Thomas F. Murray, Kerry E. Ragg, Nicholas A. Ratamess, Whilliam J. Kraemer, and Robert S. Staron, "Muscular Adaptations in Response to Three Different Resistance-Training Regimens: Specificity of Repetition Maximum Training Zone," *European Journal of Applied Physiology* 88, no. 1-2 (2002): 50-60.

될 것이다. 예를 들자면 가벼운 무게로 실패 지점까지 운동한다면 고중량운동만큼이나 효과적이라는 믿음을 팔아먹는 사람들이 인용하는 논문을 알고 있다.

그러나 이들이 인용하는 논문들은 현실과 전혀 일치하지 않는 큰 문제점을 가지고 있다.

즉 고반복 '번아웃' 운동으로 좋은 몸매를 자랑하는 사람들은 거의 대부분이 약물을 통해 발달을 이루었다. 반면에 약물 없이 강하고 좋은 몸매를 가진 사람들은 고중량운동에 집중한다. 그들은 이제 고반복운동으로 좋은 몸매를 유지하고 있을지도 모르나, 고반복운동으로 좋은 몸을 만들게 된 것은 아니다.

나 또한 고반복운동을 했었다. 거의 8년간 고되게 고반복운동을 하였으나 기껏해야 25~30파운드(약 9~13kg) 정도의 근육밖에 얻질 못했으며, 이것들 중 절반 정도가 처음 3년 동안 만든 것이다. 결국 슬럼프에 빠졌고 수년간 거의 근육을 만들지 못했다.

하지만 이 책에서 당신에게 알려준 방법을 적용하여 다시 발전할 수 있었다. 한마디로 고중량운동과 식단조절 말이다. 운동법과 식단을 바꾼 이후로 나의 스트렝스는 나날이 발전했으며, 몸매 또한 눈에 띄게 좋아졌다. 모든 리프팅 무게가 50~100퍼센트까지 증가했고, 이전에 197파운드(약 89kg), 16%의 체지방을 가졌던 몸을 현재 187파운드(약 84kg), 7%의 체지방으로 만들었고, 지금까지도 손쉽게 유지하고 있다.

수천 명에 달하는 사람들에게 직접 운동법을 알려줄 기회가 있었고 그 결과는 나이, 유전자, 운동경력에 상관없이 사람마다 동일했다. 나처럼 슬럼프에 빠진 사람들과 매일 이메일을 주고받았고, 그들 또한 고중량운동을 중점적으로 하고, 올바른 식단을 통해 상당한 발전을 이루었다.

부디 당신에게 다가와 무게를 낮추고 반복횟수를 늘리라고 말하는 사람들에 대해 걱정하지 마라. 아직 보편적으로 인정되는 정답은 없지만, 스트렝스와 근비대 발달에 절대적으로 효과적인 방법은 있으며, 물론 그 방법이 한 가지일리는 없다. 이 주제는 고려하고 조절해야 할 변수가 무수히 많아 너무 복잡하다.

하지만 이것은 명심하라. 잘 설계되고, 계획대로 실행된 연구들은 최대 중량의 70~85% 중량으로 운동하는 것이 효과적이라는 데 동의하고 있다. 여기서 내가 확실하게 말할 수 있는 바는 고중량, 다중관절운동을 강조하는 '특별한' 방법만 있다는 것이다.

이 부분에서 나와 의견이 같은 훌륭한 사람들이 있다. 브래드 숀펠드Brad Schoenfeld, 찰스 폴리퀸Charles Poliquin, 마크 리피토Mark Rippetoe, 레인 노튼Layne Norton, 알란 아라곤Alan Aragon, 라일 맥도날드Lyle McDonald, 그리고 파벨 차졸린Pavel Tsatsouline처럼 이 업계에서 존경받은 사람들 대부분이 체육관에서 최대 결과를 얻는 운동방식에 대해 동의한다.

그리고 가장 중요한 점은, 내가 하는 말을 반드시 동의해야 하는 것은 아니다. 그저 이 책에 소개된 운동루틴을 따르기만 하면, 앞으로 상당한 스트렝스와 근육을 얻게 될 것이다.

9-12
한 워크아웃당 고중량으로 9~12세트를 하라

무슨 운동을 하든 상관없이, 한 워크아웃당 무거운 무게로 9~12세트로 하라. 이 숫자는 근비대를 위한 것이며, 워밍업 이후에 하는 것을 의미한다.

이 책에서 다루는 주 5회, 주 4회 워크아웃은 큰 부위마다 9세트를 필수적으로 해야 하며 당신의 몸 상태에 따라 3세트를 선택적으로 할 수 있다. 웨이트 리프팅에 처음 입문 하는 경우, 9세트를 실시한 후 나머지 3세트를 반드시 해야 한다고 느낄 필요가 없다. 충분한 운동경력이 있거나 9세트를 한 후 기운이 남아 있다면 자유롭게 3세트를 더 하길 바란다.

과하게 욕심을 부리지 말며, 12세트를 하고 나서 더 하고 싶은 마음이 들더라도 멈추어라. 더 많이 운동한다고 한들 근육을 만드는 데 도움이 되는 것은 아니며, 결국에 오버트레이닝을 초래할 수 있다.

만약 당신이 매일 체육관에 가서 한 세트하고, 한 세트 더하고, 또 한 번 더하며 장시간 운동하는 사람이라면, 12세트만 하는 운동방법이 생소하게 느껴질지 모른다. 하지만 처음 당신의 모습을 생각해보라. 아주 게으르거나, 심지어 운동을 거의 하지 않았을 것이다(적어도 난 그랬다). 그러니 남들보다 더 적게 운동하면서 더 커지고 더 강해진다는 말이 의심스러울 수 있다. 하지만 걱정 마라. 이 운동방식은 어떠한 신앙심도 요구하지 않는다. 프로그램을 믿어라. 그러면 발전할 것이다. 불신을 가진 채로 몇 주만 운동해보라. 결과가 스스로를 증명할 것이다.

연구와 아직 입증되지 근거들은 큰 근육 그룹마다 무겁게 50~70회 정도 주 5회~7회 정도 운동할 때 가장 '스위트 스폿(배트로 공을 치기에 가장 효율적인 곳)'이라는 것을 입증하고 있다. 이것은 약물을 복용하지 않는 사람에게 해당된다.

3-4
세트 사이에 3~4분씩 휴식하라

중량을 들 때, 엄청나게 많은 생리학적 활동들이 발생하여 운동을 할 수 있게 해준다. 근육이 수축하려면 세포에너지, 산소, 특정 화학반응, 그리고 기타 많은 분자처리 과정이 필요하며, 매번 동작을 반복할 때마다, 근육이 힘차게 수축할 수 있는 용량이 고갈된다.

무거운 무게를 들 때, 근육이 최대로 수축하게끔 밀어붙이게 된다. 세트 사이에 충분한 휴식시간을 가지면 또 다시 최대로 근수축을 할 수 있게 되어 근육을 최대로 자극해 더 성장하게 된다.

기본적으로 세트 사이에 가지는 휴식시간의 핵심은 다음 세트에 근육이 최대로 수축할 수 있게끔 준비하는 것이다. 이것은 단순한 이론이 아니라 세트 사이의 쉬는 시간과 스트렝스와 근육의 발달 간의 연관성을 입증하는 증거들이 있다.

예를 들어 브라질에 있는 파라나연방대학교에서 실시된 연구에 따르면, 피험자가 벤치 프레스와 스쿼트를 할 때 2분 간격으로 쉬었을 때, 15초 단위로 더 적게 쉬었을 때(1:45, 1:30, 1:15 등등)보다 더 많이 반복할 수 있었다.[296)]

이것이 의미하는 바는 크다. 알다시피 워크아웃의 총 반복횟수는 스트렝스와 근육 발달의 중요한 요인이다. 케네소주립대학교에서 실시한 연구에 따르면, 피험자가 1분씩 휴식한 것보다 2.5분씩 휴식하며 실패 지점까지 운동할 경우 더 많은 근성장을 이루었다.[297)] 이와 같은 연구결과는 당연한 것처럼 보인다.

비거 리너 스트롱거 워크아웃의 강도는 상당하기 때문에, 반드시 세트 사이에 3~4분 동안 휴식해야 한다. 휴식시간이 너무 과한 것처럼 보일지 모르나, 이 시간은 아무렇게 정한 것이 아니라 과학적 근거를 기반으로 한 것이다.

또한 리우데자네이루주립대학교에서 웨이트 리프팅을 주제로 광범위하게 연구한 자료에 의하면 다음과 같다.

> "단기적인 관점에서 보면, 최대 중량의 50~90% 무게로 운동할 때 세트 사이에 3~5분가량 쉴 경우 여러 세트 동안 더 많이 반복할 수 있다."

> "게다가 장기적인 관점에서 보면, 세트 사이에 3~5분가량 휴식할 경우 트레이닝의 강도와 볼륨이 더 높아져 절대적인 스트렝스를 더 향상시킬 수 있다. 이와 마찬가지로 세트 사이에 1분씩 쉬는 것보다 3~5분간 휴식할 경우 더 높은 파워를 보여주었다."[298)]

위와 같은 결과는 동부일리노이대학교에서 실시한 연구에서도 똑같이 찾아볼 수 있다.

> "세트 사이에 최소 2분의 휴식시간을 가질 때 스쿼트 중량이 큰 폭으로 증가하였고, 세트 사이에 4분씩 쉴 경우 중량이 추가적으로 증가하였다."[299)]

---

296) Tácito P. Souza-Junior, Jeffrey M, Willardon, Richard Bloomer, Richard D. Leite, Steven J, Fleck, Paulo R. Oliveira, and Roberto Simão, "Strength and Hypertrophy Responses to Constant and Decreasing Rest Intervals in Trained Men Using Creatine Supplementation," *Journal of the International Society of Sports Nutrition* 8, No. 1 (2001): 17. doi: 10.1186/1550-2783-8-17.

297) Robert Buresh, Kris Berg, and Jeffrey French, "The Effect of Resistive Exercise Rest Interval on Hormonal Response, Strength, and Hypertrophy with Training," *Journal of Strength and Conditioning Research* 23, no. 1 (2009): 62-71. doi: 10.1519/JSC.0b013e318185f14a.

298) Belmiro Freitas de Salles, Roberto Simão, Fabrício Miranda, Jefferson da Silva Novaes, Adriana Lemos, and Jeffrey M. Willardson, "Rest Interval between Sets in Strength Training," *Sports Meicine* 39, no. 9 (2009): 765-77. doi: 10.1519/JSC.0b013e31815f912d.

앞의 실험을 한 팀이 똑같은 피험자를 대상으로 벤치 프레스 향상에 관한 연구를 하였고 결과는 다음과 같다.

> "트레이닝의 목표가 최대 근력 발달일 경우, 세트 사이에 3분의 휴식시간이 반드시 필요하다. 그렇지 않으면 반복횟수가 상당히 감소하게 된다.[300])

더 적은 운동량이 처음에 낯설었던 것처럼, 더 긴 휴식시간 또한 정말 이상한 느낌이 들 것이다. 마치 운동을 하는 것보다 더 많은 시간을 앉아 있다는 생각이 들지도 모른다.

하지만 다시 말하는데, 결과가 스스로 증명할 것이다. 세트 사이에 충분한 휴식시간을 가질 경우 더 강해진다는 것을 느끼게 될 것이며, 충분한 휴식시간은 세트마다 근섬유를 최대로 동원할 수 있게 해주는 데 중요한 요인이다.

어떤 날은 3분간 휴식한 뒤에 기운이 넘치고 다시 들 수 있을 것 같은 기분이 들 때가 있는 반면 어떤 날은 3분간 휴식이 충분하지 않을 때도 있다. 그럴 경우엔 4분간 쉴 필요가 있다. 얼마나 쉴지 정하는 기준은 내가 다음 세트를 하길 원하는지가 아니라 세트 이후에 심박수가 낮아지고 다음 세트를 할 기운이 생겼다고 느꼈는지이다.

45-60
45~60분간 운동하라

워크아웃이 1시간 이상 길어진다면, 무언가 잘못되었다. 비거 리너 스트롱거 워크아웃은 45~60분 이내에 끝낼 수 있어야 한다.

장시간의 워크아웃은 불필요할 뿐만 아니라 종종 역효과를 가져온다. 몸이 녹초가 되더라도 극도로 볼륨이 높은 워크아웃은 정체기를 가져온다.

워크아웃 강도가 높은 경우, 이 프로그램과 마찬가지로 볼륨은 중간 정도로 해야 한다. 그렇지 않으면 지나치게 운동하게 된다. 운동량이 더 적다는 것은 이걸 의미한다.

휴식시간을 재고 수다 떠는 시간을 최소한으로 하라. 그러면 좀 더 효율적으로 워크아웃을 끝낼 수 있으며, 워크아웃에 집중하여 100%로 힘을 쏟아부을 수 있을 것이다.

---

299) Jeffrey M. Willardson and Lee N. Burkett, "The Effect of Different Rest Intervals between Sets on Volume Components and Strength Gains," *Journal of Strength and Conditioning Research* 22, no 1 (2008): 146-52. doi: 10.1519/JSC.0b013e31815f912d.

300) Jeffrey M. Willardson and Lee N. Burkett, "The Effect of Rest Interval Length on Bench Press Performance with Heavy vs. Light Loads," *Journal of Strength and Conditioning Research* 20, no. 2 (2006): 396-99.

5-7
주 5~7일로 근육군을 하나 혹은 두 곳씩 운동하라.

운동 전에 근육이 얼마나 휴식하였는지도 근성장의 중요한 요인이다.

상당수의 운동 프로그램은 매주 모든 주요 근육군을 2~3회의 워크아웃으로 하도록 되어 있다고, 종종 고중량과 저중량을 번갈아가면서 하기도 한다.

이러한 프로그램들 중 몇몇은 과학적 근거를 기반으로 하였지만, 한 가지를 간과하였다. 그건 바로 휴식이다.

근육과 신경계의 회복 여부에 따라, 당신이 한 운동을 성공으로 이끌거나 또는 물거품으로도 만든다. 만약 지난번 운동으로부터 충분히 회복하지 않고 같은 근육군을 또 다시 운동한다면, 얼마나 엄격하게 식단과 운동법칙을 지켰는지와 상관없이 결국에는 발전하는 데 어려움을 겪게 되며 신체적으로 점점 안 좋아진다는 느낌을 받게 된다.

장기간 동안 불충분한 회복시간을 가진 채 계속 운동을 한다면, 의욕도 떨어지고 스트렝스와 근육도 잃게 된다. 또한 우울증이나 피로, 식욕부진, 성욕감소, 수면부족과 같은 만성피로 증상과 다른 부정적인 효과도 겪게 된다.

빈도와 볼륨, 강도와 회복의 균형을 고려한 비거 리너 스트롱거 프로그램을 따른다면 이런 문제점을 겪지 않을 것이다.

비거 리너 스트롱거 프로그램은 매주 신체의 주요 부위 모두를 고중량, 고강도로 하며, 균형을 맞추기 위해 추가적으로 좀 더 가벼운 강도(가벼운 무게가 아니다!)로 상체운동을 한다. 필요한 경우 하체운동은 추가적으로 한다.

8-10
8~10주마다 재충전하기

고중량 웨이트 트레이닝은 처음에는 굉장히 힘들게 느껴진다. 고중량운동은 상당한 육체적 고단함과 정신집중을 요한다. 근육통이 생길 것이며, 관절과 인대는 곧 적응할 것이다.

이뿐만 아니라 추가적으로 설명하자면, 고중량운동은 중추신경계에 상당한 스트레스를 주며, 미묘한 방식으로 영향이 나타난다. 실제 생리학과 상반되는 이론도 존재하지만, 확실한 사실은 반복적으로 웨이트 트레이닝을 할 경우 체내에서 비근육적 피로가 증가한다.[301] 즉 비근육적 피로의 증가는 속도, 파워, 기술을 요하는 움직임이나 운동능력이 저하된다.

---

301) Jeffrey B. Krecher and Jennifer B. Schwarz, "Overtraining Syndrome," *Sports Health* 4, no. 2 (2012): 128-38. doi: 10.1177/1941738111434406.

어떤 연구들은 비근육성 피로가 실제 신체에서 비롯된 문제라기보다는 감각이나 감정 문제로 보기도 하지만 요점은 이것이 신체에 영향을 주며, 어떻게 다뤄야 할지를 알아야 한다는 점이다.302)

가장 손쉽게 '생기를 되찾는' 방법은 정기적으로 운동량을 줄이거나 운동을 쉬는 것이다.

그래서 비거 리너 스트롱거 운동 프로그램은 8주마다 며칠 혹은 한 주간, 일명 디로드 혹은 휴식을 하도록 한다. 다음 챕터에서 디로드 주간에 어떻게 운동할지 구체적으로 설명하기로 하고, 간단하게 말하자면 한 주 동안 가벼운 강도로 운동하는 것을 말한다.

디로드 주간을 가질지, 운동을 쉴지는 전적으로 당신의 몫이다. 다만 처음에 디로드 주간을 가지고 만약 디로드 주간의 끝에 활기찬 느낌이 나지 않고 신체적으로나 정신적으로 중량을 다시 들 준비가 안 된 느낌이 든다면 적어도 4~5일 동안 운동을 쉬길 권장한다.

대부분이 한 주 혹은 겨우 며칠이라도 운동을 안 하면 근육이 줄거나 약해질 것이라는 두려움을 갖지만 실제론 그렇지 않다. 연구에 따르면 심지어 노인의 경우도 거의 5주까지 운동을 안 하더라도 상당한 수준의 스트렝스 감소는 일어나지 않았다.303)

디로드 혹은 휴식 주간의 식단에 대해 말하자면, 체중이 좀 나갈 경우 적정 수준에 도달할 때까지 칼로리를 줄이며, 날씬한 경우라면 식단에 변화를 줄 필요는 없다.

프로그레션 진행하는 방법

웨이트 트레이닝의 핵심은 점차적으로 중량을 늘리면서 발전하는 것이다.

만약 모든 걸 잘했다고 하더라도(식사도 올바르게 하며, 고중량운동을 중점적으로 하고, 올바른 빈도로 운동하고) 무게를 늘리는 것이 쉽지 않으며, 빠르게 정체기에 도달하게 될 것이다.

이러한 이유로 비거 리너 스트롱거 프로그램은 간단한 프로그레션 규칙을 가지고 있다. 일단 첫 세트에 6번을 반복하면 다음 세트에 중량을 늘린다. 증량 기준은 총 10파운드(약 4.5kg)이다. 즉 바벨 좌우에 각각 5파운드씩 더하거나, 덤벨일 경우 5파운드 더 무거운 덤벨을 사용한다.

예를 들어 인클라인 벤치 프레스를 첫 세트에 225파운드로 6회 반복했을 경우, 10파운드를 더하고(바벨 좌우에 각각 5파운드씩 더함) 휴식한 후, 235파운드로 다음 세트를 한다.

무게를 늘린 후엔 2~3번 정도밖에 못 든다면 5파운드를 더 줄이거나(즉 처음 6번 했던 무게보다 5파운드가 늘어남), 체육관에 2.5파운드 플레이트가 없다면 처음에 6번 했던 무게로 나머지 남아 있는 세트를 진행한다. 그리고 다음주에 늘린 무게로 첫 세트를 진행해보라. 그러면 4~5번

302) Alan St. Clair Gibson, Michael I. Lambert, and Timothy and Timothy D. Noakes, "Neural Control of Force Output during Maximal and Submaximal exercise," *Sports Medicine* 31, no. 9 (2001): 637-50. doi: 10.2165/00007256-200131090-00001.

303) Gary A. Sforzo, Beth G. Mcmanis, Dennis Black, D. Luniewski, and Kent Scriber, "Reseilence to Exercise Detraining in Healthy Older Adults," *Journal of the American Geriatrics Society* 43, no. 3 (1995): 209-15.

정도 반복할 수 있을 것이다. 그러나 대부분의 경우 6번을 들고, 10파운드를 더하고 휴식을 취한 후, 다음 세트에 4번 반복할 수 있을 것이다

매 워크아웃의 1차 목표는 단 1회만 더 많이 할지라도 지난주의 기록을 깨는 것이다. 그 다음주에도 똑같이 한 번 더한다면, 무게를 늘릴 수 있을 것이다.

그러나 명심해야 할 점은 어떤 때는 더 발전하지 않을 수도 있다. 때때로 지난주에 했던 무게와 횟수로 똑같이 할 때도 있으며, 심지어는 횟수가 더 적어질 때도 있다.

정체기는 일어나기 마련이며, 정체기가 반드시 뭔가가 잘못되고 있다는 것을 의미하는 것은 아니다. 지속적으로 운동하다보면 느리지만 꾸준히 발전하는 본인의 모습을 보게 될 것이다.

나의 펌핑된 근육은 어디로?

당신이 고반복 '펌핑' 트레이닝에 익숙했다면, 저반복 · 고중량운동이 상당히 다른 운동이란 걸 깨닫게 될 것이다. 처음 몇 주 동안 예전의 펌핑되던 느낌이 들지 않더라도 놀라지 마라. 이것이 정상이다. 해보면 느낄 수 있듯이 고중량운동도 좋은 펌핑 느낌을 주지만, 많은 사람들이 집착하고 중요하게 느끼는 '내 근육이 타들어갈 것 같은' 종류의 느낌은 아니다.

하지만 크게 펌핑된 근육은 체육관에서 으스대기엔 좋으나 장기적인 근성장과는 관련이 없다. 오직 과부하만이 정답이다. 펌핑은 그저 부산물에 불과하다.

점진적으로 중량을 늘려가며 운동한다면 근육은 자랄 것이고, 근육이 자라면 고중량운동으로부터 더 많이 펌핑될 것이다. 게다가 더 나은 것은 펌핑을 하지 않고도 좋은 몸매를 가진 드문 사람이 될 수 있다. 왜냐하면 혈액이 모여야 눈에 띄는 조그만 근육이 아닌, 군살 없고 단단한 진짜 근육을 가지고 있기 때문이다.

가장 효과적인 반복 템포

'반복 타이밍'은 중량을 들고 내리는 속도를 말하며, 어떤 속도가 가장 최선인지 의견이 분분하다.

대중적 인기를 얻는 유파의 의견은 매우 느린 반복 속도는 근육긴장시간time under tension을 극대화하여 근성장을 유발한다고 본다. 주류적인 관점을 빌려 표현하자면, 많은 보디빌더들이 "너의 근육은 중량을 알지 못 하며, 단지 긴장만을 안다. 그래서 긴장이 성장을 자극한다"라고 말한다.

하지만 피트니스업계에 만연한 '기묘한 요령'들과 마찬가지로, 예를 들어 바로 벤치 프레스 중량을 늘리거나 뱃살만 빼주는 방법같이, 근육긴장시간은 특별한 주목을 받을 만큼 중요하지 않으며, 운동을 올바르게 했을 경우의 부산물 정도로 사소한 것이다.

같은 무게로 천천히 든다면 원래 할 수 있는 무게보다 더 적게 들 수밖에 없다.[304] 얼마나

천천히 드느냐에 따라 평소 반복횟수의 절반 혹은 그 이하도 들지 못할 것이다.

반복횟수가 줄어든다면 총 운동량 또한 줄어들게 될 것이고, 총 운동량이 감소하면 근육과 스트렝스의 잠재적인 성장 가능성 또한 감소하게 된다.[305]

여기서 근육긴장시간의 '등가교환'이 가치가 있는가, 즉 근육긴장시간의 증가의 '보상'으로 운동량이 감소하는지, 그리고 근육긴장시간이 더 많은 스트렝스와 근비대의 발전을 이룰 수 있는지에 대한 의문이 생겨난다.

연구는 아니라고 말한다. 그 예를 보자.

- 시드니대학교에서 실시한 연구에 따르면 벤치 프레스를 전통적인 방법대로 '빠르게' 하였을 경우 느리게 했을 때보다 더 많은 스트렝스를 얻었다.[306]
- 코네티컷대학교에서 실시한 연구에 따르면 매우 느린 운동은 보통 속도로 운동한 것과 비교하였을 경우 최고점과 파워가 더 낮게 나타났다.[307]
- 위스콘신대학교에서 미숙련자를 대상으로 한 연구에 따르면 전통적인 템포로 스쿼트를 했을 경우 더 많은 스트렝스가 발달 하였으며, 카운터 무브먼트 점프(손을 허리에 고정하여 팔 반동을 제한)를 할 경우 최고점이 더 높았다.[308]
- 오클라호마대학교에서 한 실험에 따르면, 전통적인 운동법이 엄청 느린 속도의 운동법보다 스트렝스 발달에 더 효과적인 것으로 나타났다.[309]

위와 같은 연구결과는 근성장의 메커니즘과 근성장이 얼마나 스트렝스 발달에 의존적인지(큰 근육을 원한다면, 반드시 강해져야 한다) 이해하고 있다면 전혀 놀랍지 않다.

---

304) Samuel A. Headley, Kelley Henry, Bradley C. Nindle, Brian A. Thompson, William J. Kraemer, and Margaret T. Johnes, "Effects of Lifting Tempo on One Repetition Maximum and Hormonal Responses to a Bench Press protocol," *Journal of Strength Conditioning Research*, 25, no. 2(2011): 406-13. doi: 10.1519/JSC.obo13e3181bf053b.

305) Disa L. Hatfield, William J. Kraemer, Barry A. Spiering, Keijo häkkinen, Jeff S. Volek, Tomoko Shimano, Luuk P. Spreuwenberg, Ricardo Silvestre, Jakob L. Vingren, Maren S. Fragala, Ana L Gómez, Steven J. Fleck, Robert U. Newton, and Carl M. Maresh, "The Impact of Velocity of Movement on Performance Factors in Resistance Exercise," *Journal of Strength and Conditioning Research* 20, no 4 (2006): 760-66; Alfred L. Goldberg, Joseph D. Etlinger, David F. Goldspink, and Charles Jablecki, "Mechanism of Work-Induced Hypertrophy of Skeletal Muscle," *Medicine And Science in Sports* 7, no. 3 (1975): 185-98.

306) Joanne Munn, Robert D. Herbert, Mark J. Hancock, and Simon C. Gandevia, "Resistance Training for Strength: Effect of Number of Sets and Contraction Speed," *Medicine and Science of Sports and Exercise* 37, no. 9 (2005): 1622-26.

307) Hatfield, et al. "The Impact of Velocity of Movement on Performance Factors in Resistance Exercise," 760-66.

308) Christopher M. Neils, Brian E. Udermann, Glenn A. Brice, Jason B. Winchester, and Michael R. Mc Guigan, "Influence of Contraction Velocity in Untrainded Individuals over the Initial Early Phase of Resistance Training," *Journal of Strength and Conditioning Research* 19, no. 4(2005): 883-73.

309) Eonho Kim, Alexis Dear, Steven L. Ferguson, Dongil Seo, and Michael G. Bemben, "Effects of 4 Weeks of Traditional Resistance Training vs. Superslow Strength Training on Early Phase Adaptations in Strength, Flexibility, and Aerobic Capacity in College-Aged Women," *Journal of Strength and Conditioning Research* 25, no. 11 (2011): 3006-13. doi: 10.1519/JSC.0b013e318212e3a2.

빠른 속도와 느린 속도의 벤치 프레스를 비교한 이타카대학교의 연구를 인용하면 다음과 같다.

> "변량분석을 해보았더니 신장성 구간에서 천천히 움직이고(4초), 바닥자세에서 정지한 경우(4초)보다 신장성 구간에서 빠르게 움직이고(1초), 바닥 지점에서 정지하지 않았을 경우 반복횟수도 많고 파워 산출이 더 컸다($P \leq 0.05$)."
>
> "후자의 경우는 운동의 볼륨도 더 많았다. 동작을 하는 시간에 변화를 주어도 (1～4초) 파워산출과 반복횟수에는 영향을 미치지 않았다."
>
> "단기적으로 퍼포먼스를 테스트한 이 연구의 결과는 벤치 프레스를 하는 동안 빠른 신장성 움직임과 바닥자세에서 정지하지 않는 것이 파워 산출을 극대화할 수 있었고 반복횟수 또한 더 많다는 것을 증명하였다.[310]

또한 내가 뭘 하고 있는지도 모르던 시절, 근육긴장시간을 극대화하기 위해 수많은 슬로우 세트를 하였고 그 결과는 위의 연구결과와 일치하였다. 근육긴장시간을 위해 천천히 하는 운동은 일반적인 운동법보다 더 효과적이지 않으며, 이론과 달리 현실에선 형편없다.

그래서 내가 권장하는 반복 타이밍은 '2-1-2' 또는 '2-1-1' 타이밍이다. 무슨 뜻이냐면, 운동 시 첫 부분은 2초가 걸려야 하며, 1초간(혹은 더 짧게) 정지한 다음, 마지막 부분에서 1~2초 동안 한다.

벤치 프레스를 예를 들면 바를 가슴에 2초간 내린 다음, 1초 혹은 그보다 더 짧게 정지한 다음 1~2초만에 바를 든다.

운동강도와 집중: 당신의 2가지 무기

예전에 운동한 경험이 있다면, 무엇이 훌륭한 워크아웃을 만드는지 잘 알 것이다. 당신은 활력이 넘치고, 무게도 가볍게 느껴지며, 완전히 운동에 몰입하여 당신이 기대한 것보다 더 많이 밀어붙인다.

강도와 집중을 통해 의식적으로 중량을 드는 것이 이와 같은 워크아웃을 할 수 있게 한다. 이 말은 귀에 이어폰을 끼고 데스메탈을 크게 틀어놓은 채 소리 지르며 운동하는 것을 의미하지 않는다. 물론 이러한 방식으로 꽤 강렬하게 운동할 수 있겠지만, 쇼맨십이 반드시 필요한 건 아니다.

---

310) Riana R. Pryor, Gary A. Sforzo, and Daniel L. King, "Optimizing Power Output by Varying Repetition Tempo," *Journal of Strength and Conditioning Research*, 25, no. 11 (2005): 3029-34. doi: 10.1519/JSC.0b013e31820f50cb.

대신에 유명한 불가리아 파워리프터들이 최대 중량을 들 때 사용하는 반 직관적인 운동법을 모방하길 권장한다. 불가리아 파워리프터들은 미친 사람처럼 발을 구르거나 15분씩 시끄러운 보컬이나 기타소리로 자신을 흥분시키지 않는다. 대신에 차분히 바로 걸어가 가능한 침착하고 견고하게 중량을 든다. 그들은 신경계의 과도한 자극 없이 그 중량을 들 수 없다면, 그 무게가 본인에게 너무 무거운 것으로 간주한다.

강도란 신체와 정신을 워크아웃에 행사할 수 있는 정도로, 이는 안전지대 밖으로 스스로를 밀어내어 얼마나 성장할 수 있는지를 의미한다. 당신의 바람은 단순히 세트를 끝내는 데 그치는 것이 아니라, 이를 통해 이루는 성장일 것이다.

고강도 워크아웃을 하게 되면 연료통에 아무것도 남아 있지 않은 느낌이 들 것이다. 더 들 수 있음에도 불구하고 가벼운 무게로 편하고 쉽게 가려고 행동하지는 않을 것이다. 중량을 들고 있는 동안에는 다른 생각을 하지 않을 것이며, 또한 기계적으로 움직임을 하진 않을 것이다. 의식을 한 곳에 모으고 침착하게 매회, 매 세트를 이 악물고 운동할 것이다.

집중은 정신집중을 의미하며, 지난밤에 봤던 TV쇼나, 파티나, 여자 친구와 한 논쟁이나 그 이외의 것이 아닌 오직 운동만 몰입하는 것을 말한다.

휴식중에 타인과 대화하는 것이 잘못된 것은 아니지만, 대화에 열중하지 마라. 왜냐하면 나도 모르게 주의가 산만해지기 때문이다. 또한 당신의 휴식시간도 너무 길어질 것이며, 다음 세트를 시작하려고 자세를 잡을 무렵 정신이 다른 곳에 있을 것이다. 대화는 비생산적이다. 고로 체육관 밖에서 친목을 도모하길 바란다.

당신을 의심하는 것도, 중량을 들기 전에 매번 최면에 걸린 것처럼 상상해야 한다고 말하는 것도 아니지만, 확실히 말하고 싶은 것은 당신 앞에 놓여 있는 운동기구에 100% 집중을 해야 한다는 점이다. 왜냐하면 이른바 사람들이 말하는 '정신력에 달린 문제'이기 때문이다.

비거 리너 스트롱거 운동루틴은 강도와 집중력을 최대로 유지할 수 있도록 고안되었다. 10~12회를 하는 것보다 4~6회를 좀 더 강도 높게 하는 것이 집중하기도 쉽다. 또한 90분보다 45분 동안 운동하는 것이 좀 더 기운과 투지를 유지하기 쉽다.

그러나 운동루틴 그 자체는 강도나 집중을 제공하지 않는다. 결국 당신 스스로 해야 한다.

감량중엔 무엇이 변하는가

'형제들' 사이에서 듣는 최악의 운동 조언 중 하나는 커팅을 극대화하고 싶으면 가벼운 무게로 고반복운동을 하라는 것이다.

이 말은 100% 틀린 말이다.

고반복운동은 고중량운동을 하는 것보다 지방제거에 효과적이지 않는다. 고반복운동은 '지방을 벗겨'주지도 않으며. 혈관을 돋보이게 하지도 않는다.

아이러니하게도 고중량운동은 감량중일 때도 효과적이다. 왜냐하면 근육보전이라는 법칙 덕택인데, 근육보존을 하려면 근육에 지속적으로 과부하를 주어야 한다.

그래서 감량중일 때는 고강도로 운동하고 스트렝스를 더 늘리려고 해야 한다. 대부분은 벌크업 한 후 체중을 줄이는 초기에 스트렝스가 줄어드는 것을 경험한다. 하지만 본인의 경우 관리를 통해 스트렝스를 이전처럼 돌려놓으며, 근손실이 없는 선까지 올려놓는다(만약 감량중에 어떠한 근손실이라도 일어났다면, 거울에서 나의 근육을 볼 수 없었을 것이다).

근육을 만드는 카디오운동법

많은 이들이 카디오운동에 보내는 시간만큼 근육과 스트렝스가 손실될까봐 두려워한다. 몇몇 보디빌더들은 자신들이 카디오를 싫어한다는 이유로 카디오를 맹비난한다.

물론 과도한 카디오운동이 근손실을 유발하는 것은 사실이지만(마라토너들을 보라), 적정 수준의 규칙적인 카디오는 시간 대비 더 많은 근육을 만드는 것을 돕는다.

카디오와 근육회복

알다시피 격렬한 운동은 근섬유에 손상을 유발하며, 그 이후 손상된 근섬유에 반드시 회복이 일어나야 한다. 우리가 운동하고 하루나 이틀 뒤에 느끼는 근육통의 주된 원인이 바로 이것이며, 일명 지연성근육통delayed onset muscle soreness(DOMS)이라고 불린다.

손상된 근육이 회복되는 과정은 매우 복잡하지만 크게 두 요인으로 조절된다. 첫째는 손상된 근육이 회복하는 데 필요한 '원료'의 양이고, 둘째는 노폐물이 제거되는 속도이다.

카디오운동은 손상된 근육이 더 빠르게 회복하도록 돕는다. 왜냐하면 카디오운동을 하면 신체 구석구석의 혈류량이 증가하기 때문이며, 카디오운동과 같은 능동적인 회복은 근육 회복에 필요한 '원료'를 더 많이 전달하고, 노폐물을 제거하여 훨씬 더 빠르게 회복하게 된다.[311)]

하지만 대부분의 카디오운동들이 상체를 포함하지 않기 때문에 카디오운동의 이점은 주로 하체에만 한정된다. 만약 신체 전반의 회복을 증진하고 싶다면, 로잉머신이나 일렙티컬 머신과 같이 상체도 같이 사용하는 카디오운동을 해야 한다.

카디오와 신진대사

공통적으로 가지고 있는 다이어트 판타지로, 먹는 족족 근육으로 가고 살은 전혀 찌지 않으며 지방제거를 위해 칼로리를 제한하면 근손실 없이 오직 지방만 소비되는 것이다.

---

311) Said Ahmaidi, Phillipe Granier, Z. Taoutaou, Jacques Mercier, Hervé Dubouchaud, and Christian Préfaut, "Effects of Active Recovery on Plasma Lactate and Anaerobic Power Following Repreated Intensive Exercise," *Medicine and Science of Sport and Exercise* 28, no. 4 (1996): 450-56.

하지만 우리 몸은 이와 전혀 다르게 반응하는 것이 현실이다. 누군가는 남들보다 많이 먹는데도 지방이 적은 반면, 누구는 근손실 없이 칼로리 제한으로 살을 빼기도 한다.

여기엔 유전자와 동화단백 호르몬 수치가 주요한 역할을 한다. 그래서 칼로리 과잉이나 부족에 우리 몸이 선천적인 상태로 반응하기 때문에 우리가 할 수 있는 것이 별로 없다는 것을 의미하기도 한다.

하지만 엘리트 유전자를 가지고 있지 않다고 해서 마냥 손 놓고 있어야 하는 것도 아니다. 중요 요인 중 인슐린 민감성이라는 것이 있는데, 우리가 섭취하는 음식과 관련이 있으며, 인슐린 민감성을 통해 긍정적인 영향을 얻을 수 있다.

이미 책에서 설명했듯이 근비대를 위해 칼로리를 과잉섭취하는 경우 인슐린 민감성을 유지하는 것이 몹시 이롭다. 반면에 인슐린 저항성이 근육의 성장을 억제하고 지방섭취를 촉진할 수 있다.

이 부분에서 카디오운동이 필요한데 카디오는 인슐린 민감성을 발달시키며, 많이 운동할수록 그 효과는 더욱 커진다.[312)]

이러한 이유로 카디오운동을 하면 근육이 섭취한 양분을 더 잘 흡수하도록 도와주며, 이는 더 많은 근비대와 더 적은 지방저장을 의미한다.

카디오와 컨디셔닝

보디빌딩 세계에서 가장 흔한 문제는 근비대 및 고중량 시기 전반에 있어 유산소운동 양을 극단적으로 줄이는 것이다.

심혈관계 상태를 높이는 것은 괴로울 뿐만 아니라, 전혀 카디오운동을 안 하던 상태에서 한 주에 몇 번씩 하게 되면, 게다가 칼로리를 제한하고 있다면 신체에 막대한 스트레스를 주게 된다. 이와 같은 스트레스는 감량을 신체적으로나 정신적으로 더욱 힘들게 만들고, 심지어 근손실을 촉진시킨다.[313)]

하지만 연중 규칙적으로 카디오운동을 하면 신진대사 능력을 유지할 수 있으며, 많은 사람들이 커팅 초기에 겪게 되는 '신경쇠약'을 예방할 수 있다.

또한 카디오 없이 수개월간 몸을 불린 사람들이 감량 초기에 어려움을 경험하는 것도 일반적이다. 왜 이런 현상이 발생하는지 만족스러운 설명을 찾아내지 못했으나, 아마도 운동이 지방을

---

312) Christian Frøsig and Erik A. Richter, "Improved Insulin Sensivity after Exercise: Focus on Insulin Signaling," *Obesity* 17, no. S3: S15-S20. doi: 10.1038/oby.2009.383; John J. Dubé, Katelyn Fleishman, Valentin Rousson, Bret H. Goodpaster, and Francesca Amati, "Exercise Dose and Insulin Sensivity: Relevance for Diabetes Prevention," *Medicine and Science of Sports and Exercise* 44, no. 5 (2012): 793-9. doi: 10.1249/MSS.0b013e31823f679f.

313) David J. Brillon, Baohui Zheng, Robert G. Campbell, an Dwight E. Matthews, "Effect of Cortisol on Energy Expenditure and Amino Acid Metabolism in Humans," *American Journal of Physiology–Endocrinology and Metabolism* 278, no. 3 (1995): E501-13.

대사작용하는 능력을 발달시키며, 고로 규칙적인 카디오는 지방 사용을 극대화하고 이와 같은 기제를 유지할 수 있게 해준다.[314]

결론

적정 수준의 카디오운동은 근성장을 저해하지 않으며 오히려 근성장을 촉진하며 다른 이점도 가지고 있다. 운동루틴의 일부분으로, 당신이 감량중이든 몸을 불리는 중이든 유지하는 중이든 상관없이 규칙적으로 카디오운동을 하길 권장한다.

또한 카디오운동이 사이클이나 로잉처럼 근육을 키우기 위해 하는 운동의 움직임과 유사한 경우 근성장에도 도움이 된다.

이와 같은 이점은 오스틴주립대학교에서 실시한 연구를 보면 알 수 있다.[315] 이 연구에 따르면, 카디오운동의 종류에 따라 피험자가 스트렝스와 근육을 갖는 데 큰 영향을 미쳤다. 싸이클을 탄 사람에 비해 뛰거나 걸었던 피험자들이 스트렝스와 근육을 상당히 적게 얻었다.

유사한 연구결과를 위스콘신대학교에서 실시한 연구[316]에서도 찾아볼 수 있다. 이 연구에서는 미숙련 피험자 30명을 두 개의 그룹으로 나누고 한 그룹은 주 3회 웨이트 프로그램을 하며, 다른 그룹은 이와 마찬가지로 주 3회 웨이트 프로그램을 하고 추가로 50분간 사이클을 탔다. 10주가 지난 뒤, 웨이트만 한 그룹보다 사이클도 같이 했던 그룹이 더 많은 허벅지 근육을 얻게 되었다.

본인의 경우 1주일에 2~4번, 누워서 타는 자전거를 1년 이상 타고 있으며, 이로 인해 심폐지구력과 안정시 심박수가 상당히 발달하였다. 누워서 타는 자전거를 통해 다리에 더 많은 근육이 붙었다고 단호하게 말할 순 없지만, 새로운 자극에 적응하는 초기 단계에 다리가 상당히 강해지는 것을 목격했다.

근육이 아닌 지방감소를 위한 최고의 카디오운동

카디오 머신은 '지방을 태우고 싶거나' '심폐지구력훈련'을 원할 때 심박수가 얼마가 돼야 하는지 그래프로 표시해준다. 머신에 표시되는 마법의 심박수를 구하고 싶다면, 당신의 나이에서 200을 빼고 난 뒤 0.6을 곱하면 된다. 만약 당신의 심박수가 여기서 계산한 값과 같다면 이른

314) Edward L. Melanson, Paul S. MacLean, and James O. Hill, "Exercise Improves Fat Metabolism in Muscle But Does Not Increase 24-h Fat Oxidation," *Exercise and Sport Science Reviews* 37, no. 2 (209): 93-101. doi: 10.1097/JES.0b013e31819c2f0b.

315) Jeffrey C. Gergley, "Comparison of Two Lower-Body Modes of Endurance Training on Lower-Body Strength Development While Concurrently Training," *Journal of Strength Conditioning Research* 23, no, 3 (2009):979-87. doi:10.1519/JSC.0b013e3181a0629d.

316) John P. McCarthy, Myron A. Pozniak, and James C. Agre, "Neuromuscular Adaptations to Concurrent Strength and Endurance Training," *Medicine and Science of Sports and Exercise* 34, no. 3 (2002): 511-19.

바 '팻 버닝 존fat burning zone'에 도달하게 된다.

하지만 이 말엔 겨자씨 한 알만큼의 진실만 담겨 있다.

운동시 지방과 탄수화물을 모두 태울 수 있으며, 그 비율은 운동강도에 따라 달라진다.

걷기와 같은 저강도운동의 경우 저장된 지방을 수로 사용하는 반면 단거리 질주와 같은 고강도운동은 저장된 탄수화물을 주로 사용한다. 60% 수준의 강도에서 우리의 몸은 탄수화물과 지방을 반반씩 사용한다(이러한 이유로 자칭 '전문가'들은 운동 강도를 60~70%로 해야 한다고 말한다).

이 사실을 근거로 하였을 때, 내가 항정 상태(특정 범위에서 강도와 심박수를 꾸준히 유지하는 것)로 카디오운동을 해야 한다고 추측할지도 모른다. 하지만 여기엔 고려할 것들이 더 남아 있다.

첫째는 운동시 소모되는 총 칼로리 양이다. 만약 걸어서 100칼로리를 소모했다면 그 중 85칼로리는 지방을 소비하는 셈인데, 이것은 중강도의 달리기로 200칼로리를 소모하고 그 중 100칼로리를 지방으로 소비하는 것만큼 효과적이지 않다. 게다가 인터벌 스프린트(단거리 질주)로 500칼로리를 소모하고 그 중 150칼로리를 지방으로 소비하는 것보다 비효과적이다.

또한 스프린트에서 오는 이점은 단순히 칼로리 소모에 그치지 않는다. 웨스턴 온타리오대학교에서 연구한 자료를 보면 고강도 카디오운동이 얼마나 효과적인지 알게 된다.[317)]

연구자들은 10명의 남성과 10명의 여성에게 주당 3회 운동을 시켰는데, 한 그룹은 30초간 4~6회 정도의 스프린트를 러닝머신에서 실시하였으며(회마다 4분의 휴식을 함), 다른 그룹은 항정상태의 카디오운동을 30~60분간 실시하였다(이른바 '마법의 팻 버닝 존'이라고 불리는 VO2max의 65%로 러닝머신에서 달림).

결과는 다음과 같다. 6주간의 운동 후에 인터벌 스프린트를 한 그룹이 더 많은 지방을 뺐다. 반복해서 말하자면 30초간 4~6회 스프린트한 것이 60분 동안 걷거나 달린 것보다 더 많은 지방을 태웠다.

이러한 결과는 라발대학교, 이스트 테네시주립대학교, 베일러의학대학교, 뉴사우스웨일즈대학교에서 한 연구에서도 찾아볼 수 있으며 이 연구들은 짧고 고강도의 카디오운동이 길고 저강도의 카디오운동보다 지방감소에 탁월한 효과가 있다는 것을 보여준다.[318)]

비록 고강도 인터벌 카디오운동이 체지방 제거를 목적으로 하는 중저 강도 카디오운동보다

---

317) Rebecca E. Macpherson, Tom J. Hazell, T. Dylan Olever, Don H. Paterson, and Peter W. Lemon, "Run Sprint Interval Training Improves Aerobic Performance But not Maximal Cardiac Output," *Medicine and Science of Sports and Exercise*, 43, no. 1 (2011): 115-22. doi: 10.1249/MSS.0b013e3181e5eacd.

318) Angelo Tremblay, Jean-Aimé Simoneau, and Claude Bouchard, "Impact of Exercise Intensity on Body Fatness and Skeletal Muscle Metabolism," *Metabolism* 43, no. 7(1994): 814-18. doi: 10.1016/0026-0495(94)90259-3; Jeffrey W. King, "A Comparison of the Effects of Interval Training vs. Continunous Training on Weight Loss and Body Composition in Obese Pre-Menopausal Women," (Thesis, East Tennessee State University, 2001), http://static.ow.ly/docs/IntervalTrainingvContinuousTraining5g5S.pdf; Margarita S. Treuth, gary R. Hunter, and Michael Williams, "Effects of Exercise Intensity on 24-h Energy expenditure and substrate Oxidation," *Medicine and Science of Sports and Exercise* 28, no.9 (1996): 1138-43; E. Gail Trapp, Donald J, Chisholm, Judith Freund, and Ste[hen H. Boutcher, "The Effect of High-Intensity Intermittent Exercise Training on Fat Loss and Fasting Insulin Level of Young Women," *International Journal of Obesity* 32, no. 4 (2008): 684-691. doi: 10.1038/sj.ijo.0803781.

뛰어난 기제를 정확하게 설명하진 못하지만, 과학자들은 다음의 몇 가지 요인들을 설명하고 있다.

- 운동 후 24시간 이상 안정시 대사율이 증가한다.
- 해당 근육 부위의 인슐린 민감성이 증가한다.
- 해당 근육 부위의 지방산화 수준이 높아진다.
- 성장호르몬과 카테콜아민(지방활성화를 촉진하는 화학물질) 수치가 상당히 증가한다.
- 운동 후 식욕이 감소한다.[319)]

고강도 인터벌 트레이닝은 항정 상태의 카디오운동보다 더 많은 지방을 소모하며 또한 근육의 크기와 퍼포먼스를 보존한다.

연구에 따르면 장시간의 카디오운동을 할수록 스트렝스와 근비대에 손상을 준다고 한다.[320)]

그래서 근육을 보존하면서 최대의 효과를 얻고 싶다면 카디오운동을 짧게 해야 한다. 오직 고강도 인터벌 트레이닝만이 위와 같은 효과와 더불어 상당한 지방을 태울 수 있다.

본인의 경우 누워서 타는 싸이클을 좋아하며, 아래와 같은 방식으로 운동한다.

1. 우선 워밍업으로 2~3분간 가장 낮은 저항으로 운동한다.
2. 그러고 나서 어느 정도의 저항감을 느낄 수 있도록 몇 차례 저항을 늘리지만 허벅지가 타들어갈 정도는 아니며, 30~40초간 가능한 빠르게 페달을 밟는다.
3. 이후 저항을 최대로 올린 후 45~60초간 적정 수준으로 페달을 밟는다. 만약 HIIT(고강도 인터벌 트레이닝)가 처음이라면, 휴식시간을 90~120초까지 늘린다.
4. 그러고 나서 전력질주하고 휴식하는 인터벌 트레이닝을 25~30분간 반복해서 한다.
5. 마지막으로 2~3분간 쿨다운을 위해 저강도로 페달을 밟는다.

이걸로 끝이다. 나는 싸이클을 탈 때 아이패드로 무언가를 읽거나 본다. 그러면 시간은 화살처럼 흘러가 있다.

당신이 로잉, 스프린트, 수영, 줄넘기, 또는 다른 종류의 HIIT를 하길 원한다면 그걸 해도 좋다. 단지 내가 한 방식과 같은 원칙을 적용하기만 하면 된다. 짧은 시간 동안 고강도로 운동하여 심박수를 높인 후, 저강도의 휴식시간 동안 심박수를 평소처럼 떨어뜨려라.

만약 항정 상태의 카디오 훈련을 포함하고 싶다면 그것 또한 괜찮다. 하지만 살을 빼는 목적

319) Stephn H. Boutcher, "High-Intensity Intermittent Exercise and Fat Loss," *Journal of Obesity* 2011 (2011). doi: 10.1155/2011/868305.

320) Jeffrey C. Gergley, "Comparison of Two Lower-Body Modes of Endurance Training on Lower-Body Strength Development While Concurrently Training," *Journal of Strength Conditioning Research* 23, no. 3 (2009): 979-87. doi: 101519/JSC.0b013e3181a0629d.

으로는 효과적이지 않으며, 장시간 동안 할 경우 근성장을 저해한다는 점은 기억해두길 바란다. 개인적으로 45~60분 이상의 중저 강도 카디오운동은 하지 않으며, 주 단위로 하는 것에 대해서는 곧 설명하겠다.

카디오운동의 최적 시기

중량운동과 더불어 카디오운동을 한다면 문제가 발생한다.

RMIT대학교는 2009년 운동경험이 풍부한 선수들을 대상으로 한 연구를 하였고 '저항운동과 카디오운동을 같은 세션에 결합하여 할 경우 단백동화작용에 지장을 주는 것'을 알게 되었다.[321] 비전문가적인 용어로 설명하자면 지구력운동과 저항운동을 함께하였을 경우, '혼합된 신호'가 근육으로 전달된다고 한다. 저항운동 이전에 카디오를 할 경우 IGF-1과 MGF같은 단백동화 호르몬이 억제되며, 저항운동 후 카디오운동을 하면 근육조직의 분해가 증가한다.

이 연구 이외에도 아동국립건강센터, 와이카토공과대학, 핀란드의 유배스큘래대학교에서 도 같은 연구결과를 도출하였다. 지구력운동과 스트렝스 운동을 동시에 하는 경우 양쪽 영역을 악화시키며,[322] 순수하게 스트렝스 훈련만 하거나 지구력운동만 하는 것이 훨씬 뛰어나다.

그러므로 가능하다면 몇 시간의 공백을 두고 중량운동과 카디오운동을 나눠서 하길 권한다. 개인적으로 아침 일찍 중량운동을 하고 퇴근 이후나 저녁 식사 전에 카디오운동을 한다.

둘을 나눠서 운동할 여건이 안 된다면, 중량운동을 먼저 하라. 왜냐하면 카디오운동을 먼저 할 경우 중량운동을 할 때 기력이 부족하기 때문이다. 이와 같이 운동하는 것이 이상적이진 않지만, 그렇다고 큰 문제가 되진 않는다. 문제가 있더라도 계속 프로그램을 진행할 수 있다.

또한 가능하면 중량운동 후나 카디오 이전에 단백질 쉐이크를 섭취하길 권한다. 단백질 섭취가 근육조직의 분해를 완화시켜 줄 것이다.

얼마나 자주 카디오운동을 해야 하는가

본인은 다음과 같은 빈도로 카디오를 한다.

---

321) John A. Hawley, "Molecular Responses to Strength and Endurance Training: Are They Incompatible?" Applied *Physiology, Nutrition, and Metabolism*, 34, no. 3 (2009): 355-61. doi: 10.1139/H09-023.

322) Gustavo A. Nader, "Concurrent Strength and Endurance Training: From Molecules to Man," *Medicine and Science of Sports and Exercise* 38, no. 11 (2006): 1965-70; Michael Leveritt, Peter J. Abernethy, Benjamin K. Barry, and Peter A. Logan, "Concurrent Strength and Endurance Training. A Review," *Sports Medicine* 28, no. 6 (1999): 413-27; Keijo Häkkinen, Heli Valkeinen, E. Kaarakainen, Saara Romu, V. Erola, Juha Ahtiainen, and Leena Paavolainen, "Nertomuscular Adaptations during Concurrent Strength and Endurance Training versus Strength Training," *European Journal of Applied Physiology* 89, no. 1 (2013): 43-52. doi: 10.1007/s00421-002-0751-9.

- 벌크업 중일 땐, 1주일에 2번, 한 번에 25분간 HIIT를 한다.
- 감량중일 땐, 1주일에 3~5번, 한 번에 25분간 HIIT를 한다.
- 유지중일 땐, 1주일에 2~3번, 한 번에 25분간 HIIT를 한다.
- 1주일에 5회 이상 카디오를 하지 않는다. 왜냐하면 그럴 경우 스트렝스가 떨어지기 시작했기 때문이다.

많은 이들이 내가 커팅 중일 때도 1주일에 1시간 30분~2시간 이상 카디오를 하지 않으면서 6~7%의 체지방을 유지한다는 사실을 알고 깜짝 놀란다. 날씬해지려면 입에서 단내가 날 만큼 카디오를 많이 해야 한다는 통념이 만연한데, 이는 완전히 틀렸다. 과도한 카디오는 불필요할 뿐만 아니라 건강에도 해롭다.

살을 빼기 위해 반드시 카디오를 해야 하는 것은 아니지만, 10% 이하의 체지방을 유지하려면 적어도 일주일에 2~3회 정도 카디오운동을 해야 한다고 확신한다.

만약 항정 상태의 카디오운동을 계속하길 원하거나 당신의 운동루틴에 포함한다면, 위에서 추천한 빈도로 하길 바란다. 당신은 둘을(HIIT vs. LISSlow-intensity steady-state[저강도 항정 상태]) 섞거나, 병행할 수 있지만 어찌됐건 나는 1주일에 5회 이상 카디오를 하진 않는다.

결론

축하한다! 당신은 비거 리너 스트롱거 운동 프로그램의 핵심 원리를 이제 막 배웠다. 이와 같은 접근 방식은 새로울 것이며, 새로운 걸 알게 되어 무척 즐거울 것이다.

비교적 짧고, 매일 운동하는 것이 기대되는 자극적인 워크아웃을 통해 다른 사람들이 꿈꿔온 폭발적인 근성장과 빠른 지방감소를 맛볼 것이며, 이로 인해 큰 즐거움을 느낄 것이다.

또한 몇 시간 동안 중량운동이나 카디오를 하며 자신을 녹초로 만들 일은 없을 것이다. 당신이 나처럼 운동한다면, 카디오운동을 좋아하게 될 것이다. 왜냐하면 카디오운동은 많은 시간을 잡아먹지 않고도 퍼포먼스와 전체적인 건강 수준을 높여주기 때문이다.

다음 주제로 어떠한 운동을 해야 할지에 대해 논할 것이다. 이를 실천하고 직접 느껴보라!

챕터 요약

웨이트 리프팅

- 보다 크고 강해지는데 레그프레스 머신이나 케이블 머신 같은 소수의 머신을 제외하고 대다수의

머신들은 덤벨이나 바벨로 하는 운동보다 열등하다.

- 평균적인 사람들은 스트렝스와 근육의 강한 토대를 만들 필요가 있으며, 약물 없이 강한 토대를 만드는 방법은 오직 하나다. 그것은 고중량, 복합관절운동을 많이 하는 것이다.
- 부하를 높이고 근육에 최대한 자극을 주려면 운동할 때 하루에 하나 혹은 두 개의 근육군을 중점적으로 운동해야 한다.
- 거의 모든 운동을 4~6회 정도로 하는 것이 효과적이다.
- 이 프로그램에 나오는 워크아웃은 한 워크아웃당 무겁게 9~12세트를 해야 한다.
- 비거 리너 스트롱거 워크아웃에서 사용되는 중량을 고려할 때 세트 사이마다 3~4분씩 휴식시간을 가져야 한다.
- 비거 리너 스트롱거 워크아웃을 45~60분 이내에 완료할 수 있어야 한다.
- 비거 리너 스트롱거 프로그램은 8주마다 이른바 디로드 주간을 갖거나, 며칠 혹은 한 주를 통째로 쉬는 것 중 하나를 선택해야 한다.
- 처음엔 디로드 주간을 갖기를 권하며, 만약 디로드 주간의 마지막쯤에 활기를 되찾는 느낌이 들지 않거나, 정신적으로나 육체적으로 고중량운동을 할 준비가 안 되었다면, 기운을 되찾을 때까지 적어도 4~5일간 운동을 하지 않고 휴식하길 권한다.
- 비거 리너 스트롱거 프로그램은 간단한 프로그레션 규칙을 가지고 있다. 일단 한 세트에 6회까지 반복할 수 있다면 다음 세트에 중량을 더하라. 증량은 총 10파운드(약 4.5kg)씩 한다. 즉 바벨 한쪽당 5파운드씩 늘리거나, 덤벨 하나당 5파운드씩 더 무거운 것을 이용하면 된다.
- 계속해서 고중량운동을 추구한다면 근육은 성장할 것이고, 근육이 성장함에 따라 고중량운동시 근육이 더 많이 펌핑될 것이다.
- 렙 타이밍은 '2-1-2' 혹은 '2-1-1'을 추천한다. 풀어서 설명하자면, 동작의 첫 번째 구간에서 2초가 걸리며, 곧이어 1초(혹은 더 짧게) 동안 멈춘 다음, 동작의 마지막 구간을 1~2초 동안 해야 한다는 뜻이다.
- 감량중일 때도 고중량운동이 특히 중요하다. 왜냐하면 감량할 땐 근육보존이 가장 중요하며, 근육보존을 위해 지속적으로 근육에 과부하를 줄 필요가 있다.
- 고강도운동은 당신의 연료통에 아무것도 남겨놓지 않는 느낌을 갖게 한다. 더 무거운 무게를 들 수 있음에도 불구하고 가벼운 무게로 쉽고 편하게 가길 원하지도, 중량을 들고 있을 때엔 다른 곳에 정신이 팔려 있지도 않을 것이다. 기계적으로 동작을 수행하는 것이 아니라 의식적이며 침착하고 단호하게 매회, 매 세트를 운동할 것이다.
- 집중이란 정신집중을 의미한다. 오직 중량을 드는 것에만 집중하고 지난밤에 봤던 TV쇼나 파티, 여자친구와 했던 논쟁 등을 떠올리지 않는다.

카디오

- 카디오운동은 손상된 근육을 보다 빠르게 회복하도록 한다. 왜냐하면 카디오운동은 신체 구석구석에 흐르는 혈류량을 증가시키기 때문이다.
- 카디오운동은 인슐린 민간성을 향상시키며, 인슐린 민감성이 발달하면 근육이 영양흡수를 더욱 잘하게 되어 더 많은 근성장이 일어나는 반면 지방은 적게 늘어난다.
- 연중 규칙적으로 카디오운동을 하게 되면 심폐지구력을 유지할 수 있으며, 감량 초기에 많은 이들이 겪는 '신경쇠약'을 예방할 수 있다.
- 카디오운동이 사이클이나 로잉처럼 근육을 키우기 위해 하는 운동의 움직임과 유사한 경우 근성장에도 도움이 된다.
- 고강도 인터벌 트레이닝은 항정 상태의 카디오운동보다 더 많은 지방을 소모하며 또한 근육의 크기와 퍼포먼스를 보존한다.
- 당신이 로잉, 스프린트, 수영, 줄넘기, 또는 다른 종류의 HIIT를 하길 원한다면 그걸 해도 좋다.
- 만약 항정 상태의 카디오 훈련을 포함하고 싶다면 그것 또한 괜찮다. 하지만 살을 빼는 목적으로는 효과적이지 않으며, 장시간 동안 할 경우 근성장을 저해한다는 점은 기억해두길 바란다.
- 가능하다면 몇 시간의 공백을 두고 중량운동과 카디오운동을 나눠서 하길 권한다. 둘을 나눠서 운동할 여건이 안 된다면, 중량운동을 먼저 하라. 왜냐하면 카디오운동을 먼저 할 경우 중량운동을 할 때 기력이 부족하기 때문이다.
- 한번에 25분간 HIIT를 한다.
- 벌크업 중일 땐 1주일에 2번, 감량중일 땐 1주일에 3~5번, 유지중일 땐 1주일에 2~3번, 한번 할 때 25분간 HIIT를 한다.
- 1주일에 5회 이상 카디오를 하지 않는다. 왜냐하면 그럴 경우 스트렝스가 떨어지기 시작했기 때문이다.
- 살을 빼기 위해 반드시 카디오를 해야 하는 것은 아니지만, 10% 이하의 체지방을 유지하려면 적어도 일주일에 2~3회 정도 카디오운동을 해야 한다고 확신한다.

17

비거 리너 스트롱거 훈련 프로그램

"데드리프트를 하지 않는다면 살아갈 이유가 없다!"

— 욘 파우들 시그마르손Jon Pall Sigmarsson

이젠 비거 리너 스트롱거 운동법의 기본원리와 전제를 이해했을 것이다. 이제 어떤 운동을 하고 각각의 근육군을 어떻게 운동하는지 살펴보자.

너의 몸을 만들어주는 것들 강하고 근육질의 몸을 만드는 4가지 운동들

당신이 할 수 있는 수백, 수천 가지 운동 가운데, 이 4가지 운동이 최고다. 내가 운동을 처음 시작했을 때와 마찬가지로 이 4가지 운동을 무시한다면, 근육의 크기나 스트렝스, 퍼포먼스를 유전적 한계까지 발달시킬 수 없다.

이 4가지 운동은 바로 스쿼트, 데드리프트, 벤치 프레스, 밀리터리 프레스이며, 이 운동의 불멸의 가치는 한 세기가 넘게 보디빌더, 스트롱맨, 운동선수들이 입증하였다.

인기 있는 운동 프로그램 중에 스타팅 스트렝스나 5×5처럼 오직 이 4가지 운동만 하는 프로그램도 있으며, 비거 리너 스트롱거 운동법의 주요 목표 중 하나도 이 4가지 운동의 퍼포먼스를 발전시키는 것이다. 이 운동의 중량을 늘린다면, 당신이 원하는 몸을 만들 수 있을 것이다. 한마디로 식은 죽 먹기다.

그러나 상당수가 이 운동을 무시하거나(물론 벤치 프레스는 예외다) 잘못된 자세로 하여 자신의 잠재력을 발휘하지 못하고 있다.

많은 이가 '어깨에 더 좋다'는 이유로 벤치 프레스를 할 때 끝까지 내려가지 않고 가슴에서 6인치나 그 이상 높이에서 멈추며, 밀리터리 프레스의 경우 턱 높이에서 멈춘다. 이들은 많은 플레이트를 끼워놓고 '무릎을 다치고 싶지 않다'는 이유로 아주 얕은 깊이로 스쿼트를 한다. 또한 '정말로 무겁게' 들기 위해 등을 구부리고 데드리프트를 한다.

이와 같은 부적절한 자세로 할 경우 운동효과가 극감할 뿐만 아니라 부상 위험도 증가한다.

벤치 프레스를 하든, 밀리터리 프레스를 하든, 스쿼트를 하든 간에, 무거운 무게로 절반 정도의 가동범위로 할 경우 관절과 건, 인대에 상당한 부담을 주며, 좀 더 가볍지만 올바른 자세로 최대 가동범위로 할 경우 근육과 근육을 둘러싼 조직들을 점점 강화할 수 있다.

데드리프트시 중량을 들기 위해 등을 구부리거나 로크아웃하는 동안 허리에 과도한 아치를 만든다면 잘못된 동작이다. 이처럼 한다면 끔찍한 부상이 곧 발생할 것이다.

반면에 자세에 집중하고 가동범위를 최대로 한다면, 근육과 스트렝스의 성장을 즐기게 될 것이며 부상이나 통증 또한 없을 것이다.

무지야말로 사람들이 잘못된 자세로 하는 가장 큰 이유 중 하나며, 이들은 올바른 방법으로 운동하는 것을 배운 적도 없으며 약간의 테크닉만 있을 뿐이다. 또 다른 주된 이유는 게으름이다.

위의 4가지 운동은 정확하게 했을시 몹시 힘들다. 엉덩이가 무릎 밑으로 내려가는 풀 스쿼트의 경우, 계집애나 할 법한 하프 스쿼트에 비하면 인정사정없다. 벤치 프레스를 할 때 가슴에 닿을 만큼 한다면 누구나가 중량이 낮아지며, 침울한 표정을 짓게 되는 걸 볼 수 있을 것이다.

무엇이 올바른 자세인지를 규정하는 것 또한 문제다. 스쿼트, 데드리프트, 벤치 프레스, 밀리터리 프레스를 어떻게 해야 하는지에 대한 권위 있는 의견이 상당수 존재한다. 어떤 저명한 코치는 스쿼트할 때 발끝이 무릎을 지나면 안 된다고 말하는 반면에 또 다른 사람은 발끝이 무릎을 지나가는 것이 자연스러우며 이를 권장한다. 또 어떤 사람은 데드리프트를 할 때 등 상부를 구부리는 것이 괜찮다고 하며, 다른 누군가는 위험하다고 말한다.

누가 옳은가? 어떻게 우리가 판단할 수 있는가? 그리고 왜 나의 말을 들어야 하는가?

이에 답하는 것을 나와 수백, 수천 명에게 스쿼트, 벤치 프레스, 데드리프트, 밀리터리 프레스를 무겁고 통증 없이 하는 법을 지도한 마크 리피토에게 넘기고 싶다.

리피토는 이 분야에서 거의 40년 이상 종사했으며, 엄청 존경받는 스트렝스 코치로 명성이 자자하다. 그는 스트렝스 서적의 대명사인 『스타팅 스트렝스』를 포함하여 여러 책을 저술하였으며, 비전문가부터 전문 운동선수까지 그의 운동법을 따르고 있다.

이 책에선 마크 리피토 방식으로 미는 운동과 당기는 운동, 그리고 스쿼트를 설명할 것이다. 왜냐하면 그의 방식은 오랜 시간 동안 검증되었기 때문이다. 마크 리피토의 방식은 안정적이고 효과적이며, 특별한 능력을 요구하지 않는다.

이 운동들을 올바르고 안전하게 하는 방법을 모두 알려주겠지만, 동작 각각의 생체역학적인 설명에 빠져들고 싶다면 『스타팅 스트렝스』를 반드시 읽어보길 바란다.

가장 중요한 운동이자 이 프로그램에서 하게 될 운동을 설명할 테니, 올바른 운동법을 정확하게 배우길 바란다.

스쿼트

많은 이들이, 하체운동이라 함은 체육관에 있는 원판을 모두 레그 프레스 머신에 끼우고, 무릎에 압박 보호대를 칭칭 감고 벨트를 허리에 꽉 끼게 착용한 후, 머신 위에서 꼼지락거리며 자세를 잡고 몹시 적은 가동범위로 고통스럽게 몇 번 한 뒤 친구들에게 함성과 하이파이브를 받는 그런 모습을 떠올린다.

좋은 소식이 있다. 당신은 이럴 필요가 없다. 당신은 체육관에서 가장 쓸쓸한 장소인 스쿼트 랙에서 깊고 무거운 스쿼트를 할 것이다. 붕대나 벨트, 거들먹거림도 필요 없다. 그저 '겨우' 수백 파운드로 인해 구부러진 바를 어깨에 짊어지는 것과(맞다. 당신이 하게 될 것이다) 땅바닥에 흥건하게 고인 땀만 있으면 된다.

결국엔 누가 승자일까? 누가 지속적으로 크고 강해지며, 누가 더 적게 부상을 입을까? 물론 당신이다.

많은 사내들이 어깨에 바벨을 짊어지기 전까지 온갖 종류의 하체운동은 다 하면서도 세계의 많은 정상급 코치들이 얘기하는 가장 힘들며 가장 효과가 좋은 운동을 놓치곤 한다.

당연하게도 스쿼트는 다리에 있는 모든 근육을 발달시키며, 스쿼트는 당신이 들 수 있는 무게만 올려주는 것이 아니라, 보다 더 빠르고 보다 더 높게 점프할 수 있도록 도와주며, 유연성과 가동성, 민첩성도 발달시킨다.[323] 이러한 이유로도 스쿼트를 할 마음이 생기지 않는 사람을 위해 추가하자면, 스쿼트는 아주 효과적인 코어운동이기도 하다.[324]

게으름을 제쳐두고, 왜 사람들이 스쿼트를 하지 않는가? 대개는 스쿼트가 허리나 무릎에 좋지 않다는 근거 없는 믿음 때문이다. 스쿼트가 허리와 무릎에 나쁘다는 거짓말은 약 50년째 사라지지 않고 있다.

이와 같은 통념은 1960년대부터 시작되었는데, 이 당시 어느 연구는 딥 스쿼트가 무릎 인대 조직을 너무 늘려 부상의 위험을 높인다고 보았다. 이와 같은 연구결과는 피트니스업계 전반에 퍼졌고, 몇몇 미군부대는 심지어 스쿼트를 훈련 프로그램에서 제외하기도 했다.

하지만 스쿼트에 관한 부정적인 연구들은 피험자의 선택이나 연구자들의 편향을 포함하여 심각한 오류를 가지고 있었으며, 이 연구결과는 스쿼트를 해선 안 될 충분한 이유가 되지 않는다. 예를 들어 어떤 연구는 무릎에 반복적으로 엄청난 충격을 주며 사방으로 비틀리게 되는 공수부대원을 피험자로 선택하였다.

---

323) Paul Comfort, Anne-Marie F. Haigh, and Martyn, Matthews, "Are changes in Maximal Squat Strength During Preseason Training Reflected in changes in Sprint Performance in Rugby League Players?" *Journal of Strength Conditioning Research* 26, no. 3 (2012): 772-76. doi: 10.1519/JSC.0b013e31822a5cbf; Hagen Hartmann, Klau Wirth, Markus Klusemann, Josip Dalic, Christiane Matuschek, and Dietmar Schmidtbleicher, "Influence of Squatting Depth on Jumping Performance," *Journal of Strength Conditioning Research* 26, no. 12 (2012): 3243-61. doi: 10.1519/JSC.0b013e31824ede62.

324) James Shinkle, Thomas W. Nesser, Timothy J. Demhak, and David M. Mcmannus, "Effect of Core Strength on the Measure of Power in the Extremities," *Journal of Strength Conditioning Research* 26, no. 2 (2012): 373-80. doi: 10.1519/JSC.0b13e31824ede62.

이때 이후로 스쿼트에 관한 많은 연구가 시작되었고, 상당히 다른 양상을 보이기 시작했다.

듀크대학교의 과학자들은 스쿼트의 생체역학과 스쿼트를 할 때 발목, 무릎, 고관절, 척추에 가해지는 스트레스를 약 20년 이상 활발히 연구하였다.[325]

이 논문의 하이라이트와 논문 안에서 검토된 많은 논문들은, 스쿼트가 우리 몸에 어떠한 영 영향을 미치는지 오해를 바로잡고 올바르게 스쿼트하는 방법을 알게 해주었다.

- 햄스트링은 경골에 가해지는 당기는 힘에 반작용하며, 이로 인해 무릎에 가해지는 전단력shearing force을 상쇄하며 전방십자인대에 가해지는 스트레스를 줄인다.
- 파워리프터가 자기 체중의 2.5배나 드는 극단적인 상황에서도 무릎과 건에 가해지는 압축력compressive force은 무릎과 건의 극한강도(하중이 걸릴 때 물체가 견뎌낼 수 있는 응력)의 범위를 넘어가지 않는다.[326]
- 전방십자인대에 가해지는 스트레스는 전방십자인대의 극한강도를 고려해 볼 때, 무시할 수 있는 수준이다(한 연구에 따르면 스쿼트할 때 전방십자인대에 가장 많은 힘이 가해질 때조차도 극한강도의 6%에 불과하다고 함).[327] 후방십자인대에 가장 많은 힘이 전달될 때도 마찬가지이다.[328]
- 스쿼트하는 동안 척추의 정렬을 유지한다면(뻣뻣하게 구부린 자세 대신) 척추에 가해지는 전단력을 상당히 줄일 수 있다(척추는 압축력보다 전단력을 더 잘 견딘다).[329]
- 자세를 수직에 가깝게 유지할수록 복강압이 드러나기 때문에 전단력이 감소하며, 복강압은 스쿼트를 하는 동안 호흡을 참고 아래를 내려다보는 대신 정면을 응시하여 만들어낸다.[330]

---

325) Rafael F. Escamilla, "Knee Biomechanics of the Dynamic Squat Exercise," *Medicine and Science of Sports and Exercise* 33, no. 1 (2001): 127-41.

326) Takeo Nagura, Christ O. Eugene J. Alexander, and Thomas P. Andriacchi, "Mechanical Loads at the Knee Joint during Deep Flexion," *Journal of Orthopedic Research* 20, no. 4 (2002): 881-86. doi: 10.1016/S0736-0266 (01)00178-4.

327) Danielle E. Toutoungi, Tung-Wu Lu, Alberto Leardini, Fabio Catani, and John J. O'Conor, "Cruciate Ligament Forces in the Human Knee during Rehabilitation Exercises," *Clinical Biomechanics* 15, no. 3 (2000): 176-87. doi: 10.1016/S0268-0033(99)00063-7.

328) Rafael F. Escamilla, Glenn S. Fleisig, Naiquan Zheng, Zeffrey E. Lander, Steven W. zbarrentine, James R. Andrews, Brian W. Bergemann, and Claude T. Moorman, "Effects of Technique variations on Knee Biomechanics during the Squat and Leg Press," *Medicine and Science of Sports and Exercise* 33, no. 9 (2001): 1552-66.

329) Frank R. Noyes, David L. Butler, Edward S. Grood, Ronalf F. Zernicke, and Mohamed S. Hefzy "Biomechanical Analysis of Human Ligament Grafts Used in Knee-Ligament Repairs and Reconstructions," *Journal of Bone and Joint Surgery* 66, no. 3 (1984): 344052.

330) Amos Race and Andrew A. Amis, "The Mechanical Properties of the Two Bundles of the Human Posterior Cruciate Ligament," *Journal of Biomechanics* 27, no. 1 (1994): 13-24. doi: 10.1016/0021-9290(94)90028-0; Jim P. Vakos, Arthur J. Nitz, A. Joseph Threlkeld, Robert Shapiro, and Terry S. Horn, "Electromyographic Activity of Selected Trunk and Hip Muscles during a Squat lift: Effect of Varying the Lumbar Posture," *Spine* 19, no 6 (1976): 687-95; Valdeci Carlos Dionisio, Gil Lúcio Almeida, Marcos Duarte, and Rogério Pessoto Hirata, "Kinematic, Kinetic and EMG Patterns during Downward Squatting," *Journal of Electromyography and Kinesiology* 18, no. 1 (2008): L134043. doi: 10.1016/j.jelekin.2006.07.010.

마지막으로 듀크대학교에서 한 연구는 다음과 같은 결론을 내린다. 스쿼트는 무릎 안정성을 위태롭게 하지 않으며 올바르게 할 경우 안정성을 발달시킨다.[331]

게다가 척추 부상의 위험도 단순히 척추에 가해지는 전단력을 줄여 피할 수 있다.

광범위한 연구들을 검토한 후 NSCANational Strength and Conditioning Association는 다음과 같은 결론을 내렸다.

> "주의 깊은 지도와 함께 올바른 자세로 스쿼트를 할 경우, 안전할 뿐만 아니라 무릎의 부상을 상당히 줄인다."[332]

그러니 안심하라. 올바른 자세로 스쿼트를 한다면 허리나 무릎의 부상 위험이 증가하지 않는다.

스쿼트에 대한 실질적인 문제는 올바른 자세로 하는 사람이 거의 없다는 점이다. 고관절을 무릎 높이까지 내리지 않고 부분 스쿼트를 하는 가장 만연한 문제다. 또 다른 문제는 스탠스를 너무 좁거나 넓게, 무릎이 안으로 모이거나, 일찍 '엉덩이가 말리거나butt wink' 등등.

스쿼트 동작을 부분 동작으로 나눠 어떻게 작동하는지 설명할 테니 같은 실수를 반복하지 않도록.

스쿼트 셋업

안정상의 이유로 항상 파워 랙이나 스쿼트 랙에서 스쿼트를 하길 권하며, 안전핀을 스쿼트 시 가장 낮은 몸의 위치보다 낮게(약 15cm 정도) 설치해야 한다(이건 곧 설명할 것이다). 보조자가 있더라도 하길 바란다.

우선 바를 가슴의 중간 윗부분을 가로지르는 높이에 올려놓는다. 좀 낮게 느껴질지 모르나, 무거운 바벨을 까치발로 들어올리는 것보다 낮은 위치에서 시작하는 편이 낫다.

뒷걸음질 할 수 있도록 바벨을 정면에 둔다. 그 반대로 할 경우, 다시 랙에 바를 걸기 위해 뒤로 걸어야 해서 위험하다.

바로 다가가 발뒤꿈치를 어깨너비만큼 벌리고 발을 약 20~25° 정도 살짝 벌려준다(오른쪽 발은 1시를 가리키며, 왼발은 11시를 가리켜야한다).

바를 랙에서 들 준비가 되었다면 견갑골을 함께 잡아당겨 등 상부 전체를 강하게 긴장시키고 가슴을 세우며 허리를 곧게 세운다.

견갑골 윗부분에 있는 뼈 밑에 바벨을 두어 등 상부 근육과 후면삼각근에 견고하게 놓이도록

331) Rafael F. Escamilla, "Knee Biomechanics of the Dynamic Squat Exercise," *Medicine and Science of Sports and Exercise* 33, no. 1 (2001): 127-41.

332) NSCA Position Paper, "The Squat Exercise in Athletic Conditioning: A Position Statement and Review of the Literature," *National strength and Conditioning Association Journal* 13, no. 5 (1991): 51-58.

하라. 바를 절대 목에 놓지 마라.

그립 너비를 좁게 하면 등 상부를 강하게 긴장시키는 데 도움이 된다. 엄지손가락은 검지 옆에 붙여 바 윗부분에 올려놓는다.

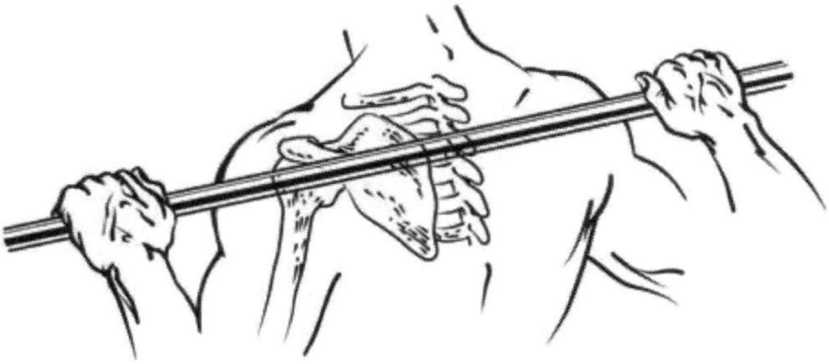

손 말고 등 상부에 놓인 바의 위치를 보라. 바를 놓는 위치가 정말 중요하다. 많은 이들이 그립을 넓게 잡는데 이럴 경우 중량을 지지하는 데 중요한 역할을 하며, 척추로 중량을 전달하는 등 상부 근육을 느슨하게 만든다. 그러니 바를 넓게 잡지 마라.

이 견고한 자세를 시도하면 처음엔 불편한 느낌이 들 것이며, 이 자세를 만들기 위해 어깨의 유연성을 늘려야 할지도 모른다. 하지만 이 자세를 유지할 만큼 유연하지 않아도 괜찮다. 할 수 있는 만큼만 좁게 바를 잡되, 견갑골을 모으며 중량을 등 상부에 견고하게 고정한다(아직 중량이 손에 실리진 않는다). 운동 올 때마다 스트레칭을 꾸준히 한다면 손 위치를 좀 더 좁게 잡을 수 있을 것이다.

스쿼트 동작

일단 랙에서 바를 들었으면, 뒤로 한두 발자국 뒤로 물러난 후, 위에서 언급한 적절한 스쿼트 자세를 잡는다(발뒤꿈치는 어깨너비, 발끝은 살짝 벌림).

바닥의 6피트(약 183cm) 정도 앞, 어느 한 지점을 정한 후 세트를 반복하는 동안 내내 그 지점을 응시한다.

천장을 봐선 안 된다. 천장을 바라보면 올바른 바닥자세를 만들 수 없으며, 좋은 엉덩이 움직임과, 가슴 위치를 망가트리며, 심지어 목 부상까지 일으킨다.

이젠 아래로 내려가는 동작을 할 준비가 되었으며, 내려갈 때 가슴을 세우고 등 전체를 곧고 단단하게 유지한 상태에서 엉덩이를 뒤로 뺀 후 수직으로 내려간다.

많은 사람들이 아래로 내려갈 때 무릎을 과도하게 앞으로 구부려 중량을 대퇴사두근에 실으려는 경향이 있다. 하지만 이때 무릎이 지나치게 발끝을 넘어가게 되면 각종 통증이나 문제, 특히 슬개골 바로 아래에 있는 슬개건 부상을 초래할 수 있는 치명적인 자세가 된다.

어림잡아 말해보자면 내려가는 동작의 1/3 혹은 절반 정도일 때 무릎이 앞으로 나가야 하며, 발끝 그 이상까지는 넘어가지 않는다.

무릎이 발끝을 넘어가게 되면 스쿼트는 단순히 엉덩이를 위아래로 들었다 내리는 동작이 되고 만다.

스쿼트 바닥자세에선 엉덩이가 무릎보다 살짝 낮은 위치(대퇴골이 지면과 평행선을 이루는 곳보다 살짝 아래에 있게 된다)에 있어야 한다.

무릎은 발끝 바로 앞에 있어야 하며, 등은 일직선을 유지하되 반드시 아치형을 유지해야 하는 것은 아니다. 바벨은 발의 중심선 위에 놓인다.

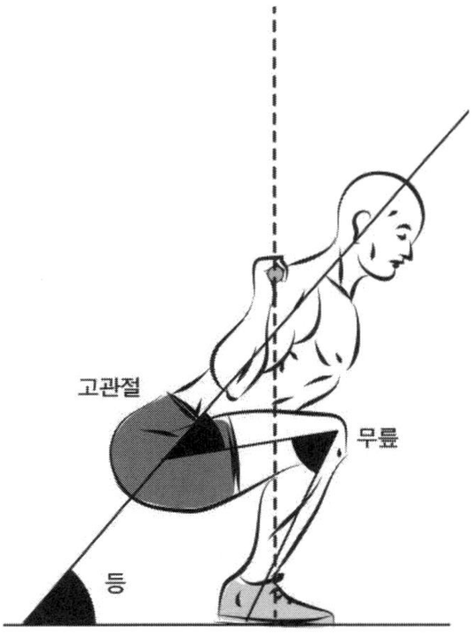

스쿼트하는 감을 잡기 위해 우선 맨몸으로 연습하길 바란다. 본인이 잘하고 있는지 확인하고 싶다면, 카메라로 영상을 찍어 자신이 실제 하고 있는 자세가 맞는 자세인지 보긴 바란다.

바닥자세에선 엉덩이를 앞이 아닌 위로 밀어내야 하며 어깨도 엉덩이와 같은 속도로 세운다. 이렇게 하기 위해선 허리의 각도를 계속 유지하며 바벨이 발의 중심선 위에 놓여 있어야 한다. 만약 엉덩이가 어깨보다 빠르게 일어선다면 몸이 앞으로 기울기 시작하며, 이때 목과 허리에 상당한 압박이 전해진다.

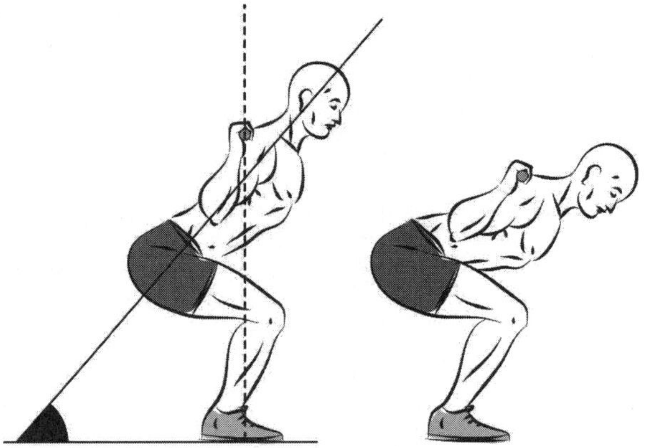

올바른 자세
고관절과 어깨가
같은 페이스로 올라감

틀린 자세

다른 것은 신경 쓰지 말고 상체를 세우고 허리의 올바른 각도를 유지하면서 엉덩이를 위로 들어올리는 것만 생각하라. 그러면 올바른 자세로 일어서게 될 것이다.

스쿼트 팁

스쿼트를 하는 동안 무릎과 발을 일직선으로 유지하는 데 어려움을 겪고 있다면 지금 설명할 몇 가지 가동성운동을 하는 것이 좋다. 일단 맨몸으로 바닥자세를 만든 후 손을 마주잡고 팔꿈치를 무릎 안쪽에 두고 밖으로 밀어주며 무릎을 슬금슬금 밖으로 벌려준다. 20~30초간 하고 쉬고 이것을 여러 번 반복해준다. 이 가동성운동을 한 주에 몇 번씩 하게 되면 중량을 들었을 때 자세가 더 좋아진 것을 확연하게 느낄 것이다.

만약 어깨가 뻣뻣하여 바를 더 위에 놓게 되면 각도가 미묘하게 변한다. 아래의 그림을 보라.

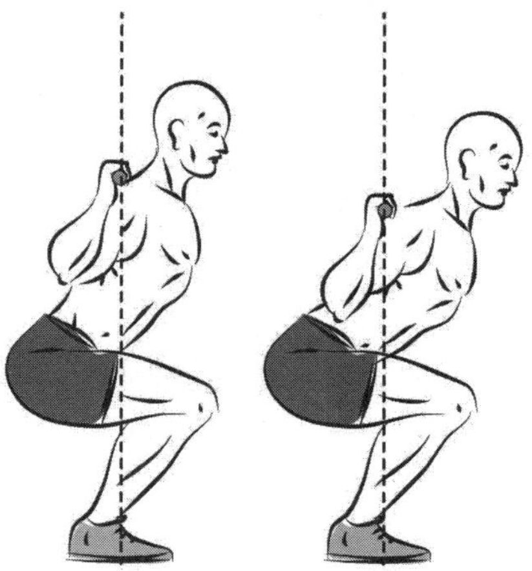

왼쪽의 그림은 이른바 하이바 스쿼트high-bar squat라고 하며, 오른쪽 그림은 로우바 스쿼트 low-bar squat라고 한다. 본인은 로우바 스쿼트를 더 선호한다. 로우바 스쿼트는 하이바 스쿼트에 비해 무릎에 가해지는 토크가 적지만, 두 자세 모두 무릎이 견뎌낼 수 있는 범위를 넘어서지 않으며, 이점과 관련해서 한 자세가 다른 자세보다 더 낫다던가 하진 않는다.[333] 어떤 스쿼트 자세든 본인에게 좀 더 편안 것으로 하라.

스쿼트 동작을 빠르게 하면 무릎에 가해지는 전단력과 압축력이 증가한다.[334] 하강할 때 단순히 엉덩이를 가장 빠르게 내리려 하지 말고 움직임을 통제하라.

첫 회를 시작하려 할 때 호흡을 크게 들이쉰 후 숨을 멈추고 몸통 전체를 탄탄하게 유지한다. 매 반복마다 호흡을 참거나 조금씩 뱉어내고(대략 들이쉰 호흡의 10% 정도), 선 자세에서 다시 들이마셔라.

선택의 여지가 없으면 모를까 스미스 머신에서는 스쿼트를 하지 않도록 한다. 스미스 머신에서 스쿼트를 하게 되면 꽤 불편하여 부자연스러운 가동범위가 나오게 되며, 연구에 따르면 같은 무게일 경우에 스미스 머신에서 하는 것보다 바벨 스쿼트를 하는 것이 더 효과적이다.[335]

하강시 허리가 말리게 되면(일명 'butt wink') 햄스트링이 너무 경직되기 때문이다. 매일 햄스트링 스트레칭을 하면(운동 후에 하라. 연구에 따르면 운동 전에 햄스트링 스트레칭을 할 경우 스트렝스를 떨어뜨리고 부상예방 효과가 없다고 한다) 당신의 골반이 자연스럽게 아래로 약간 회전하면서 햄스트링이 이완되면 바닥자세를 만들 때까지 허리의 정렬을 유지할 수 있을 것이다.[336]

또한 스쿼트할 때 발을 일직선으로 놓지 마라. 그럴 경우 무릎에 가해지는 스트레스가 증가한다. 스탠스가 넓어질수록 신체는 발이 허벅지와 평행하길 원한다. 스쿼트시 평행을 유지하지 못하고 비틀게 되면 부자연스러운 토크가 무릎에 전달되고, 상승시 무릎이 안으로 모여 부상 위험이 증가하게 된다.

바닥자세에서 햄스트링과 둔근, 서혜부 근육의 가동범위까지 늘려서 약간의 '반동'을 만들고, 이 반동으로 상승을 시작할 수 있다.

당신이 파워리프터가 아닌 이상, 파워리프터처럼 스탠스를 엄청 넓게 하지 마라. 이와 같은 자세는 무게를 더 들 수 있게는 해주지만 대퇴사두근의 역할이 줄어들게 된다.

---

333) James Watkins, *Structure and Function of the Musculoskeletal System* (Champaign, IL: Human Kenetics, 2010).

334) Jim P. Vakos, Arthur J. Nitz, A. Joseph Threlkeld, Robert Shapiro, and Terry S. Horn, "Electromyographic Activity of Selected Trunk and Hip Muscles during a Squat Lift: Effect of Varying the Lumbar Posture," *Spine* 19, no. 7 (1976): 687-95.

335) Shane Schwanbeck, Philip D. Chilibeck, and Gordon Binsted, "A Comparison of Free Weight Squat to Smith Machine Squat Using Electromyography," *Journal of Strength and Conditioning Rsearch* 23, no. 9 (2009): 2588-91. doi: 10.1519/JSC.0b013e3181b1b181.

336) Antonio La Torre, Carlo Castagna, Elisa Gervasoni, Emiliano Cè, Susanna Rampichini, Maurizio Ferrarin, and Giampiero Merati, "Acute Effects of Static Stretching on Squat Jump Performance at Different Knee Starting Angeles," *Journal of Strength and Conditioning Research* 24, no. 3 (2010): 687-94. doi: 10.1519/ JSC.0b013e3181c7b443; Stephen B. Thacker, Julie Gilchrist, Donna F. Stroup, and C. Dexter Kimsey, "The Impact of Stretching on Sports Injury Risk: A Systematic Review of the Literature," *Medicine and Science in Sports and Exercise* 36, no. 3 (2004): 371-78.

햄스트링이나 발목 유연성이 부족한 경우 발뒤꿈치에 블록이나 플레이트를 놓고 스쿼트를 하라. 그리고 다음 챕터에서 소개하겠지만, 켈리 스타렛Kelly Starrett의 햄스트링과 발목 가동성을 늘리는 운동을 찾아보길 바란다.

믿든 안 믿든, 잘못된 신발을 신을 경우 스쿼트를 더욱 어렵게 만든다. 잘못된 신발이란 부드럽거나 밑창이 불안정하거나 발뒤꿈치가 높은 신발로, 이와 같은 신발을 신고 할 경우 불안정성을 만들며, 발뒤꿈치가 너무 높은 신발을 신으면 무게중심이 이동하고, 그로 인해 스쿼트할 때 무릎이 더 앞으로 나가게 된다.

밑창이 평평하거나 발뒤꿈치가 살짝 올라와 있고 단단한 역도화를 신고할 경우 좀 더 쉽게 앉을 수 있으며 햄스트링과 둔근을 좀 더 사용하는 느낌이 들 것이다. (이 책의 마지막인 보너스 리포트에 나온 추천 신발을 참고하라.)

스쿼트 변형 동작

세상엔 여러 가지 스쿼트 변형 동작들이 있지만 대다수는 기본적인 스쿼트보다 효과가 적으므로 추천하진 않는다.

그렇지만 비거 리너 스트롱거 프로그램에서는 환상적인 변형운동 오직 하나만 소개한다. 그것은 바로 프론트 스쿼트이다.

프론트 스쿼트

프론트 스쿼트의 경우 대퇴사두와 코어를 더 많이 사용하며, 척추에 가해지는 압축력이 적고 무릎에 전달되는 토크도 적어 특히 허리나 무릎 부상 및 제한요인을 가진 사람에게 유용하다.[337] 또한 적정 깊이까지 내려가기도 쉽다.

백 스쿼트와 마찬가지로 발을 어깨너비만큼 벌리며 발끝은 살짝 밖으로 벌려준다.

바를 잡는 방법은 여러 가지지만, 그 중 클린이라 불리는 역도 동작에서 사용하는 방법을 추천하며 아래의 사진과 같다.

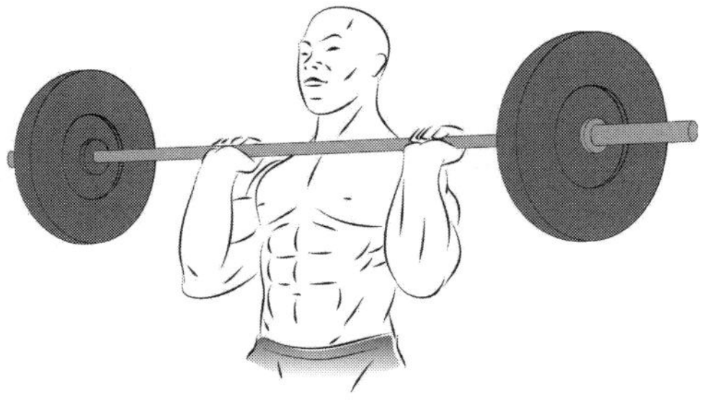

337) Jonathan C, Gullett, Mark D. Tillman, Gregory M. Grutierrez, and John W. Chow, "A Biomechanical Comparison of Back and Front Squats in Healthy Trained Individuals," *Journal of Strength and Conditioning Research* 23, no. 1 (2009): 284-92. doi: 10.1519/JSC.0b013e31818546bb.

손목에 너무 많은 스트레스가 가는 경우 손가락을 몇 개 펴거나, 엄지와 검지로만 잡는 것처럼 두 손가락으로만 잡도록 한다.

이 자세에서 바벨은 어깨 전면에 놓이게 되며, 이 자세에선 등상부가 더 힘을 줘야 하고 몸통을 세우며 가슴과 팔꿈치는 살짝 위로 세우고 앞에 있어야 한다. 손과 손목 부상 위험이 있으니 바벨을 어깨보다 위에 놓지 마라. 처음엔 이 자세가 불편하게 느껴지겠지만 곧 어깨로 중량을 짊어지길 원하게 될 것이다.

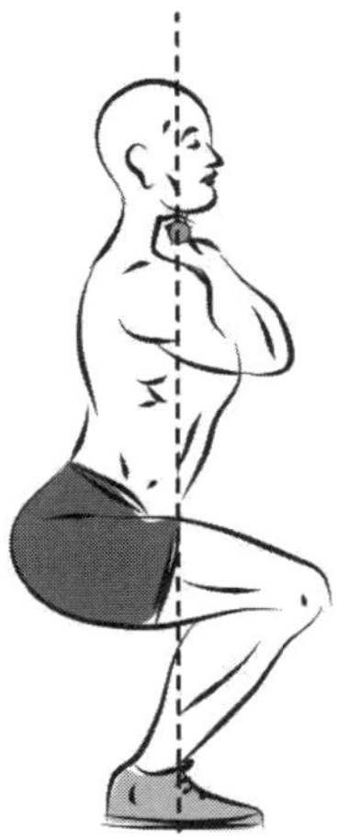

몸을 단단하게 만들고 곧게 선 자세를 유지한다.

하강시 크게 호흡을 들이마시고 코어를 안정화한다. 엉덩이 밖으로 밀어내고 무릎이 모이지 않고 발과 일치하도록 하며 허벅지가 지면과 평행하는 곳보다 조금 낮은 위치에 올 때까지 내려온다. 백 스쿼트할 때보다 무릎이 앞으로 더 나가는 것을 느끼겠지만 이것이 정상이다.

상승할 때 발뒤꿈치를 밀어주며 일어서고, 가슴을 세우며 등을 탄탄하게 만들고 팔꿈치를 높게 둔다.

벤치 프레스

웨이트 트레이닝에 처음 입문하는 경우라면 당신이 아는 모든 사람이 벤치 프레스를 얼마나 드는지 물어볼 것에 대한 준비를 하라. 벤치 프레스는 하는 법은 쉽지만(스쿼트나 데드리프트가 훨씬 어렵다), 무거운 무게로 다루는 것은 남자다움이나 강함의 동의어나 마찬가지로 본다.

그래서 사내들은 가슴운동을 거의 빠트리지 않고 하며, 조금이라도 벤치 프레스 중량을 올리려는 욕심에 여러 가지 실수를 한다. 바벨을 아래로 내리는 데 실패하거나, 허리에 과도한 아치를 만들거나, 엉덩이를 벤치에서 떼거나, 탑 자세에서 어깨가 위로 솟거나 혹은 말리거나, 팔꿈치를 밖으로 과도하게 벌리거나 등등.

어떤 운동은 덤벨 컬처럼 부상 위험을 크게 높이지 않으면서도 치팅을 할 수 있겠지만, 벤치 프레스는 이와 다르다. 자신이 뭘 하고 있는지도 모르고 잘못된 자세로 무거운 무게로만 할 경우 어깨가 다치기 쉬우며, 다친 어깨를 회복하고 재활하는 과정이 영원한 시간처럼 느껴질 것이다.

하지만 벤치 프레스를 올바른 자세로 하면 어깨는 안전하며, 가슴은 더욱 크고 강해질 것이다. 이제 벤치 프레스를 어떻게 하는지 알아보자.

벤치 프레스 셋업

강한 벤치 프레스는 강한 베이스에서 시작한다. 강한 베이스가 의미하는 바는 무엇인가.

우선 벤치에 누운 다음 견갑골을 뒤로 끌어당긴 후 호주머니에 넣는 것처럼 아래로 당겨 '나사처럼 조인다.' 누군가에게 뽐내는 것처럼 가슴을 들어주며, 동작을 하는 내내 '세운' 자세를 유지해야 한다.

그립은 어깨너비보다 조금 더 넓어야 한다(당신의 체형에 따라 대략 55~71cm). 그립이 너무 삼두근에 의존하게 되며(말이 난 김에 말인데, 클로즈 그립 벤치 프레스는 삼두근을 키우는 데 환상적인 운동이지만 차후에 다루도록 하겠다), 너무 넓게 잡은 경우 가동범위가 감소하고 운동효과가 전반적으로 떨어지게 된다.

이른바 '썸리스' 혹은 '자살' 그립(적절한 표현이다). 썸리스 그립은 엄지가 바를 감싸고 있는 것이 아니라 검지 옆에 붙어 있는 그립을 말한다. 사람들이 다양한 이유로 썸리스 그립을 선호하지만, 썸리스 그립의 단점은 명백하다. 고중량으로 할 경우 바벨이 손에서 미끄러져 나가기 쉬워 가슴에 떨어지거나 더 최악의 경우 목에 떨어질 수 있다. (날 못 믿겠다면 구글에 'thumbless grip bench press accident'라고 검색해보길 바란다!)

바를 손가락이 아닌 손바닥에 놓아야 하는데, 왜냐하면 손가락에 놓고 할 경우 손목 부상을 초래하기 때문이다.

바를 강하게 움켜잡아라. 스파게티 면을 부수는 느낌으로 강하게 움켜잡으면 좀 더 강해진다.

발을 무릎 밑에 두어 하체 부분에 안정적인 지지면을 만들어라. 그러면 발이 바깥을 향하게 될 것이며, 대퇴사두근을 탄탄하게 만들고 둔근을 활성화한다. 다리 윗부분은 바닥과 평행을 이루어야 하며 아랫부분은 90도를 이루어야 한다. 그러면 바를 들어올릴 때 발뒤꿈치로 바닥을 더 강하게 밀어내게 하여 아마도 들어봤을지도 모르는 '레그 드라이브'를 하게 된다(파워리프팅 대회에서 하는 걸 보면 발뒤꿈치를 든 채로 레그 드라이브를 하기도 한다. 당신에게 맞는 것 같으면 해도 무관하다).

일단 위에서 설명한 내용들을 숙지한 다음, 벤치 프레스를 하는 내내 이 자세를 유지해야 한다.

벤치 프레스 동작

팔꿈치를 쫙 펴고 훅에 놓인 바를 들어낸 후 벤치 프레스를 하는 내내 팔꿈치를 쭉 펴놓는다. 훅에 놓인 바벨을 가슴에 대각선을 그리며 곧장 내려놓아선 안 되며, 바를 훅에서 뽑을 때 가슴을 세운 상태를 유지하고 어깨의 긴장이 풀리지 않도록 한다. 그렇지 않으면 훅에서 바를 뽑을 때 어깨가 위로 솟기 때문이다.

연구에 따르면 팔과 몸통의 각도를 45도로 만들고 중간 너비로 그립을 잡는 것이 어깨를 보호하는데 가장 좋다고 한다.[338] 그러나 정확히 45도가 모두에게 통용되는 것은 아니며 사람에 따라 30~60도 사이에서 본인에게 제일 편한 각도로 하면 된다.

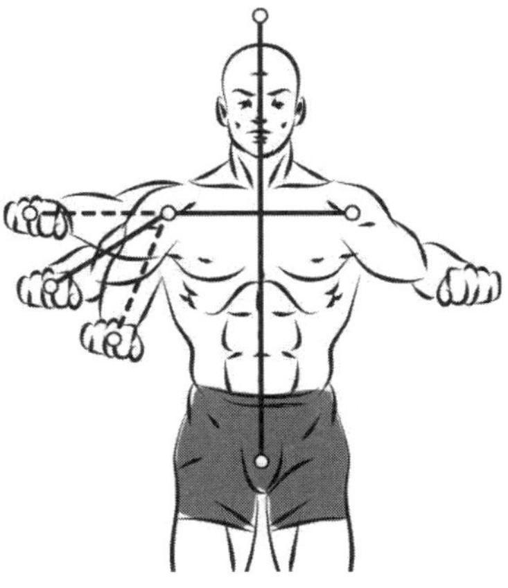

위 그림에서 가장 각도가 좁은 자세는 약 20도로 파워리프팅 경기에서 흔히 볼 수 있다. 가운데 자세는 약 45도로 본인이 생각하기에 가장 편안한 자세이다. 맨 위의 자세는 90도로 어깨에 과도한 스트레스를 주는 자세이다.

적절한 벤치 프레스 움직임은 바를 가슴 아래쪽(젖꼭지 바로 위)으로 내린 후 폭발적으로 위로 들어올리는 것이다.

바를 들어올릴 때엔 머리에서 배꼽으로 이동하는 것이 아니라 위아래 직선으로 이동해야 한다.

바를 가슴까지 내려야 하는지 말아야 하는지에 대한 끝없는 논쟁이 있다. 많은 피트니스 '전문가'들은 팔을 지면과 평행이 되는 지점 밑으로 내려선 안 된다고 말하며, 그 지점 밑으로 내려갈 경우 어깨에 과도한 스트레스를 준다고 한다. 하지만 이는 말도 안 되는 소리다.

가동범위를 줄이게 되면 운동효과가 감소하게 되며, 어깨 부상 위험은 깊이가 아니라 올바르

338) Carly M. Green and Paul Comfort, "The Affect of Grip Width on Bench Press Performance and Risk of Injury," *Strength and Conditioning Journal* 29, no. 5 (2007): 10-14. doi: 10.1519/00126548-200710000-00001.

지 않은 자세로 할 때 증가한다. 최대 가동범위를 올바른 자세로 할 경우 부상예방과 더불어 근성장을 최대로 이끌어낼 수 있다.

바가 움직이는 것을 쳐다보지 마라. 바가 움직이는 걸 쳐다보게 되면 바를 들고 내릴 때 각도가 변하게 된다. 대신에 천장의 한 지점을 정하고 벤치 프레스를 하는 동안 그 지점만 보도록 하라. 그래서 매 회 천장의 같은 지점을 보며 벤치 프레스하는 것을 목표로 삼아라.

시작자세에서 팔꿈치를 '쭉 편 상태tucked in'를 유지하며, 위로 드는 동안 특히 집중하길 바란다(레버리지를 얻기 위해 팔꿈치가 밖으로 벌어지는 경향이 있다). 팔과 몸통의 각도를 늘리면 중량은 들기 쉬워지나 어깨에 가해지는 스트레스 또한 증가한다.

벤치 프레스 팁

벤치 프레스를 하는 동안 가슴을 계속 세우도록 하며, 탑 자세에서 어깨가 위로 솟거나 말리는 일이 없도록 한다. 가슴을 세우고 팔꿈치를 쭉 펴고 견갑골은 뒤로 모아야 한다.

다리로 바닥을 밀어내는 레그 드라이브를 사용하라. 레그 드라이브를 사용하면 힘이 고관절과 허리를 거쳐 전달되어 올바른 자세를 유지하는 데 도움이 되고 밀어내는 힘을 증가시킨다.

항상 엉덩이를 벤치에 붙이도록 하며, 엉덩이가 들리면 중량이 너무 무거워질 것이다. 벤치 프레스를 하는 동안 등 상부(벤치 위)와 엉덩이(위와 같음), 발바닥(땅바닥) 3가지는 항상 지면에 붙어 있어야 한다.

바를 가슴에서 반동 주지 말며, 바를 정교하게 내리고 몸 전체를 탄탄하게 만들어라. 바가 가슴에 닿으면 잽싸게 들어올려라.

머리를 벤치 쪽으로 강하게 밀어내면 목에 과도한 부담을 주므로 벤치 프레스를 하는 동안 자연스럽게 목에 긴장을 유지한다. 또한 뒤통수를 과도하게 벤치에 밀지 않는다.

또 바벨을 내리는 동안 힘차게 들어올리는 것을 상상하라. 매순간 바벨을 폭발적으로 들어올리는 것을 상상하게 되면 바벨을 더 쉽게 조절하며 내릴 수 있으며 반동도 예방하게 되고 심지어 근육이 바벨을 들어올리기 직전의 스트레스에 대비하도록 한다. (여담으로 이 테크닉은 모든 운동에 효과적이다.)

바벨을 랙에 걸기 전에 마지막 렙을 확실히 끝내라. 대부분이 마지막 한 회만 남았을 때, 바벨을 얼굴 방향으로 이동시키는 실수를 한다. 만약 마지막에 실수를 하여 아래로 떨어드리거나 훅을 제대로 걸지 못하면 어떻게 될까? 아마 보기 좋은 모습은 아닐 것이다.

대신에 평소처럼 팔꿈치를 쭉 피고 바벨을 수직으로 밀어낸 이후 머리 방향으로 이동하여 바벨이 랙의 윗부분에 닿으면 그때 천천히 내린다.

벤치 프레스 변형 동작

비거 리너 스트롱거 프로그램에선 기본 벤치 프레스 동작의 2가지 변형자세를 하게 될 것이다. 그건 바로 인클라인 벤치 프레스와 클로즈 그립 벤치 프레스이다.

인클라인 벤치 프레스

'윗가슴' 논쟁은 운동업계에서 '논란이 많은' 주제 중 하나다.

특별히 윗가슴만을 위한 가슴운동을 할 필요가 있을까? 혹은 모든 가슴운동이 근섬유에 똑같은 자극을 줄까? 한발 더 나아가서, '윗가슴'이란 게 존재 하는가?

이걸 짧지만 즐겁게 설명해보겠다.

우리가 이른바 '윗가슴'이라고 부르는 근육은 쇄골부로, 아래에 표시된 부분과 같다.

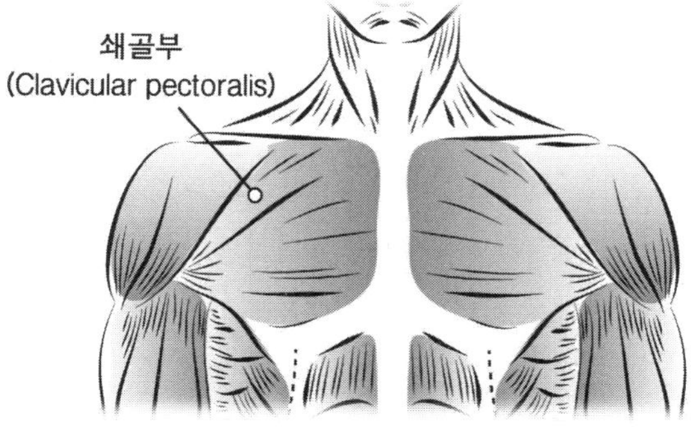

사람들이 뭐라고 부르든 상관없이, 쇄골부는 대흉근의 일부분이 아니다. 대흉근과 쇄골부는 같은 신경을 공유하고 있지만, 근섬유의 각도가 상당히 다르다. 고로 어떤 운동은 대흉근을, 또 어떤 운동은 쇄골부를 중점적으로 자극할 수 있다.

하지만 중점으로라고 말했지 고립이라고 말하지 않았다. 왜냐하면 하나 혹은 두 부위를 중점적으로 하는 모든 운동은 어느 정도 다른 근육도 포함하게 되어 있다. 그럼에도 불구하고 가슴을 골고루 키우려면 2가지 간단한 이유로 쇄골부를 키우는 운동을 해야 한다.

1. 쇄골부는 작고 발달하는 데 상당한 시간이 걸린다.
2. 쇄골부를 키우는 운동은 또한 대흉근을 키우는 데도 좋다.

윗가슴을 키우는 최고의 방법은 인클라인 벤치 프레스를 많이 하는 것이다. 인클라인 벤치 프레스를 프로그램에 넣은 이유는 플랫 또는 디클라인 벤치 프레스보다 쇄골부를 더 자극할 수 있기 때문이다.[339]

---

339) Chris Barnett, Vaughan Kippers, and Peter Tuner, "Effects of Variations of the Bench Press Exercise on the EMG Activity of Five Shoulder Muscles," *Journal of Strength and Conditioning Research* 9, no. 4 (1995): 222-27. doi:

인클라인 벤치 프레스를 할 대 각도는 30~45도 정도야 한다. 본인은 30도를 선호하지만 상당수는 45도에 근접한 범위를 선호한다. 그러니 30~40도 사이에서 시도해본 후 본인이 선호하는 각도로 하길 바란다.

인클라인 벤치 프레스의 기본 셋업과 움직임은 벤치 프레스와 유사하며, 하나의 예외만 있다. 바가 턱을 지나가야 하며, 바가 수직으로 이동하기 위해 쇄골 바로 아랫부분에 닿아야 한다.

클로즈 그립 벤치 프레스

이전에도 언급했듯이 그립을 좁게 벤치 프레스하면 흉근보다는 삼두근을 더 사용할 수 있다. 클로즈 그립 벤치 프레스는 본인이 가장 좋아하는 삼두근 운동 중 하나다.

클로즈 그립 벤치 프레스를 할 경우 그립은 어깨너비보다 살짝 좁아야 하며 너무 가까워서도 안 된다. 많은 사내들이 그립을 굉장히 좁게 하는 경우를 목격하게 되는데 이렇게 하면 어깨와 손목에 부담이 많이 가며 부상을 입기 쉽다.

기본적인 셋업과 움직임은 벤치 프레스와 같다. 견갑골을 '나사처럼 조이고' 허리는 살짝 아치형으로 만들며, 발바닥은 지면을 고르게 지지하고, 바는 수직으로 움직이며, 가슴 아랫부분을 닿은 후 위로 들어올린다.

만약 바닥자세에서 어깨나 손목이 불편하다면 손가락 크기만큼 그립을 더 넓게 벌린 후 다시 시도해보라. 그래도 불편하다면 편한 너비를 찾을 때까지 반복해서 시도한다(하지만 일반적인 벤치 프레스만큼 넓어져선 안 된다!).

데드리프트

데드리프트는 궁극의 전신운동이며, 말 그대로 전신의 근육을 모두 단련한다. 다리, 둔근, 등 전체, 코어, 팔 근육 등. 기본적으로 전신의 힘을 만들 때 사용되는 어느 근육이든 데드리프트할 때도 사용되며, 이런 이유로 데드리프트는 효과적인 스트렝스 훈련 프로그램의 필수적인 요소이다.

근육이나 스트렝스를 키울 때 데드리프트가 가진 효과에 대해 논쟁하는 사람은 거의 없지만, 몇몇은 데드리프트가 위험한 운동이며, 어느 날 심각한 허리부상을 입고 싶지 않다면 데드리프트를 해선 안 된다고 말하기도 한다.

언뜻 보기에 이와 같은 두려움은 어느 정도 타당성이 있다. 수백 파운드를 바닥에서 들어올리면 등, 특히 허리와 척추기립근에 상당한 압력이 가해져 흉추나 요추에 재앙을 가져다줄 것이라는 생각이다.

발렌시아대학교에서 척추 양옆을 길게 늘어져 있는 근육이며 허리부상 예방에 중요 역할을

10.1519/1533-4387(1995)0092.3.CO;2.

하는 부척주근을 효과적으로 단련하는 방법에 대해 연구하였다.340)

허리통증이 없는 25명을 대상으로 두 가지 종류의 운동을 하도록 하였다. 한 집단은 백 익스텐션, 전방 굴곡, 한 다리 데드리프트, 브릿지처럼 맨몸운동을 하였으며, 다른 집단은 최대 중량의 70%로 런지와 데드리프트를 하였다. 그리고 전기자극을 이용해 근육이 수축하는 정도를 측정하는 근전도검사를 통해 근육의 활성도를 측정하였다.

결과는 다음과 같았다. 데드리프트는 부척주근을 활성화하는 데 가장 효과적이었다. 다른 운동은 데드리프트에 비하면 턱없이 모자랐다. 데드리프트시 평균 근육활성도는 88%였으며 피크시 113%였다. 반면에 백 익스텐션의 평균은 58%, 런지는 평균 46%, 피크 시 61% 정도 활성화가 일어났다. 나머지 운동들의 평균범위는 29~42% 정도였으며, 보수 볼 위에서 브릿지를 할 경우 가장 효과가 적었다.

그래서 이 연구는 데드리프트가 부척주근을 강화하는데 효과적인 운동이라고 결론내렸다.

워터루대학교에서는 데드리프트시 얼마나 요추가 구부러지며, 요추와 요추인대에 얼마나 많은 압력이 가해지는지 연구하였다.341) 데드리프트가 등, 특히 허리에 과도한 스트레스를 주어 부상을 초래할까?

실험자는 실시간 엑스레이 이미지(일명 형광투시법)를 사용하여 엘리트 파워리프터들이 중량 없이 척추를 최대한 구부렸을 때와 400파운드 이상의 무게로 데드리프트를 하였을 때를 관찰하였다. 한 명의 예외도 없이 척추를 최대로 구부렸을 때 보여준 정상적인 가동범위로 데드리프트를 하였고, 인대 길이는 영향을 받지 않았다. 이것은 요추인대가 중량을 지지하는 걸 돕진 않지만 대신에 가동범위를 제한한다는 것을 보여준다.

결론적으로 올바른 자세로 데드리프트를 할 경우 척추기립근을 포함하여 등 전체를 강하게 만들며 가동범위의 측면에서 볼 때 부자연스러운 일은 발생하지 않는다.

스쿼트나 벤치 프레스와 마찬가지로, 안 좋은 자세가 데드리프트에게 오명을 주었다. 데드리프트를 할 때 하게 되는 실수는 여럿 있지만 그 중에 가장 '오답'은 허리를 둥글게 구부린 채 데드리프트를 하는 것이며, 이렇게 할 경우 척추기립근을 비롯하여 척추와 인대까지 상당한 스트레스가 가해진다.

이것은 우리가 하는 방식이 아니다. 이제 데드리프트를 올바르게 하는 법을 배워보자.

340) Juan C. Colado, Carlos Pablos, Ivan Chulvi-Medrano, Xavier Garcia-Masso, Jorgez Flandez, and David G. Behm, "The Progression of Paraspinal Muscle Recruitment Intensity in Localized and Global Strength Training Exercises Is Not Based on Instability Alone," *Archives of Physical Medicine and Rehabilitation* 92, no. 11 (2011): 1875-83. doi: 10.1016/j.apmr.2011.05.015.

341) Jacek Cholewicki and Stuart M. Mcgill, "Lumbar Posterior Ligament Involvement during Extremely Heavy Lifts Estimated from Fluoroscopic Measurements," *Journal of Biomechanics* 25, no. 1 (1992): 17-28. doi: 10.1016/ 0021-9290(92)90242-S.

데드리프트 셋업

시작은 항상 바를 랙이나 안전핀이 아닌 바닥에 내려놓고 시작한다.

보폭은 어깨너비보다 좁게 하며, 발끝은 살짝 밖으로 벌린다. 항상 바가 발 가운데(발등의 위) 놓이게 서야 한다.

가슴을 펴고 척추를 길게 세워 선 후, 크게 공기를 들이마셔 횡격막으로 보낸다(폐가 아니라). 또한 복부에 펀치를 가격당하는 것처럼 복부를 단단하게 잠근다.

정강이가 바에 닿을 때까지 무릎을 구부리고 무릎은 바를 살짝 넘어서게 된다. 그러고 나서 등이 일자로 정렬을 유지할 수 있도록 가슴을 세우고 몸 전체를 단단하게 만든다. 허리를 과도하게 아치형으로 만들지 않으며, 스쿼트할 때처럼 견갑골을 뒤로 나사처럼 조이지 않는다. 가슴을 펴고 어깨를 뒤로 살짝 당겨 어깨와 귀가 멀어지게 만든다.

흔히 초보들이 하는 실수로 '스쿼트'하듯이 무릎을 숙여 엉덩이가 너무 낮은 자세를 만들곤 한다.

엉덩이가 적정 높이 밑으로 내려간 만큼 바벨을 들기 전에 엉덩이를 더 들어야 한다는 것을 의미하며, 한마디로 움직임 낭비가 된다.

대신에 햄스트링이 팽팽해지며 마치 단단한 '하프 스쿼트' 자세를 유지하는 것처럼 느껴져야 한다.

팔은 완전히 구부리지 않고 쭉 뻗고, 발 바깥에 놓아 손가락과 허벅지 사이에 충분한 공간이 있어야 한다.

바를 잡을 땐 바가 손가락이 아닌 손바닥 가운데 놓이게 하여 잡는다. 악력을 강하게 하기 위해서 양쪽 손바닥은 안쪽(오버핸드 그립)으로 향해야 한다. 다른 그립 방법인 '믹스 그립'으로 잡을 수도 있는데, 한 손은 안쪽(보통 비우세손)을, 다른 손은 바깥쪽을 향하게 하여 바를 잡으며, 믹스 그립의 경우 더 무거운 무게를 들 수 있게 한다.

시작자세는 아래와 같다.

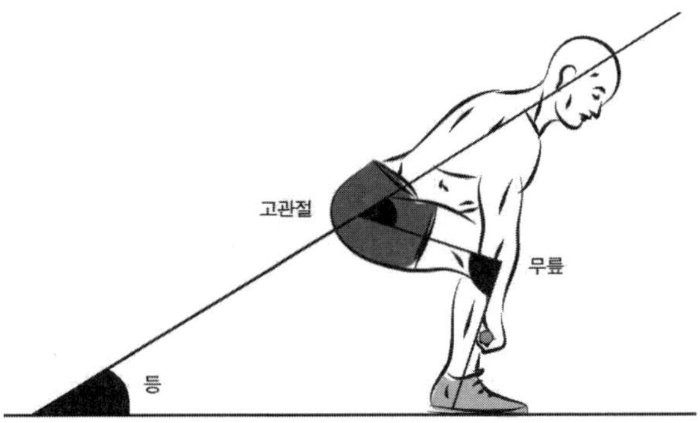

당신은 이제 바를 당길 준비가 되었다.

데드리프트 동작

발뒤꿈치를 밀며 가능한 빠르게 몸을 위로, 그리고 살짝 뒤로 세운다. 팔은 쭉 펴고 팔꿈치는 잠겨 있어야 하며, 허리는 살짝 아치형을 유지한다(둥글게 말려선 안 된다!).

명심해야 할 점으로 엉덩이와 어깨를 동시에 세워야 한다. 어깨를 세우지 않고 엉덩이만 들어선 안 된다.

몸을 세우는 동안 햄스트링과 엉덩이가 강하게 사용되는 느낌이 들어야 한다. 척추의 정렬을 유지하고 몸 전체를 강하게 긴장시키고 바벨이 움직이는 경로를 최대한 수직에 가깝게 만들어라(바벨을 들어올리는 동안 측면의 움직임은 거의 없어야 한다).

바는 정강이와 무릎, 허벅지를 스쳐지나가며 이동해야 하며, 선 자세가 될 때 엉덩이를 강력하게 수축시켜야 한다. 선 자세에서 가슴을 구부려선 안 되며, 어깨를 아래로 내려 어깨가 귀에서 멀어져야 한다. 몸을 뒤로 기대지 말며, 슈러그할 때처럼 어깨가 솟아선 안 된다.

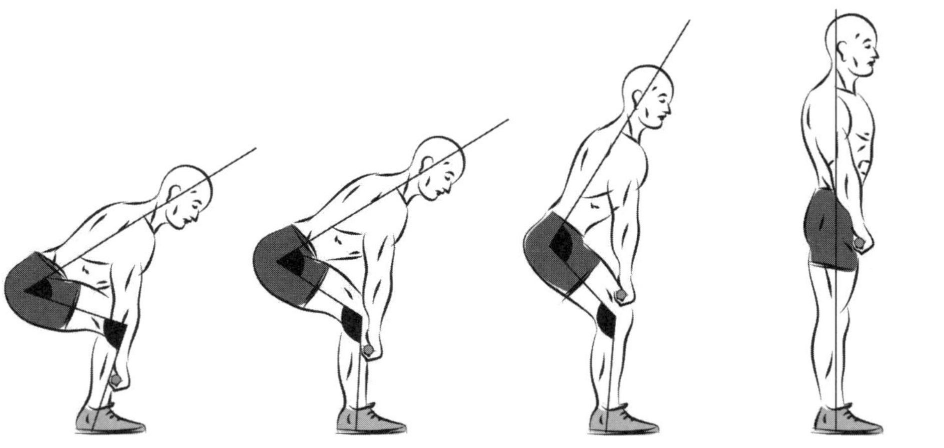

나머지 절반의 움직임은 바벨을 바닥으로 주의 깊게 내리는 것이다(그렇다. 바벨은 반드시 다시 바닥으로 돌아가야 한다!) 내리는 동작은 들어올리는 동작과 거울에 비친 모습처럼 기본적으로는 같다.

우선 엉덩이를 뒤로 빼는 동작으로 시작하며, 바벨은 수직으로 내려가 허벅지를 지나 무릎까지 내려가도록 하라. 바벨이 무릎을 지날 때쯤 무릎을 구부려 정강이를 따라 내려가도록 하라. 바벨을 내리는 동안 척추는 정렬을 유지하고 등 전체를 강하게 긴장시켜야 한다.

일부러 바벨을 천천히 내릴 필요는 없으며, 특히 바벨이 무릎을 지날 때는 더 그렇다. 바를 내리는 시간은 1~2초 정도 걸려야 한다.

바벨을 내리고 나서 다음 렙을 시작하는 2가지 방법이 있다. 하나는 터치 앤 고이며, 다른 하나는 스탑 앤 고 방식이다. 터치 앤 고 방식은 말 그대로 바벨이 바닥에 닿자마자 바로 다음 렙을 시작하는 것이며, 스탑 앤 고 방식은 바벨이 바닥에 닿고 1초 정도 지난 후 다음 렙을 시작하는 것이다.

후자가 더 어려우나 그렇다고 무조건 더 뛰어난 것도 아니다. 둘 다 해보고 본인에게 맞는 것을 찾는 것이 더 중요하다. 나는 터치 앤 고 방식을 선호하나 때때로 아주 무거운 무게로 할 경우 데드 스탑 방식을 하기도 한다.

데드리프트 팁

데드리프트를 하는 날이면 정강이가 바에 스쳐 까지지 않도록 긴 바지나 긴 양말을 신도록 하라. 자세가 안 좋아서 그렇기도 하겠지만, 팔다리와 몸통의 길이 문제로 어쩔 수 없이 까질 수도 있다.

스쿼트할 때와 마찬가지로 데드리프트를 할 때도 에어쿠션이나 젤이 있는 신발이나 또는 과도하게 발뒤꿈치가 높은 신발은 좋지 않다. 이런 신발은 안정성에 악영향을 주며, 힘을 제대로 쓰지 못하게 하고 좋은 자세를 유지하는 데도 방해가 된다.

데드리프트나 스쿼트를 위해 바닥이 평평하고 단단한 신발이나 역도화 하나쯤 장만하는 게 좋다.

데드리프트할 때 팔을 구부리면서 시작할 경우, 이두근에 불필요한 긴장을 주게 된다. 그러니 데드리프트를 하는 내내 팔꿈치를 쭉 펴도록 한다.

강한 악력을 위해 믹스 그립보다는 가급적 오버핸드그립을 하는 게 좋다. 하지만 데드리프트 무게가 점차 늘게 되면 악력이 무게를 버티지 못해 손이 풀리기 시작할 것이다. 이와 같은 일이 생기면 그립을 믹스 그립으로 바꾸고, 당신이 괜찮다면 악력강화 훈련도 훈련루틴에 추가하길 바란다. 여길 참고하라. http://bit.ly/grip-training.

데드리프트를 할 때 스탠스나 그립을 너무 넓게 잡으면 이상한 운동이 되어버린다. 데드리프트 스탠스는 스쿼트 스탠스보다 좁으며, 손은 발 바깥에 놓여야 한다.

바를 부셔버릴 것처럼 강하게 쥐도록 하라. 손이 하얗게 될 만큼 잡지 않으면 바를 강하게 쥔 게 아니다.

바벨을 들어올릴 때 엉덩이가 높은 자세에서 시작하게 되면 스티프레그 데드리프트처럼 하는 것이나 마찬가지며, 스티프레그 데드리프트는 허리와 햄스트링에 더 많은 스트레스를 준다. 그러니 시작자세에서 엉덩이를 충분히 낮추도록 한다.

데드리프트를 하는 동안 위를 쳐다보지 않는다. 머리의 정렬을 유지하고 척추부터 머리까지 일자로 유지하라.

데드리프트 변형 운동

스모 데드리프트

스모 데드리프트는 가동범위를 줄이고 허리에 가해지는 전단력을 줄이기 위해 스탠스를 넓게 잡는다(어깨너비의 1.5~2배 정도).[342] 당신의 신체구조에 따라 컨벤셔널 데드리프트보다 고관절이 더 편하게 느껴질 것이다(평소에 발끝이 밖을 향하며 걷는다면 스모 데드리프트가 더 적합할지도 모른다).

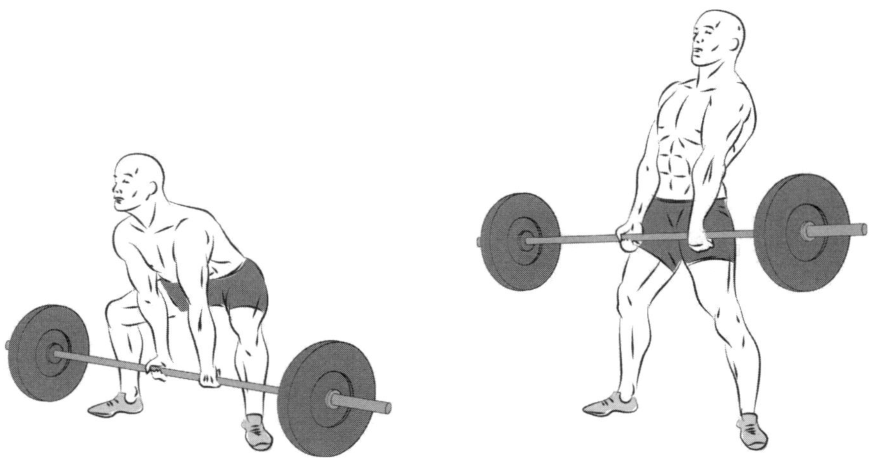

스모 데드리프트의 단점은 가동범위가 적다는 것이다. 가동범위가 적은 만큼 운동량이 줄어들며, 그 말인 즉 근육발달이 전반적으로 적다는 것을 의미한다.[343] 그렇지만 컨벤셔널 데드리프트를 할 유연성이 부족하거나, 아니면 단순히 불편함을 느끼거나 혹은 허리통증이 있다면 스모 데드리프트를 한번 시험 삼아 해보라.

헥스 바 데드리프트

헥스 바(또는 트랩 바) 데드리프트는 데드리프트를 습득하는 데 좋은 변형운동이다. 왜냐하면 헥스 바로 할 경우 고관절과 발목 가동성이 많이 필요하지 않으며 척추에 가해지는 전단력 또한 적기 때문이다.[344] 또한 컨벤셔널 데드리프트보다 더 많은 중량을 들 수 있게 되어 전반적으로

---

342) Rafael F. Escamilla, Tracy M. Lowry, Daryl C. Osbahr, and Kevin P. Speer, "Biomechanical Analysis of The Deadlift during the 1999 Special Olympics World Games," *Medicine and Science of Sports and Exercise* 33, no. 8 (2001): 1345-53. doi: 10.1097/00005768-200108000-0016

343) Juan C. Colado, Carlos Pablos, Ivan Chulvi-Medrano, Xavier Garcia-Masso, Jorgez Flandez, and David G. Behm, "The Progression of Paraspinal Muscle Recruitment Intensity in Localized and Global Strength Training Exercises Is Not Based on Instability Alone," *Archives of Physical Medicine and Rehabilitation* 92, no. 11 (2011): 1875-83. doi: 10.1016/j.apmr.2011.05.015.

하체 파워를 발달시키는 데 효과적이다.[345]

하지만 컨벤셔널 데드리프트는 기립근과 둔근을 강화하는 데 더 효과적이다. 왜냐하면 헥스바 데드리프트는 중량이 대퇴사두근에 많이 실려 스쿼트에 가깝기 때문이다.

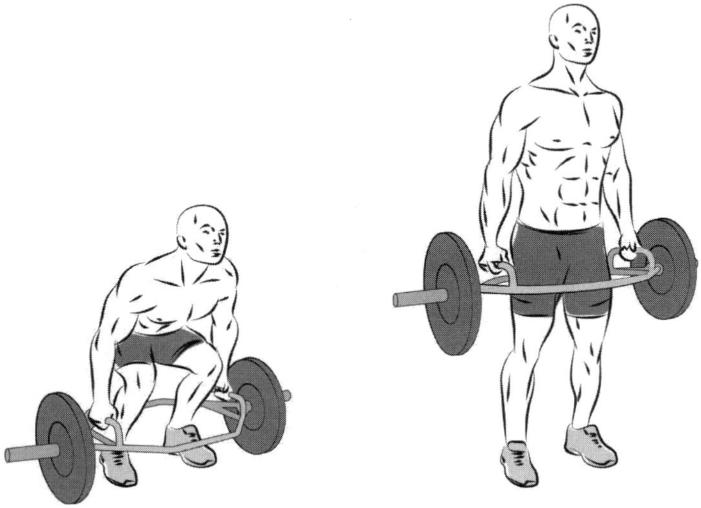

루마니안 데드리프트

일명 'RDL'이라 불리는 루마니안 데드리프트는 루마니안 파워리프터인 니쿠 블라드Nicu Vlad가 처음 시작했으며, 니쿠 블라드는 겨우 220파운드(약 90kg)의 체중으로 700파운드(약 317kg)의 프론트 스쿼트를 하는 기염을 토했다.

RDL은 대퇴사두근의 개입을 최소로 하고, 둔근과 햄스트링을 주 타깃으로 하는 운동이다.

RDL은 바벨을 안전핀이나 랙의 낮은 부분에 두고 시작한다. 컨벤셔널 데드리프트와 같은 스탠스와 그립이 같으며, 랙에서 바벨을 든 후 한두 발짝 뒤로 나온다. 선 자세에서 무릎을 완전히 펴고 가슴은 세우며, 등은 수직을 이루며 탄탄하게 긴장을 유지하고 시선은 3미터 앞의 바닥을 바라본다.

움직임을 시작할 때 대퇴사두근에 약간의 긴장을 줄 정도만 무릎을 구부리며 허리는 가볍게 아치형을 만든다. 엉덩이를 뒤로 빼며 바를 수직으로 내리고, 어깨가 바벨 바로 위에 놓일 만큼 몸통을 앞으로 숙인다.

바는 무릎을 지나 정강이까지 내려가며, 등이 구부러지지 않는 범위에서 최대한 낮게 내린

---

344) Paul A. Swinton, Arthur Stewart, Ioannis Agouris, Justin W. L. L. Keogh and Ray Lloyd, "A Biomechanical Analysis of Straight and Hexagonal Barbell Deadlifts Using Submaximal Loads," *Journal of Strength and Conditioning Research* 25, no. 7 (2011): 2000-09. doi: 10.1519/JSC.0b013e3181e73f87.

345) Ibid.

다. 몸통의 각도가 증가하기 때문에 아마 바벨이 무릎 아래로 많이 내려가진 못하겠지만 그 정도면 충분하다. 만약 바벨이 바닥을 터치한다면 루마니안 데드리프트를 잘못 하고 있는 것이다(당신이 무릎을 구부렸을 것이다).

무릎을 구부려 무릎의 긴장을 풀고 싶은 욕구를 참아라. 무릎을 구부리게 되면 부하가 햄스트링에서 대퇴사두근으로 이동하기 때문이다.

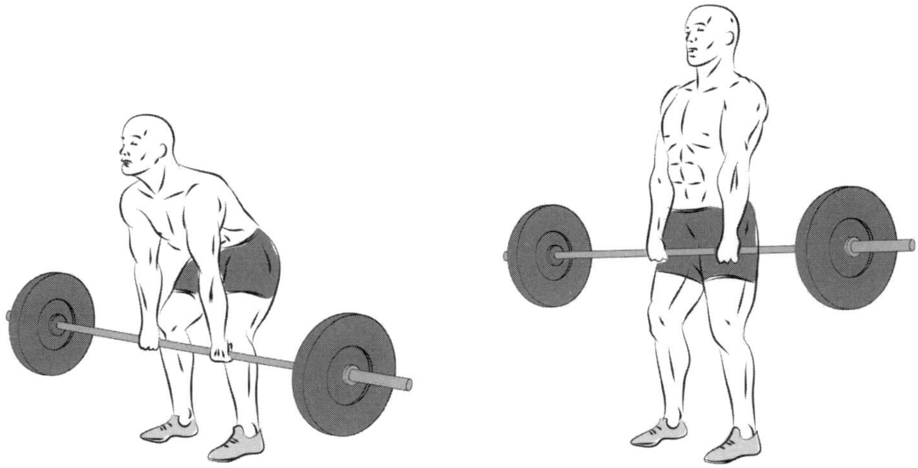

햄스트링이 충분히 늘어나고 등을 세울 준비가 되었다면 다시 시작자세로 돌아간다. 시작자세로 돌아가는 중에 가슴을 세우고 등을 탄탄하게 만들고 다리를 쭉 펴면서 바벨을 이동시킨다.

데드리프트를 하는 동안 등 전체를 탄탄하게 유지한다. 가슴이 구부정해지거나 허리의 긴장이 풀리지 않도록 한다.

밀리터리 프레스

밀리터리 프레스는 여러모로 최고의 어깨운동이다. 밀리터리 프레스는 단순하고 배우기 쉬우며 무거운 무게를 안전하게 들 수 있게 해준다.

밀리터리 프레스의 경우 두 가지 변형동작이 있다. 서서 하거나, 앉아서 하거나. 서서 하는 경우 균형을 잡기 위해 코어와 허리에 상당한 스트렝스가 필요하며, 이것은 당신이 들 수 있는 무게를 제한하는 요인이기도 하다. 이 점이 밀리터리 프레스에 내재된 문제점은 아니나, 내 생각에 코어와 허리 스트렝스는 매주 하는 고중량 데드리프트와 스쿼트로 충분하다고 보며, 어깨에 부하를 최대로 하길 바란다.

그래서 나는 시티드 프레스를 하며, 당신에게도 시티드 프레스를 추천한다. 그렇긴 하지만 시티드 프레스는 적절한 밀리터리 프레스 스테이션이 필요하며 다음과 같이 생겼다.

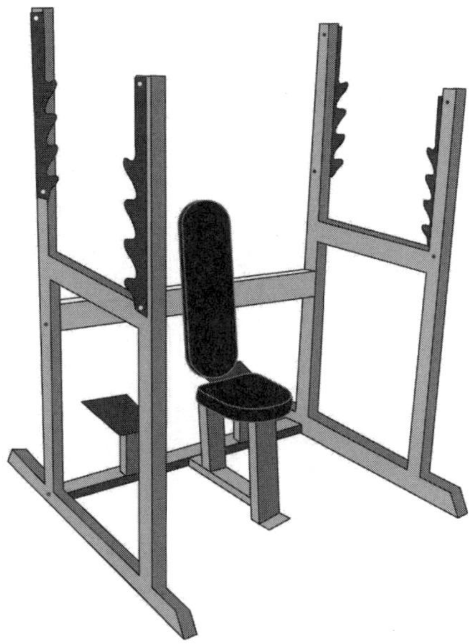

체육관에 이런 시설이 없거나 사용할 줄 모른다면 파워 랙이나 유틸리티 벤치를 대신 사용하거나, 스쿼트 랙을 이용하여 서서하는 프레스를 선택해도 된다.

자, 이제 시티드 프레스의 자세와 하는 방법을 알아보자.

시티드 밀리터리 프레스 셋업

발끝과 무릎은 살짝 바깥쪽을 향하고 다리는 어깨너비만큼 벌리며 발은 바닥을 평평하게 지지한다. 등 상부와 엉덩이가 벤치에 뿌리박을 수 있도록 발뒤꿈치로 바닥을 강하게 밀어준다.

벤치 프레스를 할 때와 마찬가지로 바를 잡는다. 팔을 어깨너비만큼 벌리며, 바는 손가락이 아닌 손바닥 중앙에 놓아야 한다. 허리는 정렬을 유지한다.

시티드 밀리터리 프레스 동작

바를 내리기 전에, 크게 호흡을 들이마시고 복부와 엉덩이를 탄탄하게 수축시키고 가슴은 세운다. 바를 쇄골을 향해 수직으로 내리며 팔꿈치는 벤치 프레스를 할 때와 마찬가지로 턱 자세를 유지한다(팔꿈치를 몸 안쪽에 두며, 밖으로 벌려지지 않도록 한다).

바벨이 코와 턱을 지나갈 수 있도록 머리를 뒤로 당기며, 천장이 아닌 정면을 쳐다본다(벤치 프레스의 경우 머리를 뒤로 당길 수도 없으며 가슴까지 바벨을 내려야만 하는데, 이런 이유로 벤치 프레스나 밀리터리 프레스는 다른 운동이다). 바닥자세에서 허리에 약간의 아치가 생길 순 있으나 과도해선 안 된다. 무게가 점점 늘어나기 시작할 때 허리에 과도한 아치를 만들게 되면 부상을 일으킬 수 있다. 만약 아치가 과도해지면 그 무게는 당신이 하기에 너무 무겁다는 의미다.

일단 바벨이 쇄골에 닿으면 내려온 경로 그대로 수직으로 밀어올리며, 바벨이 이마를 지나게 되면 몸통을 살짝 앞으로 이동하고 둔근을 강하게 수축한다. 팔꿈치가 완전히 펴질 때까지 바벨을 들어올려라. 어깨와 승모근, 등 전체를 강하게 수축하여 탄탄하게 만든다.

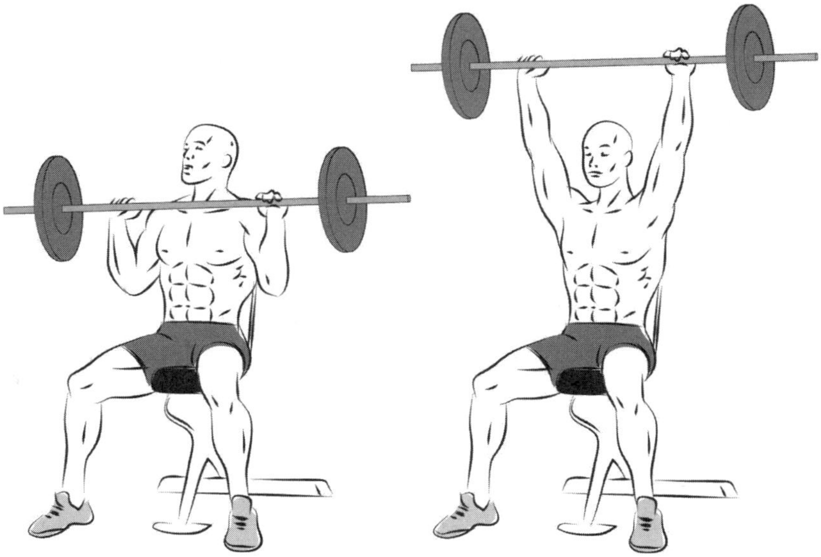

스탠딩 밀리터리 프레스 셋업 & 동작

스탠딩 밀리터리 프레스도 스티드 프레스와 같은 방식으로 한다. 단지 서서 하는 것뿐이다. 바를 스쿼트 랙에 스쿼트할 때와 같은 높이로 올려둔다. 바를 랙에서 가져오면 나머지는 위에서 설명한 방법과 같다. 복습하자면 발과 손은 어깨너비만큼 벌리며, 벤치 프레스할 때처럼 그립을 잡고, 척추는 정렬을 유지하고, 바벨을 쇄골까지 내리며, 정면을 바라보고 머리를 뒤로 당기며 내려왔던 경로와 똑같이 위로 들어올린다. 바벨이 이마를 지나면 몸통을 살짝 앞으로 숙이며, 엉덩이를 강하게 수축하고 팔꿈치를 쭉 편다.

비거 리너 스트롱거 운동법

'근육 혼돈' 이론이 바보 같고 비과학적이나, 똑같은 루틴을 하다가 새로운 운동을 하면 우리의 몸이 좋게 반응하다는 점은 사실이다. 또한 조금씩 운동에 변화를 주며 흥미를 복돋아 주면 그로 인해 운동성과가 더 좋아질 수 있다.

고로 비거 리너 스트롱거 프로그램은 운동루틴을 8주마다 바꾸길 요구한다. 실질적인 프로그래밍은 다음 챕터에서 다룰 것이나, 우선 스스로 워크아웃도 만들어볼 수 있도록 '입증된' 운동

목록과 각각의 부위를 운동하는 팁을 알려주겠다.

내가 추천하는 운동은 몸을 키우고 강해지는 데 가장 효과를 봤던 것들이다. 가장 효과를 봤던 순서대로 목록을 나열했다. 나중에 보너스 리포트에 있는 프로그램을 보면 당신이 운동하는 첫 해 동안 앞으로 언급할 운동 모두를 다 하도록 되어 있다.

각 부위별로 선택할 수 있는 운동이 별로 없다는 사실에 놀랄지도 모른다. 왜냐하면 각 부위별로 할 수 있는 운동 수는 셀 수 없이 많으나, 그 중 오직 몇 개의 운동만이 실제적인 발달을 가져온다(파레토의 80/20법칙이 적용된다).

이 운동들을 어떻게 해야 하는지 그림과 함께 설명하느라 30페이지를 더 늘리는 대신에 운동 영상을 공유하도록 하겠다. 보너스 리포트에서 올바른 자세로 운동을 설명하는 영상의 링크를 찾을 수 있을 것이다.

가슴

운동목표가 '큰 가슴'을 가지는 것이 되어선 안 된다. 왜냐하면 좋든 싫든 사이즈만 늘어난다고 해서 당신이 원하는 외형을 갖게 되는 것은 아니기 때문이다. 목표는 윗가슴과 아랫가슴이 충분히 발달한, 크고 균형 잡힌 가슴이 되어야 한다.

가장 효과가 있던 운동은 아래의 몇 가지 운동들이며, 이 운동들은 근섬유의 동원을 최대로 하며 부상 위험 없이 점진적 과부하를 할 수 있다.

인클라인 바벨 벤치 프레스
인클라인 덤벨 벤치 프레스
플랫 바벨 벤치 프레스
플랫 덤벨 벤치 프레스
딥(가슴 변형)

멋진 가슴을 만들고 싶다면 위의 운동을 반드시 숙달해야 한다. 이상.

케이블운동이나 덤벨 플라이, 푸시업 변형운동, 각종 머신, 그리고 다른 모든 종류의 가슴운동은 잊어라. 이 운동들은 위에서 언급한 운동만큼이나 효과적이지 않으며, 이미 고중량 프레스로 크고 강한 가슴을 만든 고급자들을 위한 것이다.

목록에서 제외한 또 다른 운동은 모든 종류의 디클라인 프레스이다. 실수로 제외한 것이 아니다.

인기 있는 운동인 디클라인 벤치 프레스를 피하는 이유는 인클라인이나 플랫 벤치 프레스보다 가슴을 키우는 데 덜 효과적이기 때문이다. 디클라인 벤치 프레스는 가동범위가 적어 가슴과 쇄골부에 가해지는 자극이 적다.[346)]

디클라인 벤치 프레스를 하는 사람들의 공통적인 주장은 대흉근의 아랫부분에 효과가 있다는 것이나, 딥스는 이점에서 디클라인 벤치 프레스보다 훨씬 뛰어나며 심지어 보다 많은 근육을 자극하고 상체 밸런스와 협응력 또한 길러준다.

알다시피 큰 가슴을 만들고 싶다면 인클라인 벤치 프레스만큼 좋은 것이 없다. 인클라인 벤치 프레스를 하지 않으면 당신의 윗가슴의 발달은 뒤처질 것이며, 가슴이 커지면 커질수록 그 모습도 점점 이상해질 것이다.

대다수가 윗가슴이 덜 발달되었기 때문에 가슴 워크아웃 때 인클라인 벤치 프레스를 3~6세트씩 4~6개월간 쉬지 않고 진행해야 한다. 플랫 벤치 프레스도 좋지만, 언제나 인클라인 벤치 프레스를 끝마치고 해야 한다.

본인은 항상 덤벨과 바벨을 번갈아가면서 운동한다. 예를 들어 8주간 인클라인 덤벨 프레스, 플랫 덤벨 프레스, 중량 딥스를 한 후 다음 8주는 바벨을 이용하여 똑같이 진행한다.

등

넓은 등은 많은 근육들로 구성되어 있으며, 승모근, 능형근, 광배근, 기립근, 대원근, 소원근, 극하근을 포함하여 골고루 발달될 필요가 있다. 아래 사진을 보자.

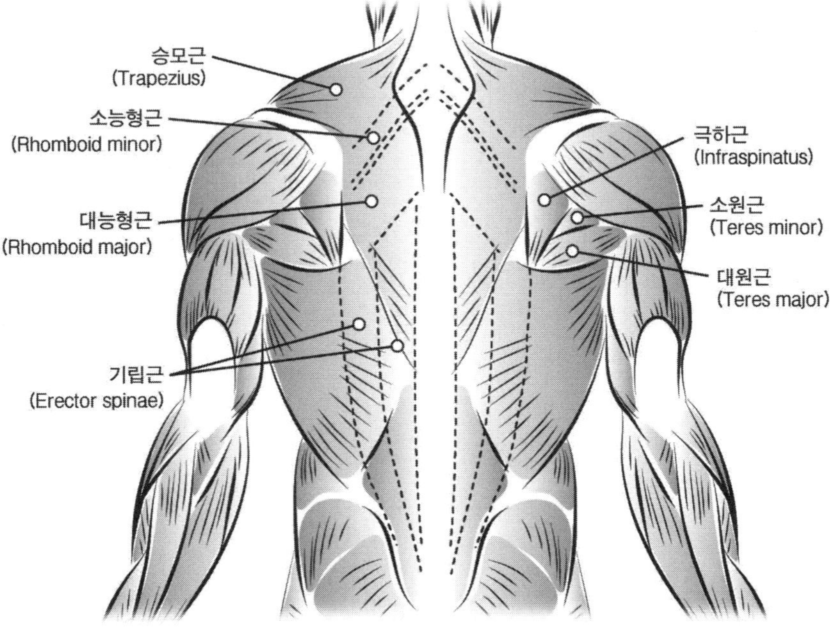

---

346) Valdinar de Araújo Rocha Gentil, Elke Oliveira, and Jake do Carmo, "Comparison among the EMG Activity of the Pectoralis Major, Anterior Deltoidis and Triceps Brachii during Bench Press and Peck Deck Exercise," [In Spanish].

등 전반의 발달을 위한 목표:

- 윗등을 차지하며, 크지만 과도하게 발달하지 않은 승모근
- 몸통 아랫부분까지 넓게 펼쳐져 있으며 감탄사를 불러일으키는 V자형 광배근
- 몸을 구부렸을 때 '계곡'을 형성하는 우람한 능형근
- 선명하게 구별되는 대원근, 소원근과 극하근
- 두껍고 '크리스마스 트리' 같은 허리

위의 목표달성을 위한 운동들:

- 바벨 데드리프트
- 바벨 로우
- 원암 덤벨 로우
- 풀업
- 랫 풀다운(프론트 & 클로즈 그립)
- 티 바 로우
- 시티드 케이블 로우(와이드 & 클로즈 그립)
- 친업
- 바벨 쉬러그

데드리프트는 당신이 할 수 있는 가장 효과적인 등운동이다. 데드리프트를 하면 전반적인 근육과 스트렝스의 발달을 얻을 수 있기 때문에 매주 데드리프트를 한다. 모든 등운동은 데드리프트로 시작한다. 당신의 모든 에너지를 무거운 중량을 당기는 데 쏟아부어야 할 것이다.

바벨 로우, 원암 덤벨 로우, 풀업(특히 와이드 그립)은 나의 책 대부분에 소개되며, 각각은 등을 키우는 데 환상적인 운동이다. 목록을 보면 쉬러그가 제일 마지막인데, 그 이유는 쉬러그가 승모근만 단련하기에 승모근 발달이 더딘 경우에만 워크아웃에 포함시킨다.

스스로 등운동 워크아웃을 짜보고 싶은 경우 항상 데드리프트로 시작하길 권한다. 데드리프트를 시작으로, 와이드 그립의 바벨 로우나 티 바 로우, 프론트 랫 풀다운 또는 와이드 그립 풀업(가능하다면 중량 풀업을), 다음으로 좁은 그립으로 당기는 운동인 원암 덤벨 로우, 클로즈 그립 랫 풀다운, 클로즈 그립 시티드 로우 또는 친업 등을 하길 바란다.

어깨

우리의 어깨는 삼각근이라 불리는 3개의 근육으로 이루어져 있다. 삼각근은 다음 사진에서 확인할 수 있다.

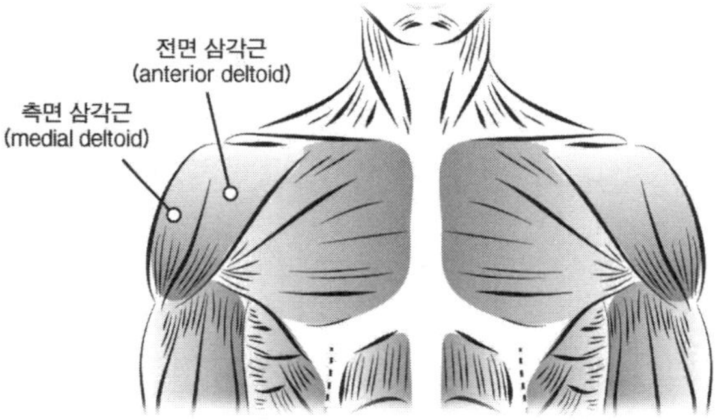

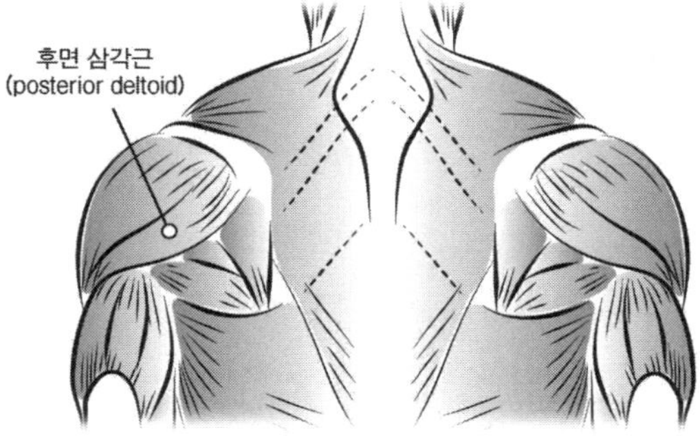

삼각근의 세 가지 근육을 골고루 발달시키는 것이 중요하다. 이 중 하나라도 발달이 뒤처지면 그 결과는 불 보듯 뻔하다.

대부분의 경우 측면 삼각근과 후면 삼각근을 더 발달시킬 필요가 있다. 왜냐하면 가슴운동을 제대로 할 경우 전면 삼각근은 충분히 운동되지만, 측면 삼각근과 후면 삼각근은 그렇지 않기 때문이다.

추천 하는 어깨운동 목록:

- 시티드 바벨 밀리터리 프레스 또는 스탠딩 바벨 밀리터리 프레스
- 시티드 덤벨 프레스 또는 아놀드 덤벨 프레스
- 덤벨 사이드 래터럴 레이즈 또는 원 암 덤벨 사이드 래터럴 레이즈
- 리어 델트 레이즈(벤트 오버 또는 시티드)
- 페이스 풀
- 바벨 리어 델트 로우
- 덤벨 프론트 레이즈

보다시피 나는 프레스의 열렬한 팬이다. 가슴과 마찬가지로 어깨를 키우고 싶다면 무거운 프레스를 반드시 해야 한다. 그리고 약물을 복용하지 않는다면 다양한 프레스 동작을 통해 많은

도움을 얻을 수 있을 것이다.

그러나 오직 프레스만 한다면 측면과 후면 삼각근의 발달이 뒤처지는 모습을 발견하게 될 것이다. 삼각근의 균형 잡힌 발전을 위해 프레스뿐만 아니라 측면과 후면을 위한 운동도 해줘야 한다. 다른 근육과 마찬가지로 어깨는 고반복운동으로 효과를 얻을 수 있지만, 어깨가 성장하길 바란다면 고중량운동을 집중적으로 해야 한다.

여담으로 덤벨 프론트 레이즈는 좋은 운동이나, 이 운동이 바벨이나 덤벨 프레스를 대체해선 안 된다. 유달리 프레스가 약하다면 프론트 레이즈가 프레스에 필요한 작은 보조근을 강화하는 데 도움을 준다. 그러나 프레스 대신에 프론트 레이즈를 하기보단, 프레스 이후에 프론트 레이즈를 하기 바란다.

하체

날씬한 다리를 가지고 싶은 욕망을 나 또한 이해한다. 한때 이런 생각을 항상 했었고, 지금은 그 대가를 치르는 중이다. 하체운동을 꾸준히 해왔으나 여전히 상체와 비교하면 전반적으로 발달이 뒤처져 있으며, 종아리는 여전히 작다(계속 종아리운동을 하는 중이다!).

운동을 시작하기 앞서, 다리의 주요 근육들을 빠르게 확인하고 발달을 위해 무엇을 살펴봐야 할지 알아보자.

대퇴사두근은 허벅지의 앞부분을 구성하고 있는 4개의 근육군을 말한다. 대퇴사두근의 4가지 '머리'는 대퇴직근, 외측광근, 내측광근, 중간광근이다. 다음과 같이 생겼다.

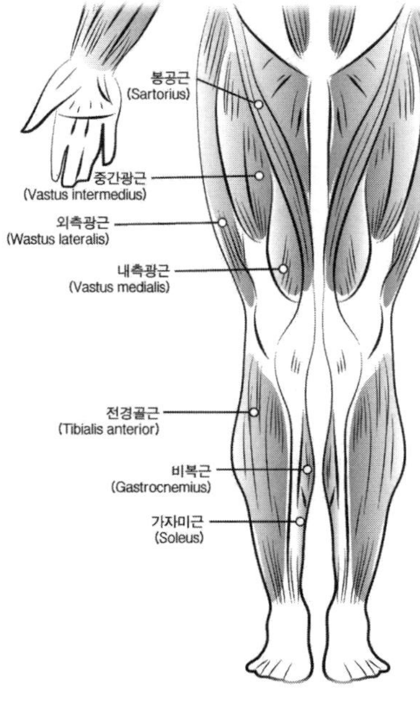

다리의 뒷부분은 햄스트링이라 불리며, 반건양근, 반막양근, 대퇴이두근으로 구성되어 있다.

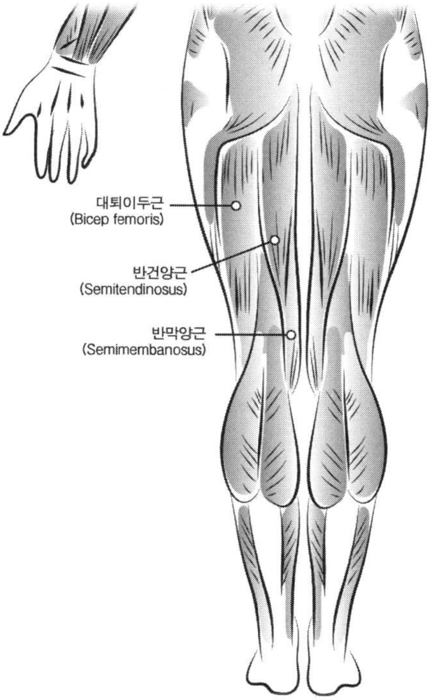

마지막이지만 앞서 언급한 것만큼 중요한 종아리 근육은 비복근, 가자미근으로 이루어져 있다. 부위는 다음과 같다.

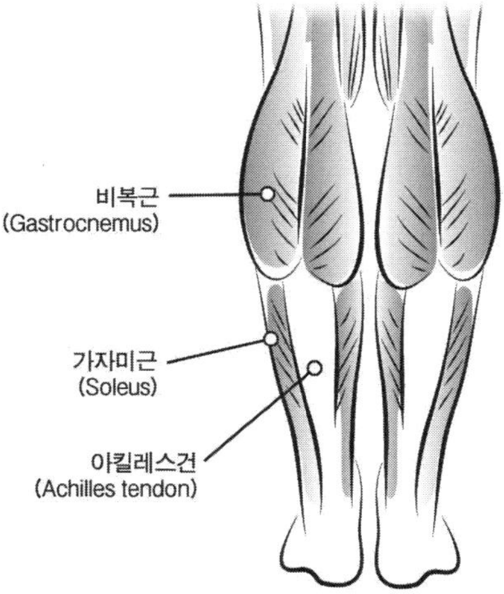

비복근은 시각적 요소가 강하며, 반면에 가자미근은 비복근 아래에 있는 심부근육이다. 이 두 개의 근육이 슬관절에서 다리의 굴곡을 만들 뿐만 아니라 발과 발목을 조절한다.

외형적인 측면에서 고려할 때 비복근만 관심이 있는 경우가 많으나 잘 발달된 가자미근은 비복근을 '튀어나오게' 하며, 보다 인상적으로 보이게 만든다.

그래서 우리는 외적인 이유로 종아리 근육에 관심이 많지만, 이러한 작은 근육들이 큰 근육을 올바르게 운동하는 데에도 많은 영향을 미친다. 하지만 종아리 근육 각각을 살펴보진 않을 것이며, 이 챕터의 조언을 따른다면 큰 근육과 더불어 종아리 근육도 함께 발달할 것이다.

내가 선호하는 하체운동은 짧고 단순하다. 다중관절운동이고, 고중량도 가능하며 또한 안전하다.

아래의 운동들을 통해 나의 하체는 놀랄 만큼 발전했으며, 당신에게도 똑같은 효과를 가져다 줄 것이다.

바벨 스쿼트
프론트 스쿼트
핵 스쿼트(바벨이 아닌 슬레드)
레그 프레스
바벨 런지(워킹 혹은 제자리)
덤벨 런지
루마니안 데드리프트
레그 컬(라잉 혹은 시티드)
카프 레이즈(동키, 스탠딩 혹은 시티드)
레그프레스 머신에서 카프 프레스

다리를 키우는 방법은 정말 단순하다. 규칙 #1: 항상 스쿼트를 하라. 규칙 #2: 항상 스쿼트를 하라. 규칙 #3: 당신은 요점을 이해할 것이다.

요점만 말하자면 모든 하체 워크아웃은 백 스쿼트 또는 프론트 스쿼트로 시작해야 하며, 백 스쿼트의 경우 햄스트링을 많이 자극하는 반면 프론트 스쿼트는 대퇴사두근을 많이 자극한다. 그리고 본인의 경우 백 스쿼트와 다른 운동을 조합하여 다른 부위를 한 번에 운동하기도 하는데 햄스트링 자극을 위해 백 스쿼트를, 그리고 대퇴사두근 자극을 위해 프론트 스쿼트나, 핵 스쿼트, 레그 프레스, 런지 등을 한다. 그리고 항상 루마니안 데드리프트나 심지어 레그 컬 같은 햄스트링 중심의 운동으로 마무리한다.

이제 종아리만 남았다. 신체에서 가장 다루기 힘든 근육이며, 쇠질하는 사람들을 당혹스럽게 한다.

대체 왜 이런가? 왜 훌륭한 종아리를 가진 사람들을 보기 힘들며 왜 많은 사람들이 종아리를 거의 운동하지 않는가?

많은 이들이 '아기 종아리'를 가지고 있는 이유는 단지 종아리를 방치하기 때문이다. 복근과는 달리 대부분이 종아리 운동하는 것을 까먹거나 불필요하다고 생각한다.

물론 이게 전부는 아니다. 유전적 요인도 고려해야 하는데, 어떤 운동을 하든 상관없이 종아리가 자라지 않는 경우도 있으며 반면에 운동을 거의 하지 않아도 큰 종아리 근육을 가진 사람도 있다.

종아리의 '미스터리'를 풀려면 종아리 근섬유의 구성을 봐야 한다. 크게 근섬유에는 두 가지 종류가 있다. 하나는 '지근'섬유라고 알려진 1형이며, 다른 하나는 '속근'섬유라고 알려진 2형이다.

1형 근섬유는 잘 커지지 않으며 적은 힘을 발휘한다.[347] 그러나 1형은 모세혈관의 분포가 높으며 미토콘드리아(세포의 에너지를 생성)와 미오글로빈(근육에 추가적인 산소를 공급)이 풍부한데 이로 인해 피로에 대한 저항력이 높다. 반면에 2형 근섬유는 1형 섬유보다 성장이 빠르고 큰 힘을 발휘한다. 하지만 빨리 피로해진다.[348]

연구의 따르면 비복근(눈에 보이는 종아리 근육이자 미적인 목적으로 주된 관심을 갖는)의 구성요소는 사람마다 다르다.[349] 어느 한 사람의 비복근이 60%는 2형 섬유로 구성된 반면 누군가는 15%에 불과할 수도 있다. 고로 전자의 경우 종아리를 크게 만드는 것이 쉽다고 생각할지 모르나, 후자의 경우(본인) 발달이 더디고 좌절감을 불러일으킨다.

또한 연구에 따르면 각각의 근육에서 1형 섬유와 2형 섬유의 비율은 그 해당 근육을 주로 어떻게 사용하는지에 따라 결정된다.[350] 종아리의 경우 걷기, 조깅, 자전거 등과 같이 저강도, 장시간 활동을 하는데 주로 이용된다. 그래서 2형 섬유보단 1형 섬유가 더 많이 필요하며, 그로 인해 우리는 '드레스가 어울릴 법한 종아리'를 갖게 된다.

하지만 우리의 종아리 크기가 전적으로 유전자에만 달린 것은 아니다. 올바른 운동을 통해 크고 근육질의 종아리를 만들 수 있다. 다만 알아야 할 점은 당신의 DNA에 따라 그 결과가 빨리 혹은 늦게 올 수 있다는 점이다.

자, 이제 종아리운동에 대해 이야기할 차례인데, 몇몇 사람은 마치 복근운동과 마찬가지로 당신이 스쿼트와 데드리프트를 많이 한다면 종아리에 대해 신경 쓸 필요가 없다고 말한다. 하지

---

347) Jose Antonio, "Nonuniform Response of Skeletal Muscle to Heavy Resistance Training: Can BodyBuilders Induce Regional Muscle Regional Muscle Hypertrophy," *Journal of Strength and Conditioning Research* 14, no.1 (2000): 102-13.

348) Ibid.

349) Philip D. Gollnick, Bertil Sjödin, Jan Karlsson, Eva Jansson, and Bengt Saltin, "Human Soleus Muscle: A Comparison of Fiber Composition and Enzyme Activities with Other Leg Muscles," *European Journal of Physiology* 348, no. 3 (1974): 247-55.

350) Per Olof Åstrand, Kaare Rodahl, Hans Dahl, and Sigmund B. Stømme, *Textbook of Work Physiology: Physiolgical Bases of Exercise* (Champaign, IL: Human Kinetics, 2003).

만 난 동의하지 않는다(두 운동 모두 중요하지만, 곧 복부에 대해서도 이야기할 것이다).

만약 종아리 유전자가 남들보다 좋은 경우가 아니라면, 허벅지와 팔과 균형을 맞추기 위해 종아리 운동을 해야만 한다. 게다가 당신이 나처럼 무슨 종아리 운동을 하든 잘 자라지 않는다면(종아리 운동을 올바르고 규칙적으로 하기 전에, 스쿼트와 데드리프트를 얼마나 하든 종아리엔 아무런 도움이 안 됐다), 종아리 운동을 더욱 많이 해야 한다.

나는 여러 종아리 운동루틴을 시도해봤고 그 가운데 몇 가지 깨달음을 얻었다.

> 복근과 마찬가지로 종아리 근육도 다른 근육보다 운동 후 빠르게 회복되었으며, 고로 자주 강도 높게 해도 된다는 점이다.

아직 이를 입증할 과학적 증거를 찾지 못했으나, 입증되지 않은 증거들은 수십 년 전부터 존재했다. 심지어 아놀드 슈왈제네거 또한 종아리가 다른 근육보다 빨리 회복된다는 점을 깨달았다.

> 종아리는 잘 짜인 고반복 트레이닝에서 특히 잘 반응한다.

주기화 트레이닝에 따를 경우 해당 근육을 다양한 반복횟수로 운동하게 되며, 종아리의 경우 특히 반복횟수가 많을 경우 효과적으로 보인다. (주기화 트레이닝은 다른 근육에도 효과적이나 숙련자에게 적합하며, 속편인 『Beyond Bigger Leaner Stronger』에서 다룬다.)

왜 고반복이 효과적인지에 대한 다양한 이론들이 있으나 내가 알기론 그 중 명쾌한 대답은 없다. 그렇지만 성공은 흔적을 남기며, 인상적인 종아리를 가진 사람들과 대화를 해보면 고반복이 효과적이었다는 이야기를 듣게 될 것이다.

위의 2가지 의견을 토대로 내가 추천하는 종아리 운동루틴은 다음과 같다.

- 한 주당 3번의 워크아웃을 하며 하루씩 걸러 한다.
- 워크아웃당 6세트를 한다.
- 첫 번째 세트는 발가락을 정면으로, 두 번째 세트는 살짝 밖으로 벌리고(약 20도). 세 번째 세트는 살짝 안으로 모아서 실시하고 다음 3번의 세트도 이와 같이 한다.
- 2-1-2 템포로 한다. 2초간 최대로 수축한 뒤, 수축한 상태로 잠깐 멈추고 2초간 이완한다.
- 주어진 무게로 반복횟수의 최대치에 도달할 경우 10파운드(약 4.5kg)를 늘린다.

종아리 워크아웃은 다음과 같다.

종아리 워크아웃 A

스탠딩 카프 레이즈 - 4~6회 3세트

시티드 카프 레이즈 - 4~6회 3세트

세트 사이마다 2~3분 휴식

종아리 워크아웃 B

레그 프레스 머신에서 카프레이즈 - 8~10회 3세트

동키 카프 레이즈(또는 레그프레스 머신에서 카프레이즈) - 8~10회 3세트

세트 사이마다 1~2분 휴식

종아리 워크아웃 C

스탠딩 카프 레이즈 12~15회 3세트

시티드 카프 레이즈 12~15회 3세트

세트 사이마다 1분씩 휴식

상당히 단순하다. 개인적으로 월요일에 워크아웃 A를, 수요일에 B를, 금요일에 C를 한다.

모든 운동과 마찬가지로 종아리 운동에서도 자세가 정말 중요하다. 만약 자신을 속여 가동범위를 줄인다면 운동효과가 줄어들게 된다.

모든 종아리 운동의 올바른 자세는 단순하다. 바닥자세에선 발뒤꿈치가 최대한 낮은 곳까지 가며, 종아리가 깊게 스트레칭되는 걸 느껴야 하고, 선 자세에선 발레리나가 발끝으로 선 것처럼 뒤꿈치를 들어올려야 한다. 많은 이가 단순히 무게만 높이고 탑 자세에서 충분히 높게 서지 않는다. 그러면서 왜 종아리가 크고 강해지지 않는지를 의아해한다. 이와 같은 실수를 하지 말도록.

팔

내 생각에 신체 중 팔이 너무 지나친 관심을 받고 있다고 보나, 육체미는 크고 잘 발달된 팔 없이는 이루어지지 않는다는 점에 전적으로 동의한다.

팔에서 가장 큰 근육은 이두근과 삼두근이며, 전완근을 포함하여 이 근육들을 좀 더 자세히 들여다보자. 그러면 우리가 무슨 운동을 하고 있는지를 정확히 이해할 수 있을 것이다.

이두근(정확히는 상완이두근)은 사진에서 보듯 2개의 머리를 가지고 있다.

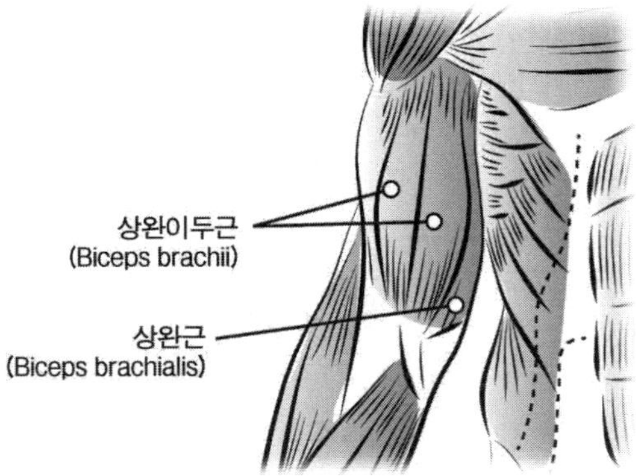

또한 상완근도 볼 수 있는데 상완근은 상완이두근 아래에 놓여 있다. 상완근은 상완이두근만큼 눈에 잘 띄진 않으나, 상완근 또한 팔 전체 외형의 중요한 요소이다.

상완근은 상완이두근과 삼두근 사이에 '과속방지턱'처럼 살짝 튀어나온 것으로 보기 쉬우나, 상완근의 발달 수준에 따라 상완이두근이 겉으로 보이는 최대치에 영향을 준다(물론 최대치는 유전적 요인에 결정되지만, 상완근 크기가 클수록 외형적으로 최대치가 더 높아진다).

다음으로 삼두근에 대해 알아보자. 상완삼두근이라고 불리며 3개의 머리를 가지고 있다.

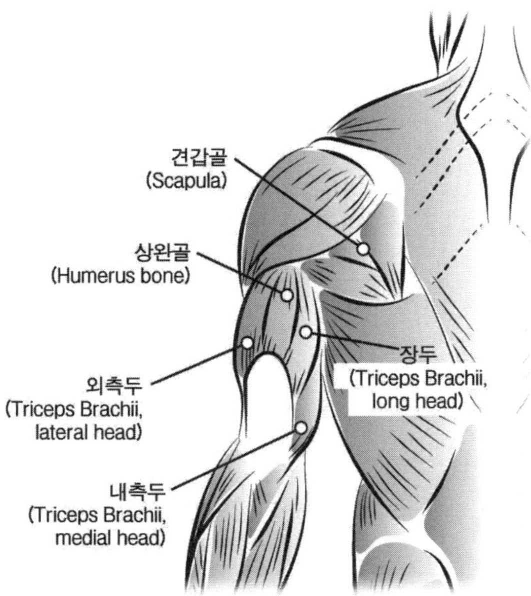

그림에서 보는 것처럼 삼두근은 3개의 근육이 결합하여 '말발굽'처럼 뚜렷한 형태를 가지고 있으며, 충분히 발달하면 확연하게 구분할 수 있다.

대부분의 경우 팔운동을 할 때 이두근에만 신경을 쓰며 삼두근이 팔 크기에서 차지하는 바가 얼마나 큰지를 알지 못한다. 이두근의 크기와 상관없이 작은 삼두근은 작고 불균형하게 발달한 팔을 의미한다.

마지막으로 전완근 역시 앞의 근육만큼 중요하다. 전완근은 여러 작은 근육으로 이루어져 있다.

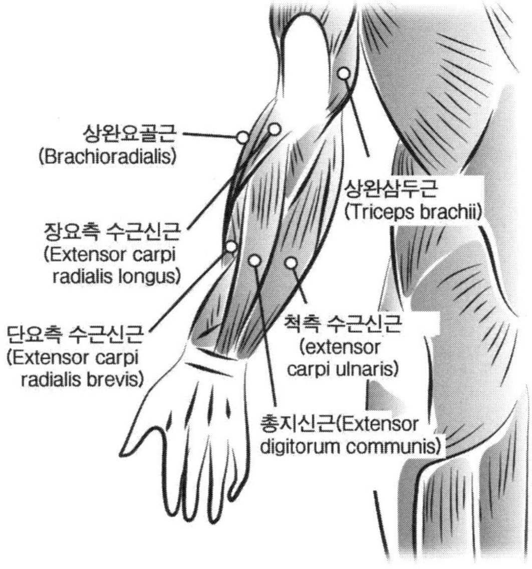

전완근은 팔에 달린 종아리와 같다. 종아리처럼 크게 주목받지 못하며, 발달이 덜 됐을 경우 눈에 확연히 나타난다.

어떻게 운동해야할 지 이두운동부터 알아보자.

바벨 컬

이지 바 컬

덤벨 컬

해머 컬

친 업

위의 짧고 간단한 목록에 그다지 의아해하지 않을 것이다. 크고 두껍고 강한 이두근을 만들려면 등운동을 무겁게 하는 것과 더불어 위의 운동을 함께해야 한다.

프로그램을 짤 때 상당히 유연하게 짜야한다. 나의 경우 적어도 이두근운동을 할 때 한 주에 하나의 바벨과 하나의 덤벨 운동을 한다. 대부분의 경우 바벨 컬을 하고 해머 컬을 한다.

삼두근운동은 다음과 같다.

클로즈 그립 벤치 프레스
시티드 트라이셉스 프레스
딥스(삼두근 변형)
라잉 트라이셉스 익스텐션(스컬크러셔)
트라이셉스 푸시다운

클로즈 그립 벤치 프레스나 시티드 트라이셉스 프레스처럼 중량을 더할 수 있는 운동으로 삼두근운동을 시작하길 좋아한다. 순서를 정하는 것에 관한 절대적인 규칙은 없으며, 나의 경우 8주 단위로 운동 순서를 바꾼다.

위의 팔운동을 할 경우, 특히 이두근운동을 할 때 전완근에서 강한 쓰라림을 느끼는 것은 큰 의미가 없다. 이 통증은 마치 뼈가 아픈 느낌일 수 있다. 이런 통증을 느낀다면 세트당 횟수를 6~8회로 할 수 있는 무게로 줄이며(6회 정도는 괜찮지만 8회 이상은 하지 않는다), 처음 한 달 동안 이 횟수로 스트렝스를 키운다. 그리고 나서 4~6회가 가능한 무게로 바꾼 후 통증 없이 운동을 해야 한다.

코어

모든 사람은 초콜릿 복근을 원한다. 운동고수의 품질보증서와 같으며, 날씬하다는 것을 의미하는 '비밀스러운' 증거이기도 하다.

하지만 식스팩을 가지는 법이라고 떠들어대는 나쁜 조언들이 놀랄 정도로 많다.

몇몇 트레이너들은 당신이 특별한 복근운동을 해야 한다고 말한다. 하지만 이들은 틀렸다.

또 누군가는 멋진 코어를 가지려면 단순히 살을 빼야 한다고 말한다. 이들도 틀렸다.

여전히 누군가는 스쿼트와 데드리프트만 많이 하면 된다고 말한다. 이들 역시 틀렸다.

마지막으로 식스팩의 비밀은 특정 음식을 피하고 알약과 파우더를 먹는 것이라고 말하는 헛소리도 잊어선 안 된다. 이들은 정말로 틀렸다.

다른 운동과 마찬가지로 남자든 여자든 식스팩을 만드는 진짜 방법은 상당히 간단하다.

사람들이 '복근'에 대해 이야기할 때 이들이 실제로 언급하는 것은 '복직근'이다.

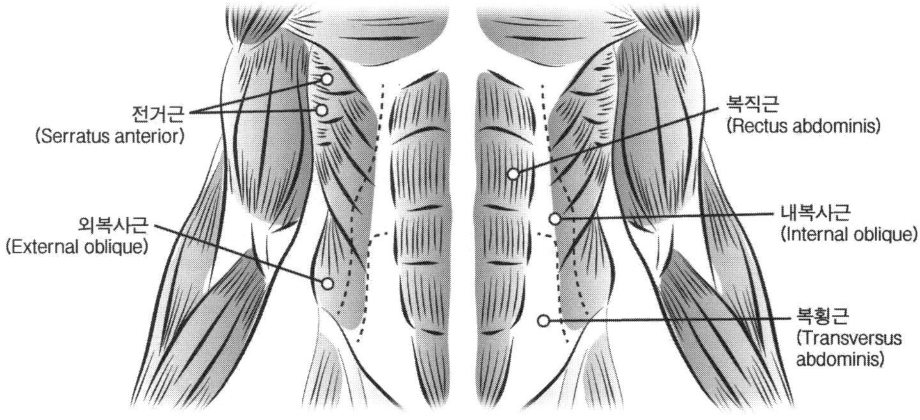

하지만 그림을 보면 알 수 있듯이 완전한 식스팩은 복직근으로만 구성된 것이 아니다. 복사근(특히 외복사근)이나 복횡근(또는 TVA라고도 불리는), 그리고 전거근과 같은 다른 '코어' 근육 또한 반드시 발달되어야 한다.

어떻게 해야 이 근육들이 튀어나오는지 궁금한가?

복근운동 그 자체만으로는 훌륭한 식스팩을 만들 수 없다.

얼마나 단순 혹은 복잡한 운동을 하든 간에, 이 운동이 '식스팩을 향한 지름길'일 순 없다.

그렇다. 복부운동은 탄탄한 코어를 만드는데 필수적이지만, 당신이 바라는 복부를 만들려면 그 이상의 것이 필요하다.

단순히 데드리프트와 스쿼트만 하는 걸로는 충분치 않다.

다음과 같은 말을 지금까지 몇 번이나 들었는지 알 수가 없다. "난 복부운동 안 해. 스쿼트와 데드리프트면 충분하지." 그리고 이렇게 말하는 사람들은 그다지 뛰어나지 않은 복근을 가지고 있다.

데드리프트와 스쿼트를 무거운 무게(1RM의 80% 이상)로 한다고 한들 복직근, 복횡근, 복사근과 같은 '패션'근육을 사람들이 생각하는 만큼 많이 자극하진 않는다.[351]

하지만 오해는 하지 마라. 고중량 스쿼트와 데드리프트는 코어 전반을 단련하는 데 도움을 주나, 데드리프트와 스쿼트만으로는 충분치 않다는 의미다.

---

351) Nicolle Hamlyn, David G. Behm, and Warren B. Young, "Trunk Muscle Activation during Dynamic Weight-Traning Exercises and Isometric Instability Activities" *Journal of Strength and Conditioning Research* 21, no. 4 (2007): 1108-12.

단순히 마른 걸로는 충분치 않다.

복근을 완전히 보여주려면 낮은 체지방이 필요한 건 사실이다. 남자의 경우 체지방이 10% 이하(여성의 경우 20% 이하)여야 복근이 보이기 시작한다.

그러나 날씬하더라도 당신이 바라던 식스팩을 갖지 못할 수 있다. 왜냐하면 대다수의 코어는 식스팩이 두드러져 보일 만큼 충분히 발달하지 않았기 때문이다.

그렇다면 죽이는 코어를 가지려면 무엇을 해야 하는가?

초콜릿 복부를 가지려면 낮은 체지방과 잘 발달된 코어 근육 둘 다 필요하며, 이것은 2가지를 의미한다.

당신의 체지방을 줄이는 것

복직근은 체지방이 10% 아래로 내려갈 때까지 나타나지 않으며, 나머지 코어 근육들은 8% 아래로 내려갈 때까지 튀어나오지 않는다.

얼마나 코어가 잘 발달되었든 간에 체지방이 높으면 당신이 바라는 복부를 만들 수 없다.

규칙적으로 올바른 코어 운동하기

훌륭한 코어를 만들려면 복직근운동과 다른 코어 부위도 운동해야 한다.

그렇다면 올바른 코어운동이란 무엇인가? 바로 다음과 같다.

케이블 크런치
행잉 레그 레이즈
캡틴스 체어 레그 레이즈
앱 롤러
에어 바이시클
플랫 벤치 라잉 레그 레이즈
디클라인 크런치

이 운동은 무작위로 선정한 것이 아니다. 샌디에고대학교의 운동역학 실험실에서 연구하는 피터 프랜시스는 위의 운동이 복직근과 복사근을 단련하는 데 가장 효과적이라고 밝혔다.

복근운동을 할 때 가장 흔하게 하는 실수는 중량을 이용한 복근운동을 하지 않는다는 점이다. 그로 인해 크런치와 레그 레이즈를 수없이 많이 할 수 있지만 작고 볼품없는 복근을 가지고 있다.

복근도 다른 근육과 마찬가지로 성장하기 위해 점진적 과부하가 필요하다. 즉, 저항을 점차적으로 늘려야 한다는 의미다. 모든 복근운동에 중량을 더할 필요는 없지만, 툭 튀어나온 복근을 바란다면 반드시 중량을 더해야 한다.

나는 중량을 이용한 복근운동과 맨몸 복근운동의 최고의 조합을 찾아냈다. 그건 다음과 같다.

- 케이블 크런치, 캡틴스 체어 레그 레이즈, 또는 행잉 레그 레이즈를 10~12회로 1세트 하라 (레그 레이즈의 경우 두 발 사이에 덤벨을 끼워 할 수 있다).
- 곧바로 맨몸 복근운동을 실패 지점까지 1세트를 하라.
- 곧바로 맨몸 복근운동을 실패 지점까지 1세트를 하라.
- 2~3분 휴식

예제

- 케이블 크런치 10~12회, 1세트
- 곧바로 캡틴스 체어 레그 레이즈를 실패 지점까지 1세트
- 곧바로 에어 바이시클을 실패 지점까지 1세트
- 2~3분 휴식

위의 서킷을 2~3번 반복하며 일주일에 2~3회 한다. 그러면 복직근과 복사근이 성장할 것이다.

나머지 코어 근육을 단련하려면 특별한 '코어운동'을 하기 보단 데드리프트, 스쿼트, 밀리터리 프레스와 같은 고중량 다중관절운동을 좋은 자세로 하는 것이 더 효과적이다.[352] 특히 고중량일 때 더 효과적이다.[353] 이것 이외 더 필요한 건 없다.

지금까지 다룬 것들은 비거 리너 스트롱거 프로그램에서 하게 될 운동이다. 다음 챕터에서 이 운동을 통해 어떻게 워크아웃을 만들지를 배워보자.

---

352) Jason M. Martuscello, James L. Nuzzo, Candi Ashley, Bill I. Campbell, John J. Orriola, and John Mayer, "Systematic Review of Core Muscle Activity during Physical Fitness Exercises," *Journal of Strength and Conditioning Research* 27, no. 6 (2013): 1684-98. doi: 10.1519/JSC.0b013e318291b8da.

353) James L. Nuzzo, Grant O. McCaulley, Prue Cormie, MIchael J. Cavill, and Jeffrey M. McBride, "Trunk Muscle Activity during Stability Ball and Free Weight Exercises," *Journal of Strength and Conditioning Research* 22, no. 1 (2008): 95-102. doi: 10.1519/JSC.0b013e31815ef8cd.

결론

크고 강한 근육을 만들기 위해 계속적으로 새롭고 이상한 운동에 근육이 '도전'할 필요는 없다. 발전하기 위해선 각 부위별로 가장 효과가 있으며 안전하게 부하를 실을 수 있는 적은 수의 운동이면 충분하다.

적은 수의 운동이 당신의 목표를 단순하게 해주며 또한 운동을 더욱 즐겁게 해준다. 운동을 할 때마다 본인이 무엇을, 왜 하고 있는지 정확히 알고 있으며, 시간이 지날수록 발전하는 자신의 모습을 쉽게 발견할 수 있게 된다.

챕터 요약

도입

- 당신이 할 수 있는 수백, 수천 가지 운동 가운데, 스쿼트, 데드리프트, 벤치 프레스, 밀리터리 프레스 이 4가지 운동이 최고다.
- 벤치 프레스를 하든, 밀리터리 프레스를 하든, 스쿼트를 하든 간에, 무거운 무게로 절반 정도의 가동범위로 할 경우 관절과 건, 인대에 상당한 부담을 주며, 좀 더 가볍지만 올바른 자세로 최대 가동범위로 할 경우 점점 근육과 근육을 둘러싼 조직들을 강화할 수 있다.

스쿼트

- 올바른 자세로 스쿼트를 한다면 허리나 무릎의 부상 위험이 증가하지 않는다.
- 가능하다면 스미스 머신에서 스쿼트를 하지 마라.
- 당신이 파워리프터가 아닌 이상 파워리프터처럼 스탠스를 엄청 넓게 하지 마라.
- 햄스트링이나 발목 유연성이 부족한 경우 발뒤꿈치에 블록이나 플레이트를 놓고 스쿼트를 하라. 그리고 켈리 스타렛Kelly Starrett의 햄스트링과 발목 가동성을 늘리는 운동을 찾아보고 움직임을 개선하여 스쿼트를 해보길 바란다.
- 밑창이 평평하거나 발뒤꿈치가 살짝 올라와 있고 단단한 역도화를 신고 할 경우 좀 더 쉽게 앉을 수 있으며 햄스트링과 둔근을 좀 더 사용하는 느낌이 들 것이다.
- 프론트 스쿼트의 경우 대퇴사두와 코어를 더 많이 사용하며, 척추에 가해지는 압축력이 적고 무릎에 전달되는 토크도 적어 특히 허리나 무릎 부상 및 제한요인을 가진 사람에게 유용하다.

벤치 프레스

- 자신이 뭘 하고 있는지도 모르며, 잘못된 자세로 무거운 무게를 할 경우 어깨를 다치기 쉽다. 하지만 벤치 프레스를 올바른 자세로 하면 어깨는 안전하며, 가슴은 더욱 크고 강해질 것이다.

- 바를 가슴에서 반동 주지 말며, 바를 정교하게 내리고 몸 전체를 탄탄하게 만들어라. 바가 가슴에 닿으면 잽싸게 들어올려라.
- 바벨을 내리는 동안 힘차게 들어올리는 것을 상상하라.
- 바벨을 랙에 걸려고 하기 전에 마지막 렙을 확실히 끝내라.
- 윗가슴을 키우는 최고의 방법은 인클라인 벤치 프레스를 많이 하는 것이다.
- 그립을 좁게 벤치 프레스를 하면 흉근보다는 삼두근을 더 사용한다.

데드리프트

- 데드리프트는 궁극의 전신운동이며, 말 그대로 전신의 근육을 모두 단련한다.
- 스모 데드리프트는 가동범위를 줄이고 허리에 가해지는 전단력을 줄이기 위해 스탠스를 넓게 잡는다(어깨너비의 1.5~2배 정도). 또한 당신의 생체역학에 따라 컨벤셔널 데드리프트보다 고관절이 더 편하게 느껴질 것이다(평소에 발끝이 밖을 향하며 걷는다면 스모 데드리프트가 더 적합할지도 모른다).
- 헥스 바(또는 트랩 바) 데드리프트는 데드리프트를 습득하는 데 좋은 변형운동이다. 왜냐하면 헥스 바로 할 경우 고관절과 발목 가동성이 많이 필요하지 않으며 척추에 가해지는 전단력 또한 적기 때문이다.
- RDL은 대퇴사두근의 개입을 최소로 하고, 둔근과 햄스트링을 주 타깃으로 하는 운동이다.

밀리터리 프레스

- 밀리터리 프레스는 어느 모로 보나 최고의 어깨운동이다. 밀리터리 프레스는 단순하고 배우기 쉬우며 무거운 무게를 안전하게 들 수 있게 해준다.
- 서서 하는 경우 균형을 잡기 위해 코어와 허리의 상당한 스트렝스가 필요하며, 이것은 당신이 들 수 있는 무게를 제한하는 요인이기도 하다.
- 내 생각에 코어와 허리 스트렝스는 매주 하는 고중량 데드리프트와 스쿼트로 충분하다고 보며, 그런 이유로 시티드 밀리터리 프레스를 추천한다.

가슴운동

- 케이블운동이나 덤벨 플라이, 푸시업 변형운동, 각종 머신, 그리고 다른 모든 종류의 가슴운동은 잊어라. 이 운동들은 핵심적인 운동만큼이나 효과적이지 않으며, 이미 고중량 프레스로 크고 강한 가슴을 만든 고급자들을 위한 것이다.
- 디클라인 벤치 프레스는 가동범위가 적어 가슴과 쇄골부에 가해지는 자극이 적다.
- 큰 가슴을 만들고 싶다면 인클라인 벤치 프레스만큼 좋은 것이 없다.
- 나는 한 번은 덤벨 위주로, 한 번은 바벨 위주로 항상 번갈아가면서 운동한다.

등운동

- 스스로 등운동 워크아웃을 짜보고 싶은 경우 항상 데드리프트로 시작하길 권한다.
- 데드리프트를 시작으로 와이드 그립의 바벨 로우나 티 바 로우, 프론트 랫 풀다운 또는 와이드 그립 풀업(가능하다면 중량 풀업을), 다음으로 좁은 그립으로 당기는 운동인 원암 덤벨 로우, 클로즈 그립 랫 풀다운, 클로즈 그립 시티드 로우 또는 친업 등을 하길 바란다.

어깨운동

- 대부분의 경우 측면 삼각근과 후면 삼각근을 더 발달시킬 필요가 있다. 왜냐하면 올바른 가슴운동을 할 경우 전면 삼각근은 충분히 운동되지만 측면 삼각근과 후면 삼각근은 그렇지 않기 때문이다.
- 가슴과 마찬가지로 어깨를 키우고 싶다면 무거운 프레스를 반드시 해야 한다. 약물을 복용하지 않는다면 다양한 프레스 동작을 통해 많은 도움을 얻을 수 있을 것이다.
- 그러나 오직 프레스만 한다면 측면과 후면 삼각근의 발달이 뒤처지는 모습을 발견하게 될 것이다. 삼각근의 균형 잡힌 발전을 위해 프레스뿐만 아니라 측면과 후면을 위한 운동도 해줘야 한다.

하체운동

- 요점만 말하자면 모든 하체 워크아웃은 백 스쿼트 또는 프론트 스쿼트로 시작해야 한다.
- 본인의 경우 백 스쿼트와 다른 운동을 조합하여 다른 부위를 한 번에 운동하기도 하는데 햄스트링 자극을 위해 백 스쿼트를, 그리고 대퇴사두근 자극을 위해 프론트 스쿼트, 핵 스쿼트, 레그 프레스, 런지 등을 한다.
  그리고 항상 루마니안 데드리프트나 심지어 레그 컬 같은 햄스트링 중심의 운동으로 마무리한다.
- 만약 종아리 유전자가 남들보다 좋은 경우가 아니라면, 허벅지와 팔과 균형을 맞추기 위해 종아리운동을 해야만 한다.
- 연구에 따르면 비복근(눈에 보이는 종아리 근육이자 미적인 목적으로 주된 관심을 갖는)의 구성요소는 사람마다 다르다.
- 복근과 마찬가지로 종아리 근육도 다른 근육보다 운동 후 빠르게 회복되었으며, 고로 자주 강도 높게 해도 된다.
- 종아리는 잘 짜인 고반복 트레이닝에서 특히 잘 반응한다.
- 올바른 종아리운동 자세는 단순하다. 바닥자세에선 발뒤꿈치가 최대한 낮은 곳까지 가며, 종아리가 깊게 스트레칭되는 걸 느껴야 하고, 선 자세에선 발레리나가 발끝으로 선 것처럼 뒤꿈치를 들어올려야 한다.

팔운동

- 프로그램을 짤 때 상당히 유연하게 짜야한다. 나의 경우 적어도 이두근운동을 할 때 한 주에 하

나의 바벨과 하나의 덤벨 운동을 한다. 대부분의 경우 바벨 컬을 하고 해머 컬을 한다.

- 클로즈 그립 벤치 프레스나 시티드 트라이셉스 프레스처럼 중량을 더할 수 있는 운동으로 삼두근운동을 시작하길 좋아한다.
- 이 프로그램에 있는 팔운동, 특히 이두근운동을 할 때 전완근에서 강한 쓰라림을 느낄 수 있다. 이런 통증을 느낀다면 세트당 횟수를 6~8회로 할 수 있는 무게로 줄이며(6회 정도는 괜찮지만 8회 이상은 하지 않는다), 처음 한 달 동안 이 횟수로 스트렝스를 키운다.

코어운동

- 완전한 식스팩을 가지려면 체지방이 낮아야 하며 코어 근육 또한 잘 발달돼야 한다.
- 데드리프트와 스쿼트를 무거운 무게(1RM의 80% 이상)로 한다고 한들 복직근, 복횡근, 복사근과 같은 '패션' 근육을 사람들이 생각하는 만큼 많이 자극하진 않는다.
- 복근도 다른 근육과 마찬가지로 성장하기 위해 점진적 과부하가 필요하다. 저항을 점차적으로 늘려야 한다는 의미다. 모든 복근운동에 중량을 더할 필요는 없지만, 툭 튀어나온 복근을 바란다면 반드시 중량을 더해야 한다.

18

비거 리너 스트롱거 워크아웃 루틴

"무엇을 하든, 현재의 아름다운 순간에 얼마나 만족하든, 그 즉시 더 많은 것을 바랄 것이다. 만약 당신이 얼마나 해낼 수 있는지 알고 싶다면, 당연히 현재에 만족해선 안 된다.

— 글렌 펜들레이Glen Pendlay

이젠 어떤 운동을 해야 할지, 각 부위별로 어떻게 올바르게 운동하는지 알았으니 지금껏 배운 걸 통해 실제 워크아웃을 만드는 법을 살펴보자.

비거 리너 스트롱거 워크아웃은 이전 챕터에서 배운 것을 토대로 만들었으며, 아래의 가이드라인을 반드시 따라야 한다.

> 챕터 16에서 배운 공식을 잊지 마라. 왜냐하면 이것이 프로그램이 돌아가게 만드는 '엔진'이기 때문이다.

어떻게 운동을 하는지는 무엇을 운동하는지만큼 중요하다. 아무리 운동을 올바른 자세로 한들 너무 가벼운 무게로 한다든지, 너무 적게 휴식하든지, 적게 혹은 너무 많이 운동을 하면 최상의 효과를 얻을 수 없다.

> 한 주에 3~5회 중량운동을 하라. 4회는 3회보다 좋으며, 5회는 4회보다 더 낫다.

주 3~4회 운동으로도 분명히 발전할 수 있으며, 어떻게 해야 하는지도 알려주겠다. 다만 주 5회 운동을 하면 최대의 효과를 얻을 수 있다.

주 5회 운동을 한다면 다음의 운동 예시를 따르도록 하라.

1일:
가슴과 복근

2일:
등과 종아리

3일:
어깨와 복근

4일:
하체

5일:
상체와 복근

'상체'운동을 하는 날은 가슴운동을 8~10회씩 3세트를 하고 이후 팔운동(이두와 삼두근)을 4~6회, 3세트를 한다.

세트당 8~10회씩 반복할 경우, 반드시 4~6회 반복하는 무게보다 10% 적어야 한다(약 1RM의 75%). 그리고 목표는 이 책에 나오는 모든 것과 마찬가지로 일단 10회를 채울 수 있으면 무게를 더한다.

가슴운동을 추가적으로 더 하고 싶다면 인클라인 벤치 프레스와 딥을 하길 권한다.

아래에 주 5일 프로그램의 예가 있다(그리고 필수 세트는 세트 당 4~6회 무겁게 하는 것을 말하며, '선택'세트는 좀 더 할 수 있을 것 같은 기분이 들 때 추가적으로 더 하는 것이며, 의무가 아니다).

1일

가슴과 복근

인클라인 벤치 프레스 - 워밍업 세트 후 필수 세트 3회
인클라인 덤벨 벤치 프레스 - 필수 세트 3회
플랫 벤치 프레스 - 필수 세트 3회
페이스 풀 - 8~10회씩 필수 세트 3회. 가벼운 세트 사이에 1~2분씩 휴식
복근 서킷 3회

페이스 풀은 많은 사람들이 하는 운동은 아니지만 회전근개 강화운동 중 내가 좋아하는 것이

며, 회전근개는 프레스 동작을 할 때 많이 개입된다.

2일

등과 종아리

바벨 데드리프트 - 워밍업 세트 후 필수 세트 3회

바벨 로우 - 필수 세트 3회

와이드 그립 풀업 또는 친업 - 필수 세트 3회(가능하다면 중량을 사용)

선택: 클로즈 그립 랫 풀다운 필수 세트 3회

선택: 바벨 쉬러그 - 필수 세트 2회

종아리 워크아웃 A

허리에 문제가 있다면 허리에 부담이 적은 스모 데드리프트나 헥스 바 데드리프트를 하길 바란다. 또는 데드리프트 대신에 티 바 로우처럼 '입증된' 다른 운동을 선택하길 바란다.

3일

어깨와 복근

시티드 혹은 스탠딩 바벨 밀리터리 프레스 - 워밍업 세트 후 필수 세트 3회

사이드 래터럴 레이즈 - 필수 세트 3회

벤트 오버 리어 델트 레이즈 - 필수 세트 3회

복근 서킷 3회

4일

하체

바벨 스쿼트 - 워밍업 세트 후 필수 세트 3회

레그 프레스 - 필수 세트 3회

루마니안 데드리프트 - 필수 세트 3회

종아리 워크아웃 B

5일

상체와 복근

인클라인 벤치 프레스 - 워밍업 세트 후 8~10회, 3세트. 가벼운 세트 사이에 1~2분씩 휴식

바벨 컬 - 워밍업 세트 후 필수 세트 3회

클로즈 그립 벤치 프레스 - 필수 세트 3회(가슴운동 후에 할 경우 워밍업할 필요 없음)

얼터네이팅 덤벨 컬 - 필수 세트 3회
시티드 트라이셉스 프레스 - 필수 세트 3회
복근 서킷 3회

만약 주 5회 운동을 한다면 이 루틴을 8~10주 동안 해보길 권한다. 보너스 리포트에 이 워크아웃의 첫 번째 단계가 수록되어 있다.

무슨 요일에 운동하는지에 대해 말해보자면, 대부분은 월~금요일까지 운동을 하고 주말은 쉬거나 주말 중 하루 혹은 이틀 모두 약간의 카디오운동을 더 하곤 한다. 이와 같은 루틴 또한 효과가 있다. 자유롭게 운동하고 원하는 날 쉬어라. 몇몇은 주말에 운동하고 평일 중 이틀 쉬는 것을 선호하기도 한다.

필요하다면 카디오운동을 하라. 문제가 없다면 웨이트와 카디오운동을 같은 날에 해도 좋다.

주 4회 운동을 한다면 아래의 예시를 따르길 바란다.

1일:
가슴 & 삼두근 & 종아리

2일:
등 & 이두근 & 복근

3일:
상체 & 종아리

4일:
하체 & 복근

이 예시에선 '상체'운동을 8~10회씩 3세트를 하며 그 후 어깨운동을 한다.

주 4회 프로그램의 예는 다음과 같다.

1일

가슴 & 삼두근 & 종아리

인클라인 벤치 프레스 - 워밍업 세트 후 필수 세트 3회
플랫 벤치 프레스 - 필수 세트 3회
딥(가슴 버전, 가능할 경우 중량을 사용) - 필수 세트 3회

시티드 트라이셉스 프레스 - 필수 세트 3회

종아리 워크아웃 A

2일

등 & 이두근 & 복근

바벨 데드리프트 - 워밍업 세트 후 필수 세트 3회

바벨 로우 - 필수 세트 3회

와이드 그립 풀업 또는 친업 - 필수 세트 3회(가능하다면 중량을 사용)

바벨 컬 - 필수 세트 3회

복근 서킷 3~6회

3일

상체 & 종아리

인클라인 벤치 프레스 - 워밍업 세트 후 8~10회, 3세트. 가벼운 세트 사이에 1~2분씩 휴식

시티드 또는 스탠딩 바벨 밀리터리 프레스 - 워밍업 세트 후 필수 세트 3회

사이드 래터럴 레이즈 - 필수 세트 3회

벤트 오버 리어 델트 레이즈 - 필수 세트 3회

종아리 워크아웃 B

4일

하체 & 복근

바벨 스쿼트 - 워밍업 세트 후 필수 세트 3회

레그 프레스 - 필수 세트 3회

루마니안 데드리프트 - 필수 세트 3회

복근 서킷 3회

다시 말하건대, 주 4회 운동을 할 계획이라면 이 프로그램을 해보길 바란다.

주 5회 프로그램과 마찬가지로 언제 운동할 지는 유연하게 선택해도 좋으며, 필요하다면 카디오운동을 하라.

만약 주 3회 운동을 한다면 2가지 선택권이 있다.

<u>선택 A:</u>

1일:

등 & 이두근 & 복근

2일:

가슴 & 삼두근 & 종아리

3일:

하체 & 어깨

<u>선택 B:</u>

1일:

당기기 & 복근

2일:

밀기 & 종아리

3일:

하체 & 복근

이 둘 중 어느 것이 더 뛰어나거나 그러진 않다. 그저 개인의 취향에 따라 선택하면 된다.

선택 A의 경우 첫 번째 날과 두 번째 날에 큰 부위에 필수 세트를 9회씩 하며(가슴, 등을 각각), 작은 부위는 6회씩 한다. 마지막 날은 하체를 9세트씩 하며, 어깨는 6~9세트씩 한다(그렇다. 엄청 힘들다).

선택 B의 경우 '미는' 날은 가슴, 어깨, 삼두근, 종아리 순서로 운동한다. 세트 수는 가슴과 어깨는 6~9세트씩, 삼두근은 3세트를 한다.

필요하다면 카디오운동도 하라.

선택 A의 예시는 다음과 같다.

1일

등 & 이두근 & 복근

바벨 데드리프트 - 워밍업 세트 후 필수 세트 3회

바벨 로우 - 필수 세트 3회

와이드 그립 풀업 또는 친업 - 필수 세트 3회(세트당 4~6회, 가능하다면 중량을 사용)

바벨 컬 - 필수 세트 3회

복근 서킷 3회

2일

가슴 & 삼두근 & 종아리

인클라인 벤치 프레스 - 워밍업 세트 후 필수 세트 3회

플랫 벤치 프레스 - 필수 세트 3회

딥(가슴 변형, 가능하다면 중량을 사용) - 필수 세트 3회

시티드 트라이셉스 프레스 - 필수 세트 3회

종아리 워크아웃 A

3일

하체 & 어깨

바벨 스쿼트 - 워밍업 세트 이후 필수 세트 2회

레그 프레스 - 필수 세트 2회

루마니안 데드리프트 - 필수 세트 2회

시티드 또는 스탠딩 바벨 밀리터리 프레스 - 워밍업 세트 후 필수 세트 2회

사이드 래터럴 레이즈 - 필수 세트 2회

선택: 벤트 오버 리어 델트 레이즈 - 필수 세트 2회

보다시피 주 3일 운동에도 큰 변화는 없다. 다만 고환이 으스러질 정도로 힘들다. 몇몇은 하체 한 세트 하고 60~90초 쉰 후, 어깨 한 세트하고 60~90초 쉬고, 상하체를 번갈아가면서 하기도 한다. 이런 운동방식은 힘들지만 시간을 절약하는 방식이기도 하다.

'선택 B'의 예시는 다음과 같다.

1일

당기기 & 복근

바벨 데드리프트 - 워밍업 세트 후 필수 세트3회

바벨 로우 - 필수 세트 3회

와이드 그립 풀업 또는 친업 - 필수 세트 3회(가능하다면 중량을 사용)

바벨 컬 - 필수 세트 3회

복근 서킷 3회

2일

밀기 & 종아리

인클라인 벤치 프레스 - 워밍업 세트 후 필수 세트 3회

플랫 벤치 프레스 - 필수 세트 3회

시티드 또는 스탠딩 바벨 밀리터리 프레스 - 워밍업 세트 후 필수 세트 3회

사이드 래터럴 레이즈 - 필수 세트 3회

선택: 클로즈 그립 벤치 프레스 - 필수 세트 3회

종아리 워크아웃 A

3일

하체 & 복근

바벨 스쿼트 - 워밍업 세트 후 필수 세트 3회

레그 프레스 - 필수 세트 3회

루마니안 데드리프트 - 필수 세트 3회

복근 서킷 3회

이 구성은 다른 워크아웃과 상당히 다르며, 아래의 간단한 가이드라인을 준수해야 한다.

- 밀기운동을 하는 날엔 가슴과 어깨 운동을 각각 6세트씩 하며, 삼두근운동은 3세트를 한다. 딥스는 이 워크아웃에서 아주 중요한 부분인데, 딥스는 가슴과 어깨, 삼두근을 타깃으로 하기 때문이다.
- 당기기운동을 하는 날엔 등운동은 9세트, 이두근운동은 3세트를 한다.
- 하체운동을 하는 날은 다른 루틴과 동일하다.

워크아웃을 하는 방법

위에서 설명한 운동을 하나씩 순서대로 하면 된다.

첫 번째 운동부터 시작하며, 일단 워밍업 세트를 한 후 무거운 무게로 3세트를 하고(물론 세트 사이에 충분히 쉬어야 한다) 그 다음 목록에 있는 운동을 차례차례 진행한다.

운동 1: 1세트

휴식

운동 1: 2세트

휴식

운동 1: 3세트
휴식

운동 2: 1세트
휴식

이와 같이 진행하면 된다.

올바른 워밍업의 '비밀'

곧바로 스트렝스를 늘리며 부상 위험도 줄일 수 있는 단순한 테크닉을 말해준다면?

이 '비밀'은 바로 고중량을 하기 전에 각 부위별로 올바르게 워밍업을 하는 것이다.

워밍업을 충분히 하지 않으면 힘도 제대로 발휘할 수 없으며, 근육에 더 많은 부담을 주거나 안 좋아 질 수 있다. 우선 비효과적인 워밍업 루틴의 예를 설명하겠다.

바에 135파운드(약 61kg)를 더한 후 10~15회를 한다. 몇 분간 휴식한 후 185파운드로 12회를 한다. 다시 휴식을 하고 205파운드로 8번을 시도하나 실패하게 된다. 몇 분 후에 225파운드로 4~6회 반복을 하고 길게 휴식을 한 뒤 마지막으로 엄청 힘겹게 275파운드(약 124kg)로 2회를 한다.

무엇이 문제일까? 이와 같이 하게 되면 고중량 세트를 하기도 전에 워밍업으로 너무 지쳐서 해야 할 무게를 다룰 수가 없다. 그러면 근육에 충분히 부하를 줄 수 없으며 그저 그런 운동효과를 낳는다.

워밍업을 할 때 흔히 하는 다른 실수는 너무 적게 하는 것이다. 많은 사내들이 무게를 더해 시작하는 것을 두려워하여 고중량운동을 하기 전에 가벼운 무게로 워밍업을 단 한번만 한다. 이럴 경우 근육좌상, 관절 충돌 등을 초래한다.

하지만 워밍업을 똑바로 하면 부상 위험을 줄이고 스트렝스를 더 잘 발휘할 수 있게 해준다. 또한 워밍업은 부상에 대한 걱정 없이 근육에 최대로 부하를 줄 수 있게 해준다. 그로 인해 안전하면서도 효과적으로 근성장을 자극할 수 있다.

올바른 워밍업은 단순한 목적 두 개를 갖고 있다. 첫 번째는 해당 근육에 충분히 혈액을 공급하는 것이고, 두 번째는 피로를 누적하지 않고 점차 무거운 무게로 접근하는 것이다. 근비대에 효율적인 고중량 세트를 위한 준비와 더불어 근육도 활기차야 된다. 너무 많은 워밍업으로 인해 먼저 뻗어버리면 안 된다.

다음의 예시를 참고하길 바란다.

첫 번째 세트

첫 번째 워밍업 세트에선 고중량의 50% 무게로 12번을 하고, 1분간 쉰다. 첫 번째 세트를 할 때는 매우 가볍고 쉬운 느낌이 들어야 한다.

예를 들어 지난주 벤치 프레스 워크아웃에서 225파운드로 5회씩 3세트를 했다면, 워밍업 세트로 110파운드로 12번을 하고 1분간 쉰다.

두 번째 세트

두 번째 워밍업 세트는 첫 번째 세트와 같은 무게로 10번을 하되 조금 더 빠르게 한다. 그리고 1분간 쉰다.

세 번째 세트

세 번째 워밍업 세트는 약 70% 무게로 4번을 하며 보통 속도로 진행한다. 세 번째와 네 번째 세트는 곧 하게 될 고중량 리프팅에 근육을 적응시키는 것이 목적이다.

고중량운동을 할 때 사용하는 무게가 225파운드라면 약 155~160파운드 정도의 무게로 세 번째 워밍업 세트를 진행하면 된다.

네 번째 세트

네 번째 워밍업 세트가 마지막이며, 단순하다. 고중량운동할 때의 90% 무게로 1번 든다. 네 번째 워밍업 세트를 끝낸 후 2~3분간 쉰다.

만약 고중량운동을 할 때 사용하는 무게가 225파운드라면 여기서 사용하는 무게는 200파운드에 해당할 것이다.

다섯, 여섯, 일곱 번째 세트

지금부터는 필수 세트에 해당하며, 1RM의 80~85% 무게로 4~6회 반복한다.

다음 운동으로 넘어가기

일반적으로 봤을 때, 위에서 언급한 4번의 워밍업 세트 이상 할 필요는 없다. 예를 들어 벤치 프레스로 워크아웃을 시작하고 다음 운동으로 인클라인 프레스를 할 경우, 더 이상 새로운 워밍업을 할 필요는 없다.

그렇긴 하지만 다음 운동을 할 때 해당 부위가 충분히 워밍업이 안 된 경우, 10~12번 정도 반복한다. 예를 들어 숄더 프레스를 하고 사이드 혹은 리어 레이즈로 넘어갈 경우, 레이즈 운동의 워밍업으로 10~12회 1세트를 해준다. 왜냐하면 본인 생각에 프레스 이후 측면과 후면 삼각근이 무거운 무게에 충분한 준비가 안 되었기 때문이다.

팔운동하는 날 워밍업

팔운동하는 날의 경우, 이두근 워밍업 세트를 실시하고 즉시 삼두근 워밍업을 한 후 60초간 휴식한다.

고중량으로 운동할 때는 이와 같이 슈퍼 세트를 하진 않으나, 워밍업을 할 때는 그렇게 무겁지 않은 무게로 하기 때문에 슈퍼 세트로 해도 손해보는 것이 없다.

결론

올바른 워밍업은 무거운 무게를 다루고 근육을 키우는 데 엄청 중요한 요인이다. 부디 나를 믿어달라. 성급하게 고중량을 시도하는 것보다는 워밍업하는 데 10분 정도 시간을 투자하는 것이 낫다.

이 프로그램의 처음 몇 주

웨이트 트레이닝에 처음 입문한 경우라면, 모든 것이 낯설게 느껴질 것이다. 당신의 몸을 제대로 가누기도 힘들 것이며, 몇몇 운동들은 좋은 자세를 유지하느라 어려움을 겪을 것이고, 운동하면서 기분 좋은 근육통도 겪을 것이다.

이 모든 것은 정상이며 게임의 일부분이다. 그러나 머지않아 편안하게 각각의 동작을 수행할 것이며, 기분 좋은 근육통도 시간이 지남에 따라 점차 줄어들 것이다.

처음 몇 주 동안은 자세를 숙달하기 위해 마음 내킬 때 마다 워밍업 세트를 하고 반복횟수도 6~8회, 심지어 8~10회로 해도 좋다. 하지만 자세가 좀 익숙해지고 나면 반복횟수를 4~6회로 하라.

어느 정도의 근육통과 쓰라림은 있겠지만, 리프팅할 때 격렬한 통증이 있다면 무언가가 잘못되었다는 것을 의미한다. 이런 통증을 감수하며 운동하지 마라. 대신에 중량을 낮추고 자세를 확인해보라. 자세에 문제가 없다면 그 운동을 그만두고 다른 운동을 하라.

2주 동안 통증을 유발하는 운동과 거리를 두고, 통증을 주지 않지만 같은 부위를 자극하는 운동을 대신 해라. 그래도 여전히 통증이 있다면 하지 마라.

운동 전이나 후에 심각한 통증이 있다면 반드시 의사에게 진찰을 받길 바란다. 통증은 무언가를 경고하는 지표이기 때문이다.

시작 무게 알아내기

다양한 운동들 각각의 시작 무게를 찾으려면 어쨌든 많은 시행착오를 거쳐야 한다. 보통은

10파운드(약 4.5kg)를 바에 더할 때마다, 반복횟수는 2회 정도 줄어든다. 이는 덤벨 무게가 각각 5파운드 무거워질 때도 똑같이 적용된다.

시작 무게가 너무 가벼운 실수를 범할 수 있으니 각종 무게와 운동에 익숙하도록 모두 시도해보라.

보조자가 반드시 필요하진 않지만 가끔 도움이 된다

항상 깔끔한 자세로 할 수 있는 무게, 그리고 보조자가 필요 없는 반복횟수로 하기 때문에 반드시 보조자가 필요하진 않다.

그렇긴 하지만 벤치 프레스나 밀리터리 프레스와 같이 특정 운동을 할 경우 보조자가 있으면 두 가지 이점이 있다.

첫째, 혼자일 경우에 시도하지 않았을 반복횟수를 해볼 수 있다.

둘째, 비록 보조자가 손만 갖다 되거나 심지어 손가락만 올려놓는 것 이외에 크게 도와주는 것은 없지만, 누군가가 날 도와주려고 서 있으면 이상하게 좀 더 힘이 난다.

그러니 반드시 누군가와 같이 운동할 필요는 없지만, 적어도 이 2개의 운동을 할 때는 체육관의 누군가에게 도움을 요청하길 바란다. 또한 보조를 할 때 무엇을 해주길 바라는지 알려줄 필요가 있으며, 그래야 올바른 방식으로 보조해줄 수 있다.

1. 도움이 필요할 때 중량을 드는 것을 도와줘라.
2. 도움 없이 가능한 많은 횟수를 하도록 내버려둬라.
3. 상대가 처지기 시작하면 바 위에 손만 올려놓고 중량 드는 것을 돕지는 마라. 그가 마지막 렙을 끝낼 가능성이 충분하다.
4. 만약 여전히 꼼짝도 못하고 있으면 약 10% 정도 중량을 들어줘라.
5. 여전히 꼼짝도 못하면 10~15% 정도 더 중량을 들어줘라.
6. 여전히 꼼짝도 못하면 그는 끝장나기 십상이다. 최대한 힘을 발휘하여 중량을 들어주어 그가 마무리하도록 한다.

보조하는 법을 복잡하게 설명하고 싶진 않으며, 한마디로 좋은 보조자란 오직 안전을 위해서만 존재한다. 한 가지 규칙이 있다면 당신이 보조해주는 사람이 비록 느리지만 스스로 중량을 들고 있다면 바에 손대지 마라. 잘못된 보조방식을 수용하지 마라. 잘못된 보조는 발전에 찬물을 끼얹고, 도움 받지 않았으면 하지 못할 무게를 자기가 할 수 있는 무게라고 잘못된 믿음을 갖게 한다.

대부분의 경우 보조 테크닉은 따로 설명할 필요도 없으며, 한 가지 말하고 싶은 건 스쿼트를 보조하는 방법이다. 바를 보조하되, 사람을 보조하지 마라. 상대방의 겨드랑이 사이에 팔을 집어넣어 보조하지 마라. 그러면 상대방이 들어야 할 부하를 줄여주며, 상대방 몸에 대고 하는 보조방식은 가장 안전하지도 않다.

만약 보조자가 없다 하더라도 충분히 발전할 수 있다. 벤치 프레스와 밀리터리 프레스, 그리고 스쿼트를 파워 랙에서 한다면 안전 바가 있기 때문에 바벨에 깔릴 걱정을 하지 않고 운동할 수 있다.

파워 랙도 없는 경우 벤치 프레스, 밀리터리 프레스, 스쿼트를 할 때 한 번은 더 들 수 있는 지점에서 마무리하는 데 익숙해져야 한다. 한 번 더 들 수 있는 지점에서 끝내야 하지, 내가 더 들 수 있는지 없는지 확신하지 못하는 상황에서 하면 안 된다. 하다보면 계속 리프팅을 할 수 있는 구간인지 더 잘 인식하게 될 것이다.

디로드 주간

8주간 운동을 끝내면 그 다음 한 주는 완전히 웨이트를 쉬거나 디로드 주간을 가져 휴식과 회복하는 시간을 갖기를 추천한다.

나의 디로드 주간은 다음과 같다.

1일

데드리프트 - 평상시(무거운) 무게의 50%로 8~10회씩 3세트

바벨 로우 - 평상시(무거운) 무게의 50%로 8~10회씩 3세트

원암 덤벨 로우 - 평상시(무거운) 무게의 50%로 8~10회씩 3세트

풀업 - 맨몸으로 실패 지점까지 3세트

2일

밀리터리 프레스 - 평상시(무거운) 무게의 50%로 8~10회씩 3세트

인클라인 벤치 프레스 - 평상시(무거운) 무게의 50%로 8~10회씩 3세트

클로즈 그립 벤치 프레스 - 평상시(무거운) 무게의 50%로 8~10회씩 3세트

딥 - 맨몸으로 실패 지점까지 3세트

3일

바벨 스쿼트 - 평상시(무거운) 무게의 50%로 8~10회씩 3세트

프론트 스쿼트 - 평상시(무거운) 무게의 50%로 8~10회씩 3세트

루마니안 데드리프트 - 평상시(무거운) 무게의 50%로 8~10회씩 3세트

이런 식으로 하면 된다.

보다시피 큰 차이점은 워크아웃 강도를 극적으로 줄인다는 점이다. 운동하는 날에 대해 말해보자면, 워크아웃 사이에 하루씩 쉬길 바란다. 대부분은 월요일, 수요일, 금요일에 운동하는 것을 좋아한다.

루틴 바꾸기

근육이 두뇌의 영향을 받지 않는다면 근육은 인지 능력이 없을 것이다. 오늘 내가 무슨 워크아웃을 하는지 근육은 추측하려 하지 않을 것이며, 운동루틴을 매일 바꿔도 '혼란스러워' 하지 않을 것이다. 근육은 그저 수축과 이완만 하는 조직일 것이다.

그렇긴 하지만 유효한 기본 전제가 있다. 근육이 지속적으로 성장하고 강해지기 위해선 지속적으로 변화가 필요하다는 점이다. '근육 혼란 이론'은 약간 핀트가 안 맞긴 하지만, 올바른 '변화'는 근성장을 초래한다.

당신이 원한다면 루틴을 매주, 심지어 매일 바꿀 수도 있으며, 그렇게 되면 정체기에 빠지게 된다. 왜냐하면 이러한 '변화'가 근성장을 이끌어내지 못하기 때문이다. 이미 알고 있겠지만 변해야 하는 건 바로 무게, 즉 점진적 과부하를 말한다.

근육과 스트렝스 발달의 핵심은 단순히 자극의 종류를 바꾸는 것(새로운 운동)이 아니라 중량을 늘리는 것이다. 점진적 과부하를 가장 효과적으로 하는 방법은 근육이 한도를 넘도록 하며, 지난번보다 더 많이 드는 것이다.

당신이 점진적 과부하를 중점에 두고 근비대 프로그램을 따른다면(스쿼트, 데드리프트, 벤치 프레스, 밀리터리 프레스), 자신의 근육에 '혼란'을 주려고 자주 프로그램을 바꾸는 보통 사람들을 금방 뛰어넘게 될 것이다.

그러나 비거 리너 스트롱거 프로그램은 여기서 한발 더 나아가 균형 잡인 몸매를 만들기 위해 다양한 근육을 자극하는 운동도 포함하고 있어 '크고' '강한' 몸 만들기를 도와준다.

예를 들어 어깨를 키우기 위해 오직 밀리터리 프레스만 하고 측면이나 후면 삼각근을 위한 고립운동을 전혀 하지 않는다면 당신이 바라는 '툭 튀어나온' 어깨를 가질 수 없다. 하체를 키우기 위해 오직 백 스쿼트만 하고 프론트 스쿼트나 레그 프레스 또는 핵 스쿼트같이 대퇴사두근에 집중하는 보조운동을 같이 하지 않으면 대퇴사두근이 충분히 자라지 않을 것이다.

과부하가 중요하긴 하지만 운동루틴을 올바르게 바꾸는 방법이 있다. 2가지 종류의 운동이다.

> '협상의 여지가 없는 운동'은 매주 반드시 해야 하는 운동으로, 하지 않으면 성과를 이룰 수 없다.

협상의 여지가 없는 운동은 크고 강한 육체를 만드는 데 필수적인 다중관절운동을 말한다. 스쿼트, 데드리프트, 벤치 프레스. 밀리터리 프레스.

'협상의 여지가 있는 운동'은 위의 운동에 보조적으로 하는 운동이다.

협상의 여지가 있는 운동의 다수는 덤벨 프레스, 바벨 로우, 딥과 같이 다중관절도 있지만 사이드 래터럴 레이즈, 페이스 풀, 덤벨 컬과 같은 고립운동도 있다.

가장 쉽고 효과적으로 워크아웃을 짜는 방법은 '협상의 여지가 없는 운동'을 3~6세트 한 뒤 '협상의 여지가 있는 운동'을 3~6세트씩 하는 것이며, '협상의 여지가 있는 운동'은 8주나 10주마다 휴식 또는 디로드 주간이 끝난 뒤 바꿔도 좋다.

가장 중요한 것은 이 운동을 통해 발전하고 있느냐이다. 즉 주어진 무게로 반복횟수를 늘리며, 또한 당신이 들 수 있는 무게도 점차 늘어야 한다는 것이다.

스트렝스 주간

약물을 하지 않는 웨이트 리프터로서 가장 큰 목표 중 하나는 점점 강해지는 것, 특히 큰 다중관절 움직임이 강해지는 것이다.

그러한 이유로 위에서 이미 보여준 것과 같이 비거 리너 스트롱거 프로그램의 핵심은 전통적인 스트렝스 트레이닝과 전통적인 '보디빌딩' 워크아웃의 결합이다.

이 프로그램은 근본적인 스트렝스와 사이즈를 키울 수 있게 다중관절운동을 이용한 스트렝스 프로그램과, 전반적으로 균형 있고 미적인 몸매를 위한 작은 근육을 키울 고립운동도 포함하고 있다.

그러나 목표를 달성하려면 두 요소 중 전자(고중량 다중관절운동)가 후자(고립운동)보다 훨씬 중요하다. 한마디로 외형 발달의 대부분은 스쿼트와 데드리프트, 벤치 프레스, 그리고 오버헤드 프레스의 발달에서 비롯된다.

그래서 4주마다 '스트렝스 주간'을 가질 것을 추천한다. 즉 3주 동안 '평상시'의 워크아웃을 하고 1주 동안 스트렝스 훈련을 하는 것이다.

스트렝스 주간엔 보다 전통적인 스트렝스 루틴을 따를 것이며, 이때 평상시와 같은 운동을 하지만 보다 적은 세트 수를 가진다.

스트렝스 주간의 목표는 핵심운동을 더욱 연습하는 것이며(더 많이 할수록 더 잘하게 된다), 이를 통해 더욱 빠르게 강해지는 것이다.

스트렝스 주간엔 2가지 방식이 있다.

스트렝스 주간 A

1일

바벨 스쿼트 - 워밍업 세트 후 필수 세트 3회
스티드 또는 스탠딩 바벨 밀리터리 프레스 - 워밍업 세트 후 필수 세트 3회
바벨 데드리프트 - 워밍업 세트 후 필수 세트 3회

2일

바벨 스쿼트 - 워밍업 세트 후 필수 세트 3회
플랫 바벨 벤치 프레스 - 워밍업 세트 후 필수 세트 3회
바벨 데드리프트 - 워밍업 세트 후 필수 세트 3회

3일

바벨 스쿼트 - 워밍업 세트 후 필수 세트 3회
스티드 또는 스탠딩 바벨 밀리터리 프레스 - 워밍업 세트 후 필수 세트 3회
바벨 데드리프트 - 워밍업 세트 후 필수 세트 3회

스트렝스 주간 B

1일

바벨 스쿼트 - 워밍업 세트 후 필수 세트 3회
플랫 바벨 벤치 프레스 - 워밍업 세트 후 필수 세트 3회
바벨 데드리프트 - 워밍업 세트 후 필수 세트 3회

2일

바벨 스쿼트 - 워밍업 세트 후 필수 세트 3회
스티드 또는 스탠딩 바벨 밀리터리 프레스 - 워밍업 세트 후 필수 세트 3회
바벨 데드리프트 - 워밍업 세트 후 필수 세트 3회

3일

바벨 스쿼트 - 워밍업 세트 후 필수 세트 3회
플랫 바벨 벤치 프레스 - 워밍업 세트 후 필수 세트 3회
바벨 데드리프트 - 워밍업 세트 후 필수 세트 3회

스트렝스 운동에 익숙한 사람들이라면 즉시 『스타팅 스트렝스』의 유명한 프로그램과 유사하다는 것을 눈치챌 것이다.

스트렝스 주간을 잘 보내기 위한 몇 가지 사항들이 있다.

- 워크아웃 A는 밀리터리 프레스를 강조한 반면 워크아웃 B는 벤치 프레스를 강조한다. 스트렝스 주간 동안 이 워크아웃을 번갈아가면서 하라(A, B, A, B).
- 이미 설명했지만 4주마다 스트렝스 주간을 갖도록 한다. 네 번째인 이유는 휴식이나 디로드 주간을 갖지 않기 때문이다. 대부분은 아래와 같은 방식으로 하길 좋아한다.

평상시 워크아웃 3주
스트렝스 주간(A) 1주
평상시 워크아웃 3주
스트렝스 주간(B) 1주
휴식/디로드 주간 1주
반복

보다시피 이 방식은 8주간 운동하고 한 주 쉬거나 회복을 한 후, 다시 8주간 운동하고 쉬는 것을 반복한다.

- 일반적으론 8주마다 휴식 또는 디로드 주간을 가지지만 어떤 이유든 간에 그보다 빨리 휴식을 갖게 되는 경우, 6주 운동 후 쉰다고 가정하면 다음과 같다.

평상시 워크아웃 3주
스트렝스 주간(A) 1주
평상시 워크아웃 2주
휴식/디로드 주간 1주
평상시 워크아웃 3주
스트렝스 주간(B) 1주
평상시 워크아웃 3주
스트렝스 주간(A) 1주
휴식/디로드 주간 1주
반복

- 8주보다 더 자주 휴식/디로드 주간이 필요하다고 느끼는 경우에도, 3주 워크아웃 후 스트렝스 주간을 갖는 패턴을 따르도록 한다.

6주마다 휴식/디로드가 필요한 경우 다음과 같다.

평상시 워크아웃 3주
스트렝스 주간(A) 1주
평상시 워크아웃 2주
휴식/디로드 주간 1주
평상시 워크아웃 1주
스트렝스 주간(B) 1주
평상시 워크아웃 3주
스트렝스 주간(A) 1주
휴식/디로드 주간 1주
평상시 워크아웃 3주
스트렝스 주간(B) 1주
평상시 워크아웃 2주
휴식/디로드 주간 1주
반복

- 휴식/디로드 주간 전에 8주보다 더 길게 운동할 경우 휴식이 필요할 때까지 평상시 워크아웃과 스트렝스 주간의 비율을 3:1로 한다. 그 다음 다시 새로 시작한다.

평상시 워크아웃 3주
스트렝스 주간(A) 1주
평상시 워크아웃 3주
스트렝스 주간(B) 1주
평상시 워크아웃 3주
스트렝스 주간(A) 1주
휴식/디로드 주간 1주
평상시 워크아웃 3주
스트렝스 주간(B) 1주
반복

(휴식/디로드 스케줄이 어떻든 상관없이 똑같은 스트렝스 주간을 가져선 안 된다. 항상 A와 B를 번갈아가며 하도록 한다.)

- 스트렝스 주간의 워크아웃 사이에 적어도 한 번은 쉬기를 권장한다. 많은 사람들은 월요일, 수요일 그리고 금요일에 운동하는 것을 선호한다.
- 스트렝스 주간에는 평상시 워크아웃을 할 때와 같은 무게로 진행한다. 예를 들어 지난주 등 워크아웃을 할 때 데드리프트 225파운드를 4회씩 4~5세트로 했다면, 스트렝스 주간에도 225파운드 데드리프트를 한다.
- 스트렝스 주기 때 프로그레션은 평상시 워크아웃과 똑같은 방식으로 한다. 일단 6회까지 반복할 수 있으면 5~10파운드를 늘리고 진행한다.
- 세트 사이에 보통 3~4분간 휴식한다.
- 평상시처럼 카디오를 해도(하지 않아도) 좋다.

이것이 스트렝스 주간의 전부다.

내가 만든 1년짜리 워크아웃을 원한다면

이 책에서 배운 것을 토대로 당신만의 워크아웃을 자유롭게 만들어봐도 좋으며, 이 책 말미의 보너스 리포트를 보면 1년 동안의 트레이닝 루틴을 찾아볼 수 있을 것이다.

결론

이젠 비거 리너 스트롱거 프로그램의 핵심 원리를 이해했을 것이다. 또한 어떻게 이 프로그램이 효과가 있는지, 무엇을 얻을 수 있는지 이해했을 것이다. 너무 상세한 내용에 압도당한 느낌이 드는 것을 이해한다. 그렇다면 이전 챕터도 책장을 넘겨 천천히 음미하길 바란다.

일단 이 챕터에서 배운 내용을 적용해보면 얼마나 간단한지 알 수 있을 것이다. 체육관에서 크고 강해지는 데 필요한 건 기껏 해봐야 올바른 식단과 운동 몇 가지에 불과하다. 크고 강하며 날씬 몸을 만드는 데 남들은 모르는 '비법' 같은 건 존재하지 않는다. 그저 퍼즐의 조각 맞추듯 효율적이고 올바르게 결합하기만 하면 된다.

챕터 요약

워크아웃 스케줄

- 한 주에 3~5회 중량운동을 하라. 4회는 3회보다 좋으며, 5회는 4회보다 더 낫다.
- 무슨 요일에 운동하는지에 대해 말해보자면, 대부분은 월~금요일까지 운동을 하고 주말은 쉬거나 주말 중 하루 혹은 이틀 모두 약간의 카디오운동을 더하곤 한다. 이와 같은 루틴 또한 효과가 있다. 자유롭게 운동하고 원하는 날 쉬어라. 몇몇은 주말에 운동하고 평일 중 이틀 쉬는 것을 선호하기도 한다.
- 필요하다면 카디오운동을 하라. 문제가 없다면 웨이트와 카디오운동을 같은 날에 해도 좋다.
- 목록에 나열된 운동을 하나씩 순서대로 하면 된다.
- 첫 번째 운동부터 시작하며, 일단 워밍업 세트를 한 후 무거운 무게로 3세트를 하고(물론 세트 사이에 충분히 쉬어야 한다) 그 다음 목록에 있는 다음 운동을 차례차례 진행한다.

올바른 워밍업 방법

- 워밍업을 충분히 하지 않으면 힘도 제대로 발휘할 수 없으며, 근육에 더 많은 부담을 주거나 안 좋아 질 수 있다.
- 올바른 워밍업은 단순한 목적 두 개를 갖고 있다. 첫 번째는 해당 근육에 충분히 혈액을 공급하는 것이고, 두 번째는 피로를 누적하지 않고 점차 무거운 무게로 접근하는 것이다.
- 첫 번째 워밍업 세트에선 고중량의 50% 무게로 12번을 하고, 1분간 쉰다. 첫 번째 세트를 할 때는 매우 가볍고 쉬운 느낌이 들어야 한다.
- 두 번째 워밍업 세트는 첫 번째 세트와 같은 무게로 10번을 하되, 조금 더 빠르게 한다. 그리고 1분간 쉰다.
- 세 번째 워밍업 세트는 약 70% 무게로 4번을 하며 보통 속도로 진행한다. 세 번째와 네 번째 세트는 곧 하게 될 고중량 리프팅에 근육을 적응시키는 것이 목적이다.
- 네 번째 워밍업 세트가 마지막이며, 단순하다. 고중량운동을 할 때 90% 무게로 1번 든다. 네 번째 워밍업 세트를 끝낸 후 2~3분간 쉰다.
- 일반적으로 봤을 때, 위에서 언급한 4번의 워밍업 세트 이상 할 필요는 없다. 예를 들어 벤치프레스로 워크아웃을 시작하고 다음 운동으로 인클라인 프레스를 할 경우, 더 이상 새로운 워밍업을 할 필요는 없다. 그렇긴 하지만 다음 운동을 할 때 해당 부위가 충분히 워밍업이 안 된 경우, 10~12번 정도 반복한다.
- 팔운동을 하는 날의 경우, 이두근 워밍업 세트를 실시하고 즉시 삼두근 워밍업을 한 후 60초간 휴식한다.

이 프로그램의 처음 몇 주

- 처음 몇 주 동안은 자세를 숙달하기 위해 마음 내킬 때마다 워밍업 세트를 하고 반복횟수도 6~8회, 심지어 8~10회로 해도 좋다. 하지만 자세가 좀 익숙해지고 나면 반복횟수를 4~6회로 하라.
- 어느 정도의 근육통과 쓰라림은 있겠지만, 리프팅할 때 격렬한 통증이 있다면 무언가가 잘못 되었다는 것을 의미한다. 이런 통증을 감수하며 운동하지 마라.

시작 무게를 알아내기

- 다양한 운동들 각각의 시작 무게를 찾으려면 어쨌든 많은 시행착오를 거쳐야 한다.
- 보통은 10파운드(약 4.5kg)를 바에 더할 때마다, 반복횟수는 2회 정도 줄어든다. 이는 덤벨 무게가 각각 5파운드 무거워질 때 똑같이 적용된다.

보조하기

- 항상 깔끔한 자세로 할 수 있는 무게, 보조자가 필요 없는 반복횟수로 하기 때문에 반드시 보조자가 필요하진 않다. 하지만 벤치 프레스나 밀리터리 프레스와 같이 특정 운동을 할 경우 보조자가 있으면 2가지 이점이 있다.
- 잘못된 보조방식을 수용하지 마라. 잘못된 보조는 발전에 찬물을 끼얹는다. 사람들이 보조할 때 가장 많이 저지르는 실수는 도움이 필요 없는 상황에서도 중량을 같이 들어 주는 것이다.
- 가능하다면 벤치 프레스와 밀리터리 프레스, 그리고 스쿼트를 파워 랙에서 하길 권장한다. 파워 랙에서 한다면 안전 바가 있기 때문에 바벨에 깔릴 걱정을 하지 않고 운동할 수 있다.

루틴 바꾸기

- 근육과 스트렝스 발달의 핵심은 단순히 자극의 종류를 바꾸는 것(새로운 운동)이 아니라 중량을 늘리는 것이다.
- 점진적 과부하를 가장 효과적으로 하는 방법은 근육이 한도를 넘도록 하며, 지난번보다 더 많이 드는 것이다.
- 가장 쉽고 효과적으로 워크아웃을 짜는 방법은 '협상의 여지가 없는 운동'을 3~6세트 한 뒤 '협상의 여지가 있는 운동'을 3~6세트씩 하는 것이며, '협상의 여지가 있는 운동'은 8주나 10주마다 휴식 또는 디로드 주간이 끝난 뒤 바꿔도 좋다.

스트렝스 주간

- 스트렝스 주간의 목표는 핵심 운동을 더욱 연습하는 것이며(더 많이 할수록 더 잘하게 된다), 이를 통해 더욱 빠르게 강해지는 것이다.
- 매 4주마다 '스트렝스 주간'을 갖는다. 즉 3주 동안 '평상시'의 워크아웃을 하고 1주 동안 스트렝스 훈련을 하는 것이다.
- 휴식/디로딩 주간 전에 8주보다 더 길게 운동할 경우 휴식이 필요할 때까지 평상시 워크아웃과

스트렝스 주간의 비율을 3:1로 한다.

- 스트렝스 주간에는 평상시 워크아웃을 할 때와 같은 무게로 진행한다.
- 스트렝스 주기 때 프로그레션은 평상시 워크아웃과 똑같은 방식으로 한다. 일단 6회까지 반복할 수 있으면 5~10파운드를 늘리고 진행한다.
- 세트 사이에 보통 3~4분간 휴식한다.
- 평상시처럼 카디오를 해도 (하지 않아도) 좋다.

19

발전 정도 측정하기 얼마만큼 발전하는지 측정할 수 없다면 발전을 알 수 없다

"용기가 항상 큰 소리를 내는 것은 아니다. 용기는 하루 일과를 마칠 무렵 '내일 다시 해볼 거야'라고 말하는 작은 목소리일 때도 있다."

– 마리 엔 래드 마커Mary Anne Radmacher

나는 한때 매일매일 체육관에 출석하지만 항상 똑같은 무게, 똑같은 횟수로 몇 달간 하곤 했었다. 거울을 봐도 뭔가 달라진 점을 찾아볼 수 없었다. 근육도 늘지 않았으며, 체지방도 줄어들지 않았다.

영원히 '발전 없는' 것처럼 보이는 상황에 내가 어떻게 반응했을까? 물론 변화를 시도했다. 새로운 운동과 루틴을 시도하였고 '속임수' 같은 새로운 다이어트도 해보고 새로운 보충제도 먹어보았다.

이런 '사기' 같은 방식은 효과가 없었다. 나의 스트렝스와 체성분은 시간이 흘러도 변하질 않았고, 충실하게 나에게 길을 안내해줄 '이번 주의 워크아웃' 또는 다이어트 '비법'을 검색하였지만 결국엔 실망감만 가득 찼다.

장시간 동안 발전 없는 모습에 한참을 비난했지만, 슬럼프와 실패가 가져다주는 절망적인 상황은 워크아웃 프로그램과 식단 그 자체에 있었다. 프로그램과 식단에 너무 문제가 많아서 약물 복용을 하지 않으며 웨이트를 하는 사람은 아무도 소화하지 못했을 것이다. 또 다른 큰 실수는 너무 문제를 과장했다는 점이다.

켈빈 경으로 유명한 윌리암 톰슨은 독창적인 물리학자이자 공학자였다. 그는 무언가를 측정할 수 있고 그것을 수로 표현할 수 있다면, 올바른 방향으로 가고 있는지 아닌지를 알 수 있다고 하였다. 만약 발전(또는 그것의 부족)을 일관되며 객관적으로 측정할 수 없다면, 잘되길 바라며 눈을 감고 가는 것이나 마찬가지다.

본인의 경우 후자와 같았고 시간이 흐름에 따라 나의 스트렝스가 얼마나 발전했는지, 나의 목표를 위해 제대로 먹고 있는지 전혀 알지 못했다.

발전 없는 수렁에 빠지지 않는 효과적인 방법은 단순히 숫자를 측정하는 것이다. 즉 한마디로 매 워크아웃 때 한 것을 포함하여 운동일지를 써라. 그리고 매일 섭취한 음식도 기록하며 식단을 계획해야 한다(또한 계획을 준수해야 한다).

어느 면에선 강박증처럼 보일지 모르나, 지속적으로 성공하는 데 얼마나 중요한 요인인지 당신도 알 것이라 생각한다.

이상적인 몸매를 만드는 데는 시간이 걸린다. 어느 옛 속담처럼 스프린트가 아니라 마라톤과 같다. 당신의 몸을 180도 다른 몸매로 바꾸어 삶을 즐기는 것도 가능하다. 하지만 어떤 모습을 바라든 간에, 상당히 많은 시간과 노력을 투자해야 한다.

근비대와 스트렝스 발전을 위한 속임수를 쓰면 그만큼 결과는 천천히, 조금씩 온다. 일단 운동을 시작하면 처음 몇 달간 엄청난 스트렝스의 발전을 보게 될 것이다. 하지만 결국 발전 속도는 점차 늦어지게 된다. 이 지점에서 몸에 근육을 더 붙이고 중량을 더 늘리기 위해 매회 의식적으로 운동해야 한다.

하지만 운동일지를 쓸 때면 무엇을 했는지 기억이 가물가물한 사람도 있다. 초인적인 기억력을 가지지 않은 한, 지난주 워크아웃에 한 다양한 운동들을 정확하게 기억할 순 없다. 물론 벤치프레스나 덤벨 컬같이 '자존심' 같은 운동들은 기억할지 모르나, 나머지는 어떻게 모두 기억한단 말인가? 다른 모든 운동들도 똑같이 관심을 가져야 한다.

지난주에 무슨 운동을 했는지 기억이 안 난다면, 이번 주에는 무슨 운동을 해야 할지 모르는 것과 같다. 우리의 운동목표는 지난주에 한 것보다 좀 더 발전한, 같은 무게로 단 1회라도 더 많이 하는 것이기에, 지난주에 무엇을 했는지를 모르면 문제가 발생한다.

바를 잡으려 할 때, 지난주에 무엇을 했는지 기억하느라 애쓰는 모습을 바라진 않을 것이다. 대신에 본인이 무엇을 해야 할지 정확히 알기를 바랄 것이다. 심지어 몇몇 사람은 자신이 성공적으로 드는 모습을 상상하며, 실제로 효과가 있다고 말한다.

만약 지난주에 245파운드로 4회를 했다면, 이번엔 같은 무게로 5회 하는 것만 신경써야 한다. 한발 더 나아가 5회 반복하는 모습을 마음의 눈으로 그려보아야 한다. 다음주의 목표가 첫 세트에 6회 하는 것이라면, 두 번째 세트엔 중량을 조금 더 올리고 4번을 한다. 스트렝스를 발달시키는 방법은 이와 같다. 즉 한 번에 한 걸음씩이다.

성공적인 워크아웃은 당신이 발전하는 워크아웃이다. 지난주보다 한 번을 더 들던지, 무게를 조금 더 들어야 한다. 설사 지난주보다 발전하지 못했더라도 실망하지 마라. 다음주엔 더 열심히 밀어붙이면 된다. 만약 몇 주간 침체기거나, 심지어 퇴보했다면 영양상태나 휴식을 확인 해볼 필요가 있다. 왜냐하면 어딘가에 문제가 있기 때문이다.

요약하자면, 운동일지를 쓰지 않으면 정체기가 빨리 올 것이다. 무게를 무작위로, 반복횟수도 매주 무작위로 한다면 선형 주기화에 따라 계획대로 할 때만큼 효과적이지 않다.

운동일지 쓰는 방법

운동일지를 쓸 때 몇 가지 선택사항이 있다.

1. 에헴…. 본인이 개발했으며 엄청나게 훌륭한 어플인 Stacked를 사용해도 된다. (www.getstackeapp.com)
2. 다른 앱을 이용해도 좋으나 실망할 것으로 기대한다. 차라리 핸드폰에 있는 노트 어플이나, 매주 공책에다가 기록하는 것도 좋다.
3. The Year One Challenge for Men이라고 불리는 인쇄용 워크아웃을 사용해도 좋다. 이것은 비거 리너 스트롱거 워크아웃의 1년 계획으로, 프로그램을 따르며 발전한 사항들을 채워넣을 수 있다.

본인의 일지를 만들었다면, 그날 해야 할 운동의 목록을 나열해보고, 지난주 했던 운동량을 확인해본다. 그리고 이번 주 당신의 목표가 횟수를 더하는 것인지, 중량을 더 늘리는 것인지 평가한 다음 운동을 시작하고, 매 세트마다 한 것을 기록한다(무게, 횟수, 그 외 관계가 있는 것들).

어플을 사용하기 전에 본인이 기록했던 운동일지의 예를 살펴보자.

4주차

월요일

14년 8월 14일

192파운드(약 87kg)

가슴

벤치 프레스 - 274 ×4, ×4, ×4 (강한 느낌이 듬)

인 클라인 덤벨 프레스 - 110 ×5, ×5, ×4

플랫 덤벨 프레스 - 110 ×5, ×5, ×5

상당히 단순하다. 가끔 어떤 운동을 할 때 특히 강하다거나 약한 느낌이 드는 것, 통증이 있던 것, 지난밤 잠을 충분히 못 잔 것도 기록한다.

다음 주가 되면 전에 했던 횟수를 확인하고 5×5×4 또는 275파운드로 5×4×4할 것을 계획할 것이다. 만약 이것을 완수하고 나머지 운동을 지난주에 했던 것과 똑같이 완수한다면 성공적인 워크아웃을 해낸 것이다.

당신은 체중도 기록하길 원할 것이다. 체중을 기록할 땐 다음과 같이 2가지 선택사항이 있다.

1. 일주일에 한 번씩, 매주 같은 요일, 아침에 옷을 입지 않고, 화장실을 간 후나 공복인 상태로 체중을 잰다.
2. 위와 같은 조건으로 매일 체중을 재고 7일마다 평균을 계산한다. 다음과 같다.

1일: 192.1
2일: 192
3일: 191
4일: 191.8
5일: 193
6일: 191
7일: 190.7
7일 평균: 191.7

나의 경우 그날 물을 많이 마셨다거나, 음식을 많이 먹은 것같이 단순한 이유로 인한 일시적 체중증가로 배신감을 느끼는 것을 방지하기 위해 평균을 내는 방식을 선호한다.

결론

얼마나 좋은 프로그램을 따르든 운동일지와 계획, 음식물 섭취 등을 기록하지 않는다면, 분명히 문제에 봉착하게 되리라 확신한다.

일지를 기록하면 발전을 항상 눈으로 볼 수 있으며, 퇴보나 혹은 장기간 동안 슬럼프에 빠지지 않게 된다. 숫자가 변하지 않고 고착되고 있는 것을 목격하면 바로 건너뛰며, 아무런 변화가 없다는 것을 인지하지도 못한 채 시간이 흘러가도록 하지 마라.

대개 정상적인 궤도로 다시 진입하는 것은 쉬우며, 장기간 발전을 못하는 이유는 충분히 강하게 본인을 밀어붙이지 않거나, 제대로 먹지 않거나, 충분히 쉬지 않거나, 이 세 가지 요인이 결합된 형태이다.

챕터 요약

- 발전 없는 수렁에 빠지지 않는 효과적인 방법은 단순히 숫자를 측정하는 것이다.
- 바를 잡으려 할 때, 지난주에 무엇을 했는지 기억하느라 애쓰는 모습을 바라진 않을 것이다. 대신에 본인이 무엇을 해야 할지 정확히 알기를 바랄 것이다. 심지어 몇몇 사람은 자신이 성공적으로 드는 모습을 상상하며, 실제로 효과가 있다고 말한다.
- 워크아웃은 당신이 발전하는 워크아웃이다. 지난주보다 한 번을 더 들던지, 무게를 조금 더 들어야 한다. 설사 지난주보다 발전하지 못했더라도 실망하지 마라. 다음 주엔 더 열심히 밀어붙이면 된다. 만약 몇 주간 침체기거나 심지어 퇴보했다면 영양상태나 휴식을 확인해볼 필요가 있다. 왜냐하면 어딘가에 문제가 있기 때문이다.
- 요약하자면 운동일지를 쓰지 않으면 정체기가 빨리 올 것이다. 무게를 무작위로, 반복횟수도 매주 무작위로 한다면 선형 주기화에 따라 계획대로 할 때만큼 효과적이지 않다.

20

좋은 운동 파트너가 되는 규칙

"문제는 누가 내 갈 길을 터줄지가 아니라, 누가 나를 막을 것인가이다."

— 아인 랜드Ayn Rand

같이 운동하는 파트너가 별로면 모든 걸 망친다. 본인의 에너지와 동기를 갉아먹으며, 운동하고자 하는 열정을 완전히 잃게 만든다.

반면에 훌륭한 파트너와 같이 운동을 하게 되면 궤도를 잃지 않고 꾸준히 발전하게 된다. 좋은 파트너는 책임감을 갖게 해주며, 매일 체육관에 나오고 싶은 열정을 불어넣어준다. 그리고 특정 운동을 할 때 더 몰아붙여 한 회 더 반복할 수 있도록 도와주며, 더 무거운 무게로 들 수 있도록 격려한다.

이러한 상황은 시간이 지날수록 점점 큰 차이를 낳는다. 똑같은 워크아웃을 하더라도 혼자였으면 하지 못했지만, 파트너의 도움으로 한 회 더, 좀 더 무거운 무게로 하는 것들이 쌓여 실제 성과를 이룬다.

운동을 시작하기 전, 함께할 누군가를 찾기를 추천한다. 그리고 파트너와 함께 아래의 규칙에 서로 동의해야 한다.

1. 매 워크아웃 때 정시에 나타날 것이며, 피치 못할 사정으로 운동에 나오지 못한다면 파트너에게 가능한 빨리 알리도록 한다.
2. 나의 파트너가 운동을 쉽게 빠지도록 하지 않을 것이다. 긴급한 상황이나 스케줄을 바꿀 수 없는 약속이 아닌 경우 어떤 변명도 받아들이지 않을 것이다. 나는 파트너가 체육관에 와서 운동하도록 고집할 것이다.
3. 체육관에 수다 떨러 오는 것이 아닌, 운동하기 위해 올 것이다. 체육관에 있을 때 워크아웃에 집중하고, 항상 서로를 보조할 준비를 하며, 운동이 효율적으로 진행되도록 한다.

4. 파트너에게 좋은 사례를 보여주기 위해 열심히 운동할 것이다.
5. 파트너가 스스로 생각한 것보다 많이 할 수 있도록 밀어 붙일 것이다. 나의 역할을 스스로가 가능하다고 믿는 것보다 더 많은 무게를, 더 많은 횟수를 하도록 동기부여 하는 것이다.
6. 나는 나의 파트너를 보조할 것이며, 파트너의 발전에 칭찬을 아끼지 않을 것이다.

위의 규칙들이 저급해 보일지 모르나, 당신과 파트너가 위의 6가지 규칙에 동의한다면 서로를 지지하고 당신이 생각한 것보다 더 많은 도움을 서로가 주고받을 것이다.

만약 파트너가 위의 규칙을 따르지 않는다면, 예를 들어 체육관에 나타나지 않거나, 운동보다 수다에 더 관심을 가지거나, 무기력하게 운동하거나, 당신을 잘 밀어붙이지 않거나 등등, 그는 도움보단 해가 더 많으며 골칫거리나 마찬가지다. 이런 파트너와 운동하느니, 차라리 혼자서 운동하는 것이 더 나을 것이다.

21

부상을 예방하는 방법

*"힘은 승리에서 오는 것이 아니라, 노력이 힘을 키운다.
역경 속에서 포기하지 않는다면 그것이 바로 힘이다."*

— 아놀드 슈왈제네거Arnold Schwarzenegger

얼핏 보기에 웨이트운동을 하면 시간이 갈수록 부상 혹은 적어도 관절 문제가 생기는 것이 당연해 보인다.

내 말인 즉슨 우리 몸은 스쿼트, 밀기, 당기기를 얼마나 많이, 얼마나 많은 무게로 반복하는 것을 버틸 수 있을까? 웨이트운동이 관절과 건, 인대를 더 빨리 '닳고 찢어지도록' 하는 것이 아닐까? 그래서 관절염(관절의 퇴행)이 발병하는 것이 아닐까?

충분히 흥미로운 의문이나, 연구는 이러한 의문을 지지하지 않는다.

글래스고왕립병원에서 실시한 연구에 따르면, 25명의 역도선수들의 신체(보통 사람들보다 훨씬 많은 시간을 운동하고 무거운 것을 드는)를 분석go 보니, 그들의 관절은 건강하거나 또는 그 나이 때 사람들보다 훨씬 더 건강했다.[354] 게다가 피험자 중 절반은 본인이 아나볼릭 스테로이드를 규칙적으로 사용한 적이 있다고 시인하였으며, 이 말은 과도한 웨이트운동으로 인해 그들의 관절은 약물 비복용자보다 더 많은 스트레스에 노출되었던 것을 의미한다.

또한 연구에 따르면 이전에 부상을 겪은 적이 있는 관절은 건강한 관절보다 관절염에 걸리기 쉬웠다. 그러므로 관절부상을 입은 적이 있는 사람은 관절을 보호하기 위해 강도를 조절할 필요가 있을 것이다.

웨이트 트레이닝은 생각만큼 위험한 활동이 아니다.[355] 실제로는 웨이트 트레이닝보다 다른

354) Fitzgerald, B., and G. R. McLatchie, "Degenerative joint disease in weight-lifter. Faction or fiction?." *British journal of sports medicine* 14, no. 2-3 (1980): 97-101.

355) Zachary Y. Kerr, Christy L. Collins, and R. Dawn Comstock, "Epidemiology of Weight Training-Related Injuries Presenting to United States Emergency Departments, 1990 to 2007," *American Journal of Sports Medicine* 38, no. 4 (2010): 765-71.

스포츠 활동중에 다칠 위험이 훨씬 더 높다.[356]

하지만 이와 같은 대답은 웨이트를 하는 사람들이 왜 그렇게 어깨와 무릎, 허리 문제를 많이 가지고 있는지 설명하지 못한다. 웨이트 트레이닝이 관절에 나쁜 것이 아니라면, 이런 일은 왜 생기는 것인가?

사실 웨이트로 인한 부상이 증가하고 있는 것은 사실이며, 이에 대한 주된 이유로 웨이트하는 사람 또한 증가하고 있기 때문이다. 크로스핏처럼 집단으로 운동하는 경우도 도움이 되지 않는다. 왜냐하면 서툰 지도자가 다수의 회원들을 지도하여 부상 위험이 엄청나게 높아지기 때문이다.[357]

어떤 신체활동을 하든 우발적인 통증이나 염좌는 피할 수 없는 요인이긴 하지만, 어떤 운동을 잘못하면 다치기 쉬우며, 그 부상이 어깨나 무릎 또는 허리와 같은 관절을 포함할 수 있다.

<u>부상 위험을 높이는 실수 #1</u>
본인이 조절할 수 있는 무게보다 많이 드는 것

상해 연구 및 대책센터에서 한 연구에 따르면, 웨이트운동 중 가장 빈번히 일어나는 부상은 중량을 자신에 몸에 떨어뜨리는 것이라고 한다.[358]

어떻게 사람들이 자신에게 중량을 떨어뜨리는 위험을 높이는가?

그건 바로 자존심 때문이다. 플레이트를 가득 끼우고 막연하게 최선을 다하길 바란다.

가끔 삐쩍 마른 사내가 바 한쪽당 플레이트를 3~4개씩 꽂고 보조를 받아 적은 가동범위로 운동하는 모습을 볼 때면 소름이 돋는다. 이처럼 운동할 경우 급격한 속도로 바벨이 내려가거나, 순간적으로 등이나 무릎에 비틀림이 발생하게 된다. 그리하여 험프티 덤프티(동화에 나오는 달걀 캐릭터로 자만심과 권위의식에 사로잡혀 있으며, 높은 담벼락 위에 아슬아슬하게 앉아 있다가 바람이라도 불어 균형을 잃으면 달걀을 깨뜨린다)는 큰 실패를 맛볼 것이다.

또한 과도한 무게로 운동할 경우 관절과 건, 인대에 과도한 스트레스를 준다. 그러나 당신이 조절할 수 있는 범위에서 최대의 가동범위로 조절된 움직임을 보인다면, 부상을 피할 뿐만 아니라 더 많은 발달을 이룰 수 있으며[359] 유연성 또한 향상된다.[360]

---

doi: 10.1177/0363546509351560.

356) Michael H. Stone, "Muscle Conditioning and Muscle Injuries," *Medicine and Science of Sports and Exercise* 22, no. 4 (1990): 457-62.

357) Kerr, Collins, and Comstock, "Epidemiology of Weight Training-Related Injuries Prosenting to United States Emergency Departments, 1990 to 2007," 765-71.

358) Ibid.

359) Ronei S. Pinto, Nairana Gomes, Regis Radaelli, Cíntia E, Lee E. Brown, and Martim Bottaro, "Effect of Range of Motion on Muscle Strength and Thickness," *Journal of Strength and Conditioning Research 26*, no. 8 (2012): 2014-45. doi: 10.1519/JSC.0b013e31823a3b15.

요약하자면 가동범위를 최대로 할 수 없다면 너무 무거운 무게로 하고 있는 것이며, 이는 부상 위험 또한 높아지는 것을 의미한다. 무게를 줄이고 가동범위를 최대로 하여 스트렝스를 향상시키고, 중량을 완전히 통제할 수 있는 경우에만 무게를 높여라.

부상 위험을 높이는 실수 #2
나쁜 자세

이 경우는 첫 번째와 유사하긴 하나 완전히 같진 않다.

나쁜 자세로 운동하는 것은 무거운 무게를 가동범위를 줄여서 하는 것 그 이상이다. 적정무게를 선택하여 최대 가동범위로 운동할 순 있지만, 자세가 안 좋다면 여전히 부상 위험은 높다.

예를 들어 적절하게 다룰 수 있는 중량으로 운동할 순 있지만,

- 데드리프트를 할 때 등이 구부러지거나, 선 자세에서 허리가 과도하게 아치형이 되는 경우, 허리부상을 바라는 것이나 마찬가지다.
- 벤치 프레스의 탑 자세에서 등이 평평해지고 어깨가 앞으로 구부러진 경우, 팔꿈치가 밖으로 과도하게 벌어지는 경우, 어깨부상이 일어나기 쉽다.
- 스쿼트할 때 무릎이 안으로 모이거나, 무릎이 발끝을 과도하게 넘어간다면 고중량으로 할 때 무릎부상을 입기 쉽다.
- 만약 당신의 신체구조가 남들과 비슷한데 비하인드 넥 밀리터리 프레스를 한다면 부상 위험이 높을 것이다(물론 몇몇은 역학적으로 이러한 종류의 움직임을 다룰 수 있는 신체를 가졌으나, 대부분의 경우는 그렇지 못하다).

체육관에서 열심히 땀 흘리는 것은 좋다. 다만 좋은 자세를 유지할 때만 그렇다.

부상 위험을 높이는 실수 #3
워밍업을 제대로 하지 않는 것

많은 이들의 워밍업루틴은 몇 분의 정적 스트레칭으로 구성되어 있으며, 이러한 스트레칭은 좋은 방식이 아니다.

운동 전 정적인 스트레칭은 스피드와 스트렝스를 떨어트린다고 한다.[361] 정적 스트레칭이 부

360) Sam K. Morton, James R. Whitehead, Ronald H. Brinkert, and Dennis J. Caine, "Resistance Training vs. Static Stretching: Effect on Flexibility and Strength," *Journal of Strength and Conditioning Research 25*, no. 12 (2011): 3391-98. doi: 10.1519/JSC.0b013e31821624aa.

상예방에도 효과적이지 않으며, 세포손상과 진통효과로 인해 부상 위험이 증가한다고 한다.[362)]

올바른 워밍업은 운동할 부위의 근육에 충분한 혈액을 공급하고, 유연하게 하며, 체온을 높이고, 조화로운 움직임을 만들어주며, 이러한 이유로 이전 챕터에서 워밍업에 대해 미리 설명하였다.[363)] 또한 예상되는 가동범위 내에서 반복적으로 근육을 이동시키는 과정은 부상 위험을 줄여준다고 한다.[364)]

부상 위험을 높이는 실수 #4 "노 페인, 노 게인(No pain, no gain)!!!!"

이 문장은 꽤 명확한데도 불구하고 대부분이 제대로 이해하지 못하고 있다. 통증이 있다면 그만둬라. 어떤 운동을 할 때마다 불편함을 느낀다면, 다른 것을 하라.

통증은 무언가가 잘못되었다는 신호이며, 통증에 귀 기울이지 않으면 심각한 부상이 따라올 것이다.

내가 목격한 최악의 부상의 적절한 예로, 60살에 벤치 프레스 대회에 참여한 사내의 이야기를 해보겠다. 그는 350파운드를 가까스로 성공시킨 후, 그의 팔꿈치를 문지르기 시작했다. 그리고 그는 자신보다 더 많은 무게를 든 사람에게 본인이 신기록을 세울 것이라고 말했다. 대회장에 참석한 모두가 그를 응원하고 있었다.

그가 바를 랙에서 뽑은 후 절반 쯤 내리는 도중에 우리는 군중들이 내는 소음 위에서 '퍽' 하는 소리가 나는 것을 들었다. 다행히도 보조자들이 바벨을 잡아 참수형당할 것 같은 그를 구해주었다. 그의 팔꿈치는 완전히 나갔다. 그때 나는 어떤 멍청이가 그에게 얼음찜질을 하면 금방 나아질 것이라고 말하는 것을 엿듣게 되었다. 하지만 그는 곧 응급실로 실려갔다.

---

361) Jason. B. Winchester, Arnold G. Nelson, Dennis Landin, Micahel A. Young, and Irving C. Schexnayder, "Static Stretching Impairs Sprint Performance in Collegiate Track and Field Athletes," *Journal of Strength and Conditioning Research* 22, no. 1 (2008): 13-19. doi: 10.1519/JSC.0b013e31815ef202; Antonio La Torre, Carlo Castagna, Elisa Gervasoni, Emiliano Cè, Susanna Rampichini, Maurizio Ferrarin, and Giampiero Merati, "Acute Effects of Static Stretching on Squat Jump Performance at Different Knee Starting Angles," *Journal of Strength and Conditioning Research* 24, no. 3 (2010): 687-94. doi: 10.1519/JSC.0b013e3181c7b443.

362) Lawrence Hart, "Effect of Stretching on Sport Injury Risk: A Review," *Clinical Journal of Sport Medicine* 15, no. 2 (2005): 113; Peter C. D. Macpherson, M. Anthony Schork, and James A. Faulkner, "Contraction-Induced Injury to Single Fiber Segments from Fast and Slow Muscle of Rats by Single Stretches," *American Journal of Physiology–Cell Physiology* 271, no. 5 (1996): C1438-46; Marjorie A. Moore and Robert S. Hutton, "Electromyographic Investigation of Muscle Stretching Techniques," *Medicine and Science of Sport and Exercise* 12, no. 5 (1980): 322-29. doi: 10.1249/00005768-198012050-00004.

363) Danny J. McMillian, Josepf H. Moore, Brian S. Hatler, and Dean C. Taylor, "Dynamic vs Static-Stretching Warm up: the Effect on Power and Agility Performance," *Journal of Strength and Conditioning Research* 20. no. 3 (2006): 492-99.

364) Katherine Herman, Christian Barton, Peter Malliaras, and Dylan Morrissey "The Effectiveness of Neuromuscular Warm-Up Strategies, that Require No Additional Equipment, for Preventing Lower Limb Injuries during Sports Participation: A Systematic Review," *BMC Medicine*, 10 (July 19. 2012): 75. doi: 10.1186/1741-7015-10-75.

여기서 주는 교훈은 멍청해지지 마라는 것이다.

전신이 쑤시는 느낌이나 뻣뻣한 느낌 같은 것들은 흔하며, 보통 워밍업을 하면 사라지곤 한다. 그러나 통증이 있는데도 '플러스 알파'를 하려고 하지 마라. 이것은 다치고 싶다는 것과 마찬가지다.

통증을 관리하는 핵심은 부상과 마찬가지로 그것이 나아질 때까지 치료하는 것이다. 통증을 유발하는 운동을 피하고 치유되도록 몸을 놔둬라. 이 말은 데드리프트나 스쿼트를 몇 주 동안 하지 말라는 것이 아니라, 대체할 수 있는 운동을 찾으라는 것이다. 물론 성가실 수 있다. 하지만 부상으로 인해 몇 달이나 쉬어야 한다면 훨씬 더 절망적이다.

운동중 발생한 부상에서 회복하기

위에서 언급한 실수만 하지 않아도 부상 위험은 상당히 낮아질 것이다. 그러나 부상은 언제든 발생할 수 있으므로, 다쳤을 경우 어떻게 회복하는지에 대해 다뤄보겠다.

첫째로, 부상이 심각한 경우 즉시 의사의 진료를 받아라. '집에 가서 냉찜질이나 해야지'나 괜찮을 것이라는 판단은 하지 마라. 흔히 발생하는 부상은 사소한 근육 염좌이며, 이럴 경우 다음의 조치를 취하면 쉽게 회복할 수 있다.

휴식

회복의 가장 중요한 부분은 휴식이다. 단순하지 않은가? 다친 부위가 충분히 회복될 때까지 그 부위에 어떠한 스트레스도 줘선 안 된다. 이런 단순한 원칙을 무시하는 사람들은 심각한 문제가 될 수 있는 만성적 기능장애에 시달리게 된다.

일단 다친 곳이 회복된 느낌이 들면(최대 가동범위에서도 통증이 없는 경우), 천천히 운동을 시작해보라. 가벼운 무게로 운동해보고 그 다음날 어떠한 느낌이 드는지 살펴보라. 그리고 점차적으로 원래 루틴으로 돌아온다.

냉찜질

냉찜질은 염증과 붓기, 그리고 손상된 모세혈관과 혈관으로 인한 내부출혈을 줄여 회복을 돕는다.[365] 통증과 염증이 있을 경우 냉찜질이 도움을 줄 것이다.

처음엔 온찜질이 아닌 냉찜질로 시작하며, 찜질팩을 옷으로 감싸 피부에 불편한 느낌을 주지 않도록 한다.

---

365) Michael P. J. Van den Bekerom, Peter A. A. Strujis, Leendert Blankevoort, Leike Welling, C, Niek van Dijik, and Gino M. M. J. Kerkhoffs, "What is the Evidence for Rest, Ice, Compression, and Elevation Therapy in the Treatment of Ankle Sprains in Adults?" *Journal of Athletic Training* 47, no. 4 (2012): 435-43.

한 번에 15~20분 이상 냉찜질을 하지 마라. 하지만 중간 중간 쉬어가며 하루 종일 냉찜질을 반복해도 좋다.

압박

얼음과 마찬가지로 압박도 붓기와 염증을 줄여 회복을 돕는다.[366] 신축성 밴드나 압박 의류, 보호대로 부상 입은 부위를 강하게 압박하라. 그러나 피가 통하지 않을 만큼 꽉 조여선 안 된다.

냉찜질과 압박 두 가지 방식을 결합하여도 좋고, 'Hyperice' 제품처럼 냉찜질과 압박 기능을 같이 가지고 있는 제품을 사도 좋다.

거상

다친 부위를 심장보다 높게 해주면 심장으로 흐르는 혈액의 속도를 높여주어 붓기를 줄이고 다친 부위의 노폐물을 제거하는 데 도움을 준다.[367]

결론

웨이트를 할 때 부상이 필연적인 것이라 생각하지 마라. 본인의 경우 이 챕터에서 설명한 조언을 준수하여 염좌 이상의 부상을 겪은 적이 없으며(잘되길 빌어라), 당신도 마찬가지이길 바란다.

챕터 요약

- 웨이트 트레이닝은 생각만큼 위험한 활동이 아니다. 실제로는 웨이트 트레이닝보다 다른 스포츠 활동 중에 다칠 위험이 훨씬 더 높다.
- 관절부상을 입은 적이 있는 사람은 관절을 보호하기 위해 강도를 조절할 필요가 있을 것이다.
- 가동범위를 최대로 할 수 없다면, 너무 무거운 무게로 하고 있으며 부상 위험 또한 높아지는 것을 의미한다. 무게를 줄이고 가동범위를 최대로 하여 스트렝스를 향상시키고, 중량을 완전히 통제할 수 있을 경우에만 무게를 높여라
- 체육관에서 열심히 땀 흘리는 것은 좋다. 다만 좋은 자세를 유지할 때만 그렇다.
- 운동 전 정적인 스트레칭은 스피드와 스트렝스를 떨어트린다고 한다. 정적 스트레칭은 부상예방에도 효과적이지 않으며, 세포손상과 진통효과로 인해 부상 위험이 증가한다고 한다.
- 통증이 느껴지면 운동을 멈추어라. 특정 운동을 할 때 통증을 느낀다면 다른 운동을 하라. 통증을 관리하는 핵심은 부상과 마찬가지로 나을 때까지 치료하는 것이다. 통증이 생기는 운동을 피하고 회복되도록 놔두어라.

---

366) Ibid.

367) Ibid.

SECTION V

보충제

22

헛소리가 아닌 진짜 보충제 가이드 무엇이 효과가 있고, 무엇이 효과가 없으며, 무엇을 조심해야 하는가

"이두근은 크리스마스 트리의 장식품이나 마찬가지다."

— 에드 코인Ed Coan

동네 보충제 가게의 선반을 둘러보면 스테로이드만큼의 효과를 보장하는 온갖 가짜 보충제가 판을 친다. 이 보충제들은 다음과 같이 선전한다.

뛰어난 영양공급 지속 방식으로 순수근육에 8시간 동안 영양을 공급해준다!
테스토스테론 상품으로 추진력을 가하여 성장을 극대화하라!
에스트로겐 수용체를 억제하여 근육제거 호르몬을 완벽하게 차단한다!

운동 전·중·후 보충제, 테스토스테론, 성장호르몬, 산화질소 부스터, 항 에스트로겐, 아로마타제 억제제, 기타 등등.

보충제 광고나 라벨에 붙은 내용의 반만 믿어도, 금방 진실을 깨닫게 될 것이다. 그건 바로,

세상에 존재하는 거의 대부분 보충제들은 완전히 쓸모없다.

그렇다. 완전히 돈낭비다. 다 그런 건 아니지만 대부분이 그렇다.

어떻게 이렇게 자신만만하게 말할까? 나는 당신이 상상하는 거의 모든 종류의 보충제를 복용해봤을 뿐만 아니라, 과학을 공부했으며, 화려한 상술이 아닌 객관적인 증거에 관심을 가져왔다.

보충제 회사는 위약효과라고 불리는 '작은' 속임수를 통해 큰 돈을 벌고 있다. 약이나 보충제에 대한 단순한 믿음이 실제 효과를 가져온다는 위약효과는 과학적으로도 증명된 사실이다.

만약 환자가 그 약의 효과를 믿는다면 치유효과가 없는 물질을 투여하여도 정신적 · 신체적인 통증이 완화되며, 심각한 질병으로부터 회복된 사례도 있다.

그러나 안타깝게도 위약효과는 더 많은 근육을 만드는 효과가 있을 만큼의 효력이 있진 않다.

슬프게도 체육관, 잡지, 웹사이트에서 판매하는 다수의(대부분의 경우) 보충제들은 그저 요정의 가루에 불과하다. 즉 상품에 표기된 대부분의 성분들은 과학적으로 입증된 것이 아니거나, 혹은 이미 효과가 없는 것으로 판명된 것도 있다.

어떻게 보충제 회사들이 이렇게 터무니없는 사기를 칠 수 있는지 궁금하지 않는가. 그건 바로 보충제 산업은 규제가 없기 때문이다. 상품을 팔기 전에 FDA에 서류를 제출할 필요도 없고, 동시에 원하는 대로 과다광고를 할 수 있으며 놀랍게도 이 상태로 사업을 시작할 수 있다. 얼마나 보충제 사업을 하기가 쉬운지 궁금하다면 다큐멘터리인 <슈퍼히어로의 진실Bigger Stronger Faster>을 시청하길 바란다.

경영상의 어려움을 겪는 보충제 회사는 메타엠페타민과 유사한 물질(그렇다. 대형 보충제 회사 또한 이런 행위를 하다 적발되었다)을 몰래 섞어 파는 비윤리적인 관행을 서슴지 않고 저지르며, 심지어 다이너마이트나 지방제거 약에서 추출한 위험한 화학물질을 첨가하여 팔기도 한다(메타엠페타민을 섞어팔다가 걸린 회사 중 하나가 또 적발되었다). 물론 그들은 적발될 것이다. 언젠가…. 그러면 벌금을 낼 것이다. 혹은 내지 않거나.

이런 불미스러운 사건을 몇 번 경험하여 불쾌한 적이 있었다. 예를 들어 보충제 회사들은 고객들이 '최신 약물'을 구매하도록 유도하기 위해 듣고 싶어 하는 바를 아주 간단하게 말하며, 또한 보디빌더가 복용하는 약물의 비용을 상당히 지불하고 있다(몇몇 보충제 회사는 운동선수들 투여하는 스테로이드 비용을 대신 지불하지만, 구매자들은 선수들의 근육질 몸매를 보충제 효과로 믿는다). 또한 여러 부정한 방법으로 성분을 날조하기도 하는데 예를 들어 아주 소량의 값싼 아미노산을 섞어 '아미노 상승' 단백질파우더라고 판매한다.

하지만 정직한 사람과 회사도 존재하며, 세상엔 살 만한 가치가 있는 보충제가 한 움큼만큼은 존재한다. 이 보충제들은 운동잡지의 스테로이더들이 근육 생성을 도와준다는 그런 종류의 보충제는 아니지만, 근육을 키우고 날씬해지며 건강해지는 데 도움이 되는 걸로 과학적으로 입증 된 것들이다.

자, 이제 보충제의 종류에 대해 살펴보며, 당신이 힘들게 번 돈을 써도 좋은, 혹은 써선 안 되는 것들이 무엇이 있는지도 알아보자. 그리고 이 책의 마지막에 있는 보너스 리포트에서 내가 추천하는 상품들을 찾아볼 수 있을 것이다.

비타민D

불과 몇 년 전까지 비타민D는 '뼈 비타민'으로 알려져 있었으며, 심지어 오늘날까지도 많은 내과의사들이 비타민D가 오직 뼈건강에만 도움이 된다고 본다.

하지만 연구에 따르면 비타민D가 부족할 경우 골다공증, 심장병, 뇌졸중, 각종 암, 당뇨병 1형, 다발성 경화증, 결핵, 감기 등 각종 질병에 걸릴 위험이 높아지게 된다. 하지만 비타민D의 부족으로 인한 문제보다는, 복용으로 인한 장점을 중점적으로 다뤄보기로 하겠다.[368)]

저명한 의사인 마이클 홀릭을 비롯하여 수많은 과학자들의 노력 덕택에, 체내에 거의 모든 종류의 조직과 세포 안에는 비타민D 수용소를 가지고 있다는 것을 알게 되었으며, 이는 비타민D가 많은 생리과정에서 중요한 역할을 한다는 것을 의미한다.[369)]

비타민D를 복용하거나 피부에서 생성할 때(햇빛에 노출된 결과로), 비타민D는 활성형 비타민D(1,25-dihydroxyvitamin D 또는 비타민D_3)로 전환된다.[370)] 활성형 비타민은 심장, 두뇌, 심지어 지방세포까지 체내 거의 모든 조직과 상호작용하고 지원을 한다. 또한 면역체계와 신진대사, 세포성장과 발달을 관리하는 유전자를 조절한다.[371)]

비타민D는 과거 20년간 받아온 것보다 현재 더 많은 주목을 받고 있다. 그러나 다행히도 비타민D의 중요성과 놀라운 효력이 점점 널리 퍼지고 있다.

이미 알고들 있겠지만 우리의 몸은 태양에 노출되지 않는 한 비타민D를 생성할 수 없으며, 질병관리센터에서 2011년에 출판한 보고서에 따르면, 미국인의 8%가 비타민D 부족이며, 25%는 '부족 위험에 처했다'고 간주한다.[372)]

---

368) Dawson-Hughes, Bess, A. Mithal, J-P. Bonjour, Steven Boonen, Peter Burckhardt, GE-H. Fuleihan, R. G. Josse, P.T. A. M. Lips, J. Morales-Torres, and Noriko Yoshimura. "IOF position statement: vitamin D recommendations for older adult" *Osteoporosis International* 21, no. 7 (2010): 1151-1154; Wang, Thomas., Michael J. Pencina, Sarah L, Booth, Paul F. Jacques, Erik Ingelsson, Katherine Lanier, Emelia J. Benjamin, Ralph B. D'Agostino, Myles Wolf, and Ramachandran S. Vasan. "Vitamin D deficiency and risk of cardiovascular disease." *Circulation* 117, no. 4 (2008): 503-511; Pilz, Stefan, Harald Dobnig, Joachim E. Fiscer, Britta Wellnitz, Ursula Seelhorst, Bernhard O. Boehm, and Winfried März. "Low vitamin D levels predict stroke in patients referred to coronary angiography," *Stroke* 39. no. 9 (2008): 2611-2613; Giovannucci, Edward. "Epidemiological evidence for vitamin D and colorectal cancer." *Journal of Bone and Mineral Research* 22, no. S2 (2007): V81-V85; Hyppönen, Elina, Esa Läärä, Antti Reunanen, Marjo-riitta, Järvelin, and Suvi M. Virtanen, "Intake of vitain D and risk of type 1 diabetes: a birth-cohort study." *The Lancet* 358, no. 9292 (2001): 1500-1503; Munger, Kassandra L., Levin, bruce W. Hollis, Noel S. Howard, and Alberto Acherio, "Serum 25- hydroxyvitamin D Levels and risk of multiple sclerosis," *Jama* 296, no. 23 (2006): 2832-2838; Nnoaham, Kelechi E,, and Aileen Clarke. "Low serum vitamin D levels and tuberculosis: a systematic rview and meta-analysis." *International journal of epidemiology* 37, no. 1 (2008): 113-119; Cannell, J. J., R. Vieth, J. C. Umhau, M. F. Holick, W. B. Grant, S. Madronich, C. F. Garland, and E. Giovannucci. "Epidemic influenza and vitamin D." *Epidemiology and infection* 134, no. 06 (2006): 1129-1140.

369) Michael Holick, "Vitamin D Is Essential to the Modern Indoor Lifestyle," *Science News* 178, no. 9 (2010): 32; Michael Holick, "Vitamin D is Essential to the Modern indoor Lifestyle," *Science News* 178, no. 9 (2010): 32; Micahel F. Holick, "Vitamin D: Evelutionary, Physiological and Health Perspectives," *Current Drug Targets* 12, no. 1 (2011): 4-18. doi: 10.2174/138945011793591635.

370) Ibid.

371) Matthias Wacker and Michael F. Holick, "Vitamin D—Effects on Skeletal and Extraskeletal Health and the Need for Supplementation," *Nutrients* 5, no. 1 (2013): 111-48. doi: 10.3390/nu5010111.

그러나 다른 연구에 따르면 비타민 부족은 42%나 된다고 추정된다.[373]

비타민D 부족을 예방하는 2가지 방법은 다음과 같다.

1. 매일 15~20분간 햇빛을 쐬며, 적어도 피부의 25%에 해당하는 부위가 노출되어야 한다.[374]
2. 보충제를 섭취한다.

하지만 대부분이 낮에 태닝을 할 만한 여유가 없으므로, 보충제가 정답이다.

비타민D 복용법

의학연구소에 따르면 1~70세의 경우(70세 이상은 하루 800IU) 하루 600IU면 충분하다고 보나 비타민D 연구소의 과학자들은 이 수치를 강하게 비판한다.[375]

이들은 600IU는 너무 낮으며 비타민결핍을 초래할 것이라는 125개 이상의 동종 연구에 주목하였다.

또한 최근에 미국내분비학회 위원회에서는 과학적 근거를 검토하여 다음과 같은 결론을 내렸다. 1~18세까지는 하루 600~1,000IU, 19세 이상은 하루에 1,500~2,000IU를 섭취할 것을 권고한다.[376]

그러나 마이클 홀릭은 하루 2,000IU를 복용하여도 효과를 극대화하긴 어렵다고 본다. 연구에 따르면 하루 2,000IU는 비타민D의 적정수준을 유지하는 데 최소한으로 필요한 양(1ml당 30mg)으로 보며, 홀릭의 경우 최적의 수준으로 유지하려면 비타민D의 양이 밀리리터당 50~80밀리그램을 섭취해야 한다고 주장하며, 이는 하루에 5,000IU에 가까운 양을 섭취하는 것을 의미한다.[377]

---

372) Michael F. Holick, "Vitamin D: Importance in the Prevention of Caners, Type 1 Diabetes, Heat Disease, and Osteoporosis," *American Journal of Clinical Nutrition* 79, no. 3 (2004): 362-71; Anne C. Looker, Clifford L. Johnson, David A. Lacher, Christine M. Pfeiffer, Prosemary L. Schleicher, and Christopher T. Sempos, "Vitamin D Status: United States, 2001-2006," *NCHES* Date Brief 59 (March 2011), http://www.cdc.gov/nchs/date/datebriefs/bd59.pdf.

373) Kimberly Y. Z. Forrest and Wendy L. Stuhldreher, "Prevalence and Correlates of Vitamin D Deficiency in US Adults," *Nutrition Research* 31, no. 1 (2011): 48-54. doi: 10.1016/j.nutres.2010.12.001.

374) Vitaly Terushkin, Anna Bender, Estee L. Psaty, Ola Englesen, Steven Q. Wang, and Allan C. Halpern, "Estimated Equivalency of Vitamin D Production from Natural Sun Exposure versus Oral Vitamin D Supplementation across Seasons at Two Us Latitudes," *Journal of the American Academy of Dermatology* 62, no.6 (2010): 929.e1-e9. doi: 10.1016/j.jaad.2009.07.028.

375) A Catharine Ross, JoAnn E. Manson, Steven A. Abrams, John F. Aloia, Pasty M. Brannon, Steven K. Clinton, Ramon A. Durazo-Arvizu, J. Christopher Gallagher, Richard L. Gallo, Glenville Jones, Christopher S. Kovascs, Susan T. Mayne, Clifford J. Rosen, and Sue A. Shapes, "The 2011 Report on Dietary Reference Intakes for Calcium and Vitamin D from the Institue of Medicine: What Clinicians Need to Know," *Journal of Clinical Endocrinology and Metabolism* 96, no. 1 (2011): 53-58. doi: 10.1210/jc.2010-2704.

376) Michael F. Holick, Neil C. Binkley, Heike A. Bischoff-Ferrari, Catherine M. Gordon, David A. Hanley, Robert P. Heaney, M Hassan Murad, and Connie M Waver, "Evaluation, Treatment, and Prevention of Vitamin D Deficiency: An Endocrine Society Clinical Practice Guideline," *Journal of Clinical Endocrinology and Metabolism* 96, no. 7 (2011): 1911-30. doi: 10.ef1210/jc.2011-0385.

그래서 일단 하루에 2000IU를 섭취하는 것을 권장하며, 그 후 혈액감사를 받아 25-혈중 비타민D(신체에서 만드는 사용 가능한 비타민D의 형태)의 수치를 확인해본다. 결과는 아마 밀리리터당 50~80mg 사이로 나올 것이다.

연구에 따르면 비타민D를 100IU만큼 복용할 경우 혈중 비타민D는 1mg이 올라가므로, 최적의 상태를 만들려면 어느 정도 비타민D를 추가적으로 복용해야 하는지 계산할 수 있다.[378)]

예를 들어 테스트 결과가 ml당 30mg이 나왔고 여기서 50밀리그램까지 늘리고 싶다면 비타민D 복용량을 2000IU 더 늘리면 된다.

단백질 보충제

유청, 계란, 카제인 파우더 같은 단백질 보충제를 섭취하는 것이 필수는 아니나, 먹기에 간편하다.

알다시피 유청 단백질은 단백질을 섭취할 수 있는 좋은 에너지원이며, 시중에서 3가지 종류의 유청 단백질을 구입할 수 있다. 세 가지 종류란 농축concentrate, 분리isolated, 가수분해hydrolysate 단백질을 말한다.

농축 유청 단백질은 간단한 제조과정을 거쳐 가장 싸고 약간의 지방과 유당을 함유한다. 제품의 질에 따라 단백질 함량은 35~80% 사이이다.[379)]

분리 유청 단백질은 제조과정에서 지방과 유당을 제거한 형태이다. 분리 유청 단백질의 경우 단백질 함량이 90%를 넘으며, 농축 유청 단백질보다 제조하는 데 더 많은 비용이 들어 판매가 또한 높다.[380)]

가수분해 유청 단백질은 소화가 잘 되는 형태로 체내에 쉽게 흡수되며, 알레르기를 유발하는 제품을 제거한 것이다.[381)] 연구에 따르면 가수분해 단백질은 용해성과 소화율을 높여주나, 이를 위해 몹시 많은 돈을 지불해야 한다. 가수분해 단백질은 위의 3가지 유청 단백질 중 가장 값이 비싸다.[382)]

---

377) Bich Tran, Bruce K. Armstrong, John B. Carlin, Peter R. Ebeling, Dallas R. English, Michael G. Kimlin, Bazidur Rahman, Jolieke C. van der Pols, Alison venn, Val Gebski, David C. Whiteman, Penelope M, Webb, and Rachel E. Neale, "Recruitment and Results of a Pilot Trial of Vitamin D Supplementation in the General Population of Australia," *Journal of Clinical Endocrinology and Metabolism* 97, no. 12 (2010): 4473-80. doi: 10.1210/jc.2012.2682; Michael F. Holick, *The Vitamin D Solution: A 3-Step Strategy to cure Our Most Common Health Problems* (New York: Penguin, 2010).

378) Holick, et al., "Evaluation, Treatment, and Prevention of vitamin D Deficiency: An Endocrine Society clinical Practice Guideline," 1911-30.

379) Farrell Jr, H. M., et al. "Nomenclature of the Proteins of Cows'milk—sixth revision." *Journal of Dairy Science* 87.6 (2004): 1641-1674.

380) Potier, Mylne, and Daniel Tom, "Comparison of Digestibility and Quality of Intact Proteins with their Respective Hydrolysates," *Journal of AOAC International* 91.4 (2008): 1002-1005.

381) Potier, Mylne, and Daniel Tom. "Comparison of Digestibility and Quality of Intact Proteins with their respective Hydrolysates," *Journal of AOAC International* 91.4 (2008): 1002-1005.

그렇다면 어떤 것을 사야 하는가? 유청 단백질을 선택할 때 몇 가지 고려사항이 있다.

분리 단백질과 가수분해 단백질의 경우 단백질의 순도와 한 숟가락당 단백질 함량이 농축 유청 단백질보다 더 뛰어나지만, 일일 단백질 요구량을 충족시키는 점에서 더 뛰어난지를 증명하는 자료는 불충분하다.

가장 싼 제품을 사길 바란다면 농축 유청 단백질이 정답이다. 하지만 이러한 선택은 좋은 생각이 아니다. 농축 유청 단백질의 경우 단백질 함량이 80%이나, 질 나쁜 농축 단백질의 경우 30% 정도 되는 것도 있다.

그렇다면 무엇을 선택해야 하는가?

불행하게도 업계에서 불순물을 첨가하는 것(말토덱스트린이나 밀가루)이 횡행하는 현실에 놀랄 수밖에 없다.[383] 많은 경우 지불하는 만큼의 값어치를 하는 제품을 사게 될 것이다. 어떤 상품이 현행 가격보다 저렴한 경우 질 나쁜 재료를 사용했을 경우가 많다.

또한 높은 가격이 높은 질을 보장하는 것은 아니다. 평판이 나쁜 보충제 회사들의 경우 저품질의 농축 단백질에 소량의 분리 유청과 가수분해 유청을 '섞어' 마케팅을 하거나 포장을 할 때 분리 유청과 가수분해 유청을 함유하였다고 과장을 한다.

똑똑한 소비자가 되려면 단백질파우더를 사기 전에 항상 원료와 제공량, 그리고 단백질 함유량을 확인해야 한다.

특히 주문서에 어떤 원료를 포함하고 있는지(원료는 무게 대비 함유량이 높은 순으로 나열된다), 숟가락 사이즈를 고려하여 한 숟가락당 단백질 함유량이 얼마인지 확인해야 한다.

예를 들어보자.

- 상품에 말토덱스트린(필러) 또는 다른 원료가 단백질보다 먼저 목록에 나열되어 있으면 사면 안 된다. 왜냐하면 말토덱스트린, 크레아틴 또는 다른 필러가 단백질파우더보다 더 많이 함유되어 있다는 것을 의미하기 때문이다.
- 한 숟가락이 40g인데 그중 오직 22g만 단백질을 함유하고 있고, 나머지 18g이 당신이 원하는 원료로 구성된 것이 아니라면 사지 말도록 한다(예를 들어 체중증가를 원하는 경우 탄수화물이 들어가야 한다).

질이 좋은 유청 단백질은 구별하기 쉽다. 농축이든, 분리든, 가수분해든, 좋은 유청 단백질은 성분 목록에 단백질이 가장 먼저 나열되며, 한 숟가락당 단백질의 양이 숟가락 크기와 비교적 비슷할 것이다. (하지만 단백질파우더에 든 감미료와 향료로 인해 완전히 같을 순 없다.)

다행인 점은 카제인이나 계란 보충제의 경우 크게 염려할 것이 없다. 카제인 단백질의 경우

382) Ibid.

383) http://www.fda.gove/downloads/NewsEvents/MeetingsConferencesWorkshops/UCM1 63645.ppt.

미셀라 카제인을 원료로 한 상품을 이용하며, 대부분의 계란 단백질 상품은 비슷비슷하지만, 본인의 경우 특정 회사 상품을 선호하며, 이 회사는 보너스 리포트에서 찾을 수 있다.

게이너

게이너의 경우 체중을 늘리는 데 어려움을 겪는 '하드 게이너' 사이에서 인기가 있지만 본인은 그다지 게이너를 선호하지 않는다. 왜냐하면 게이너의 대부분은 쓰레기 칼로리로 가득 채워져 있기 때문이다. 차라리 실제 음식을 통해 영양분을 섭취하는 것을 선호한다.

충분히 음식을 섭취하는 것이 너무 힘든 사람들은 아래와 같이 칼로리가 많은 음식을 섭취하길 권장한다.

- 붉은 고기
- 현미, 퀴노아와 같은 곡물
- 코코넛이나 올리브 같은 오일
- 아보카도
- 지방 유제품
- 잡곡 파스타와 빵
- 아몬드와 아몬드 버터
- 바나나
- 감자와 고구마

위에서 나열한 음식으로 식단을 짤 경우, 게이너를 복용하지 않고도 일일 에너지 요구량만큼 섭취하는 데 어려움은 없을 것이다.

분자 사슬 아미노산(BCAAs)

골수 보디빌더들이 머신을 이동할 때마다 핑크색 액체를 들고 다니는 것을 본 적이 있는가? 그 핑크색 액체는 분자 사슬 아미노산(BCAAs)을 섞은 것일 확률이 높으며, 그 액체가 가져다주는 근비대 효과를 깊이 신뢰할 것이다.

만약 BCAA 광고를 들어본 적이 있다면, 마치 스테로이드처럼 근비대와 스트렝스 발달에 도움을 주는 것처럼 들릴 것이다. 하지만 다른 보충제와 마찬가지로 전체 맥락이 아닌 부분만 보게 될 것이다. 간단히 설명해보자면 BCAA는 유용한 부분(곧 설명하게 될)도 있지만, 거의 광고에서 말하는 것만큼 효과적이진 않다.

왜 그런지 하나 하나 분석하기 전에, 처음부터 시작해보자. 대체 BCAA가 정확하게 무엇인가? BCAA는 필수 아미노산(신체가 반드시 필요로 하는 아미노산)의 집합을 말한다.

• 류신
• 이소류신
• 발린

류신은 3개의 필수 아미노산의 별과 같으며, 포유류 라파마이신 표적(mTOR)이라 불리는 성장세포의 효소의 활성을 통해 단백질 합성을 자극한다.384)

이소류신은 3개 중 두 번째이며, 포도당 대사와 근육흡수를 증진한다.385)

발린은 류신과 이소류신에 비하면 크게 하는 것이 없어 보인다.386)

육류, 계란, 유제품, 분리 유청 단백질처럼 질 좋은 단백질에는 필수 아미노산이 풍부하게 들어 있다.

만약 내가 당신에게 BCAA 보충제를 팔아야 한다면 그렇게 어렵지 않다. 난 그저 다음과 같이 과학적으로 입증된 이점을 인용하면 된다.

• 면역기능을 향상시킨다387)
• 피로를 줄여준다388)
• 운동으로 인한 근육손상을 줄여준다389)
• 운동 후 근육성장 수준을 촉진시킨다390)
• 기타 등등

---

384) Scot R. Kimball and Leonard S. Jefferson, "Signaling Pathways and Molecular Mechanisms through which Branched Chain Amino Acids Mediate Translational Control of Protein Synthesis," *Journal of Nutrition* 136, no. 1 (2006): 2275-315.

385) Massako Doi, Ippei Yamaoka, Tetsuya Fukunaga, Mitsuo Nakayama, "Isoleucine, a Potent Plasma Glucose- Lowering Amino Acid, Stimulates Glucose Uptake in C2C12 Myotubes," *Biochemical and Biophysical Research Communications* 312, no. 4 (2003): 1111-17. doi: 10.1016/j.bbrc.2003.11.039.

386) Myrlere A. Staten, Denis M. Bier, and Dwight E. Mathews, "Regulation of Valine Metabolism in Man: A Stable Isotope Study," *American Journal of Clinical Nutrition* 40, no 6 (1984): 1224034.

387) Phillip C. Calder, "Branched-Chain Amino Acids and Immunity," *Journal of Nutrition* 136, no. 1 (2006): 2885-935.

388) Romain Meeusen and Phil Watson, "Amino Acids and the Brain: Do They Play a Role in 'Central Fatigue'?" *International Journal of Sport Nutrition and Exercise Metabolism* 17, supplement (2007): S37-46.

389) Glyn Howatson, Michael Hoad, Stuart Goodall, Jamie Tallent, Phillip G. Bell, and Duncan N. French, "Exercise-Induced Muscle Damage Is reduced in Resistance-Trained Males by Branched Chain Amin Acids: A Randomized, Double-Blind, Placebo Controlled Study," *Journal of the International Society of Sports Nutrition* 9, no. 20 (2012): doi:10.1186/1550-2783-9.20.

390) Eva Blomstrand, Jörgen Eliasson, Håkan K, R. Karlsson, and Rickard Köohnke, "Branched-Chain Amini Acids Activate Key Enzymes in Potein Syntehsis after Physical Exercise," *Journal of Nutrition* 136, no. 1 (2006): 269S-73S.

기본적으로 BCAA를 파는 모든 회사가 이와 같은 설명을 하며, 얼핏 들으면 반박하기 어려워 보인다.

하지만 BCAA 연구에서 당신이 듣지 못한 두 가지 중요한 요인이 있다.

> 연구는 공통적으로 BCAA 보충제를 복용하여 생긴 근육과 관련된 이점들이 단백질 섭취를 충분히 하지 않는 사람들에게 일어났다는 점을 시사한다.

예를 들어 항공우주과학연구소(프랑스)에서 실시한 어느 연구는 BCAA 판매를 위한 광고 홍보대사와 같은 역할을 하였다.[391] 과학자들은 엘리트 레슬링 선수들을 대상으로 BCAA 보충제의 효과를 연구하였다. 한 집단은 칼로리 부족이 있는 상태로, 다른 그룹은 하루에 52g씩 BCAA를 복용하였다. 3주가 지난 후 BCAA를 복용한 집단이 통제군(보충제를 전혀 섭취하지 않은)보다 더 많은 근육을 보존하고 더 많은 지방이 줄었다.

연구가 그럴 듯해 보이는가? 당신은 피험자에 대해 알아야 할 점을 전혀 듣지 못했다. 피험자들은 평균체중이 약 150파운드(68kg)에 달하며, 하루에 쥐꼬리만한 양에서 80g 정도 사이의 단백질을 섭취하였다. 하지만 이 연구는 칼로리를 제한한 상태에서 조사하였으니, 이 피험자들은 근육을 보존하기 위해 두 배에 달하는 단백질을 섭취했어야 했다.

이러한 모든 연구들은 우리가 단백질 권장량의 절반으로 섭취를 줄일 경우, BCAA 보충제 복용이 근육손상을 완화시켜준다는 것을 보여준다.

근육과 관련된 BCAA의 이점을 실험한 다른 연구들은 유효한 결과를 보여주고 있으나, 이 연구들 또한 식단제한이나 적은 단백질 섭취의 제한점을 가지고 있다.[392]

게다가 거의 모든 경우 피험자들이 금식한 상태에서 운동을 하는데 곧 다루겠지만 이는 매우 중요한 부분이다.

> 우리의 몸이 필요한 BCAA 전부는 음식으로 대신 섭취가 가능하며, 이는 보다 값싸고 만족스러운 결과를 가져온다.

운동 전 · 중 · 후 BCAA 복용으로 인한 동화효과를 설명하는 연구들은 종종 보충제를 판매하는 데 인용된다.[393] 하지만 이것은 숲에 나무를 숨기는 격이다.

---

391) Agnès Mourier, Andrè Xavier Bigard, Eric de Kerviler, Bernard Roger, Helene Legarnd, and Charles Y. Guezennec, "Combined Effects of Caloric Restriction and Branched-Chain Amino Acid Supplementation on Body Composition and Exercise Performance in Elite Wrestlers," *International Journal of Sports Medicine* 18, no. 1 (1997): 47-55. doi: 10.1055/s-2007-972594.

392) Yoshiharu Shimomura, Yuko Yamamoto, Gustavo Bajotto, Juichi Sato, Taro Murakami, Noriko Shimomura, Hisamine Kobayashi, and Kazunori Mawatari, "Nutraceutical Effects of Branched-Chain Amino Acid on Skeletal Muscle," *Journal of Nutrition* 136, no. 2 (2006): 529S-32S.

연구는 운동 전후의 BCAA 수치의 증가가(특히 류신) 보다 많은 근육을 생성하는 데 도움을 준다고 말한다.[394]

하지만 BCAA 보충제 섭취로 인한 동화효과가 음식섭취로 인한 것보다 더 뛰어나다는 것을 증명하는 자료는 없으며 사실 정반대의 연구는 존재한다. 음식과 특히 유청 단백질의 경우 아미노산 음료보다 더 효과적이다.[395] 단백질 위주의 음식은 BCAA의 15%가 포함되어 있으며, 대부분의 단백질 보충제의 경우 BCAA가 첨가되어 있다. 그러므로 충분히 단백질을 섭취하면, 특히 BCAA가 함유된 단백질 보충제를 섭취한다면 몸이 필요한 양의 BCAA보다 더 많은 양을 섭취하게 되는 것이다.[396]

이러한 이유로 BCAA를 복용하기보다는 운동 전후로 30~40g의 단백질을 섭취하길 권장하며, 본인의 경우 유청 단백질을 섭취한다. 음식과 유청 단백질의 경우 BCAA보다 저렴하고 맛이 좋으며 또한 더욱 효과적이다.

이것이 BCAA의 광고문구를 벗겨낸 모습이다. 그러나 올바른 BCAA 복용법을 다루기에 앞서, 한 가지 의문점이 떠올랐으면 한다.

웨이트를 하는 피험자가 충분한 단백질을 섭취하면서도 BCAA를 복용한 연구는 존재하지 않는가? 이런 연구가 있다면 BCAA 복용에 관한 훌륭한 식견을 제공할 것이다.

현재 이러한 연구들은 사이베이션에서 지원을 받아서 만든 출판되지 않는 연구들로, 짐 스토파니가 주도로 한 것이 있다. 참고로 사이베이션은 엑스텐드 BCAA 보충제로 유명한 회사이다. 그리고 이 연구들은 놀라운 결과를 보여주었다.[397]

매일 운동 중 BCAA 보충제를 섭취할 경우 유청 단백질을 섭취한 것보다 두 배나 되는 효과가 있으며, 8주 동안 4kg의 근육증가와 2%의 지방감소가 발생했고, 피험자는 웨이트 경험이 최소 2년은 되었고, 자신의 체중에 비례하여 1kg당 2.2~2.4g의 단백질을 섭취했으며, 칼로리 과잉 상태에 있었다.

잠깐, 뭐라고? 만약 BCAA 보충제를 섭취한다면, 그것도 아무 BCAA 보충제가 아닌 오직 엑스텐드 제품의 경우에 칼로리 과잉 상태에서도 스테로이드를 복용한 것 같은 수준의 근비대를

---

393) Carwyn P. M. Sharp and David R. Pearson, "Amino Supplements and Recovery from High-Intensity Resistance Training," *Journal of Strength and conditioning Research* 24, no. 4 (2010): 1125-30. doi: 10.1519/HSC.0b013e3181c7c655.

394) Juga J. Hulmi, Christopher M. Lockwood, and Jeffrey R. Stout, "Effect of Protein/Essential Amino Acids and Resistance Training on Skeletal Muscle Hypertrophy: A Case for Whey Protein," *Nutrition and Metabolism* 7 (June 2010): 51. doi: 10.1186/1743-7075-7-51.

395) Antti Mero "Leucine Supplementation and Intensive Training," *Sport Medicine* 27, no. 6 (1999):347-58. doi: 10.2165/00007256-199927080-00001.

396) Yu Li Lydia Law, Wee Sian Ong, Tsien Lin Gillian Yap, Su Ching Joselin Lim, and Ee Von Chia, "Effects of Two and Five Days of Creatine Loading on Muscular Strength and Anaerobic Power in Trained Atheletes," *Journal of Strength and Conditioning Research* 23, no. 3 (2009): 906-14.

397) Jim Stoppani, Timothy Scheett, Hames Pena, Chuck Rudolph, and Derek Charlebois, "Consuming a Supplement Containing Branched-Chain Amino Acids during a Resistance-Training Program Increases Lean Mass, Muscle Strength and Fat Loss," *Journal of the International Society of Sports Nutrition* 6, no. S1 (2009): P1. doi: 10.1186/1550-2783-6-S1-P1.

얻는 동시에 감량도 할 수 있다고? 와, 내 돈을 가져가요. 서이베이션!

아니. 여기서 비판적으로 생각해보자. 저명한 피트니스 연구원이자 작가인 알란 아라곤의 연구를 인용하겠다.

> "결과와 관련해 펀딩 출처가 되는 사이베이션뿐만 아니라 스토파니와 사이베이션 직원 사이의 오래된 관계에 대해서도 의문을 제기할 수밖에 없다. 한마디로 말하면 비단 이번 실험뿐만 아니라 다른 실험에도 내재한 상업적 편향을 도저히 수치로 나타낼 수 없다."[398]

그렇다면 BCAA는 보충제 회사가 주장하는 것만큼 효과적인 것처럼 보이진 않는다.

만약 BCAA를 살지에 안 살지 유보적인 입장이었다면, 지금쯤 구매를 주저하는 입장일 가능성이 높다. 그러나 BCAA 보충제는 과학적으로 도움이 된다고 입증되었으며, 단식운동일 때와 관련이 있다.

보통 '단식운동fasted training'을 공복 상태에서 운동하는 것으로 이해하는 경향이 있으나 약간 다르다.

단식운동은 '단식 상태'에서 운동하는 것을 의미하며, 혈중 인슐린 수치와 관련이 있다. 음식을 먹게 되면 음식이 세포가 이용할 수 있도록 다양한 형태의 입자로 분해되고, 이러한 입자들은 혈액에 흘러들어간다. 하지만 인슐린 또한 분비되며, 인슐린의 역할은 이러한 입자들이 세포 안으로 들어가는 것을 막는 것이다.

'단식' 상태는 섭취한 음식을 모두 흡수하고 인슐린도 정상수준으로 돌아간 상태를 말하며, 단식 상태에서 운동을 하게 되면 지방제거가 빨라진다(단식 상태에서 웨이트운동을 하는 것 또한 효과적이다).[399]

하지만 단식 상태에서 운동하는 것에도 단점은 있으며, 이때 BCAA를 복용해야 한다. 단식 상태에서 운동할 경우 근육분해 속도가 엄청나게 빠르며,[400] 이 시기의 근육분해가 전체 근육성장보다 높다.

하지만 이것을 방지하기 위해 BCAA를 복용하면 된다.

---

398) Alan Aragon, "Alan's Vault," accessed October 17, 2014, http:..alanaragon.com/researchewview.

399) Wim Derave, Ann Mertens, Erik Muls, Karel Pardaens, and Peter Hespel, "Effects of Post-Absorptive and Postprandial Exercise on Glucoregulation in Metabolic Syndrome," *Obesity* 15, no. 3 (2007): 704-11. doi: 10.1038/oby.2007.548; William J. Kraemer, Steven J. Fleck, Carl M. Maresh, Nicholas A. Ratamess, Scott E. Gordon, Kenneth L. Goetz, Everett A. Harman, Peter N. Frykman, Jeff S. Volek, Scott A. Mazzertti, Andrew C. Fry, Louis J. Marchitelli, and John F. Patton, "Acute Hormonal Responses to a Single Bout of Heavy Resistance Exercises in Trained Power Lifters and Untrained Men," *Canadian Journal of Applied Physiology* 24, no. 6 (1999): 524-37.

400) Hannu T. Pitanen, Tarja Nykanen, Juha Knuutinen, Kaisa Lahti, Olavi Keinanen, Marrku Alen, Paavo V. Komi, and Antti A. Mero, "Tree Amino Acid Pool and Muscle Protein Balance after Resistance Exercise," *Medicine and Science of Sports and Exercises* 35, no. 5 (2003): 784-92.

BCAA 복용법

당신이 해야 할 일이라곤 단식 상태에서 운동하기 10~15분 전에 BCAA 10g 또는 3~5g의 류신(경고: 맛이 없음)을 섭취하면 된다.

BCAA 복용이 운동 중 근육분해를 억제하며, 인슐린 수치에 최소한의 영향만 주고 단식 상태를 유지할 수 있도록 해준다.[401)]

운동 전 보충제 복용

운동 전 보충제 광고는 업계에서 가장 과장된다. 광고에서 하는 말대로라면 파우더 몇 숟가락을 먹으면 1시간 만에 슈퍼히어로로 변할 것 같다. 하지만 곧 심장마비로 사망할 것처럼 보이는 괴물 같은 보디빌더들이 거짓말을 했을리는 없다고 생각하는가?

글쎄, 운동 전 보충제는 몇 가지 거짓 술수로 악명이 높다.

- 소량의 값싸고 비효과적인 성분을 첨가하여 성분표를 길고 인상적으로 만들며, 결점이 있거나 편향된 연구를 선별적으로 골라 자신들의 배합이 훌륭하다고 선전하는 도구로 사용한다.
- 돈을 절약하기 위해 효과가 적은 성분을 사용하거나, '특허추출물'을 이용하여 회사가 밝히고 싶지 않은 성분을 표시하지 않기도 한다.[402)]
- 모든 성분을 화학명으로 표기하여 마치 특별한 성분인 것처럼 오인하게 한다. 예를 들어 epigallo-3-catechin-3-O-b-gallate는 녹차 추출물이며, 1,3,7-trimethyanthine는 그저 카페인일 뿐이다.

대체 왜 이런 짓을 할까?

그 이유는 이렇게 하면 막대한 돈을 벌어들이기 때문이다.

한 가지 예를 들어보자. 셰이디 보충제 회사가 운동 전 보충제 판매를 원하며, 두 가지 요인이 판매의 핵심이라 생각한다.

---

401) Glyn Howatson, Micahel Hoad, Stuart Goodall, Jamie Tallent, Philip G. Bell, and Duncan N. French, "Exercise-Induced Muscle Damage Is Reduced in Resistance-Trained Males by Branched Chain Amino Acids: A Randomized, Double-Blind, Placebo Controlled Study," *Journal of the International Society of Sports Nutrition* 9, no. 20 (2012): doi: 10.1186/1550-2783-9-20; Yi Zhang, Hisamine Kobayashi, Kazunori Mawatari, Juich Sato, Gustavo Bajotto, Yasuyuki Kitaura, and Yoshiharu Shimomura, "Effects of Branched-Chain Amino Acid Supplementation on Plasma Concentrations of Free Amino Acids, Insulin, and Energy Substrates in Young Men," *Journal of Nutritional Science and Vitaminology* 57, no. 1 (2011): 114-17. doi: 10.3177/jnsv.57.114.

402) Eric S. Rawson and Jeff S. Volek, "Effects of Creatine Supplementation and Resistance Training on Muscle Strength and Weightlifting Performance," *Journal of Strength and Conditioning Research* 17, no. 4 (2003): 822-31.

1. 의학적으로 안전하고 효과적이라고 입증된 성분을 첨가하여 홍보의 정당성을 얻고
2. 입증되지 않은 불량성분을 잔뜩 넣어 소비자로 하여금 지불한 가격에 비해 많은 성분이 들어갔다는 인상을 준다.

하지만 여기서 비용과 관련된 문제가 발생한다.

의학적으로 입증되었으며 효과적인 성분은 매우 값이 비싸며 빠른 효과를 가져온다. 셰이디 보충제 회사는 상품을 만드는 데는 거의 돈을 쓰지 않으며, 많은 돈이 광고비와 탐욕스러운 사주의 주머니로 흘러들어가 좋은 상품을 만들 돈이 없다.

그럼 무엇을 해야 하나? 답은 간단하다.

소량의 핵심 성분을 첨가한 후(효과를 얻기 위해 필요한 양보다 적게) 성분 목록을 길게 하기 위해 다양한 불량성분을 잔뜩 첨가한다.

하지만 이러한 회사들은 고객이 제품을 의심할까봐 상품에 들어간 성분을 알길 바라지 않는다. 이에 대한 해답도 간단하다. 그것은 바로 특허추출물을 이용하는 것인데, 이는 성분 각각을 나열하는 것이 아닌, 혼합한 성분의 무게를 표기하는 것이다.

성분표를 보면 보충제 배합물 중 비중이 가장 높은 순서대로 나열돼 있으며, 첫 번째로 나열된 성분이 말토덱스트린이나 크레아틴 모노하이드레이트처럼 값싼 성분일 경우, 90% 이상이 그 성분으로 구성돼 있을 가능성이 높다(종종).

그 다음 '사기꾼' 보충제 회사의 마케팅 부서는 실제 제품에 함유된 성분보다 더 많이 함유했을 때 있을 효과 등을 잔뜩 나열하고, 과장하며, 좀 더 그럴 듯해 보이기 위해 근거 없는 주장들을 더 한다.

결국에 불량성분 없이 효과적인 성분을 넣어 제조하는 데 30달러 정도 드는 상품이 아닌, 제조하는 데 2~5달러 정도밖에 들지 않는 질 나쁜 상품을 30~50달러를 주고 구매하게 된다.

이와 같은 교묘한 속임수가 없어지길 바란다면 소비자로서 해야 할 첫 번째는 특허추출물을 없애도록 요구하는 것이다. 기만이나 속이는 것 이외에 특허추출물이 있어야 할 이유가 없다. 성분의 과학적 효과를 공개적으로 알 수 있어야 하며, 무엇이 효과가 있고 무엇이 효과가 없는지, 어떤 성분이 들었는지 알 권리가 있다. '영업비밀' 또는 상표연구는 그저 거짓 주장에 불과하다.

또한 반드시 알아야 할 점으로, 더 많은 성분을 포함한 제품이 반드시 더 좋은 것은 아니라는 점이다. 사실 성분이 30가지나 들어 있으면서 적법하기까지 한 제품을 찾을 순 없다. 왜냐하면 의학적으로 효과적인 정량으로 이렇게 많은 성분을 포함한다는 것은 재정상 실현불가능하기 때문이다(게다가 쓸모 있는 성분으로 30가지나 채운 제품을 찾는 것부터 어렵다).

현명한 구매를 통해서만 특허추출물과 성분표가 길어 보이도록 하는 용도의 비효과적인 성분을 채우는 관행이 없어지는 변화가 일어날 수 있다.

지금까지 다룬 내용을 읽노라면 백만 달러짜리 질문이 떠오른다. 효과 있는 운동 전 보충제가 존재하는가? 혹은 그저 오랜 친구 같은 카페인이나 마셔야 하는가?

카페인은 근지구력과 스트렝스를 향상시키는 좋은 흥분제지만, 적절히 복용하는 경우에 보다 안전하고 효과적인 물질들이 있다.

모든 점을 미루어볼 때 좋은 운동 전 보충제는 투자할 가치가 있다고 본다. 운동 전 보충제는 에너지를 주고 좀 더 많은 집중력과 좋은 펌핑, 그리고 근지구력을 늘려준다.

그러나 명심해야 할 점은 운동 전 음료는 반드시 약간의 카페인이 들어가야 한다는 것이다(100~300mg). 만약 당신의 카페인에 민감한 경우 약간 혹은 아예 넣지 않는다.

크레아틴

크레아틴은 체내에서 생성되는 물질이기도 하며, 육류를 통해 섭취가 가능하다. 또한 크레아틴은 건강보조식품 중에 가장 많은 연구가 이루어졌는데, 지금까지 연구된 것이 200개가 넘는다.

연구에 따르면, 크레아틴이 첨부된 보충제를 복용하면 근육과 스트렝스가 발달하고, 무산소성 지구력이 증가하며, 운동으로 인한 근손상이나 근육통이 줄어든다고 한다.[403)]

만약 크레아틴이 신장에 안 좋은 영향을 줄까봐 염려하고 있다면, 신경 쓰지 말길 바란다. 크레아틴이 신장에 안 좋다는 주장은 틀렸음이 이미 입증되었다.[404)] 피험자가 건강할 경우 단기 혹은 장기간 복용시 모두 부작용이 나타나지 않았다.[405)] 다만 신장 질병이 있는 경우 크레아틴

---

403) Joan M. Eckerson, Jeffrey R. Stout, Geri A. Moore, Nancy J. Stone, Kate A. Iwan, and Amy N. Gebauer, "Effect of Creatine Phosphate Supplementation on Anaerobic Working Capacity and Body Weight after Two and Six Days of Loading in Men and Women," *Journal of Strength and Conditioning Research* 19, no. 4 (2005): 756. doi: 10.1519/R-16924.1; Settar Kocak and Unal Karli, "Effects of High Dose Oral Creatine Supplementation on Anaerobic Capacity of Elite Wrestlers," *Journal of Sports Medicine and physical Fitness* 43, no. 4 (2003): 488-92; Reinaldo Abunasser Bassit, Carols Hermando da Justa Pinheiro, Kaio Fernando Vitezel, Antônio Josè Sproesser, Leonardo R. Silveira, and Rui Curi, "Effect of Short-Term Creatine Supplementation on Markers of Skeletal Muscle Damage after Strenuous Contractile Activity," *European Journal of Applied Physiology* 108, no. 5 (2010): 945-55; Ronaldo V. T. Santos, Reinaldo A. Bassit, Erico C. Caperuto, and Luis F. B. P. Costa Rosa, "The Effect of Creatine Supplementation upon Inflammatory and Muscle Soreness Markers after a 30km Race," *Life Sciences* 75, no. 16 (2004)L 1917-24. doi: 10.1016/j.lfs.2003.11.036; Jacques R. Poortmans an marc Francaux, "Adverse Effects of Ceatine Supplementation: Fact of Fiction?" *Sport Medicine* 30, no. 3 (2000): 155-70; Ronaldo L. Terjung, Priscilla Clarkson, E. Randy Eichner, Paul L. Greenhaff, Peter J. Hspel, Richard G. Israel, William J Kraemer, Ronald A. Meyer, Lawrence L. Spriet, Mark A. Tarnopolsky, Anton J. M. Wawgenmakers, and Melvin H. Williams," *American College of Sports Medicine Roundtable*: The Physiological and Health Effects of Oral Creatine Supplementation," *Medicine and Science of Sports Exercise* 32, no. 3 (2000): 706-17; Wyndie M. Yoshizumi and Candy Tsourounis, "Effects of Creatine Supplementation on Renal Function" *Journal of Herbal Pharmacology* 4, no. 1 (2004): 1-7.

404) Emiliana Bizzarini and Luisa De Angelis, "Is the Use of Oral Creatine Supplementation Safe?" *Journal of Sports Medicine and Physical Fitness* 44, no. 4 (2004): 411-6; Greert J. Groenveld, Cornelis Beijer, Jan H. Veldink, Sandra Kalmjin, John H. Wokke, and Leonard H. van den Berg, "Few Adverse Effects of Long-Term Creatine Supplementation in A Placebo-Controlled Trial," *International Journal of Sports Medicine* 26, no. 4 (2005): 307-13. doi: 10.1055/s-2004-817917.

405) Marc Francaux and Jacques R. Poortmans, "Side Effects of Creatine Supplementation in Athletes," *International Journal*

복용을 권장하지 않는다.[406)]

그래서 크레아틴은 본인이 강력하게 추천하는 보충제 중 하나이다. 물론 시중에는 여러 종류의 상품이 있다. 그럼 어떤 것을 선택하는 것이 가장 좋을까?

크레아틴에 대한 많은 연구들은 모노하이드레이트 크레아틴이 최고라고 증명하였으나, 보충제 회사들이 크레아틴 구연산, 질산, 염산 등이 더 뛰어나다고 현란하게 마케팅을 하고 있는 실정이다. 그러나 이것들이 더 뛰어난 효과를 가져오진 않는다.[407)]

값비싼 광고비로 홍보되는 다양한 형태의 크레아틴에 돈을 버리지 마라. 크레아틴 모노하이드레이트야말로 가격대 성능비가 뛰어나며, 다른 형태의 크레아틴을 판단하는 기준이 된다.

만약 순수 크레아틴 모노하이드레이트 복용시 복통이 있다면, 마이크로나이징 크레아틴 모노하이드레이트나 크레아틴 구연산, 크레아틴, 질산 또는 크레아틴 염산 등 수용성 형태의 크레아틴을 복용하길 바란다.

크레아틴 복용법

문헌에서 찾아볼 수 있는 일반적인 크레아틴 복용법은 5~7일간 매일 20g을 먹는 '로딩' 기간을 가진 후, 유지를 위해 하루 5g씩 복용하는 것이다.[408)]

말 그대로 보충이 목적이라면 반드시 로딩 기간을 가져야 하는 것은 아니지만(하루에 5g씩 시작할 수 있다), 로딩 기간을 가질 경우 근육에 크레아틴 축적이 빨라져 더 빠른 결과를 가져온다.

연구에 따르면 탄수화물과 크레아틴을 동시에 복용할 경우 근육에 크레아틴이 더욱 축적된다고 한다.[409)] 주된 이유는 인슐린 수치가 높아졌기 때문이며, 단백질 섭취도 크레아틴 축적에 도움을 준다.[410)] 노팅엄대학교에서 실시한 연구에 따르면 단백질과 탄수화물 50g을 섭취한 것

---

of Sports Physiology Performance 1, no. 4 (2006): 311-23; Ralf Jäger, Roger C. Harris, Martin Purpura, and Marc Francaux, "Comparison of New Forms of Creatine in Raising Plasma Creatine Levels," *Journal of International Society of Sports Nutrition* 4 (2007): 17. doi: 10.1186/1550-2783-4-17.

406) Ambrish Pandit, Pinal Mistry, P. Dib, A Nikolaidis, and Alekha K. Dash, "Equilibrium Solubility Studies of Creatine Nitrate, Creatine Monohydrate and Buffered Creatine," Poster presented at the FIP Pharmaceutical Sciences World Congress 2010 in Association with the AAPS Annual Meeting and Exposition, New Orleans, LA, November 2010.

407) Heike A. Bischoff-Ferrari, Andrew Shao, Bess Dawson-Hughes, John Hathcock, Edward Giovannucci, and Walter C. Willett, "Benefit-Risk Assessment of Vitamin D Supplement," *Osteoporos International* 21, no. 7 (2010): 1121-32. doi: 10.1007/s00198-009-1119-3; Glaura S. A. Fernandes, Carla D. B. Fernandez, Kleber E. Campos, Débora C. Damasceno, Janete A. Anselmo-Franci, and Wilma DG Kempinas, "Vitamin C Partially Attenuates Male Reproductive Deficits in Hyperglycemic Rats," *Reproductive Biology and Endocrinology* 9 (July 27, 2011): 100. doi: 10.1186/1477-7827-9-100.

408) Micahel G. Bemben and Hugh S. Lamont, "Creatine Supplementation and Exercise Performance: Recent Findings," *Sports Medicine* 35, no. 2 (2005): 107-25.

409) Alexander L. Green, Eric Hultman, Ian A. Macdonald, Dean A. Sewell and Paul L. Greenhaff, "Carbohydrate Ingestion Augments Skeletal Muscle Creatine Accumulation during Creatine Supplementation in Human," *American Journal of Physiology–Endocrinology and Metabolism* 271, no. 5 (1996): E821-26.

410) Gery R. Steenge, J. Lambourne, Anna Casey, Ian A. Macdonald and Paul. Greenhaff, "Stimulatory Effect of Insulin on Creatine Accumulation in Human Skeletal Muscle," *American Journal of Physiology–Endocrinology and Metabolism* 275, no. 6 (1998): E974-79.

이 탄수화물 100g만 섭취한 것보다 더 효과적으로 근육에 크레아틴이 축적되었다.[411]

위와 같은 연구를 근거로 보면, 효과를 극대화하기 위해 크레아틴 복용시 반드시 충분한 식사를 해야 한다.

게다가 연구에 따르면 운동 후에 크레아틴을 복용하는 것이 운동 전에 복용하는 것보다 효과적이어서 나의 경우 운동이 끝나고 단백질 50g과 탄수화물 75~125g으로 이루어진 식사와 함께 크레아틴을 복용한다.[412]

크레아틴 섭취도 주기화가 필요한가?

그렇지 않다. 크레아틴 장기복용이 해롭다는 증거는 없으므로 주기화는 필요 없다. 크레아틴은 스테로이드가 아니다.

카페인이 크레아틴 효과를 반감시키는가?

아마도 그럴지 모른다.

루뱅대학교에서 한 연구에 따르면 카페인과 모노하이드레이트 크레아틴을 복용했을 경우와 모노하이드레이트 크레아틴만 복용했을 때를 비교해보니, 함께 복용했을 경우 힘 생산이 적었다. 하지만 이는 논쟁을 끝낼 만큼 충분한 증거가 되질 못한다.[413]

또 다른 경우를 살펴보자. 루턴대학교에서 실시한 연구에 따르면 카페인과 모노하이드레이트 크레아틴을 함께 복용했을 경우 크레아틴만 복용했을 때보다 고강도 인터벌 카디오 수행능력이 더 뛰어났다.[414] 또한 유다대학교(대만)에서 실시한 연구에서도 유사한 결과를 찾아볼 수 있다.[415]

이러한 근거를 토대로, 대부분의 프리 워크아웃 보충제 음료에 함께 포함되어 있는 것과는 달리, 본인의 경우 안전하게 크레아틴과 카페인을 따로 섭취하는 편이다.

---

411) Gery R. Steenge, Elizabeth J. Simpson, and Paul L. Greenhaff, "Protein- and Carbohydrate-Induced Augementation of Whole Body Creatine Retention in Humans," *Journal of Applied Physiology* 89, no. 3 (2000): 1165-71.

412) Jose Antonio and Victoria Ciccone, "The Effects of Pre versus Post Workout Supplementation of Creatine Monohydrate on Body Composition and Strength," *Journal of the International Society of Sports Nutrition* 10, no. 36 (2013): doi: 10/1186/1550-2783-10-36.

413) Kamiel Vandenberghe, Nanna Gillis, Marc Van Leemputte Paul Van Hecke, Florent Vanstapel, and Peter Hespel, "Caffeine Counteracts the Ergogenic Action of Muscle Creatine Loading," *Journal of Applied Physiology* 80, no. 2 (1996): 452-57.

414) Mike Doherty, Paul M Smith, R. C. Richard Davison, Michael G. Hughes, "Caffeine Is Ergogenic after Supplementation of Oral Creatine Monohydrate," *Medicine and Science of Sports and Exercise* 34, no. 11 (2002): 1785-92.

415) Chia-Lun Lee, Jung-Charng Lin, and Ching-Feng Cheng, "Effect of Caffeine Ingestion after Creatine Supplementation on Intermittent High-Intensity Sprint Performance," *European Journal of Applied Physiology* 111, no. 8 (2011): 1669-77. doi: 10.1007/s00421-010-1792-0.

크레아틴이 몸을 붓게 만드는가?

한때 이런 문제가 있지만 최근 10년간 제조과정이 크게 개선되었고, 더 이상 몸이 붓는 문제는 없다.

심지어 당신이 날씬하더라도 크레아틴 복용으로 인한 피하수분양의 차이를 느끼기 어려울 것이다.

지방감량 중에도 크레아틴을 복용해야 하는가?

그렇다.

칼로리 제한 중에도 크레아틴은 효과적이며, 이 말인 즉 커팅 중에도 날씬한 몸과 함께 스트렝스를 더욱 유지할 수 있다는 의미다.[416)]

테스토스테론 부스터

연구에 따르면 비타민 C나 D, 아연과 칼슘, 마그네슘과 같은 미네랄 등의 부족을 해결하여 테스토스테론 수치를 증가시킬 수 있다고 한다.[417)] 하지만 보충제 가게의 선반에 진열된 '테스트 부스터' 같은 상품들은 한마디로 돈낭비나 다름없다.

몇몇은 위에서 언급한 성분을 사러 가지만, 대부분은 다음의 것들에 의존한다. 남가새tribulus terrestris, ZMA, 아미노산D.

남가새의 경우 다양한 연구들이 테스토스테론 수치나 체성분 또는 운동수행 능력에 아무런 영향을 주지 못한다고 밝혔다.[418)]

---

416) John A. Rockwell, Janet Walberg-Rankin, and Ben Toderico, "Creatine Supplementation Affects Muscle Creatine during Energy Restriction," *Medicine and Science of Sports and Exercise* 33, no. 1 (2001): 61-68.

417) Pilz, S., S. Frisch, H. Koertke, J. Kuhn, J. Dreier, B. Obermayer-Pietsch, E. Wehr, and A. Zittermann. "Effect of vitamin D supplementation on testosterone levels in men." *Hormone and Metabolic Research* 32, no. 03 (2011): 223-225; Fernandes GS, Fernandez CD, Campos KE, Damasceno DC, Anselmo-Franci JA, Kempinas WD. Vitamin C partially attenuates male reproductive deficits in hyperglyceic rate. Reprod Biol Endocrinol. 2011 Jul 27;8:100. doi: 10.1186/1477-7827-9-100; Ananda S. Prasad, Christos S. Mantzoros, Frances W. Beck, Joseph W. Hess, and George J. Brewer, "Zinc Status and Serum Testosterone Levels of Healthy Adults," *Nutrition* 12, no. 5 (1996):344-48; Vedat Cinar, Abdulkerim K. Baltaci, Rasim Mogulkoc, and Mehmet Kilic, "Testosterone Levels I Atheletes at Rest and Exhaustion:Effects of Calcium Supplementation," Biological Trace Element Research 129, no. 1-3 (2009): 65-69. doi: 10.1007/s12011-008-8294-5; Vedat Cinar, Yahya Polat, Abdulkerim K. Baltaci, and Rasim Mogulkoc, "Effects of Magnesium Supplementation on Testosterone Levels of Athletes and Sedentary Subjects at Rest and After Exhaustion," *Biological Trace Element Research* 140, no. 1 (2011): 18-23. doi: 10.1007/s12011-010-8676-3.

418) Vladimir K. Neychev and Vanyo I. Mitev, "The Aphrodisiac Herb Tribulus Terrestris Does Not Influence the Androgen Production in Young Men," *Journal of Ethnopharmacology*, 101, no. 1-3 (2005): 319-23. doi: 10.1016/j.jep.2005.05.017; Jose Antonio, John Uelmen, Rodrigo Rodriguez, and Contrad P. Earnest, "The Effects of *Tribulus terrestris* on Body Composition and Exercise Performance in Resistance-Trained Males," *International Journal of Sport Nutrition and Exercise Metabolism* 10, no. 2 (2000): 208-15; Shane Rogerson, Christopher J. Riches, Carl Hennings, Robert P. Weatherby, Rudi A. Meir, and Sonya M. Marshall-Gradisnk, "The Effect of Five Weeks of *Tribulus terrestris* Suplementation on Muscle

또한 아연이 결핍된 경우가 아니라면 ZMA가 첨가된 보충제 역시 테스토스테론 수치에 변화를 주지 못한다.[419)]

게다가 아미노산D가 함유된 보충제를 복용할 경우 사람과 쥐에게서 테스토스테론 수치가 증가하긴 하나, 그 효과는 상당히 적으며 일시적이다.[420)] 하지만 만약 아미노산D를 복용하고 싶다면 단순히 아미노산 그 자체를 하루에 3g씩 복용하라.

요약하자면 비타민과 미네랄 결핍을 해결해주는 보충제는 테스토스테론 수치를 향상시키는 데 도움을 주지만, 이른바 '테스트 부스터'라고 광고되는 상품들은 그렇지 못하여, 대신에 덜 섹시한 '남자들의 건강' 항목에 포함된다.

성장호르몬 부스터

한마디로 말해 성장호르몬 부스터는 완전히 돈낭비다. 성장호르몬은 보통 아미노산으로 이루어져 있으며, 아미노산은 적절히 복용했을 경우 다양한 이점이 있지만 근성장과 관련하여 성장호르몬의 수치를 높이지는 못한다.

체내에는 100개가 넘는 성장호르몬이 있으며, 모두 다른 기능을 한다. 예를 들어 감마 아미노부티르산(일명 가바) 같은 것에 대한 설명을 들을 때, 휴식시간이나 운동 후에 성장호르몬 수치를 늘려준다는 것을 듣게 되지만, 이러한 형태의 성장호르몬이 근성장에 기여한다는 증거가 없다는 사실은 알지 못한다.[421)]

그러니 부디 성장호르몬 부스터를 사는 데 돈을 낭비하지 마라.

Strength and body Composition during Preseason Training in Elite Rugby League Players," *Journal of Strength and Conditioning Research* 21, no. 2 (2007): 348-53; Karsten Koehler, Maria Kristina Parr, Hans Heyer, Joachim Mester, and Wilhelm Schänzer, "Serum Testosterone and Urinary Excretion of Steroid Hormone Metabolites after Administration of a High-Dose Zinc Supplement," *European Journal of Clinical Nutrition* 63, no. 1 (2009): 65-70; Leila Shafiei Neek, Abas Ali Gaeini, and Siroos Choobineh, "Effect of Zinc and Selenium Supplementation on Serum Testosterone and Plasma Lactate in Cyclist after an Exhaustive Exercise Bout," *Biological Trace Element Research* 144, no. 103 (2011): 454-62, doi: 10.1007.s12011-9138-2.

419) Koehler, K., M. K. Parr, H. Geyer, J. Mester, and W. Schänzer. "Serum testosterone and urinary excretion of steroid hormone metabolites after administration of a high-dose zinc supplement," *European journal of clinical nutrition* 63, no.1 (2007):65-70.

420) Enza Topo, Andea Soricelli, Antimo D'Aniello, Salvatore Ronsini, and Germma D'Aniello, "The Role and Molecular Mechanism of D-aspartic Acid in the Release and Synthesis of LH and Testosterone in Human and Rats," *Reproductive Biology Endocrinolgy* 7 (October 27, 2009): 120. doi: 10/1186/1477-7827-7-120; Michael E. Powers Joshua F. Uarrow, Sean C. McCoy, and Stephen E. Borst, "Growth Hormone Isoform Responses to GABA Ingestion at Rest and after Exercise," *Medicine and Science of Sports and Exercise* 40, no. 1 (2008): 104-10. doi: 10.1249/mss.ob013e318158b518.

421) Franco Cavagnini, Cecilia Invitti, Matteo Pinto, Caterina Maraschini, Anna Di Landro, Antonella Dubini, and Antonella Marelli, "Effect of Acute and Repeated Administration of Gamma Aminobutyric Acid(GAMA) on Growth Hormone and Prolactin Secretion in Man," *Acta Endocrinologica* 94, no. 2 (1980): 149-54. doi: 10.1530/acta.0.0930149.

글루타민

글루타민은 체내에서 가장 풍부한 아미노산이며, 고강도 혹은 장시간 운동시, 크게 고갈된다.[422]

연구에 따르면 글루타민이 함유된 보충제는 다음의 효과가 있다고 한다.

- 장시간 운동으로 인해 면역체계에 미치는 부정적 영향을 줄여준다(연구에 따르면 운동은 체내 글루타민을 감소시키며, 이는 면역체계의 손상을 초래한다.)
- 지구력을 증가시키며, 장시간 운동으로 인한 피로를 줄여준다.
- 장시간 운동으로 인해 전신에 가해지는 스트레스를 신체가 잘 처리하도록 도와준다.[423]

글루타민이 함유된 보충제는 분명히 위와 같은 이점이 있지만, 광고에서 말하는 것처럼 근육을 만드는 더 많은 효과는 가지고 있지 않다.

광고는 근육 간 글루타민 수준이 단백질 합성과 근육분해 예방에 중요한 역할을 하며, 글루타민이 류신을 더욱 활용할 수 있다는 연구를 토대로 주장하고 있다.[424]

하지만 이야기의 나머지 부분을 설명하자면, 건강하고 영양섭취를 잘하는 성인이 근육을 키

422) Paula J. Robson, Andrew K. Blannin, Neil P. walsh, Linda M. Castell, and Michael Gleeson, "Effects of Exercise Intensity, Duration and Recovery In Vitro Neutrophil Function in Male Athletes," *International Journal of Sports Medicine* 20, no. 2 (1999): 128-35; Philip Babji, Stella M. Matthews, and Michael J. Renni, "Changes in Blood Ammonia, Lactate and Amino Acids in Relation to Workload during Bicycle Ergometer Exercise in Man," *European Journal of Applied Physiology and Occupational Physiology* 50, no. 3 (1983): 405-11. doi: 10.1007/BF00423246.

423) Linda M. Castell, "Can Glutamine Modify the Apparent Immunodepression Observed after Prolonged, Exhaustive Exercise?" *Nutrition* 18, no. 5 (2002): 371-75; Mark Parry-Billings, Ricahrd Budgett, Yiannis Koutedakis, Eva Blomstrand, Stephen Brooks, Clyde Williams, Philip C. Calder, Stephen Pilling, Robert Baigrie, and Eric A. Newsholme, "Plasma Amino Acid Concentration in the Overtraining Syndrome:Possible Effects on the Immune System," *Medicine and Science n Sports and Exercise* 24, no. 12 (1992): 1353; Philip C. Calder and Parveen Yaqoob, "Blutamine and the Immune System," *Amino Acids* 17, no. 3 (1999): 227-41; Jacqueline Carvalhi-Peixotom Robson Cardilo Alves, and Luiz Claudio Cameron, "Glutamine and Carbohydrate Supplements Reduce Ammonemia Increase during Endurance Field Exercise," *Applied Physiology, Nutrition, and Metabolism* 32, no. 6 (2007): 1186-90; Alessandra Favano, Paulo Roberto Santos-Silva, Eduardo Yoshio Nakano, André Pedrinelli, Arnaldo José Hernandez, and Julia Maria D' Andrea Greve, "Peptide Glutamine Supplementation for Tolerance of Intermittent Exercise in Soccer Players," *Clinics-Universidade de Sao Paulo* 63, no. 1 (2008): 27-32; Kori J. Kingsbury, Louise Kay, and Magnus Hjelm, "Contrasting Plasma Free Amino Acid Patterns in Elite Athletes: Association with Fatigue and Infection," *British Journal of Sports Medicine* 32, no. 1 (1998): 25-32; Vinicius Fernandes Cruzat, Marcelo Macedo Rogero, and Julio Tirapegui, "Effects of Supplementation with Free Glutamine and the Dipeptide Ananyl-Glutamine on Parameters of Muscle Damage and Inflammation in Rats Submitted to Prolonged Exercise," *Cell Biochemistry and Function* 28, no. 1 (2010): 24-30; Adriana Bassini-Cameron, André Gomes, João Pedro S. Werneck-De-Castro, and Luiz-Claudio Cameron, "Glutamine Protects against Increases in Blood Ammonia in Football Players in an Exercise Intensity-Dependent Way," *British Journal of Sports Medicine* 42, no. 4 (2008): 260-66.

424) Margaret M Jepson, Peter C. Bates, P. Broadbent, Jennifer M. Pell, and D. Joe Millward, "Relationship between Glutamine Concentration and Protein Synthesis in Rat Skeletal Muscle," *American Journal of Physiology- Endocrinology and Metabolism* 255, no. 2 (1988): E166-72; Peter A. MacLennan, Ken Smith, Brian V. Weryk, Peter W. Watt, and Michael J. Rennie, "Inhibition of Protein breakdown by Glutamine in Perfuses Rat Skeletal Muscle," *FEBS Letters* 237, no. 1 (1988): 133-36; Regis G. Hankard, Morey W. Haymond, and Dominique Darmaun, "Effect of Glutamine on Leucine Metabolism in Humans" *American Journal of Physiology- Endocrinology and Metabolism* 271, no. 4 (1996): E748-54.

우는 데 글루타민 보충제가 도움이 되는지를 입증하는 연구가 없다는 것이다. 여기서 행해진 연구의 피험자는 질병이 있거나 영양섭취가 충분하지 못하거나, 또는 동물을 대상으로 하였다.

반면에 건강한 성인이 단백질 합성률이나 퍼포먼스, 체성분 또는 근육분해를 예방하는 데 글루타민 보충제가 별 도움이 되지 않는다는 연구결과들이 존재한다.[425)]

비록 글루타민 보충제가 단백 동화 부스터 기능은 하지 못하지만, 항 스트레스, 항 피로 효과가 있어 운동을 규칙적이고 강도 높게, 그리고 장시간 하는 경우 살 만한 가치가 있다.

글루타민 복용법

연구에 따르면 체중 1kg당 100~200mg의 글루타민을 하루에 복용하는 것이 운동선수에게 효과적이며, 꾸준한 복용이 중요하다고 한다.[426)]

산화질소 보충제

산화질소 보충제는 아미노산의 한 종류인 아르기닌, 시트룰린, 아그마틴으로 구성되어 있다. 산화질소 보충제는 체내 산화질소 생성을 돕는다고 한다. 산화질소는 혈관을 확장시켜 더 많은 산소와 영양분이 근육에 전달되게 하여 퍼포먼스를 향상시킨다고 한다.

얼핏 듣기에 의심스러운 마케팅 문구처럼 들리나 이를 입증하는 연구들도 존재한다. 하지만 복용법에 문제가 있다.[427)]

보통 운동 전에 너무 적게 섭취하여 그 효과가 미미하다. 한마디로 충분히 복용할 경우(대략 8g), 펌핑과 퍼포먼스를 향상시켜줄 것이다.

---

425) Sarah B. Wilkinson, "Addition of Glutamine to Essential Amino Acids and Carbohydrate Does Not Enhance Anabolism in Young Human Males Following Exercises," *Applied Physiology, Nutrition and Metabolism* 31 no. 5 (2006): 518-29.

426) Cameron et al., "Glutamine Protects against Increases in Blood Ammonia in football Players in an Exercise Intensity Dependent Way," 260-66.

427) Thiago S. Álvares, Clàudia M. Meirelles, Yagesh N. Bhambhani, Vânia M. F. Paschoalin, and Paulo S. C. Gomes, "L-Arginine as a Potential Ergogenic Aid in Healthy Subjects," *Sports Medicine* 41, no. 3 (2011): 233048. doi: 10.2165/11538590-000000000-00000; Antoni Sureda, Alfredo Córdova, Miguel D. Ferrer, Pedro Tauler, Gerardo Pèrez, Josep A. Tur, and Antoni Pons, "Effects of L-Citrulline Oral Supplementation on Polymorphonuclear Neutrophils Oxidative Burst and Nitric Oxide Production after Exercise," *Free Radical Research* 34, no. 9 (2009): 828-35. doi: 10.1080/10715760903071664; Guilherme Giannini Artioli, Bruno Gualano, Abbie Smith, Jeffrey Stout, an Antonio H. Lancha Jr., "Role of Beta-Alnine Supplementation on Muscle Carnosine and Exercise Performance," *Medicine and Science of Sports and Exercise*, 42, no. 6 (2010): 1162-73. doi: 10.1249/MSS.0b013e3181c74e38; Nancy R. Rodriguez, Nancy M. Di Marco, and Susie Langley, "American College of Sports Medicine Position Stand: Nutrition and Atheletic Performance," *Medicine and Science of Sports and Exercise* 41, no. 3 (2009): 709-3. doi: 10.1249/MSS.0b013e31890eb36.

멀티비타민

대부분의 보충제와 마찬가지로 멀티비타민 또한 과장광고되며, 실제보다 거품이 많다.

멀티비타민 광고는 하루에 몇 알만 섭취해도 질병을 물리치고 호르몬 분비가 원활하게 이루어지며, 소화기관에도 좋고, 인지능력이 향상되며 에너지 수준 또한 증가한다고 홍보한다. 몇몇은 한술 더 떠 멀티비타민이 근육발달을 높여 힘이 세지며, 지방감소에도 도움을 준다고 말한다.

반면에 몇몇은 멀티비타민은 돈낭비나 마찬가지고, 건강에도 아무런 도움이 안 되며, 심지어 건강에 안 좋다고 말하기도 한다.

진실은 이 두 주장 사이 어딘가에 있다.

왜 멀티비타민이 이론상으로는 훌륭한가

우리의 몸은 매일 수백만의 복잡한 기능을 수행하기 위해 다양한 스펙트럼의 비타민을 필요로 한다. 매일 세포가 성장하고 재생하는 과정을 위해 적정량의 비타민과 미네랄 공급은 필수적이다.

이론적으로는 우리가 먹는 음식을 통해 모든 비타민을 섭취할 수 있다. 하지만 서구적인 식습관에선 특정 비타민이나 미네랄이 결핍되는 경향이 있다.

2005년에 콜로라도주립대학교에서 연구한 내용에 따르면 미국 인구의 절반 정도는 비타민 B-6, 비타민A, 마그네슘, 칼슘, 아연의 1일 섭취 권장량(RDA)만큼 섭취하지 못하고 있으며, 인구의 33%는 엽산섭취가 부족한 실정이다.[428] 또한 비타민 K와 D의 섭취 또한 최적의 수준보다 부족한 상태이다.[429]

그렇다면 뭘 해야 하는가? 어떻게 우리 몸에 필요한 비타민과 미네랄을 충분히 섭취했는지 알 수 있을까?

정답은 멀티비타민 보충제이다.

보충제를 통해 영양결핍의 가능성을 차단하고, 건강하지 못한 식습관으로 인한 문제를 줄이고자 하는 것은 훌륭한 생각이다. 멀티비타민 보충제를 통해 우리 몸에 '완충제'를 만드는 셈이다.

이와 같은 생각이 현실에서 하는 최소한의 기대일 것이다. 비타민과 미네랄의 올바른 배합과

---

428) Loren Cordain, S. Boyd Eaton, Anthony Sebastian, Neil Mann, Staffan Linderberg, Bruce A. Watkins, Hames H, O'Keefe, and Janette Brand-Miller, "Origin and Evolution of the Western Diet: Health Implications for the 21st Century," *American Journal of Clinical Nutrition* 81, no. 2 (2005): 341-54.

429) Arja T. Erkkilä and Sarah L. Booth, "Vitamin K Intake and Atherosclerosis," *Current Opinion in Lipidology* 19, no. 1 (2008): 39-42. doi: 10/1097/MOL.0b013e3282f1c51f; Bess Dawson-Hughes, Ambrish Mithal, Jean-Phillipe Bonjour, Steven Boonen, Peter Burckhardt, Ghada El-Hajj Fuleihan, Robert G. Josse, Paul Lips, Jorge Morales-Torress, and Noriko Yoshimura, "IOF Position Statement: Vitamin D Reconendations for Older Adults," *Osteoporosis Inernational* 21, no. 7 (2010): 1151-54. doi: 10.1007/s00198-010-1285-3.

올바른 복용이 적어도 어떠한 영양결핍을 막아줄 것이며, 우리 몸이 미량영양소를 충분히 섭취하는 것을 보장할 것이다.

하지만 이에 더 추가돼야 할 것들이 있다. 다시 말하자면 과학적으로 질병을 완화시키고 건강과 퍼포먼스를 증진시킨다고 입증된 자연성분이 많이 존재하며, 본인 생각에 멀티비타민은 의학적으로 효과가 입증된 자연물질을 포함해야 한다고 본다.

하지만 대부분의 회사들은 다르게 생각한다. 제품의 질보다는 이미 이전에 자세히 설명한 방식대로 다른 것에 신경을 많이 쓴다. 예를 들어 제품에 돈을 적게 투자하고, 과도하게, 심지어 있지도 않은 효과를 선전하며 막대한 돈을 벌어들인다.

대부분의 보충제 회사는 본인 제품의 성분표를 보길 바라지 않는다. 왜냐하면 성분표를 보게 된다면 몇 가지 것들을 바로 눈치챌 수 있기 때문이다.

멀티비타민의 문제점

일반적인 멀티비타민 보충제가 수년간 비난을 받은 데는 2가지 큰 이유가 있다.

> 멀티비타민 보충제는 우리가 섭취할 필요가 있는 영양소인지, 얼마만큼 섭취해야하는지와 상관없이, 복용 이유를 알 수 없는 갖가지 종류의 미량영양소로 구성되어 있다.

만약 멀티비타민 보충제로 섭취한 비타민이나 미네랄이 결핍되지 않는다면, 그 보충제를 더 많이 복용한다 한들 차이를 알아차리지 못할 것이다. 멀티비타민에는 많은 경우 사람들에게 충분한 비타민과 미네랄의 함유량은 높은 반면, 우리 몸에 필요한 영양소의 함유량은 낮다.

예를 들어 유제품(채식주의자인 경우 유제품과 같이 모자란 부분을 별도로 보충하지 않는 채식주의자를 포함) 및 채소 섭취가 적은 사람들에게 칼슘이 다소 결핍되는 경향이 있으며, 이는 나이를 먹어감에 따라 심각해진다. 이러한 경우에 칼슘 보충제가 효과가 있는 것으로 알려져 있다.[430]

그러나 운동선수의 경우 고단백 식사로 인해 칼슘이 넘치는 경향이 있다(카제인 단백질 한 숟가락은 일일 섭취 권장량의 60%를 제공한다). 칼슘이 과도할 경우 단기적으로 건강에 위험이 되진 않지만, 우리가 우려하는 미네랄의 흡수를 감소시킬 수 있다(아연과 마그네슘). 고로 운동선수가 멀티비타민을 복용할 경우 칼슘이 포함된 것을 제외해야 한다.

---

430) Nico S Rizzo, Karen Jaceldo-Siegl, Joan Sabate, and Gary E. Fraser, "Nutrient Profiles of Vegetarian and Nonvegetarian Dietary Patterns," *Journal of the Academy of Nutrition and Dietetics* 113, no. 12 (2013): 1610-19. doi: 10.1016/j.jand.2013.06.349; Peter Clarys, Tom Deliens, Inge Huybrechts, Peter Deriemaeker, barbara Vanaelst, Willem De Keyzer, Marcel Hebbelinck, and Patrick Mullie, "Comparison of Nutritional Quality of the Vegan, Vegetarian, Semi-Vegetarian, Pesco-Vegetarian and Omnivorous Diet," *Nutrients* 6, no. 3 (2014): 1318-32. doi:10.3390/nu6031318; Steven A. Abrams, "Setting Dietary Reference Intakes with the Use of Bioavailability Data: Calcium," *American Journal of Clinical Nutrition* 91, no. 5 (2010): 1474S-77S. doi: 10.3945/ajcn.2010.28674H.

배합이 형편없는 보충제를 통해 여러 미량영양소를 과잉섭취할 경우 건강상 이점을 얻지 못할 뿐만 아니라, 심지어 몸에 해로울 수도 있다.

보통 비타민A(레티놀)는 전통적으로 비타민이기 때문에 보충제에 포함된다. 하지만 레티놀의 과다복용은 세포에 공급되는 혈류량을 감소시켜 간에 해로울 수 있다.[431]

이런 이유로 식물 색소인 베타 카로틴을 레티놀 대신에 첨가한다. 왜냐하면 필요시 레티놀로 전환되며, 더욱 안전하기 때문이다. 하지만 이미 일상 식단에서 베타카로틴을 충분히 섭취하고 있다. 더 나은 선택은 해산물 섭취를 통해 얻을 수 있는 푸코산틴 및 계란 섭취를 통해 얻는 루테인과 제아잔틴과 같은 카로티노이드(식물색소)로, 서구식 식단에서 충분히 섭취하지 못하는 경향이 있다.

많은 멀티비타민 보충제에서 흔히 볼 수 있는 비타민E도 해로울 수 있다. 노화방지제가 많을수록 좋다는 가정 하에 놀라울 정도로 과다복용하게 되며, 비타민E와 비타민C가 저렴하기 때문에 보통 많이 첨가된다.

하지만 모든 노화방지제가 다 같은 건 아니며, 비타민E를 하루 400IU 이상 정기적으로 복용할 경우 각종 사망위험이 증가하는 것으로 보고 있다.[432] 더 많은 것이 항상 더 낫다는 것을 의미하진 않는다.

많은 경우 보충제 회사는 필수 비타민과 미네랄의 효과를 극대화하기 위해 얼마만큼 첨가해야 하는지에 대해 신경 쓰지 않는다. 그저 가장 가격이 싼 것을 선호할 뿐이다. 또한 광고 문구를 그럴 듯하게 만들기 위해 쓸데없이 비싼 성분을 선택하지만, 그렇다고 저렴한 성분보다 추가적인 효능이 있는 것은 아니다.

값싼 성분을 사용할 경우 마진율이 크며, 쓸데없이 비싼 성분을 첨가하면 그 비용이 생산업체와 고객 모두에게 전가되어 생산비를 현명하게 사용했을 때보다 수익률이 낮아지게 된다.

관심을 끌기 위한 또 다른 술책으로, 똑같은 비타민 또는 미네랄의 여러 가지 형태를 사용하여 상품이 더욱 있어 보이게 만든다(고객의 입장에서 성분표가 화려할수록 더 나은 상품이라 생각한다).

예를 들어 다른 종류의 마그네슘을 첨가하여 '마그네슘 효용의 극대화 배합'이라고 부르며 고객에게 구매의욕을 불러일으키지만, 효능의 측면에선 별다를 것이 없다.

비타민과 미네랄에 대한 이야기중이긴 하지만 잠시 내츄럴과 합성물의 논쟁점을 알아보자.

많은 이들이 자연에서 나온 것이 인공적으로 만든 것보다 낫다는 생각을 한다. 그래서 '순수 천연 원료' 같은 상투적인(의미 없는) 마케팅 문구를 볼 수 있다.

---

431) Marie-Cécile Nollevaux, Yves Guiot, Yves Horsmans, Isabelle Leclcercq, Jacques Rahier, André P. Geubel, and Christine Sempoux, "Hypervitaminosis A-Induced Liver Fibrosis: Stellate Cell Activation and Daily Dose Consumption," *Liver International* 26, no. 2 (2006): 182-86.doi: 10.1111/j.1478-3231.2005.01207.x.

432) Edgar R. Miller III, Roberto Pastor-Barriuso, Darshan Dalal, Rudolph A. Riemersma, Lawrene J. Appel, and Eliseo Guallar, "Meta-Analysis: High-Dosage Vitamin E Supplementation May Increase All-Cause Mortality," *Annals of Internal Medicine* 142, no. 1 (2005): 37-46. doi: 10.7326/0003-4819-142-1-200501040-00110.

비타민 보충제의 경우 음식물을 통한 천연비타민이 인공적으로 합성한 것보다 좋다는 생각을 한다. 그래서 몇몇 회사는 심지어 합성비타민이 몸에 해로우며 천연 상품을 사라고 하기도 한다.

이 주장 중 일부는 사실이지만, 모든 성분에 똑같이 적용되는 것은 아니다. 모든 천연비타민이 합성물보다 나은 것은 아니며, 모든 합성물이 해로운 것도 아니다.

비타민E처럼 천연비타민이 합성비타민이 가지지 못한 특별한 효능을 가진 경우도 있으며, 이와 반대로 합성엽산이 천연엽산보다 더 흡수가 잘 되는 것처럼 합성비타민이 천연비타민보다 뛰어난 경우도 있다.[433)]

오직 천연 성분만 들었다고 광고하는 보충제는 사람들이 천연 제품이 더 나을 것이라는 기대심리를 이용하며, 또한 합성비타민을 악마처럼 묘사하며 고객들이 속아넘어가길 바란다.

> 멀티비타민은 때때로 필수 미량영양소를 비효과적으로 제조한 것보다 더 효과가 적을 때도 있다.

몇몇의 경우 멀티비타민은 그저 비타민과 미네랄만 함유하고 있지만, 많은 경우 멀티비타민은 비타민과 미네랄 이외에도 추가적인 성분들도 포함하고 있다. 하지만 업계에서는 '인상적인' 느낌을 주려고 온갖 성분을 집어넣어 성분 표를 가능한 길게 만들려고 한다.

때때로 이런 추가적인 성분들이 동화작용을 원활하게 하고, 호르몬 효과를 극대화하며, 노화방지를 돕고 소화와 영양분 흡수를 도우며, 간을 보호하고 면역체계를 강하게 만들며, 뼈와 관절을 튼튼하게 만들고 인지능력도 향상시키는 등 온갖 기능에 다 도움이 된다고 광고한다.

이런 미사어구들이 그럴 듯하게 들리고 사실인양 믿고 싶지만, 성분표와 복용량을 살펴보면 사실과 다른 이야기를 하고 있다는 점을 알게 될 것이며, 이 이야기는 이쯤 되면 이미 친숙하게 들릴 것이다.

많은 경우 보충제 회사가 주장하는 것처럼 특정 성분의 효능을 과학적으로 입증하는 연구가 거의 없거나 존재하지 않으며, 또 다른 경우 특정 성분의 효능을 의학적으로 증명하긴 하나, 효과를 보기 위해선 상품에 함유된 것보다 5배, 10배, 심지어 15배나 20배나 많이 복용해야 하는 경우도 있다.

늘 똑같은 수법이다.

많은 경우 멀티비타민은 극도로 믿을 수 없는 '신용거래'와 같아서 단기적으로 눈에 두드러지는 효과를 보기가 힘들다. 만약 장기적인 복용으로 인해 가시적인 효과가 생겼더라도 그것이

---

433) Maret G. Traber, Angelika Elsner, and Regina Brigelius-Flohé, "Synthetic as Compared with Natural Vitamin E Is Preferentially Excreted as α-CEHC in Human Urine: Studies Using Deuterated α-Tocopheryl Acetates," *FEBS Letters* 437, no. 1-2 (1998): 145-48 doi: 10.1016/S0014-5793(98)01210-1; Francesco Scaglione and Giscardo Panzavolta, "Folate, Folic Acid and 5-Methyltetrahydrofolate Are Not the Same Thing," *Xenobiotica* 44, no. 5 (2014): 480-88. doi:10.3109/00498254.2013.845705.

보충제 때문인지 아닌지 판단하기 어렵다.

카페인을 복용하자마자 곧장 효과가 있고, 바코바 몬니에리(강장제) 같은 성분이 단기 효과가 없는 것을 알듯이, 과학적으로 입증된 효능들이 시간이 지나면 발생할 것이라고 그저 믿는 수밖에 없다.

보충제 회사는 마케팅을 통해 멀티비타민을 우리 식단과 그들의 수익원으로써 중요한 상품으로 만들었다. 많은 사람들이 프리 워크아웃 음료나 수면 보조제 같은 것의 효능에 대해서 우려하지만, 멀티비타민은 그저 '이건 멀티비타민이니까' 하는 마음으로 섭취하며, 효능을 입증하고자 하는 생각 없이 효과가 있을 것이라 믿는다.

요약하자면 평소에 다양한 영양분을 골고루 섭취한다면 이미 필요한 비타민과 미네랄을 충분히 섭취할지도 모른다. 하지만 대부분의 경우 그렇지 않기 때문에 보충제가 부족한 부분을 채워줄 수 있다.

게다가 좋은 멀티비타민은 일상 식단에서 섭취하기 힘든 성분들도 함유하고 있어 건강과 퍼포먼스를 향상시키는 데 도움을 줄 것이다.

본인의 경우 이와 같은 이유로 매일 멀티비타민을 복용하며, 당신 또한 복용하길 권장한다.

팻 버너

다이어트 시장의 가치는 6조 정도로 추정되며, 미국인의 1/3이 비만이다.[434] 이런 상황에서 최근에 팻 버너가 불티나게 팔리는 것도 당연하게 여겨질 것이다.

이와 같은 맥락에서 팻 버너가 시중에 팔리는 보충제는 상당히 값비싼 축에 들며, 가장 큰 마진을 남기고, 과장광고 또한 심하다.

어떻게 팻 버너가 효과가 있을까? 비용을 지불할 만한 가치가 있는가?

한번 알아보도록 하자.

왜 근본적으로 '팻 버너'가 가짜인가

팻 버너가 잘 팔리는 이유 중 하나는 팻 버너라는 이름 때문이다. 살을 빼려고 할 때 '팻 버너'라는 말을 들으면, 식단에 첨가하면 완벽할 것 같다는 느낌을 받는다.

'지방을 태워주는' 어떤 것이든 해볼 만한 가치가 있지 않은가?

하지만 생각처럼 단순하지가 않다. 얼마나 복잡하게 만들든, 사이비 과학을 동원하여 어떻게

434) Marketdata Enterprise Inc., "The U.S. Weight Loss Market: 2014 Status Report and Forecast," February 1, 2014, http://www.marketresearch.com/Marketdata-Enterprises-Inc-v416/Weight-Loss-Status-Forecast-8016030/; Cynthia L. Ogden, Margaret D. Caroll, Brian K. Kit, and Katherine M. Flegal, "Prevalence of Childhood and Adult Obesity in the United States," *JAMA* 311, no. 8 (2014): 806-14. doi: 10.1001/jama.2014.732.

광고하든 간에 어떤 천연 물질도 명백히 '지방을 태울 수 없다.'

보충제 회사는 팻 버너를 팔기 위해 종종 지방 산화율, 제지방 보존, 갑상선 보호, 열 발생, 지방저장 효소 억제, 지방제거 효소 촉진, 호르몬과 신경전달물질 조절, 수분 보유 억제, 영양분할 촉진 등등의 미사여구를 늘어놓는다.

위의 요인들은 체지방감소와 관련이 있지만, 이런 방식의 판매방식은 당신이 곧이곧대로 믿게 하기 위해 각종 용어와 반만 과학적인 사실로 혼란을 유도하는 것이다.

체지방을 빼는 과학적인 방법을 면밀히 고려해보면 빨리 체지방을 빼는 3가지 방법이 있다는 것을 알게 된다.

기초 대사율을 높인다

기초대사율을 높이는 방법은 아주 많지만, 보통 아래의 메커니즘 중 하나 혹은 둘 다 사용한다.

1. 탄수화물이나 지방산으로부터 더 많은 에너지를 생성하도록 세포를 촉진한다.
2. 세포 에너지가 만들어지는 효율성을 낮춰 신체가 필요한 '에너지 비용'을 증가시킨다.

보충제를 통해 이와 같은 메커니즘을 조절하는 방식은 많이 있고 금방 이러한 효과를 얻게 되겠지만, 보충제 회사가 주장하는 것만큼 강력한 효과가 있진 않다.

식욕을 억제하여 다이어트를 실패하지 않는다

아무리 좋은 다이어트 방법이라도 사람들이 다이어트에 실패하는 이유는 장기간 동안 할 수 없기 때문이다. 어느 날 한 번 흥청망청 먹고 마시면 며칠 혹은 심지어 몇 주의 노력이 물거품이 되기도 한다.

몇몇은 남들보다 다이어트를 쉽게 하지만 거의 대부분의 경우 배고픔을 참는 데 어려움을 겪는다.

몇몇 자연성분의 혼합물은 식욕을 억제한다고 알려져 있고, 어떤 혼합물은 식사를 통한 공복감을 늘려준다고도 하며, 이 둘을 조합한 경우 성공적으로 식욕을 억제하고, 공복감을 최대로 유지할 수 있다.

다이어트를 좀 더 즐겁게 한다

실수하지 마라. 다이어트로 몸매를 바꾸는 동안 운동과 보충제는 당신의 삶을 더 극적으로 변화시켜 준다. 하지만 쉽지는 않다.

어떤 파우더나 알약도 몸매를 바꿔주지 못한다. 다이어트는 어렵고 상당한 시간이 걸린다.

사람들이 다이어트를 실패하는 또 다른 이유는 불편함을 감수하고 싶지 않는다는 점이다.

식욕을 줄이고 다이어트를 즐겁게 만드는 것처럼 건강에 관한 전반적인 느낌을 향상시키면 다이어트를 지속적으로 할 수 있게 된다.

무엇이 좋은 '팻 버너'를 만드는가?

체지방 제거에 관련된 생리학적 기제는 방대하고 복잡하지만, 실제로 적용할 수 있는 부분은 단순하다.

많은 보충제 회사들이 주장하는 것과는 달리, 체지방과 관련된 수천 가지 단백질과 효소를 직접적으로 촉진하는 것은 효과가 없거나 아직 연구되지 않았다.

그리고 살이 빠지는 것은 신체 전반에서 일어난다는 점을 명심하라. 팻 버너가 과학적 근거에 기반하고 눈에 띄게 체중을 줄이기 위해선 단순하고, 핵심적이며, 입증된 것을 목표로 해야 한다. 그렇지 않다면 모든 것을 촉진시키고 그에 맞춰 기능하기 때문이다.

고로 좋은 '팻 버너'란 위에서 언급한 3가지, 즉 기초대사량, 식욕억제, 건강과 관련된 전반적인 감정과 만족도 증가를 목표로 삼아야 한다.

팻 버너에서 흔히 볼 수 있는 성분들을 살펴보자.

카페인

카페인은 매일 소비되는 에너지를 증가시켜 지방감량을 도우며, 피트니스 쪽에서 이야기하는 스트렝스와 지구력, 무산소성 퍼포먼스를 향상시키며 '아침에 힘이 없는' 상태를 뒤바꿔준다.[435)]

지방감량을 위한 카페인 복용법

카페인 효과를 극대화하기 위해 신체가 카페인에 대한 저항력이 너무 높아지지 않도록 해야 한다.

최고의 방법은 바로 섭취량을 제한하는 것이다. 내가 추천하는 방식은 다음과 같다.

---

435) Arne Astrup, Soren Toubro, Stephen Cannon, Pia Hem, Lief Breum, and Joop Madsen, "Caffeine: A Double-Blind, Placebo-Controled Study of Its Thermogenic, Metabolic, and Cardiovascular Effects in Healthy Volunteers," *American Journal of Clinical Nutrition* 51, no. 5 (1990): 759-67; Todd A. Astorino, Riana L. Rohmann, and Kelli Firth, "Effect of Caffeine Ingestion on One-Repetition Maximum Muscular Strength," *European Journal of Applied Physiology* 102, no. 2 (2008): 127-32. doi: 10.1007/s00421-007-0557-x;. Travis W. Beck, Terry J. Housh, Richard J. Schmidt, Glen O. Johnson, Dona J. Housh, Jared W Coburn, and Moh H. Malek, "The Acute Effects of a Caffeine-Conditioning Supplement on Strength Muscular Endurane, and Anerobic Capabilities," *Journal of Strength and Conditioning Research* 20, no. 3 (2006): 506-10. doi: 10.1519/18285.1; Ricardo Mora-Rodríguez, Jesús garcía Pallarés, Álvaro López-Samanes, Juan Fernando Ortega, and Valentín E. Fernández-Elías, "Caffeine Ingestion Reverses the Circadian Rhythm Effects on Neuromuscular Performance in Highly Resistance-Trained Men," *POLS One* 7, no. 4 (2012): e33807, doi: 10.1371/journal.pone.0033807.

1. 운동 전 3~6mg의 카페인에 개인 체중을 곱하여 섭취한다. 본인의 카페인 민감도를 잘 모르는 경우 3mg부터 시작한다.
2. 일일섭취량을 체중 대비 6mg 이하로 유지한다. 운동 전에 체중 대비 6mg 이상 먹지 말도록 하며, 하루 내내 몇 잔의 커피를 마시도록 한다.
3. 한 주에 하루 또는 이틀 정도는 카페인 섭취를 적게 하며, 한 주에 하루 정도는 카페인 섭취를 아예 하지 않는다. 저 카페인 섭취일에는 평소의 절반 정도를 섭취하며, 섭취하지 않는 날은 50mg 이하로 먹도록 한다(작은 잔으로 커피 한두 잔 정도는 괜찮으나 운동 전에 섭취하거나 카페인 알약 등은 섭취하지 않는다).

라즈베리케톤Raspberry Ketones

라즈베리케톤은 빨간 라즈베리에서 합성한 향 화합물로 블랙베리나 크렌베리와 같은 과일에서도 찾을 수 있다.

겉보기에 연관도 없어 보이는 합성물이 어떻게 살 빼는데 도움이 되는가?

우선 동물을 대상으로 한 연구에 따르면 라즈베리케톤 보충제가 지방분해와 지방산화율을 증가시켜 체중증가를 억제한다.[436] 좋아 보이긴 하지만 비판적인 태도를 가져야 할 몇 가지 이유가 있다.

첫째, 동물을 대상으로 한 연구는 인간에게도 같은 효능을 가진다고 볼 수 없다. 사람과 쥐는 같지 않으며, 특히 대사과정은 더욱 그렇다.

둘째, 쥐를 대상으로 한 연구 중 하나는 시험관에서 이루어졌다.[437] 이 말은 살아 있는 쥐의 일부를 떼어서 고립된 상태에서 연구한 것으로, 살아 있는 상태에서 한 것과 정반대이다.

시험관 연구는 체내 연구만큼 명백하지 않다. 왜냐하면 살아 있는 유기체는 엄청나게 복잡하며, 때때로 시험관 연구가 체내 연구와 같은 결과를 가져오진 않는다.

셋째, 쥐를 대상으로 체내 연구를 했을 때 막대한 양으로 라즈베리케톤을 복용하였을 경우 살찌는 것을 억제하였다. 개인 체중에 20g을 곱한 양으로, 평균적으로 사람이 복용하는 양의 4,761배에 해당한다.[438]

넷째, 내가 알기로 사람을 대상으로 한 실험은 한 차례에 불과하며, 이것을 근거로 라즈베리케톤이 체중감량에 효과적이라고 주장한다.[439] 하지만 이 연구에서는 라즈베리케톤을 카페인,

436) Kyoung Sik Park, "Raspberry Ketone Increase Both Lipolysis and Fatty Acid Oxidation in 3T3-L1 Adipocytes," *Planta Medica* 76, no. 15 (2010): 1654-58. doi: 10.1055/s-0030-1249860; Chie Morimoto, Yurie Satoh, Mariko Hara, Shintaro Inoue, Takahiro Tsujita, and Hiromichi Okuda, "Anti-Obese Action of Raspberry Ketone," *Life Sciences* 77, no. 2 (2005): 194-204. doi: 10.1016/j.lfs.2994.12.029.

437) Park, "Raspberry Ketone Increases Both Lipolysis and Fatty Acid Oxidation in 3T3 L1," Adipocytes, 1654-58.

438) Morimoto et al., "Anti-Obese Action of Raspberry Ketone," 194-204.

439) Hector L. Lopez, Tim N. Ziegefuss, Jennifer E. Hofheins, Scott M. Habowski, Shawn M. Arent, Joseph P. Weir, and Amy A. Ferrando, "Eight Weeks of Supplementation with a Multi-Ingredient Weight Loss Product Enhances Body Composition,

캡사이신, 마늘, 생강 그리고 시네프린의 원료인 광귤과 혼합한 것으로 실험했다는 문제점을 가지고 있다. 여러 가지를 혼합하였기 때문에 그 효과가 라즈베리케톤 때문인지 알기가 어렵다.

현재 이용 가능한 증거들을 토대로 했을 때, 라즈베리케톤을 적은 양으로 구강복용했을 경우 체지방감량에 도움이 된다는 근거가 불명확하다. 그러니 팻 버너 보충제로 사용하기엔 부적합하다.

시네프린Synephrine

시네프린은 각종 감귤류 과일 성분을 추출한 합성물이다(특히 쓴맛이 나는).

시네프린은 화학적으로 에페드린과 카테콜아민과 유사하며, 이것보다 효능은 조금 떨어지지만 체내에 유사한 효과를 유도한다.

연구에 따르면 시네프린 보충제는 기초대사량과 지방분해를 촉진하고, 지방대사작용을 막는 지방세포 수용기의 활동을 억제하며, 식이성 발열효과를 증가시킨다(한마디로 음식물을 소화하는 에너지를 말한다).[440]

게다가 연구에 따르면 시네프린은 카페인과 시너지 효과를 일으켜 지방제거 효과가 한층 더 커진다.[441] 또한 시네프린은 일명 'ECA'(에페드린, 카페인, 그리고 아스피린)와도 시너지 효과를 얻을 수 있다.

추가적으로 카테콜아민의 활동을 증진시키는 어떤 것도 식사 시간 사이의 허기(투쟁과 도피 반응의 구성요소)를 억제할 수 있다. 고로 시네프린은 식욕을 억제하는 좋은 성분으로 간주할 수 있다.

체지방감량을 위한 시네프린 복용법

의학적으로 검증된 시네프린 복용량은 25~50mg이며, 하루 1~3회 정도로 언제든지 본인의 상황에 따라 복용하면 된다.

Reduces Hip and Waist Girth, and Increases Energy Levels in Overweight Men and Women," *Journal of the International Society of Sports and Nutrition* 10, no. 1 (2013): 22. doi: 10.1186/1550-2783-10.22.

440) Steffany Haaz, Kevin R. Fontaine, Gary Cutter, Nita Limdi, Suzanne Perumean-Chaney, and David B. Allison, "Citrus Aurantium and Synephrine Alkaloids in the Treatment of Overweight and Obesity: An Update," *Obesity Review* 7, no 1 (2006): 79-88 doi: 10.1111/j.1467-789X.2006.00195.x; Christine M. Brown, John C. McGrath, John M. Midgley, A. G. Muir, J. W. O'Brien, C. Mohan Thonoor, Clyde M. Williams, and V. G. Wilson, "Activities of Octopammie and Synephrine Stereoisomers on Alpha-Andenoceptors," *British Journal of Pharmacology* 93, no. 2 (1988): 417-29; Réjeanne Gpugeon, Kathy Harrigan, Jean-Francois Tremblay, Philip Hedrei, Marie Lamarche, and José A. Morais, "Increase in the Thermic Effect of Food in Women by Adrenergic Amines Extracted from Citrus Aurantium," *Obesity Research* 13, no. 7 (2005): 1187-94.

441) John G. Seifert, Aaron Nelson, Julia Devonish, Edmund R. Burke, and Sidney J. Stohs, "Effect of Acute Administration of an Herbal Preparation on Blood Pressure and Heart Rate in Humans" *International Journal of Medical Sciences* 8, no. 3 (2011): 192-97. doi: 10.7150/ijms.8.192.

가르시니아 캄보지아

가르시니아 캄보지아는 인도와 아시아에서 흔하게 먹는 작은 과일로 시큼한 맛이 난다. 가르시니아 캄보지아는 하드록시시트릭산을 섭취할 수 있는 천연식품으로, 최근에 체중감량과 관련하여 대중매체의 큰 주목을 받고 있다.

하지만 대중매체가 주장하는 말들은 사실무근이다.

유행하는 다른 보충제와 마찬가지로, 가르시니아 캄보지아는 동물을 대상으로 한 연구는 몇 있지만, 사람을 대상으로 실험했을 경우 상반된 결과가 나왔으며, 그 결과를 해석하기도 어렵다. 쥐를 대상으로 한 연구에 따르면 식사를 과다공급하는 기간 동안 가르시니아 캄보지아가 간에서 지방산의 합성을 억제하여 체중감량에 일조하였다(과도한 칼로리 섭취로 생긴 지방의 총량을 줄였다).[442]

하지만 사람을 대상으로 한 연구결과에서 거품이 터졌다.

가르시니아 캄보지아를 12회 무작위로 임상실험한 메타 분석은 다음과 같다.[443]

- 샘플이 적었던 3개의 연구를 따르면 비록 조금이긴 하지만 위약효과 집단에서 통계학적으로 유의미한 양의 지방감소가 일어났다(오해할까 봐 한마디 덧붙이자면, 위약효과 집단에서 3개월의 실험기간 동안 가장 많이 일어난 지방감소가 1.3kg이었다).
- 가장 철저하게 재검토된 어느 2개의 연구에선 가르시니아 캄보지아를 복용한 집단과 위약효과 집단 간의 지방감소 양의 차이가 없었다.
- 그 이외 나머지 연구들은 실험을 설계하는 과정에서 문제가 있거나 결함을 가지고 있어 연구결과를 신뢰할 수 없다.

현재 가르시니아 캄보지아에 대한 인기와는 달리 최근 연구결과로는 가르시아 캄보지아가 체중감량에 도움이 되지 않으며, 팻 버너 보충제에 첨가될 만한 가치가 없다고 본다.

녹차 추출물

녹차 추출물은 녹차 잎에서 성분을 채취한 상품을 말한다. 녹차 추출물에는 카테킨이라 불리는 성분이 다량으로 함유되어 있는데, 건강과 관련한 많은 효능이 카테킨 덕분이다. 또한 체중감소와 관련된 효능도 가지고 있다.[444]

442) R. Nageswara Rao and Kunnumpurath K. Sakariah, "Lipid-Lowering and Antiobesity Effect of (-)Hydroycitric Acid," Nutrition Research 8, no. 2 (1988): 209-12. doi: 10.1016.S0271-5317(88)80024-1; John M. Lowenstein, "Effect of(-) Hydroxycitrate on Fatty Acid Synthesis by Rat Liver in Vivo," *Journal of Biological Chemistry* 246, no. 3 (1971): 629-32.

443) Igho-Onakpoya, Shao Kang Jung, Rachel Perry, Barbara Wider, and Edzard Ernst, "The Use of Garcinia Extract (Hydroycitric Acid) as a Weight Loss Supplement: A Systematic Review and Meta-Analysis of Randomised Clinical Trials," *Journal of Obesity* 2011 (2011): 509038. doi: 10.1155/2011/509038.

444) Chung S. Yang, Joshua D. Lambert, and Shengmin Sang, "Antioxidative and Anti-Carcinogernic Activities of Tea

녹차 추출물이 함유된 보충제는 체지방량을 줄여주고, 지방사용을 촉진시키고, 특히 복부지방을 줄이는 데 탁월하다고 한다.[445] 왜냐하면 녹차 추출물이 카테콜아민을 분해하는 효소를 억제하기 때문이다.[446]

또한 녹차 추출물은 카페인과 시너지 효과를 일으킨다. 카페인은 카테콜아민 수치를 높이며, 녹차 추출물은 혈중에서 소비되는 시간을 늘려준다.[447]

체중감량을 위한 녹차 추출물 복용법

의학적으로 입증된 효과적인 카테킨 복용량은 하루 평균 400~600mg이다.[448]

언제 복용하는지는 크게 중요하지 않다. 연구에 의하면 공복 상태에서 알약 형태로 섭취할 경우 흡수가 빠르다고 하며, 혈장 카테킨의 수치는 공복이든 아니든 간에 섭취 후 몇 시간 동안 상승된 상태를 유지한다.[449]

아사히베리

아사히베리의 선풍적인 열기가 한풀 꺾였지만, 여전히 체중감량 보충제 시장에서 굳건한 위치를 차지하고 있다.

이에 대해 미국보완대체의학국을 인용하여 짧고 간단하게 말하고자 한다.

Polyphenols," *Archives of Toxicology* 83, no. 1 (2009): 11-21. doi: 10.1007/s00204-008-0372-0.

445) Kevin C. Maki, Matthew S. Reeves, Mildered Farmer, Koichi Yasunaga, Noboru Matsuo, Yoshihisa Katsuragi, Masonori Komikado, Ichiro Tokimitsu, Donna Wilder, Franz Jones, Jeffrey B. Blumberg, and Yolanda Cartwright, "Green Tea Catechin Consumption Enhances Exercise-Induced Abdominal Fat Loss in Overweight and Obese Adults," *Journal of Nutrition* 139, no. 2 (2009): doi: 10.3945/jn.108.098293.

446) Rick Hursel, Wolfgang, Viechtbauer, and Margriet S. Westerterp-Plantenga, "The Effects of Green Tea on Weight Loss and Weight Maintenance: A Meta-Analysis," *International Journal of Obesity* 33 (2009): 956-61. doi: 10.1038.ijo.2009.135; Michelle C. Venables, Carl J. Julston, Hannah R. Cox, and Asker E. Jeukendrup, "Green Tea Extract Ingestion, Fat Oxidation, and Glucos Tolerance in Healthy Humans," *American Journal of Clinical Nutrition* 87, no. 3 (2008): 778-84; Kevin C. Maki, Matthew S. Reeves, Mildred Farmer, Koichi Yasunaga, Noboru Matsuo, Yoshihisa Katsuragi, Masanori Komikado, Ichiro Tokimitsu, Donna Wilder, Franz Jones, Jeffrey B. Blumberg, and Yolanda Cartwright, "Green Tea Catechin Consumption Enhances Exercise-Induced Abdominal Fat Loss in Overweight and Obese Adults," *Journal of Nutrition* 139, no. 2 (2009): doi: 10.3945/jn.109.098293; Bao Ting Zhu, Jae-Yoon Shim, Mime Nagai, and Hyoung-Woo Bai, "Molecular Modelling Study of the Mechanism of High-Potency Inhibition of Human Catechol-O-Methyltransferase by (-)-Epigallocatechin-3-O-Gallate," *Xenobiotica* 38, no. 2 (2008): 130-46. doi: 10.1080/00498250701744641.

447) Frank Thielecke, Gabriele Rahn, Jana Böhnke, Frauke Adams, Andreas L. Bikenfeld, Jens Jordan, and Michael Boschmann, "Epigallocatechin-3-Gallate and Postprandial Fat Oxidation in Overweight/Obese Male Volunteers/; A Pilot Study," *European Journal of Clinical Nutrition* 64, no. 7 (2010): 704-13. doi: 10.1038/ejcn.2010.47.

448) Olivia J. Phung, William L. Baker, Leslie J. Matthews, Michael Lasona, Alicia Thorne, and Craig I. Coleman, "Effect of Green Tea Catechins with or without Caffeine on Anthropometric Measures: A Systematic Review and Meta Analysis," *American Journal of Clinical Nutrition* 91, no. 1 (2010): 73-81. doi: 10.3945/ajcn.2009.28157.

449) H-H. Sherry Chow, Iman A. Hakim, Donna R. Vining, James A. Crowell, Games Ranger-Moore, Wade M. Chew, Catherine A. Celaya, Steven R. Rodney, Yukihiko Hara, David S. Alberts, "Effects of Dosing Condition on the Oral Bioavailability of Green Tea Catechins after Single-Dose Administration of Polyphenon healthy Individuals," C*linical Cancer Research* 11, no. 12 (2005): 4627-33. doi: 10.1158/1078-0432.CCR-04-2549.

"아사히베리가 건강과 관련하여 어떠한 영향을 주는지 사람을 대상으로 한 연구 중에 과학적이며 명확한 근거는 존재하지 않는다."

"상호 심사연구 중에 아사히 보충제만으로 빠른 체중감량 효과를 입증하는 연구는 존재하지 않는다. 동물을 대상으로 아사히 강화주스의 안전검사를 조사했던 연구에 따르면, 아사히를 투여한 쥐와 그렇지 않은 집단과 비교해보니 체중 변화가 없었다."[450]

체중감량이 목적이라면 아사히베리 상품을 사는 데 돈낭비를 하는 일이 없길 바란다.

생두 추출물

생두 추출물은 생두green coffee bean에서 추출된 것을 말한다. 일반적인 커피콩과 유사하나 클로로겐산이라 알려진 성분이 풍부하다.

최근에 5명을 대상으로 한 메타분석에 따르면 생두를 통해 클로로겐산을 많이 복용하였을 때(하루 400~800mg) 지방감소가 일어났다고 보나, 연구의 출처(생두 추출물을 판매하는 회사)를 고려했을 때 편향적인 연구를 했을 가능성이 높다.[451]

생두를 많이 복용했을 경우 체지방감량에 도움이 될지도 모르나, 최근까지 행해진 연구에 따르면(특히 편향적이지 않은) 생두의 지방감소 효능은 불확실하다.

카르티닌

카르티닌은 아미노산 리신과 메티오닌을 통해 체내에서 만들어지는 것으로 세포 에너지를 생성하는 데 주요한 역할을 한다.

카르티닌이 운동 후 근육회복을 돕는다는 과학적인 근거가 있지만, 이것이 체중감량과도 연관이 있을까?[452]

위의 기제는 상당히 흥미롭다. 가르티닌은 근육 내의 지방산화를 증가시킨다.[453] 이것이 무

---

450) National Center for Complementary and Alternative Medicine, "Acai," last modified November 23, 2012, http://nccam,nih,gov/health/acai/ataglance.htm.

451) Igho Onakpoya, Rohini Terry, and Edzard Ernst, "The Use of Green coffee Extract as a Weight Loss Supplement: A Systematic Review and Meta-Analysis of Randomized Clinical Trials," *Gastroenterology Research and Practice* 2011 (2011): 382852. doi: 10.1155/2011/382852.

452) Jeff S. volek, William J. Kraemer, Martyn R. Rubin, Ana L. Gómez, Nicholas A. Ratamess, and Paula Gaynor, "L-Carnitine L-Tartrate Supplementation Favorably Affects Markets of Recovery from Exercise Stress," *American Journal of Physiology—Endocrinology and Metabolism 282*, no. 2 (2002): E474-82. doi: 10.1152/ajpendo.00277.2001.

453) Francis B. Stephens, Dumitru Constantin-Teodosiu, and Paul L. Greenhaff, "New Insights Concerning the Role of Carnitine in the Regulation of Fuel Metabolism in Skeletal Muscle," *Journal of Physiology* 581, pt. 2 (2007): 431-44. doi: 10.1113/jphysiol.2006.125799.

슨 말이냐면, 근육조직이 연료를 쓰기 위해 글리코겐 대신에 지방 사용량이 늘어나는 것을 의미한다. 이론적으로 카르티닌이 운동하는 동안 추가적인 지방손실이 일어날 수 있다는 것을 말한다.

하지만 이 기제에 대한 실제 연구는 그렇게 흥미롭지 않다.

노인을 대상으로 한 연구에서 카르티닌이 지방을 감소시키고 근육이 증가한다는 증거는 있지만, 이 효과는 폐경전의 과체중을 대상으로 하였을 경우에는 같은 효과가 일어나지 않았다.[454] 또한 동물을 대상으로 했을 경우에도 칼로리 제한과 같이 했음에도 불구하고 어떤 체중감소 효과도 나타나지 않았다.[455]

현재 알 수 있는 것을 종합해볼 때, 질병이나 기능장애로 인해 지방산화가 원활히 이루어지지 않는 경우를 제외하고 카르티닌의 신진대사 효과는 지방을 줄이는 데 별 도움이 안 된다.

5-HTP

5-HTP 아미노산은 우유, 육류, 감자, 호박, 다양한 채소에서 볼 수 있으며, 두뇌에 세로토닌으로 저장되며, 세로토닌은 행복을 느끼는 것과 관련이 있는 주요 신경전달 물질 중 하나이다.

연구에 따르면 음식을 섭취했을 때 5-HTP가 포만감을 더 느끼게 해주어 식사량을 조절하는데 도움이 된다.[456] 게다가 5-HTP의 포만감을 느끼는 기제는 특히 탄수화물에 대한 욕구를 줄여준다.[457]

체중감량을 위한 5-HTP 복용법

5-HTP의 의학적인 효능을 볼 수 있는 복용량은 150~500mg으로, 반드시 음식을 통해 섭취해야 한다. 시네프린과 마찬가지로 저항도에 따라 하루 1~3회 복용이 일반적이다.

---

454) Mariano Malaguarnera, Lisa Cammalleri, Maria Pia Gargante, Marco Vacante, Valentina Colonna, and Massimo Motta, "L-Carnitine Treatment Reduces Severity of Physical and Mental Fatigue and Increases Cognitive Functions in Centenarians: A Randomized and Controlled Clinical Trial," *American Journal of Clinical Nutrition* 86, no. 6 (2007): 1738-44; Rudoph G. Villani, Jenelle Gannon, Megan Self, and Peter A. Rich, "L-Carnitine Supplementation Combined with Aerobic Training Does Not Promote Weight Loss in Moderately Obese Women," *International Journal of Sport Nutrition and Exercise Metabolism* 10, no. 2 (2000): 199-207.

455) Corinna Bradsch and Klaus Eder, "Effect of L-Carnitine on Weight Loss and Body Composition of Rats Fed a Hypocaloric Diet," *Annals of Nutrition and Metabolism* 46, no. 5 (2002): 205-10. doi: 10.1159.000065408; Sheri melton, Michael J. Keenenan, C. E. Stanciu, Maren Hegsted, E. M. Zablah-Pimentel, Carol E. O'Neil, Paula Gaynor, Andrea O. Schaffhauser, Kevin Owen, Rhonda D. Prisby, L. L. LaMotte, and J. M. Fernandez, "L-Carnitine Supplementation Does Not Promote Weight Loss in Ovariectomized Rats Despite Endurance Exercise," *International Journal of Vitamin Nutrition Research* 75, no. 2 (2005): 156-60.

456) Fabrizio Ceci, Carlo Cangiano, M. Cairella, Antionia Cascino, Maria Del Ben, Maurizio Muscaritoli, Lucio Sibilia, and Filipo Rossi-Fanelli, "The Effects of Oral 5-Hydroxytryptophan Administration on feeding Behavior in Obese Adult female Subjects," *Journal of Neural Transmission* 76, no. 2 (1989): 109-17.

457) Ricahrd J. Wurtman and Judith J. Wurtman, "Brain Serotonin, Carbohydrate-Craving, Obesity and Depression," *Obesity Research* 3, supplement 4 (1995): 477S-80S.

포스콜린

포스콜린은 인도 허브인 콜레우스 포스콜리에서 함유된 성분으로, 아유르베다 의학에서 심장과 호흡기 질환을 치료하기 위해 오랫동안 사용되었다.

포스콜린 보충제는 혈장과 cAMPcyclic adenosine monophosphate라고 불리는 입자의 세포 내 수치를 증가시켜준다. cAMP는 세포 내 '메시지 전달자' 역할을 하며 글리코겐과 혈당, 지질 대사의 조절을 포함하여 다양한 생화학 과정을 처리하는 데 중요한 역할을 한다.[458]

cAMP와 아데노신 3인산(ATP, 체내 세포 에너지의 가장 기본 형태)은 단순하지만 강력한 방식으로 세포에서 상호작용한다. ATP가 높을 때는 에너지가 충분한 상태라는 것을 의미하며, 신체는 조직을 저장하고 생성하는 것을 목표로 한다. 하지만 cAMP가 높을 경우에는 ATP가 부족한 것을 의미하며, 이때 저장된 에너지를 태워 보다 많은 ATP를 생성하기 시작한다.

포스콜린은 ATP를 cAMP로 전환하는 아데닐사이클라제라는 효소를 촉진시켜 cAMP의 비율을 늘리고 에너지 소모 과정이 시작되게 한다.[459] 게다가 포스콜린의 효과는 시네프린 효과로 인해 더욱 증폭된다.[460]

이것은 과장된 추상적인 이론이 아니다. 연구에 따르면 포스콜린 보충제는 지방감량을 빠르게 하며, 테스토스테론 수치를 증가시킨다.[461]

체중감량을 위한 포스콜린 복용법

효과적인 복용량이 의학적으로 밝혀지진 않았으나 상당한 양으로 간주되며, 하루에 한 번 25~50mg 정도를 복용하는 것이 효과적이라고 알려져 있다.

요힘빈yohimbine

요힘빈은 꼭두서니과pausinystalia yohimbe 나무에 함유된 성분으로, 지방세포에서 체중감량을 억제하는 기제를 차단하는 데 도움을 주는 것으로 알려져 있으며, 한마디로 지방제거를 좀 더 빠르게 할 수 있다는 의미이다.[462]

---

458) Donal A. Walsh and Scott M. van Patten, "Multiple Pathway Signal Transduction by the cAMP-Dependent Protein Kinase," *FASEB Journal* 8, no. 15 (1994): 1227-36; Irene Litosch, Thomas H. Hudson, Ira Mills, Shih-Ying Li, and John N. Fain, "Forskolin as an Activator of Cyclic AMP Accumulation and Lipolysis in Rat Adipocytes," *Molecular Pharmacology* 22, no. 1 (1982): 109-15.

459) Litosch et al., "Forskolin as an Activator of Cyclic AMP Accumulation and Lipolysis in Rat Adipocytes," 109-15.

460) Walsh and Patten, "Multiple pathway Signal Transduction by the cAMP-Dependent Protein Kinase," 1227-36.

461) Michel P Godard, Bard A. Johnson, and Scott R. Richmond, "Body Composition and Hormonal Adaptations Associated with Forskolin Consumption in Overweight and Obese Men," *Obesity Research* 18, no. 8 (2005): 1335-3.

462) Mark J. Millan, Adrian Newman-Tancredi, Valére Audier Cussac, Francoise Lejeune, Jean Paul Nicolas, Francis Cogé, Jean Pierre Galizzi, Jean Albert Boutin, Jean-Micehl Rivet, Anne Dekeyne, and Alain Gobert, "Agonist and Antagonist Actions of Yohimbine as Compared to Fluparoxan at Alpha(2)-Adrenergic Receptors (AR)s, Serotonin(5-HT)(1A),5-HT(1B), 5-HT(1D) and Dopamine D(D2) and D(3) Receptors. Significance for the Modulation of Frontocortical Monoaminergic Transmission and Depressive State," *Synapse* 35, no. 2 (2000): 79-95; Sergej M. Ostojic, "Yohimbine: The Effects on Body

하지만 명심할 점이 있다. 반드시 공복 상태에서 복용해야 효과가 있다. 식사 후 인슐린 농도가 높아지면 요힘빈의 효력이 없게 만들기 때문이다.[463]

요힘빈은 빨리 지방을 줄이는 데는 효과적이지만, 개인적으로 이러한 종류의 팻 버너 보충제를 좋아하지 않는다. 왜냐하면 요힘빈을 복용한 일부는 신경과민 증세를 보이기 때문이다. 고로 본인 생각에 필요시 복용을 중단할 수 있도록 요힘빈을 개별적으로 복용하여 나머지 팻 버너의 이점을 잃지 않는 것이 낫다고 본다.

체중감량을 위한 요힘빈 복용법

개인 체중에 0.1mg을 곱한 값으로 복용을 시작하길 권장한다. 만약 괜찮은 느낌이 들면 의학적으로 효능이 있는 복용량인 개인 체중당 0.2mg에 해당하는 양까지 복용을 늘리도록 한다.

다른 것과 마찬가지로 요힘빔의 과복용 또한 부작용을 초래한다.[464] 요힘빈에 너무 열광하지 마라. 게다가 요힘빈은 혈압을 높이는 것으로 알려져 있다.[465] 그러니 고혈압이 있는 경우 요힘빈을 복용하지 않을 것을 권장한다.

생선기름

생선기름은 '오메가-3 지방산'(EPA$_{\text{eicosapentaneoic acid}}$, 그리고 DHA$_{\text{docosahexaenoic acid}}$)의 함유량이 높으며, 중요한 지방으로 체내에서 합성되지 않기 때문에 반드시 식품을 통해서만 얻을 수 있다.

생선기름 보충제의 효능은 다음과 같다.

- 근육의 단백질 합성을 늘린다.
- 근육통과 염증, 불안을 줄인다.
- 고혈압과 우울, 스트레스에서 비롯되는 부정적 효과, 신장 위험과 심혈관 질병, 뇌졸중, 대사증후군을 줄여준다.
- 포도당 흡수와 인슐린 반응과 대사 반응이 손상된 사람들이 인슐린 민감도를 향상시켜주며, 대사적으로 건강한 상태를 유지하도록 한다.
- 기억력과 인지능력이 향상된다.

Composition and Exercise Performance in Soccer Players," *Research in Sports Medicine* 14, no. 4 (2006): 289-99.

463) Jean Galitzky, Mohammed Taouis, Michel Berlan, Daniel Riviére, Michel Garrigues, and Max Lafontan, "Alpha 2-Antagonist Compounds and Lipid Mobilization: Evidence for a Lipid Mobilizing Effect of Oral Yohimbine in Healthy male Volunteers," *European Journal of Clinical Investigation* 18, no. 6 (1988): 587-94.

464) Nevio Cimolai and Tomas Cimolai, "Yohimbine Use for Physical Enhancement and Its Potential Toxicity," *Journal of Dietary Supplements* 8, no. 4 (2011): 346-54. doi: 10.3109/19390211.2011.615806.

465) Michael R. Goldberg, Alan S. Hollister, and David Robertson, "Influence of Yohimbine on Blood Pressure, Autonomic Reflexes, and Plasma Catecholamines in Humans," *Hypertension* 5, no. 5 (1983): 772-78.

• 체중증가를 억제하는 데 도움이 된다.
• 지방제거를 촉진시킨다.[466)]

보면 알 수 있듯이 생선기름은 복용할 만한 가치가 있으며, 특히 평균적인 서구 식단에서 오메가-3 지방산이 부족한 사실을 고려해볼 때 더욱 그렇다.[467)]

하지만 모든 생선기름이 똑같은 것은 아니다. 생선기름을 고를 때 고려해야 할 두 가지가 있다.

---

466) Gordon I. Smith, Philp Atherton, Dominic N. Reeds, B, Selma Mohammed, Debbie Rankin, Micahel J. Rennie, and Bettina Mittendorfer, "Omega-3 Polyunsaturated Fatty Acids Augment the Muscle Protein Anabolic Response to Hyperinsulinaemia-Hyperaminoacidaemia in Healthy Young and Middle-Aged Men and Women," *Clinical Science* 121, no. 6 (2011): 267-78; Bakhtiar Tartibian, Behzad Hajizadeh Maleki, and asghar Abbas, "The Effect of Ingestion of Omega-3 Fatty Acids on Perceived Pain and External Symptoms of Delayed Onset Muscle Soreness in Untrained Men," *Clinical Journal of Sport Medicine* 19, no. 2 (2009): 115-19. doi: 10.1097/JSM.0b013e3189b51b3; Richard J. Bloomer, Douglas E. Larson, Kelsey H. Fisher-Wellman, Andrew J, Galpin, and brian K. Schilling, "Effects of Eicosapentaenoic and Docosahexaenoic Acid on Resting and Exercise-Induced Inflammatory and Oxidative Stress Biomarkers: A Randomized, Placebo Controlled, Cross-Over Study," *Lipid in Health and Disease* 8 (August 19, 2009): 36. doi: 10.1186/1476-511X-8-36; Janice K. Kiecolt-Glasera, Martha A. Beluryc, Rebecca Andridged, William B. Malarkey, and Ronald Glasera, "Omega-3 Supplementation Lowers Inflammation and Anxiety in Medical Students: A Randomized Controlled Trial," *Brian, Behavior, and Immunity* 25, no. 8(2011): 1725-34; Alfons Ramel, J. Alfredo Martinez, Mairead Kiely, Narcisa M. Bandarra, and Inga Thorsdottir, "Moderate Consumption of Fatty Fish Reduces Diastolic Blood Pressure in Overweight and Obese European Young Adults during Energy Restriction," *Nutrition* 26, no. 2 (2010): 168-74. doi: 10.1016/j.nut.2009.04.002; M. Elizabeth Sublette, Steven P. Ellis, Amy L. Great, and J John Mann, "Meta-Analysis of the Effects of Eicosapentanoic Acid(EPA) in Clinical Trials in Depression," *Journal of Clinical Psychiatry* 72, no. 12 (2011): 1577-84. doi: 10.4088/JC.10m06634; Tomohito Hamazaki, Miho Itomura, Shigeki Sawazaki, and Yoko Nagao, "Anti-Stress Effects of DHA," biofactors 13, no. 1-4(2000): 41-45; Fulvio Lauretani, Marcello Maggio, Francesco Pizzarelli, Stefano Michelassi, Carmelinda Ruggiero, Gian Paulo Ceda, Stefania Bandineli, and L. Ferrucci, "Omega-3 and Renal Function in Older Adults," *Current Pharmaceutical Design* 15, no. 36 (2009): 4149-56. doi: 10.2174/138161209789909719; Artemis P.Simopoulos, "The Importance of the Ratio of Omega-6/Omega-3 Essential Fatty Acids," Biomedicine and Pharmacotherapy 56, no. 8 (2002): 365-79; Ka he, Eric b. Rimm, Anwar Merchant, Bernard A. Rosner, Meir J. Stampfer, Walter C. Willett, and Alberto Ascherio, "Fish Consumption and Ris of Stroke in Men," JAA 288, no. 24 (2002): 3130-36. doi: 10.1001/jama.288.24.3130; Tao Huang, Subhachai Bhulaidok, Zhenzhen Cai, Tongcheng Xu, Fang Xu, Mark L. Wahlqvist, and Duo Li, "Plasma Phospholipids n-3 Polyunsaturated Fatty Acid Is Associated with Metabolic Syndrome," *Molecular Nutrition and Food Research* 54, no. 11 (2010): 1628-35. doi: 10.1002/mnfr.20100025; Steen B. Haugaard, Allan Vaag, Huiling Mu, and Sten Madsbad, "Skeletal Muscle Structural Lipids Improve during Weight-Maintenance after a Very ow Calrorie Dietary Intervention," *Lipids in Health and Disease* 8 (August 13, 2009): 34. doi: 10.1186/1476-511X-8-34; Rajesh Narendran, William G. Frankle, Neale S. Mason, Matthew F. Muldoon, and Bita Moghaddam, "Improved Working Memory but No Effect on Striatal Vesicular Monoamine Transporter Type2 after Omega-3 Polyunsaturated Fatty Acid Supplementation," *PLOS One* 7, no. 10 (2012): e46832. doi: 10.1371/journal.pone.0046832; Matthew F. Muldoon, Christopher M. Ryan, Lei Sheu, Jeffrey K. Yao, Sarah M. Conklin, and Stephen B. Manuck, "Serum Phospholipid Docosahexaenonic Acid Is Associated with Cognitive Functioning during Middle Adulthood," *Journal of Nutrition* 130, no. 4 (2010): 848-53. doi: 10.3945/jn.109.119578; Jonathan D. Buckley and Peter R. C. Howe, "Anti-Obesity Effects of Long-Chain Omega-3 Polyunsaturated Fatty Acids," *Obesity Reviews* 10, no. 6 (2009): 648-59, doi: 10.1111/j.1467-789X.2009.00584.x; Charles Couet, Jacques Delarue, Patrick Ritz, Jean Michel Antoine, and Fernand Lamisse, "Effect of Dietary Fish Oil on Body Fat Mass and Basal Fat Oxidation in Healthy Adults," *International Journal of Obesity and Related Metabolic Disorders* 21, no. 8 (1997): 637-43.

467) Simopoulos, "The importance of the Ratio of Omega-6/Omega-3 Essential Fatty Acids," 365-79.

생선기름이 어떻게 가공되었는가

흔히 살 수 있는 생선기름은 크게 2가지로 트리글리세리드와 에틸에스테르로 분류된다.

트리글리세리드 형태는 자연 상태인 반면 에틸에스테르는 트리글리세리드를 에탄올(알콜)과 함께 가공한 형태이다.

많은 연구들은 에틸에스테르 지방산(FAEEs)의 이점이 훨씬 많다고 입증하였으나, 트리글리세리드 형태가 체내 흡수가 더욱 잘된다고 한다.[468)]

이러한 이유 중 하나는 신체가 오일을 분해하여 사용하는 효소과정에서 에틸에스테르 형태가 저항이 더욱 높기 때문이다.[469)]

또한 에틸에스테르는 소화 과정에서 다시 트리글리세리드 형태로 전환되며 이로 인해 에탄올 입자가 방출된다. 비록 적은 양이지만, 알콜에 민감하거나 중독인 경우 부정적인 영향을 받는다. 게다가 에틸에스테르 지방산을 섭취할 때 세포독성과 유기독성의 위험이 있다.[470)]

EPA/DHA가 포함되었는지 확인한다

시장에서 판매되는 생선기름의 질이 각기 다르기 때문에 1회 제공량에 얼마나 많은 EPA와 DHA가 포함되는지를 확인해야 한다.

저품질의 생선기름의 경우 지방 1g당 150~200mg 밖에 안 되며, 이 양은 거의 쓸모없는 것과 마찬가지이다. 매일 이것보다 더 많은 양의 오메가-3를 섭취해야 한다(하루에 최소 2~3g).

고품질의 생선기름의 경우 저품질보다 훨씬 값이 나가지만 오메가-3 지방산을 고려해볼 때 충분한 값어치를 한다.

다음은 값싸고 저품질의(에틸에스테르) 상품 라벨이다.

---

468) Bernhard Beckermann, Manfred Beneke, and Iabell Seitz, "Comparative Bioavailability of Eicosapentaenoic Acid and Doasahexaenoic Acid from Triglycerides, Free Fatty Acids and Ethyl Esters in Volunteers," [in German], *Arznimittelforschung* 40, no. 6 (1990): 700-04.

469) Jørn Dyerberg, Poul Madsen, Jørn M. Møller, Inge Aardestrup, and Erik B. Schmidt, "Bioavailability of Marine n-3 Fatty Acid Formulations," *Prostaglandins, Leukotrines and Essential Fatty Acids*, 83, no. 3 (2010): 137-41. doi: 10.1016/j.plefa.2010/06.007.

470) Catherine A. Best and Michael laposata, "Fatty Acid Ethyl Esters: Tocix Non-Oxidative Metabolites of Ethanol and Markers of Ethanol Intake," *Frontiers in Bioscience* 8 (January 1, 2003): e202-17.

100 Softgels

Serving Size 1 Softgel
Servings Per Container 100

Amount Per Serving		% Daily Value *
Calories	10	
Calories From Fat	10	
Total Fat	1 g	2%*
Cholesterol	5 mg	2%
Fish Oil	1 g	**
Total Omega-3 Fatty Acids	300 mg	**
Epa (Eicosapentaenoic Acid)		
Dha (Docosahexaenoic Acid)		**

* Percent Daily Values are based on 2,000 calorie diet.
** Daily Value Not Established

Other Ingredients:

Gelatin, Glycerin, Food Glaze, Ethylcellulose, Enteric Coating, (Sodium Alginate, Stearic Acid), Mixed Tocopherols, Vanillin

ALLEREGEN INFORMATION:

CONTAINS FISH (ANCHOVY, MACKEREL, SARDINE) INGREDIENTS.

이 상품의 가격은 11달러이며, 100알이 들어 있다. 즉 한 병에 30g의 오메가-3 지방산이 들어있어, 1g당 37센트를 지불하는 셈이다.

아래는 고품질의 트리글리세리드 생선기름 상품 라벨이다.

120 Softgels

Serving Size 2 Softgel
Servings Per Container 60

Amount Per Serving		% Daily Value*
Calories	18	
Calories From Fat	18	
Total Fat	2 g	3%
Saturated Fat	0.1 g	1%
Trans Fat	0 g	†
Vitamin E	30 IU	100%
Weight		**Volume %**
Omega-3s		
EPA (Eicosapentaenoic Acid)	650 mg	35%
DHA (Docosahexaenoic Acid)	450 mg	25%
Other Omega-3s	180 mg	10%
Total Omega-3s	1280 mg	70%
Oleic Acid (Omega-9)	56 mg	3%

* Percent Daily Values are based on a 2,000 calorie diet
† Daily Value not established
Less Than 5 Mg Of Cholesterol Per Serving.

Other Ingredients

Purified Deep Sea Fish Oil (From Anchovies And Sardines), Soft Gel Capsule (Gelatin, Water, Glycerin, Natural Lemon Oil), Natural Lemon Oil, D-Alpha Tocopherol, Rosemary Extract.

No Gluten, Yeast, Milk Derivatives, Artificial Colors Or Flavors. Contains Vitamin E Derived From Refined Soybean Oil.

이 상품의 가격은 40달러이며, 120알이 들어 있다. 즉 77g의 오메가-3 지방산이 들어 있어, 1g당 52센트를 지불하는 셈이다.

두 상품의 가격은 11달러와 40달러로, 성분을 비교해볼 때 그렇게 가격차가 크지 않다. 효과가 별로 없는 저품질 오일을 1g당 37센트를 지불하는 것과 효과가 뛰어난 고품질의 생선기름을 1g당 52센트를 지불하는 것 중 어느 것이 더 좋은가?

고품질의 생선기름 상품을 구매하길 권장하며, 추천하는 상품은 보너스 리포트에서 볼 수 있다.

퍼포먼스와 전반적인 건강 증진을 위한 생선기름 복용법

연구에 따르면 하루 평균 2,000칼로리를 섭취하는 사람의 경우 하루 1.3~2.7g의 오메가-3 지방산 섭취가 이상적이라고 하며, 제한 권고량은 하루 6.5g 이상이다.[471]

강조해서 말하는데, 내가 말한 것은 생선기름의 양이 아니라 오메가-3 지방산의 양을 의미한다. 여기엔 정말 중요한 차이가 있는데 생선기름 1g과 오메가-3 지방산 1g은 같지 않기 때문이다.

스피룰리나

스피룰리나는 무독성의 청록색 조류로 영양소가 풍부하다. 스피룰리나의 효능은 다음과 같다.

- 운동으로 인한 근육손상을 줄여준다.
- 운동 퍼포먼스를 개선시켜준다.
- 스트렝스를 향상시킨다.
- 콜레스테롤과 트리글리세리드 수치를 높여준다.
- 혈압을 낮춰준다.
- 혈당조절을 개선시켜준다.
- 전신 염증을 줄여준다.
- 알레르기 증상을 개선시켜준다.
- 인슐린 민감도를 향상시켜준다.[472]

---

471) Penny M. Kris-Etherton, Woliam S. Harris, and Lawrence J. Appel, "Fish Consumption, Fish Oil, Omega-3 Fatty Acids, and Cardiovascular Disease AHA Scientific Statement," *Circulation* 106 (2002): 2747-57. doi: 10.1161/ 01.CIR.0000038493. 65177.94.

472) Hsueh-Kuan Lu, Chin-Cheng Hsieh, Jen-Jung Hsu, Yuh-Kuan Yang, and Hong-Nong Chou, "Preventive Effects of Spirulina Platensis on Skeletal Muscle Damage under Exercise-Induced Oxidative Stress," *European Journal of Applied Physiology* 98, no. 2 (1998): 220-26; Maria Kalafati, Athanasios Z. Jamurtas, Mchalis G. Nikolaidis, Vassilis Paschalis, Anastasios A. Theodorou, Giorgos K. Sakellariou, Yiannis Koutedakis, and Dimitris Kouretas, "Ergogenic and Antioxidant Effects of

스피룰리나의 효능은 생선기름과 유사해 보이지만, 특히 운동과 웨이트 트레이닝과 관련된 이점들이 있다.

퍼포먼스와 전반적인 건강 증진 위한 스피룰리나 복용법

하루에 10g까지 복용하면 더 많은 이점이 있긴 하나, 연구에서 공통적으로 하루 1~3g의 복용량을 권장한다. 왜냐하면 하루 10g의 복용량은 사람에게 너무 많기 때문이다.

그리고 스피룰리나에 알레르기 반응이 있는 경우 복용할 필요는 없다. 복용시 얼굴이 붓고 피부가 붉게 되며 설사 등의 부작용이 있을 경우 복용을 중단해야 한다.

지속성이 핵심이다

운동이나 다이어트와 마찬가지로 보충제 복용의 핵심은 지속성이다. 보충제의 최대 효과를 누리기 위해 지속적으로 복용을 해야 한다.

단순하게는 보충제 복용을 깜빡하지 않도록 매일 식단에 보충제를 포함하는 것도 좋다.

결론

지금까지 인기 있는 다양한 보충제를 다루었지만, 보충제 가게의 선반에서는 다루지 않는 많은 보충제들이 있다는 것을 알게 될 것이다. 부디 이 보충제들을 사는 데 돈을 낭비하지 말며 특히 화려하게 광고하는 보충제는 더욱 사지 마라.

물론 보충제 없이도 훌륭하게 성장할 수 있지만, 운동효과를 최대화하기 위해 좋은 보충제에

Spirulina Supplementation in Human," *Medicine and Science of Sports and Exercise* 42, no. 1 (2010): 142-51. doi: 10.1249/MSS.0b013e3181ac7a45; Jaspal Sandhu, Dheera Bhardwaj, and Shweta Shenoy, "Efficacy of Spirulina Supplementation on Isometric Strength and Isometric Endurance of Quadriceps in Trained and Untrained Individuals—A Comparative Study," *Ibnosina Journal of Medicine and Biomedical Sciences* 2, no. 2 (2010): 79-86; Eun Hee Lee, Ji-Eun Park, Young-Ju Choi, Kap-Bum Huh, and Wha-Young Kim, "A randomized Study to Establish the Effects of Spirulina in type 2 Diabetes Mellitus Patients," *Nutrition Research and Practice* 2, no. 4 (2008): 295-300. doi: 10. 4162/nrp.2008.2.4.295; Patricia V. Torres-Duran, Aldo Ferreira-Hermosillo, and Marco A. Juarez-Oropeza, "Antihyperlipemic and Antihypertensive Effects of Spirulina Maxima in an Open Sample of Mexican Population: A preliminary Report," *Lipids in Health and Disease* 6 (November 26, 2007): 33. doi:10.1186/1376-511X-6-33; Panam Parikh, Uliyar Mani, and Uma Iyer, "Role of Sirulina in the Control of Glycemia and Lipidmia in Type 2 Diabetes Mellitus," *Jornal of Medicinal Food* 4, no. 4 (2001): 193-99. doi: 10.1089/10966200152744463; Hee Jung Park, Yun Jung Lee, Han Kyoung Ryu, Mi Hyun Kim, Hye Won Chung, and Wha Young Kim, "a Randomized Double-Blind, Placebo-Controlled Study to Establish the Effects of Spirulina in Elderly Koreans," *Annals of Nutrition and Metabolism* 52, no. 4 (2008): 322-28. doi:10.1159/000151486; Cemal Cingi, Meltem Conk-Dalay, Hamdi Cakli, and Cengiz Bal, "The Effects of Spirulina on Allergic Rhinitis," *European Archives of Oto-Rhino-Laryngology* 265, no. 10 (2008): 1219-23. doi: 10.1007/s00405-008-0642-8; Azabji-Kenfack Marcel, Loni g Ekali, Sobngwi Eugene, Onana E. Arnold, Edie D. Sandrine, Denis Von der Weid, Emmanuel Gbaguidi, Heanne Ngogang, and Jean C. Mbanya, "The Effect of Spirulina platensis versus Soybean on Insulin Resistance in HIV-Infected Patients: A Randomized Pilot Study," *Nutritions* 3, no. 7 (2011): 712-24. doi:10.3390/nu3080712.

돈을 쓰는 것 또한 합리적이다.

당신이 모든 보충제를 사볼 수 없기에, 중요하고 가치 있는 순서대로 나열해보았다.

- 비타민D
- 멀티비타민
- 생선기름
- 단백질파우더(일일 권장 단백질량을 충족시키기 위한 경우)
- 스피룰리나
- 크레아틴
- 운동 전 보충제 또는 산화질소
- 글루타민

체지방감량을 원하는 경우

- 카페인
- 팻 버너(잘 제조한 경우 아래의 성분들을 많이 포함할 것이다)
- 시네프린
- 요힘빈과 BCAA(공복운동을 하는 경우)
- 녹차 추출물
- 포스콜린
- 5-HTP

다시 말하는데 보너스 리포트를 참고하면 내가 추천하는 브랜드나 상품을 찾아볼 수 있다.

SECTION VI

시작

23

이제부터 당신의 몸이 변한다

"당신이 하고 있는 일에 대한 사랑과 타인들이 준비하지 않는 영역까지 자신을 밀어붙이는 의지가 당신을 훌륭하게 만들어준다."

— 로렌스 샬라에Laurence Shahlaei

자, 이제 끝에 도착했다.

그럴 리가.

아직 당신은 본인이 믿는 것보다 빠르게 몸매를 바꿀 수 있다는 것을 스스로 증명하는 과정을 밟는 중이다. 처음 운동을 시작하는 3~4개월 이내에 이 책에서 배운 대로 한다면 본인이 꿈꿔왔던 몸매를 만들 수 있다는 것을 100% 확신하게 될 것이다.

그리고 본인의 몸을 크고 날씬하고 강하고 건강하게 만들 수 있다는 힘을 깨닫는 것과, 자신의 몸매와 퍼포먼스를 완벽하게 조절하는 것은 정말 멋진 일이다.

당신이 얼마나 '보통의' 몸매를 생각하든 간에, 생각하는 것 이상의 몸매와 삶을 보장한다. 운동을 통해 얻은 자신감과 긍지가 당신의 삶에 많은 영향을 주고 또한 다른 목표를 달성할 수 있는 영감을 주더라도 놀라지 마라.

이제 당신이 해야 할 일은 내가 깔아놓은 길을 걸어가는 것이며, 12주 동안 거울을 보며 '했었다면'이 아닌 '해서 기쁘다'라고 생각할 것이다.

나의 목표는 당신의 목표를 성취하도록 돕는 것이며, 이 책이 큰 도움이 되길 바란다.

만약 우리가 팀이 되어 함께한다면, 성공할 수 있고, 하게 될 것이다.

나는 당신에게 변화를 약속할 테니 당신 또한 목표를 달성했을 때 나에게 알려줄 것을 약속하겠는가?

다음의 주소를 통해 우리가 연락하면 된다.

페이스북: Facebook.com/musclforlifefitness

트위터: @muscleforlife

인스타그램: instagram.com/muscleforlifefitness

G+: gplus,to/MuscleForLife

마지막이지만 중요하기는 앞의 것에 뒤지지 않는 나의 웹 사이트 www.muscleforlife.com도 있다. 만약 나에게 글을 쓰고 싶다면 mike@muscleforlife.com으로 메일을 주길 바란다(나는 매일 수많은 이메일을 받으며, 하나 하나 직접 답장을 해준다. 그러니 메시지는 가능한 짧게 해준다면 모두에게 답장을 하는 데 도움을 줄 것이다!).

다시 한 번 감사한다. 좋은 소식을 기대하며, 좋은 일만 있길 기원한다!

SECTION VII

Q&A와 맺음말

24

자주 묻는 질문들

"모든 것에 지름길이 있다고 믿는 시대에 가장 큰 교훈은
가장 어려운 길이 결국엔 가장 쉽다는 것이다."

— 헨리 밀러Henry Miller

Q: 운동할 시간이 없지만 살을 빼고 싶어요. 뭘 해야 하죠?

A: 내가 아는 사람 중에 운동할 시간이 따로 있는 사람은 없으며, 어느 누구도 나에게 "마이크, 요즘 시간이 너무 많아. 내 생각에 살 좀 뺄 겸 매일 체육관에 가서 몇 시간씩 운동해야겠어. 가서 뭘 하면 좋을까?" 같은 말을 한 적도 없다.

현실을 정반대다. 대부분은 정신없이 바쁘고 새로운 것을 할 시간적 여유를 느끼지 못한다. 하지만 거의 대부분의 경우엔 사실이 아니다. 시간을 쪼개고 조정하면 걷기운동이라도 할 시간이 있지만 얼마나 많은 사람들이 너무 바빠서 운동할 수 없다고 생각하는가.

자신의 몸매를 성공적으로 바꾼 사람들도 똑같이 하루 24시간을 가지고 있으며, 남들처럼 일도 하고, 가족과 시간을 보내며, 사회활동도 하고 두 가지 이상의 일을 동시에 묘기하는 것처럼 한다. 하지만 운동하는 것도 삶의 한부분으로 여겨 하루 45~60분 가량의 시간을 만드는 것이다. 이를 위해 몇몇은 TV 시청시간을 줄이고, 나처럼 누군가는 매일 하루에 1시간씩 일찍 일어나기도 한다. 또 누군가는 배우자에게 저녁식사 후 1시간 동안 애를 봐달라고 하며, 심지어 둘 다 살을 빼기 위해 번갈아가면서 하기도 한다.

당신이 일주일에 3~5일 정도 하루에 3시간만 투자를 한다면 살을 뺄 수 있다고 본다.

Q: 제 나이가 40/50대인데, 저 또한 이 운동 프로그램에서 효과를 볼 수 있나요?

A: 나이가 많은데도 불구하고 좋은 몸매를 만들 수 있는지 물어보는 이메일을 매주 받는다. 확실히 늦지 않았으며, 내가 50대 심지어 60대와도 함께 운동하여 빠르게 근육을 만들고 자신의 삶에서 가장 좋은 몸매를 갖게 되었다는 사실을 알게 되었을 때 대다수가 기뻐 놀란다.

그렇다면 40대 이상의 사람들이 근육을 만들려면 어떻게 해야 하는가?

분명히 이들은 20대처럼 먹고 운동할 수 없을 것이다. 그렇지 않겠는가? 하지만 사람들이 생각하는 만큼 큰 변화가 없다는 걸 알게 되면 놀랄지도 모른다.

나이가 들어 좋은 몸매를 갖지 못할까봐 걱정하는 사람들에게 한 가지 보여주는 것이 있다. 오클라호마대학교에서 24명의 청년들과(18~22세) 25명의 중년(35~50세)을 대상으로 8주간 똑같은 웨이트 트레이닝을 시키는 연구이다.[473)]

이 연구에선 운동 전후를 비교하기 위해 DEXA 스캔을 사용하였으며, 중년집단이 청년집단만큼이나 골밀도가 높아진 결과가 나왔다. 중년집단이 평균보다 조금 더 많이 발달했지만 통계적으로 유의미한 정도는 아니다.

스트렝스 발달 또한 비슷한 수준이다. 중년 집단은 벤치 프레스 무게가 평균 14파운드나 발달했으며, 레그 프레스의 경우 40파운드나 발달했으며, 청년집단의 경우 벤치 프레스는 7파운드, 레그 프레스는 55파운드나 발달하였다.

60대 이상도 그냥 넘어갈 순 없다. 연구에 따르면 60대 이상 또한 상당한 양의 근육과 스트렝스를 얻었으며, 노화가 진행됨에 따라 척추건강이 악화되는 것 또한 방지하였다.[474)]

이와 같은 연구결과는 내가 40~70대의 수많은 남녀와 함께 운동해본 경험과도 일치하며, 이들 또한 눈에 띄는 근육질 몸매와, 날씬한 몸을 만들었고 그리고 전반적으로 건강해졌다. 한마디로 나이가 얼마든 간에 좋은 몸매를 만들 수 있다.

만약 중년이고 운동하기에 늦지 않았다는 것을 알았다면, 어떤 것이 최선의 방법인지 궁금할 것이다. 다행히 나이가 많더라도 운동루틴은 크게 변하지 않지만 몇 가지 주의해야 할 점이 있다.

내가 고중량 웨이트 트레이닝을 신봉하긴 하지만, 당신은 조금 쉬엄쉬엄 할 필요가 있다.

---

473) Chad M. Kerksick, Colin D. Wilborn, Bill I. Campbell, Michael D. Roberts, Christopher J. Rasmussen, Michael Greenwood, and Richard B Kreider, "Early-Phase Adaptations to a Split-Body, Linear Periodization Resistance Training Program in College-Aged and Middle-Aged Men," *Journal of Strength and Conditioning Research* 23, no. 3 (2009): 962-71. doi:101519/JSC.0b013e3181a00baf.

474) Gary R. Hunter, John P. McCarthy, and Marcas M. Bamman, "Effects of Resistance Training on Older Adults," *Sports Medicine* 34, no. 5 (2004): 329-48; Wojtek J. Chodzko-Zajko, David N, Proctor, Maria A. Fiatarone Singh, Christopher T. Minson, Claudio R. Nigg, George J. Salem, and Skinner, "American College of Sports Medicine Position Stand: Exercise and Physical Activity for Older Adults," *Medicine and Science in Sports and Exercise,* 41, no. 7(2009): 1510-30.

고중량 다중관절운동이 근육과 스트렝스를 발달시키는 최고의 방법이지만 그만큼 근육과 신경계를 통틀어 우리 몸으로부터 요구하는 것이 많다.

당신이 50대이든 60대이든 고중량 웨이트 트레이닝을 두려워할 필요는 없으나, 웨이트 경험이 많은 것이 아니라면 반복횟수를 8~10회로 하며, 편안한 느낌이 올 때까지 이 반복횟수를 유지하는 것을 추천한다.

그 다음 6~8회로 넘어가도록 하며, 안정적이고 편안한 느낌이 올 때까지 이 반복횟수를 유지한다. 그 이후 4~6회로 넘어가도 좋으나 의무적인 것은 아니다. 본인의 몸이 어떻게 반응하는지를 잘 느끼도록 하라.

게다가 많은 중년들은 반복횟수를 바꿔가며 운동하는 것 또한 좋다. 즉 한 주는 10~12회 반복횟수로 하고, 그 다음주엔 6~8회로 하며, 그 다음주엔 4~6회 범위로, 그 다음주는 다시 10~12회로 반복하는 것이다.

허리, 무릎, 어깨, 기타 신체 다른 부위에서 생긴 문제를 무시하지 마라.

만약 허리에 문제가 있는 경우 물리치료사의 지도가 있을 때까지 데드리프트를 하지 마라. 무릎에 문제가 있는 경우에는 스쿼트를, 어깨에 문제가 있는 경우엔 프레스를(벤치 프레스와 밀리터리 프레스 둘 다) 하지 않도록 한다.

자신의 제한점을 인정하며 운동하라. 통증을 무릅쓰고 운동한다면 결국 크게 다쳐 몇 달간 운동을 못하게 될지도 모른다.

충분한 휴식을 갖는다.

비록 나이를 먹으면 남들이 생각하는 것만큼 회복속도가 떨어지진 않으나, 나이를 먹어감에 따라 회복속도가 점점 느려지는 것은 사실이다.[475]

하지만 해결책은 간단하다. 충분히 자고, 충분히 단백질을 섭취하며, 기존에 8~10주마다 쉬는 것 대신에 7주마다 웨이트 트레이닝을 쉬도록 한다.

웨이트 트레이닝의 경우는 이와 같이 하며, 다이어트의 경우 알려줄 좋은 소식이 있다. 그건 바로 신진대사에 대해 걱정하지 말라는 것이다.

중년들은 흔히 자신의 신진대사가 느려져 살을 빼거나 근육을 키우는 것이 불가능하지 않을까 하는 걱정을 한다.

노화가 신진대사를 느리게 하는 것은 사실이지만, 그것보다는 근육손실로 인한 것이 더욱 크

475) James Fell and Dafydd Williams, "The Effect of Aging On Skeletal-Muscle Recovery from Exercise: Possible Implication for Aging Athletes," *Journal of Aging and Physical Activity* 16, no. 1 (2008): 97-115.

다.[476] 근육은 칼로리를 소비하고, 나이를 먹음에 따라 자연스럽게 근육도 줄어들어 시간이 지남에 따라 점차 소비되는 칼로리가 적어지는 과정을 겪게 된다.[477]

하지만 규칙적인 웨이트 트레이닝을 통해 팔팔했던 그 시절로 완전히 돌아갈 수 있다.

Q: 저는 여행을 자주 갑니다.
저도 프로그램을 꾸준히 따라갈 수 있을까요?

A: 당연히 따라갈 수 있지만, 계획이 필요하다. 근처에 괜찮은 시설의 체육관이 있는 호텔에서 머물며(호텔에 있는 체육관 시설은 웨이트 트레이닝을 하기에 부적합한 경우가 많다), 언제 운동을 할지 계획을 짜라. 대부분의 여행객의 경우 아침 일찍 하거나 저녁식사 이후에 하는 것을 의미할 것이다. 보충제를 가지고 다니도록 하며 자신의 루틴을 따르도록 한다.

여행 중 도시에서 벗어나 체육관에 갈 수 없는 상황이라면 방에서 맨몸운동을 하여 스트렝스를 유지할 수 있다.

나의 경우 다음과 같이 한다.

실패 지점까지 푸시업(가능한 경우 한 손 푸시업을 한다)
60초간 휴식
실패 지점까지 턱걸이(나는 문에 설치가 가능한 턱걸이 바를 챙겨간다)
60초 휴식
30초 동안 스쿼트(가능한 경우 한 다리 스쿼트를 한다)
30초간 버피
실패 지점까지 마운틴 클라이머
90초 휴식
실패 지점까지 크런치
60초 휴식
푸시업부터 다시 시작

476) Marie-Pierre St- Onge and Dympna Gallagher, "Body Composition Changes with Aging: The Cause or the Result of Alterations in Metabolic Rate and Macronutrient Oxidation?" *Nutrition* 26, no. 2 (2010): doi: 10.1016/j.nut.2009.07.004.

477) Alfonso J. Cruz-Jentoft, Jean Pierre Baeyens, Jügen M. Bauer, Yves Boirie, Tommy Cederholm, Francesco Landi, Finbarr C. Martin, Jean-Pierre Michel, Yves Rolland, Stéphane M. Schneider, Eva Topnková, Maurits Vandewoude, and Mauro Zamboni, "Sarcopenia: European Consensus on Definition and Diagnosis: Report of the European Working Group on Sarcopenia in Older People," *Age Ageing* 39, no. 4 (2010): 412-23. doi: 10.193/ageing/afq034.

이 루틴을 20~30분 동안 반복하는 프로그램을 시행해본 결과 스트렝스를 유지하는 데 효과적이었으며, 다시 웨이트 트레이닝에 복귀하였을 때도 덜 삐걱거리게 되었다.

여행 중에 다이어트를 동시에 하는 건 더욱 힘들지만 할 수는 있다. 출발 전에 주위에 건강한 음식을 파는 식당을 알아놓으며(홀 푸드 마켓과 같은), 여행 중 무엇을 먹을지 계획한다. 그리고 도착한 후엔 예정된 음식을 먹으러 간다.

Q: 이 책의 프로그램을 따르면 다른 프로그램을 했던 때만큼 근육통이 없어요. 잘못하고 있는 걸까요?

A: 대부분은 근육통을 근육이 잘 자라고 있다는 좋은 증표로 여긴다.

직관적으로 보면 말이 된다. 우리는 운동을 통해 근육에 손상을 주고, 근육손상이 근육통을 만들어낸다. 그러므로 근육통이 적거나 거의 없다면 그만큼 근육에 손상에 적거나 없다는 의미이며 그러므로 근육성장도 거의 없거나 아주 적다는 생각하는 것이다. 그렇지 않은가?

하지만 생각처럼 그리 단순하지 않다.

운동 중 생긴 근육통이 반드시 근육성장을 보장하는 것은 아니며, 근육통이 거의 없거나 적게 생기더라도 상당한 근성장을 초래할 수 있다.[478] 만약 1시간 동안 내리막길을 달린다면 그 다음날 다리에서 엄청나게 근육통을 느낄 것이다. 하지만 내리막길 달리기가 다리를 더 크고 강하게 만들어 주는 것은 아니다. 덤벨 플라이 형태의 스트레칭도 근육통을 만들 순 있지만, 근육통을 더 적게 만드는 인클라인 벤치 프레스와 비교할 경우 근육을 만드는 데 별 도움이 되지 않는 움직임이다.

요코하마대학교에서 한 연구를 인용하자면 다음과 같다.

> "지연성 근육통(DOMS)delayed on set muscle soreness과 다른 지표와의 연관성이 적기 때문에 DOMS를 신장성 수축으로 인한 근손상이나 염증을 가늠하는 지표로 사용하기엔 연관성이 적으며, 근손상이나 염증을 나타내는 다른 간접적 요소와 DOMS가 반드시 일치하지도 않는다."[479]

478) Roger G. Eston, Jane Micleborough, and Vasilios Balzopoulos, "Eccentric Activation and Muscle Damage: Biomechanical and Physiological Consideration during Downhill Running," *British Journal of Sports Medicine* 29, no. 2 (1995): 89-94; Kyle L. Flann, Paul C. LaStayo, Donald A. McClain, Mark Hazel, and Stan L. Lindstedt, "Muscle Damage and Muscle Remodeling: No Pain, No Gain?" *Journal of Experimental Biology* 214, pt. 4 (2011): 674-79. doi: 10.1242/jeb.050112.

479) Kazunori Nosaka, Mike Newton, and Paul Sacco, "Delayed-Onset Muscle Soreness Does Not Reflect the Magnitude of Eccentric Exercise-Induced Muscle Damage," *Scandinavian Journal of Medicine and Science in Sports* 12, no. 6 (2002): 337-46. doi: 10.1034/j.1600-0838.2002.10178.x.

한마디로 근손상이 반드시 근육통을 초래하는 것은 아니며, 근육통이 반드시 근손상을 초래하는 것도 아니다.

이 과정에 대한 명확한 생리학 기제가 완전히 밝혀지진 않았지만(근성장은 엄청 복잡한 과정이다), 콘코디아대학교에서 한 연구에 따르면, 우리가 운동중에 느끼는 근육통의 일부는 실제 해당 부위 근섬유가 아닌, 근섬유를 감싸는 연결조직에서 오는 것으로 본다.[480]

또한 근육이 특정 자극에 자주 노출될수록 근육통은 점차 줄어들게 된다. 하지만 근육통이 줄어든다고 해서 성장하지 않고 있다는 것을 의미하진 않는다.

개인적으로 한 주 운동을 쉬고 나서 했을 때 진짜 근육통이 생겼으며, 보통 루틴에선 열심히 운동함에도 불구하고 가벼운 근육통만 있다.

근육통에 대해 요약해보자면, 근육통은 우리가 성장하고 있는지 아닌지에 대해 말해주지 않는다. 그러니 근육통이 근성장을 보장한다고 생각하지 말며, 근육통이 없다고 걱정하지도 마라.

Q: 트레이너에게 이 책을 보여줬더니 이 책을 좋아하지도 않으며 제가 다른 것을 해야 한다고 하네요. 트레이너 말이 옳은가요?

A: 분명히 그 트레이너 또한 오른쪽 가슴에 심장이 있으며, 순수하게 당신을 돕고자 한다고 생각한다. 하지만 불행히도 대부분의 트레이너들은 자신이 무슨 말을 하고 있는지도 잘 모르는 경우가 많다. 아이러니하게도 대부분의 트레이너들은 심지어 몸도 좋지 않고 고객의 목표를 성공적으로 달성한 경험도 적다. 대부분은 좋은 몸매를 얻는 데 가장 효과적인 방법을 모른 채, 그들이 책에서 배운 무엇이든 가르친다.

만약 이 책에 적힌 내용을 따른다면, 당신이 놀랄 만한 스트렝스와 근육을 얻게 되리라고 확신한다. 수백, 수천 명의 사람들이 이 책에서 배운 근육 만드는 법, 살 빼는 법, 건강해 지는 법을 따르고 있다. 결과가 모든 걸 말해줄 것이다.

Q: 체육관에 있는 몸짱이 저더러 반복수를 더 늘려야 한다고 합니다. 대체 뭐가 잘못된 거죠?

A: 현재 과학은 근비대에 가장 '완벽한' 반복횟수에 분명한 태도를 보이지 않고 있다. 하지만 4~8회 사이 어딘가가 효과적이라는 것엔 동의하고 있다.

480) Regina M. Cremeri, Per Aagaard, Klaus Qvortrup, Henning Langberg, J. Olesen, and Michael Kjær, "Myofibre Damage in Human Skeletal Muscle: Effects of Electrical Stimulation versus Voluntary Contraction," *Journal of Physiology* 583 (August 15, 2007): 365-80. doi: 10.1113/jphysiol.2007.128827.

고반복운동을 하는 몸짱을 볼 때 당신은 큰 그림을 보지 못하고 있다. 무엇을 놓치고 있는가? 그건 바로 약물이다.

냉소적이게 들릴지 모르나, 이건 사실이다. 보디빌딩식 훈련을 하는 로이더들이 고반복 · 저중량(그들에게 상대적으로)을 하는 몇 가지 이유가 있다.

첫째로 저중량 · 고반복은 부상예방에 도움이 된다. 왜냐하면 저중량을 함에도 불구하고 스테로이드가 당신의 인대나 건이 부담할 수 있는 것보다 근육이 더욱 크고 강해지도록 만들어주기 때문이다. 당신이 벤치 프레스나 스쿼트 500파운드를 할 수 있더라도 인대나 건은 그만큼 충분히 강하지 않기 때문에 큰 부상 위험을 초래할 수 있다.

둘째로 쉽고 잘할 수 있기 때문이다. 약물을 복용하면 매일매일 펌핑되며 근육을 키울 수 있다.

다시 반복하건데, 혼자서 고반복을 할지 말지 내적 고민을 중단하는 가장 쉬운 방법은 그냥 나의 프로그램을 정직하게 그리고 열심히 8주간 하는 것이다. 후회할 일은 없을 것이다.

Q: 근비대를 위해 한 주에 한 부위마다 두 번 혹은 세 번씩 운동하면 안 되나요?

A: '이상적인' 반복횟수와 마찬가지로, 최적의 훈련빈도 또한 뜨거운 논쟁거리이다. 논쟁의 핵심은 결국 운동 강도와 볼륨이다. 중량이 가볍고 세트수가 적을수록 더 자주 운동할 수 있게 된다.

비거 리너 스트롱거 프로그램의 경우, 워크아웃당 50~60세트 정도로 근육을 몰아붙이며, 매회 근육을 최대로 동원한다(무거운 무게 때문). 그래서 초인적인 회복속도를 가지지 않는다면, 이 프로그램을 주 5~7회나 할 수 없다. 또한 강도가 높기 때문에 추가적인 보조 세트를 3세트로, 또한 한 세트당 8~10회로 제한하는 것이다.

요약하자면 주 5~7회 운동을 고려할 때, 운동 강도와 볼륨이 운동빈도보다 더욱 중요하다. 이 책의 프로그램을 따르는 모두는 빠르게 근육과 스트렝스를 얻을 수 있을 것이다. 심지어 운동경력이 많은 사람조차도 가능하다.

Q: 이 프로그램을 집에서도 할 수 있을까요?

A: 물론 할 수 있다.

이 프로그램을 할 때 필요한 것은 스쿼트와 벤치 프레스를 하기 위한 파워 랙이나 스쿼트 랙, 그리고 바벨과 플레이트, 덤벨 한 세트(무게조절이 되는 것을 선호한다), 그리고 조절 가능한 벤치 정도이다. 또한 앉아서도 밀리터리 프레스를 할 수 있도록 유틸리티 벤치를 사도 좋다.

지금까지 언급한 장비만 있어도 랫 풀 다운이나 트라이셉스 푸시다운, 딥스, 레그 프레스, 캡틴스 체어 레그 레이즈 같은 몇 개의 운동을 제외하고 못할 것이 없다. 또한 이렇게 집에서 할 수 없는 운동들을 중량 턱걸이, 스컬크러셔, 덤벨과 바벨을 이용한 더 많은 프레스, 스쿼트, 행잉 레그 레이즈 등과 같은 다른 '입증된' 운동으로 대체할 수도 있다.

또한 아래 링크를 타고 가면 맨몸운동을 포함하여 집에서 할 수 있는 다른 운동을 설명하고 있다.

http://bit.ly/body-weight-training

Q: 저는 근육을 만드는 데 큰 어려움을 겪고 있습니다. 이 책의 프로그램이 저에게 효과가 있을까요?

A: 물론이다. 나는 '하드 게이너' 미신을 믿지 않는다.

수년간 웨이트를 지도하면서 잘 먹고 잘 운동하는 하드 게이너는 한 번도 본 적이 없다. 대부분의 하드 게이너들은 고중량 복합관절운동을 중점적으로 하지 않으며, 또한 충분히 음식을 섭취하지 않는다(한 주에 0.5~1파운드씩 체중을 늘리려면 하루에 4,000칼로리 이상 먹어야 한다).

만약 자신이 유전적으로 체구가 작고 약하거나, 심지어 '마른 비만'이라고 걱정하고 있다면, 그만 걱정을 떨쳐버리길 바란다. 당신의 몸은 나와 마찬가지로 근비대와 체중감소 부분에서 같은 유전자 프로그램을 가지고 있다. 내가 당신보다 더 나은 발전을 한다면 그것은 나의 유전자 때문이라기보단 여러 퍼즐들을 어떻게 끼워 맞출지를 잘 이해하기 때문이다. 나는 올바른 훈련법, 식습관, 휴식에 대해 더 많이 알고 있다. 그것이 전부다.

물론 몸을 키우고 살을 빼는 데 유전자가 미치는 영향은 크다. 몇몇은 선천적으로 테스토스테론과 성장호르몬 수치가 남들보다 높아 보다 빠르게 근육질의 날씬한 몸매를 만들 수 있다. 또 몇몇은 남들보다 체내 저장된 지방분해를 더욱 효과적으로 하여 적은 노력으로도 살을 뺄 수 있다.

또한 유전자는 근육의 모양에도 지대한 영향을 미친다. 모든 남자들이 완벽하게 정사각형 모양의 가슴과 말도 안 되는 크기의 이두근을 가질 수 있는 것은 아니며, 또한 모든 여성이 중력에 맞서는 완벽하게 둥근 엉덩이를 가질 수 있는 것은 아니다.

그렇다고 해서 모든 것을 유전자가 결정하는 것은 아니다.

당신이 남들보다 느리게 몸을 키우든 살을 빼든 누가 신경을 쓰는가? 꾸준하게 발전하고 당신이 가고 싶은 목표에 도달하기만 하면, 남들보다 더 걸린 시간은 무의미한 것이 된다. 물론 피트니스 잡지의 모델과 똑같은 '미적인' 몸매를 만들기는 어려울지 모르나 그에 못지않게 훌륭한 몸매를 만들 수 있다.

당신의 유전자 프로그램의 '질'과 상관없이 몇 년 안에 당신이 바라는 몸매를 만들 수 있으며, 남은 여생 동안 그 몸매를 유지할 수 있다.

Q: 저는 오직 덤벨만 가지고 있어요. 덤벨만으로 이 프로그램을 진행할 수 있을까요?

A: 덤벨로만 할 경우, 스쿼트와 데드리프트를 할 수 없어 효과적으로 운동하기 어렵다. 덤벨만으로 어깨와 가슴 발달을 위해 프레스를 할 수 있지만, 덤벨과 바벨 모두를 사용하는 것이 더 뛰어나다.

대신에 홈짐을 꾸리거나 체육관에 가서 운동을 할 경우 후회하진 않을 것이다. 보너스 리포트를 보면 내가 추천하는 홈짐 상품들을 찾아볼 수 있다.

하지만 둘 다 여의치 않다면 이 책에서 덤벨을 이용하여 '입증된 운동'을 하는 수밖에 없다. 예를 들어 가슴운동을 하는 날은 다음과 같다.

인클라인 덤벨 프레스: 워밍업 후 4~6회씩 6세트
플랫 덤벨 프레스: 4~6회씩 3~6세트

얼핏 보기에 쓸모없고 비효과적으로 보일지 모르나, 훌륭한 가슴 워크아웃이다. 나는 2년 전에 이 워크아웃을 거의 6개월간 진행했으며, 가슴이 발달하는 것을 보며 굉장히 만족하였다.

하체운동을 하는 날의 경우 덤벨 런지, 가블릿 스쿼트, 한 다리 스쿼트(피스톨)와 같은 운동을 할 수 있으며, 이 운동들은 심지어 맨몸으로만 해도 상당히 도전적이다.

등운동하는 날의 경우 덤벨 로우와 와이드 그립, 내로우 그립 중량 턱걸이를 하길 추천한다.

그리고 아래에서 설명하는 맨몸운동을 변형하여 당신의 운동루틴에 넣어도 좋다.

http://bit,ly/body-weight-training

Q: 운동을 쉬는 날에도 보충제를 섭취해야 하나요?

A: 물론이다. 프리 워크아웃 보충제나 산화질소 보충제를 제외하고 평상시처럼 복용하면 된다.

Q: 몸이 아픕니다. 그런데도 운동해야 하나요?

A: 아프면서도 운동하고 싶은 마음을 잘 이해한다. 일단 좋은 운동루틴을 확립하면, 아파서 운동을 쉬고 싶진 않을 것이다.

하지만 강도 높은 운동은 일시적으로 면역력을 떨어뜨려 바이러스가 더욱 날뛰게 되고 그 결과 몸이 더 안 좋아질 수 있다.[481]

그렇긴 하지만 동물을 대상으로 한 실험에 따르면 인플루엔자 바이러스에 감염된 상태에서 가벼운 운동(20~30분간 트레드밀에서 가볍게 조깅)한 경우 면역기능과 회복속도가 신장되었다.[482]

또한 사람을 대상으로 한 연구에서도 비슷한 효과가 나타났다. 이러한 이유로 당신이 아플 경우 20~30분 정도의 가벼운 카디오운동을 권장한다(숨차서 말할 수 없을 만큼의 강도로 해선 안 된다).[483]

Q: 한 주 내내 건강한 식단을 준비하기가 어렵습니다. 어떻게 하면 좋을까요?

A: 가장 쉬운 해답은 한 주치 음식을 한 번에 준비하여 일주일 분량으로 나눈 후 들고 다니면서 먹는 것이다. 준비한 것을 토스터 오븐이나 전자렌지에 몇 분간 돌린 후 들고 가면 된다.

Q: 반드시 중량 벨트를 착용해야 하나요?

A: 나는 중량 벨트를 좋아하지 않는다. 이미 부상이 입는 경우가 아니라면 중량 벨트는 부상 예방 효과가 없다. 중량 벨트는 그저 중량을 더 들 수 있게 할 뿐이며, 만약 자세가 무너지는 경우 큰 문제가 발생할 수 있다.

Q: 저의 뚱뚱한 친구들이 자꾸 건강에 안 좋은 음식을 먹으러 가자고 합니다. 어떻게 하면 좋을까요?

A: 살이 찌도록 만드는 함정에 빠져들지 마라. 식습관이 나쁜 사람들과 식사를 하게 될 경우 그들의 나쁜 식습관을 따라하지 않도록 주의한다. 당신이 건강하고, 몸매 좋고, 활기찬 몸을 만들어야 한다고 지속적으로 이야기한다면 그들 또한 똑같이 할 것이다! 아니면 식사를 먼저 하고 만나거나 치팅데이일 경우에 만나서 그들과 식사를 하라.

---

481) Nicolette C. Bishop and Michael Gleeson, "Acute and Chronic Effects of Exercise on Markers of Mucosal Immunity," *Frontier in Bioscience* 14 (January 1, 2009): 4444-56.

482) E. Angela Murphy, J. Mark Davis, Martin D. Carmichael, J. David Gangemi, Abdul Ghaffar, and Eugene P. Mayer, "Exercise Stress Increases Susceptibility to Influenza Infection," *Brain, Behavior, and Immunity* 22, no. 8 (2008): 1152-55. doi: 10.1016/j.bbi.2008.06.004.

483) Stephen A. Martin, Brandt D. Pence, and Jeffrey A. Woods, "Exercises and Respiratory Tract Viral Infections," *Exercise and Sport Sciences Review* 37, no. 4 (2009): 157-64. doi: 10.1097/JES.0b013e3181b7b57b.

Q: 매번 실패 지점까지 운동할 필요가 있나요?

A: 반드시 실패 지점까지 운동할 필요는 없다. 나 또한 거의 실패 지점까지 하지 않는다. 하지만 가까스로 마지막 횟수를 할 수 있는 지점까지 가려고 노력해야 하며, 보조 없이 더 이상 할 수 없는 지점을 알아야 한다(실패 직전의 반복횟수).

만약 더 할 수 있을 것 같은 느낌이 들거나, 더 하길 원하는 경우 해도 좋다. 하지만 매 세트마다 이런 식으로 운동할 필요는 없다.

Q: 이 프로그램을 계속 하지 않았습니다. 왜 내가 당신의 프로그램을 해야 하나요?

A: 매일 체육관에 나와 열심히 운동했지만 성과를 보지 못하는 것만큼 짜증나는 것은 없다. 이와 같은 이유로 대부분의 사람들이 본인의 운동 프로그램을 중단한다. 하지만 나의 프로그램은 효과가 있다. 뛰어날 뿐만 아니라, 빠르게 효과가 나타난다.

다음과 같이 상상해보자. 3개월 만에 10파운드(약 4~5kg)의 순수근육을 얻으면 친구와 가족들이 당신의 달라진 모습을 언급하기 시작할 것이다. 여자들은 고개를 돌리게 되고, 남자들은 어떻게 그렇게 몸이 좋아졌는지 질문할 것이다. 또한 지난날보다 더욱 강하고 활기찬 느낌이 들 것이다.

이것들 모두 이 프로그램을 통해 얻을 수 있으며, 당신은 그저 시작만 하면 된다.

Q: 전 술을 좋아합니다. 술이 문제가 될 수 있나요?

A: 알콜은 지방산화를 막아 식이지방이 체지방으로 더욱 빠르게 축적된다.[484]

만약 다이어트 중에 술을 마시고 싶다면 한 주에 1번만 마시도록 하며, 과도하게 지방이 늘어나지 않도록 아래의 팁을 따르길 바란다.

- 술 마시는 날에 식이지방의 섭취를 줄이고, 술 마시는 중에는 지방이 많은 어떤 음식도 먹지 마라.
- 술 마시는 날에는 기름기가 없는 단백질과 탄수화물로 칼로리를 채운다(단백질 위주로).
- 맥주나 과실주처럼 탄수화물이 풍부한 술과 거리를 두며, 와인이나 스피릿을 마시는 것이

484) John J. Shelmet, George A. Reichard, Charles L. Skutches, Roberts D. Hoeldtke, Oliver E. Owen, and Huenther Boden, "Ethanol Cause Acute Inhibition of Carbohydrate, Fat, ad Protein Oxidation and Insulin Resistance," *Journal of Clinical Investigation* 81, no. 4 (1988): 1137-45. doi: 10.1172/JCI113428.

좋은 선택이다.

위의 조언을 따르면 죄책감을 느끼거나 다이어트 식단을 망친다는 느낌 없이 매주 몇 잔의 술을 즐길 수 있다.

날 도와주겠는가?

나의 책을 구매한 것에 감사하며, 당신이 책의 내용을 잘 따른다면 이전보다 몸도 발달하고 더 나은 느낌이 들 것이라 생각한다.

한 가지 작은 부탁이 있다. 혹시 아마존에 방문하여 이 책의 서평을 적어주겠는가? 나는 모든 서평을 확인하며, 피드백 받는 것을 좋아한다(알다시피 나는 사람을 돕는 것을 좋아하기에 서평은 큰 힘이 된다).

또한 친구나 가족 중 이 책을 좋아할 만한 사람이 있다면, 이 책에 대한 사랑을 나누고 그들에게 대출해주도록 하라!

다시 한 번 감사한다. 행운이 있길 바라며!

마이크

P.S. 만약 식단에 관해 전문적인 도움이 필요한 경우 다음 페이지를 넘기기 바란다!

근육을 위한 생애 맞춤식단 계획 소개

당신이 좋아하는 음식을 먹으면서 근육을 키우고 살도 빼는 법

만약 당신만을 위해 특별히 짜인, 한마디로 따르기만 하면 성공이 보장되는 식단계획을 원한다면, 이 페이지를 읽길 바란다.

우선 첫 번째 알아야 할 점은 내가 말한 '맞춤'이라는 단어의 의미이다.

당신이 좋아하고 싫어하는 음식들, 스케줄, 운동시간, 라이프스타일을 고려하지 않은 '전문가'가 복사-붙여넣기 한 식단계획만큼 의미 없는 것도 없다.

그렇기 때문에 자신에게 맞춘 식단을 짤 것이다.

이 식단을 사전지식 없이 할 뿐만 아니라, 예산과 갖가지 식습관을 고려하여 계획을 할 것이다. 갖가지 식습관이란 비건 채식주의, 팔레오, 식품 유용성, 민감도, 알레르기, 여타 선호 음식과 불호 음식을 말한다.

이것은 한마디로 당신의 식단을 즐길 수 있다는 의미이다. 매끼니, 매일의 식사를 기대하게 될 것이며, 매 식단을 준수하게 되는 기적을 만들 것이다. 당신이 좋아하는 음식으로 구성되어 식단을 준수하기가 쉬워질 것이다!

우리는 그저 프로그램 하나를 달랑 던져놓고 이대로 따르면 된다고 내버려두진 않는다. 당신이 실질적인 결과를 얻을 수 있도록 이메일을 통해 언제든지 도움을 줄 수 있다.

절차

1단계:

돈을 지불하여 계정을 만든 후, 당신의 목표와 운동 스케줄, 선호하는 음식, 당신의 식단을 계획하는 데 필요한 모든 것들을 상세히 질문지에 기록한다.

2단계:

당신의 질문지에 서술한 것을 토대로 식단을 짠 후웹 사이트에 5~7일 이내에 업로드할 것이다.

3단계:

이 메일을 통해 계정에서 식단을 다운로드할 수 있다는 것을 통보받을 것이다.

확인 후 변경사항이 필요한 경우 알려주길 바라며, 그렇지 않을 경우 시작하면 된다.

만약 사용 중 언제든지 문제가 생긴다면 언제든지 이메일을 통해 질문이 가능하며, 모든 것이 물 흐르듯 진행되도록 확실히 답변할 것이다

그럼, 얼마나 살을 빼고 싶은가? 또는 얼마나 근육을 만들고 싶은가? 운동만으론 충분치 않다. 정확하게 어떻게 먹는지 보여주겠다!

www.muscleforlife.com/mp에 방문하여 맞춤식단 계획을 얻길 바란다!

보충제업계에 변화를 일으키고 싶다.
당신도 함께하겠는가?

보충제 업계를 잘 표현하기 위해 오비 완 케노피Obi-Wan Kenobi의 유명한 말을 인용해보겠다.

"형편없고 사악한 쓰레기 무리들"

수백만 달러를 벌어들이는 업계의 진실을 요약하자면 다음과 같다.

> 보충제는 확실히 도움이 되지만, 보충제 그 자체가 몸을 키워주진 않으며(올바른 운동과 식단이 키워준다), 대부분의 보충제는 완전히 돈 낭비다.

많은 상품은 저품질의 불필요한 성분과 첨가물로 만든 '특허추출물'이며, 주요 성분은 끔찍할 정도로 조금 들어 있다. 또한 상품 라벨이나 광고에서 터무니없는 주장을 하는 것을 뒷받침할 과학적 근거가 부족하다. 보충제업계의 만행을 다 말하기엔 끝이 없다.

> 그래서 보충제업계와 게임을 하기로 결정했다.

왜? 내가 위선적인 장사꾼이여서? 내 말이 틀렸다고 반박하고 인터넷으로 돌려보낼 것인가? 부디 나의 말을 1분만 듣고 결정해주길 바란다.

우리에게 필요한 것은 자신의 상품이 스테로이드보다 더 효과적이라고 과장광고하는 업계의 행동을 바꾸는 것이다.

> 내 생각에 변화가 필요하며, 내가 생각하는 모습으로 바뀔 수 있다고 믿는다. 그래서 레기온(군단)을 시작하였다.

레기온을 만든 이유는 보충제업계에 유일무이한 상품을 내놓을 뿐만 아니라, 큰 움직임을 만들어내기 위함이다. 레기온이 다른 폭도들과 다른 점은 다음과 같다.

- **100% 투명한 성분 공개.** 업계에서 특허추출물을 쓰는 단 하나의 이유는 사기치기 위함이다. 당신은 구매하는 상품에 무엇이 들었는지 정확하게 알아야 할 자격이 있다.
- **100% 과학적 근거를 토대로 한 성분과 복용량.** 우리가 사용하는 모든 성분은 과학적 사실을 근거로 하였으며, 의학적으로 효과가 있는 복용량을 담고 있다.
- **천연감미료인 스테비아 100% 함유.** 연구에 따르면 규칙적으로 인공 감미료를 섭취하는 것은 건강에 해로우며, 이러한 이유로 우린 건강에 이로운 것이 입증된 천연 감미료인 스테비아를 사용한다.

레기온 보충제는 더욱 가치 있으며, 당신의 건강을 위한 것이다. 또한 체감할 수 있는 실질적인 결과를 가져다준다.

더 많은 정보가 필요하다면 WWW.LEGIONSUPPLEMENTS.COM을 방문하라.

추천 도서

건강과 피트니스 부분에서 더 많은 지식을 얻고 싶다면 아래에 나열된 책들을 읽어보길 바란다. 나에게 굉장히 유용하였으며, 당신 또한 그렇게 생각할 것이다.

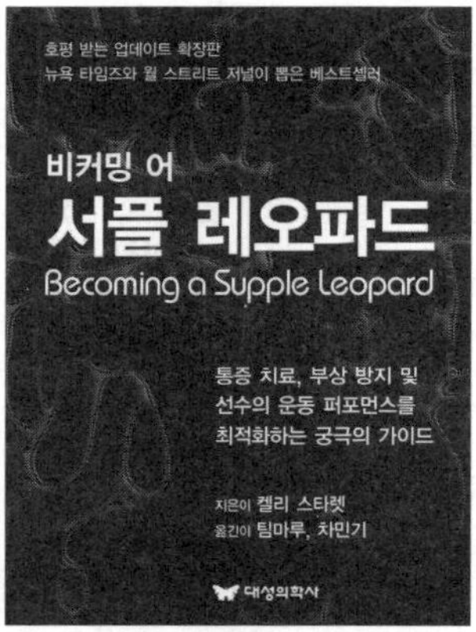

『비커밍 어 서플 레오파드』

이 책은 부상을 초래하고 스피드와 파워, 지구력 그리고 스트렝스를 저하시키는 움직임 문제를 가르쳐 주며, 이 문제를 해결할 수백 가지 테크닉 또한 알려준다. 이를 통해 퍼포먼스를 극대화할 수 있다.

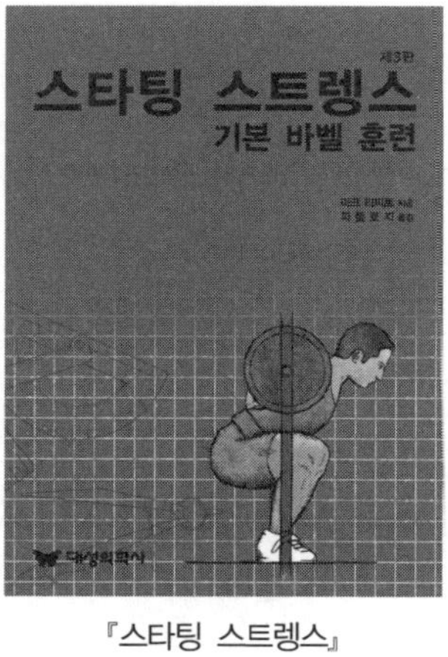

『스타팅 스트렝스』

이 책을 통해 마침내 나의 스쿼트, 데드리프트, 벤치프레스 자세를 고치게 되었으며, 좋아진 자세로 수년동안 스트렝스와 근성장 발달에 도움이 되었다. 이 책은 웨이트 트레이닝을 진지하게 생각하는 모든 사람들의 선반에 있어야한다.

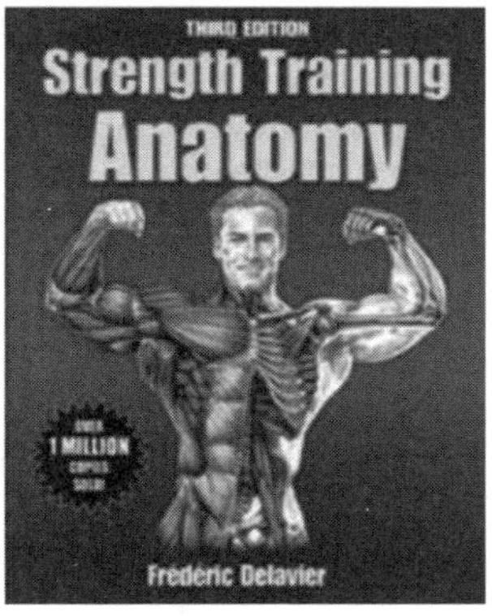

『뉴 근육운동가이드』

이 책은 운동시 해부학적인 부분과 생체역학적인 설명이 풍부하며 또한 훌륭한 운동 백과사전이기도 하다.

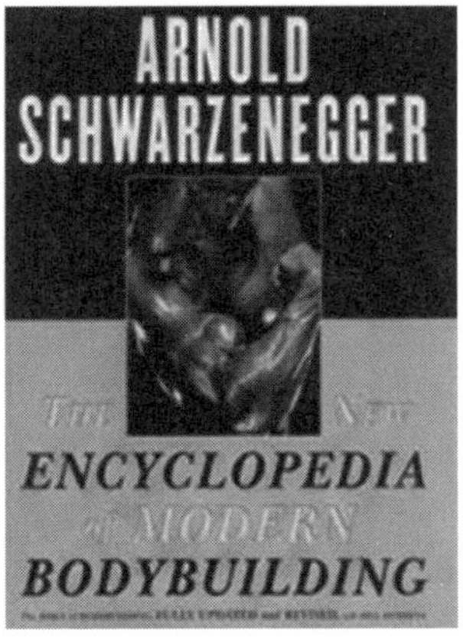

『아놀드 슈워제네거 보디빌딩 백과』

이 책은 보디빌딩 원리에 대해 알아야할 모든 것을 담고 있다. 아놀드는 보디빌딩 현상 그 자체이다.

아주 진지하게 몇 가지 장점을 꼽자면, 아놀드의 이야기는 진실로 영감을 주며, 보디빌더로서 역사를 써내려간 것과 전문성은 읽을 만하다. 또한 신체 부위별 다양한 운동들을 설명하고 있으며 책 또한 크고 화려하다. 한마디로 굉장히 훌륭한 책이다.

역자 **김 강 민**

성균관대학교 스포츠과학부
SFG(StrongFirst Girya)
FMS(Functional Movement Screens)
페이스북 '파벨의 증인' 관리자

BIGGER LEANER STRONGER: The Simple Science of Building the Ultimate Male Body
Published by Oculus Publishers

Published by arrangement Shinwon Agency and The Cooke Agency International and Rick Broadhead & Associates.

비거 리너 스트롱거
Bigger Leaner Stronger

1판 1쇄 펴냄 · 2016년 3월 4일

지은이 · 미셸 매튜
옮긴이 · 김강민
펴낸이 · 권오현
펴낸곳 · 대성의학사

출판등록 2009년 6월 22일(제301-2013-095호)
서울특별시 중구 을지로 126-1 (을지로3가, 3층)
전화 02)2279-3444 / 팩스 02)2285-0108
Homepage www.medibook.co.kr

값 35,000원

ISBN 978-89-97436-45-3(13690)